肿瘤疾病理论与治疗实践

ZHONGLIU JIBING LILUN YU ZHILIAO SHIJIAN

■ 主编 王明涛 孙萍萍 冯 倩 左安华
孔 晶 孙迪祥 盛 磊

黑龙江科学技术出版社
HEILONGJIANG SCIENCE AND TECHNOLOGY PRESS

图书在版编目（CIP）数据

肿瘤疾病理论与治疗实践 / 王明涛等主编. -- 哈尔滨：黑龙江科学技术出版社，2024.4
ISBN 978-7-5719-2353-2

Ⅰ. ①肿… Ⅱ. ①王… Ⅲ. ①肿瘤一治疗 Ⅳ. ①R73

中国国家版本馆CIP数据核字（2024）第069163号

肿瘤疾病理论与治疗实践
ZHONGLIU JIBING LILUN YU ZHILIAO SHIJIAN

主　　编　王明涛　孙萍萍　冯　倩　左安华　孔　晶　孙迪祥　盛　磊
责任编辑　陈兆红
封面设计　宗　宁
出　　版　黑龙江科学技术出版社
　　　　　地址：哈尔滨市南岗区公安街70-2号　邮编：150007
　　　　　电话：（0451）53642106　传真：（0451）53642143
　　　　　网址：www.lkcbs.cn
发　　行　全国新华书店
印　　刷　黑龙江龙江传媒有限责任公司
开　　本　787 mm×1092 mm　1/16
印　　张　23
字　　数　582千字
版　　次　2024年4月第1版
印　　次　2024年4月第1次印刷
书　　号　ISBN 978-7-5719-2353-2
定　　价　198.00元

编委会

主　编

王明涛　孙萍萍　冯　倩　左安华

孔　晶　孙迪祥　盛　磊

副主编

张洪伟　徐中海　祝　莹　朱建红

付待弟　陈　丹

编　委（按姓氏笔画排序）

王明涛　东营市人民医院

孔　晶　山东省平邑县中医医院

左安华　诸城市中医医院

付待弟　淄博市中心医院

冯　倩　山东省庆云县人民医院

朱建红　衢州市柯城区人民医院

孙迪祥　蒙阴县中医医院

孙萍萍　滕州市中心人民医院

吴剑慧　中国人民解放军总医院

张洪伟　泰安市立医院

陈　丹　三峡大学附属第二人民医院（宜昌市第二人民医院）

祝　莹　北京卫戍区丰台第十四离职干部休养所

徐中海　南京金域医学检验所有限公司

唐　鑫　广安市人民医院

盛　磊　新疆医科大学

前言

FOREWORD

随着社会人口老龄化加剧，肿瘤的发病率持续上升，严重威胁着人类的健康。能否早期、准确地诊断及治疗肿瘤，对患者的预后非常关键。医学模式的转变、诊疗技术的飞速发展及经济的快速增长，为我国肿瘤学的发展创造了条件、提供了机遇。肿瘤病理学、肿瘤生物学、肿瘤免疫学等多个基础研究领域发展迅猛，并快速向临床转化；基于靶点的新药研发速度大大加快，不断有分子靶向药物、单克隆抗体、肿瘤疫苗等新药进入临床，晚期恶性肿瘤的治疗效果得到不断改善。一名优秀的肿瘤科医师不仅要充分了解肿瘤病理诊断的基础知识，还要掌握最新的临床诊治技术，以推动更科学、更规范的个体化治疗。《肿瘤疾病理论与治疗实践》一书正是在此背景下编写而成，旨在解决临床医师实际工作中遇到的重点、难点、疑点问题。

本书以肿瘤基础知识为开端，介绍了肿瘤的概念、肿瘤的命名与分类、肿瘤的形态与结构、肿瘤的生长与扩散等内容；然后将肿瘤的具体诊治与该学科新进展、新理论和新技术融为一体，详细地阐述了人体各系统的常见肿瘤，既涵盖了肿瘤的诊断方法、治疗措施等，又体现了肿瘤病理诊断的重要性和必要性。本书结构合理、逻辑清晰，兼具实用性、学术性、规范性和先进性，适合各级医疗机构肿瘤科及病理科的医师阅读使用，也可作为其他相关科室医务人员的参考资料。

虽然本书在编写时吸取并引用了近年来新的研究成果，但各位专家对肿瘤的病理诊断与治疗仍处在探索中；加之编者编写时间有限，不足之处在所难免，恳请各位读者批评指正，以便再版时修订完善。

《肿瘤疾病理论与治疗实践》编委会

2023 年 10 月

目录

CONTENTS

理论篇

病理篇

诊疗篇

理论篇

第一章　肿瘤基础知识

第一节　肿瘤的概念

肿瘤是机体在各种致病因素的长期作用下发生的细胞过度增殖。肿瘤细胞与正常细胞相比，有结构功能和代谢的异常，具有超常的增殖能力。肿瘤的发生是一个复杂的过程，宿主受某些物理、化学、生物等因素的影响，细胞的DNA发生改变，形成变异细胞，此阶段称为启动阶段。再结合某些因素的影响，进入促进阶段，癌细胞开始形成。癌细胞的特性包括细胞无休止和无序的分裂，并有侵蚀性和转移性。

肿瘤一旦形成，不因诱因消除而停止生长。良性肿瘤对机体危害一般较轻；恶性肿瘤则会对机体构成严重威胁，特征为失控性过度生长，并由原发部位向其他部位转移和侵犯，如不能得到控制，将侵犯重要器官和组织，引起衰竭，导致患者死亡。

恶性肿瘤以其高发病率和高病死率，严重威胁人民群众的生命安全，并给家庭和社会带来沉重的经济负担。

中医学认为，肿大成块，留居不散之物为肿瘤。3500年前的甲骨文上已有“瘤”字。2000多年前的《周礼》已记载有专门治疗肿瘤的医师，称为“疡医”。历代中医均对肿瘤进行过描述，病名有20余种，如噎膈、反胃、积聚、乳岩、瘿瘤、崩漏、带下、癌等。明代以后才开始用“癌”来统称恶性肿瘤。

（左安华）

第二节　肿瘤的命名与分类

一、肿瘤的命名

肿瘤的命名应以能反映肿瘤的部位和组织来源及其良、恶性为原则，但因历史的原因，有些命名并不符合这一原则。目前，常用的命名方法有普通命名法和特殊命名法。

(一)普通命名法

普通命名法主要依据肿瘤的生物学行为、解剖部位、组织结构、细胞类型等,分为以下几类。

1.良性肿瘤

按部位+组织分化类型+瘤命名,如支气管乳头状瘤、卵巢浆液性乳头状囊腺瘤等。

2.交界性肿瘤

按部位+交界性或非典型性或侵袭性+组织分化类型+瘤命名,如卵巢交界性浆液性乳头状囊腺瘤、非典型性脑膜瘤和跟骨侵袭性骨母细胞瘤等。

3.恶性肿瘤

(1)一般命名:①上皮组织来源的恶性肿瘤,按部位+上皮组织分化类型+癌命名,如食管鳞状细胞癌、直肠腺癌、膀胱移行细胞癌和肺泡细胞癌。②间叶组织来源的恶性肿瘤,按部位+间叶组织分化类型+肉瘤命名,如腹膜后平滑肌肉瘤、头皮血管肉瘤和小腿上皮样肉瘤等。③有些肿瘤采用恶性+组织分化类型+瘤命名,如恶性纤维组织细胞瘤、恶性黑色素瘤和恶性淋巴瘤等。④向胚胎组织分化的肿瘤,按部位+母细胞瘤命名,多数为恶性,如肾母细胞瘤、肝母细胞瘤、胰母细胞瘤、视网膜母细胞瘤和神经母细胞瘤等;少数为良性,如脂肪母细胞瘤和骨母细胞瘤。⑤当肿瘤内同时含有上皮和肉瘤成分时,按部位+癌或腺+肉瘤命名,如膀胱癌肉瘤和子宫腺肉瘤等。⑥当肿瘤内含有两种或两种以上胚层成分时,按部位+畸胎瘤或未成熟畸胎瘤命名,如卵巢成熟性囊性畸胎瘤和睾丸未成熟畸胎瘤等,加以恶性,如子宫恶性中胚叶混合瘤等。

(2)也有学者按以下方法命名:①根据生物学行为可将肿瘤分为良性瘤、交界瘤、恶性瘤,其中恶性瘤中来源于上皮组织的称为癌,来自间叶组织的则称为肉瘤。②根据恶性程度可分为低度恶性、中度恶性及高度恶性肿瘤。③根据生长方式可分为原位癌、浸润癌、转移癌。④根据波及范围可分为早期癌、中期癌、晚期癌,以及原发性癌、继发性癌。⑤根据解剖部位可分为食管癌、胃癌、大肠癌、肝癌、鼻咽癌、肺癌、乳腺癌、宫颈癌、皮肤癌等。⑥根据组织结构可分为乳头状瘤、乳头状癌、囊腺瘤、囊腺癌、绒毛状腺瘤、管状癌、腺样囊腺癌、叶状囊肉瘤、腺泡细胞癌、腺泡状软组织肉瘤、滤泡性癌等。⑦根据细胞来源可分为鳞状细胞癌、基底细胞癌、移行细胞癌、腺瘤、腺癌、精原细胞瘤、神经鞘瘤、神经节细胞瘤、软骨肉瘤、骨肉瘤、平滑肌瘤、横纹肌肉瘤等。⑧根据细胞的形状可分为梭形细胞癌、燕麦细胞癌、印戒细胞癌、上皮样肉瘤等。⑨根据细胞的大小可分为大细胞癌、巨细胞癌、小细胞癌等。⑩根据细胞的染色反应可分为嗜银细胞癌、嗜铬细胞瘤、嗜酸细胞瘤、嗜碱细胞瘤、嫌色细胞瘤、透明细胞癌等。⑪根据细胞内所含的内容可分为黏液腺癌、恶性黑色素瘤、浆液性腺瘤。⑫根据所含的内分泌激素可分为生长激素瘤、催乳素瘤、促甲状腺素瘤、促皮质激素瘤、胰岛素瘤、胃泌素瘤、高血糖素瘤等。⑬根据细胞的颜色可分为棕色瘤、绿色瘤、黄色瘤等。⑭根据所含肿瘤成分命名,如癌肉瘤、腺鳞癌、基底鳞状细胞癌、黏液表皮样癌、红白血病、支持间质细胞瘤、纤维腺瘤、血管平滑肌脂肪瘤等。

(二)特殊命名法

特殊命名法无一定规律,多来自传统习惯或特殊情况的约定俗成。有以下几种方式。

1.按传统习惯

如白血病和蕈样真菌病等。

2.按人名

如 Hodgkin 病、Ewing 肉瘤、Wilms 瘤、Askin 瘤、Paget 病、卵巢 Brenner 瘤和 Merkel 细胞癌等。

3.按肿瘤的形态学特点

如海绵状血管瘤、多囊性间皮瘤和丛状神经纤维瘤等。

4.按解剖部位

如迷走神经体瘤和颈动脉体瘤等。

5.按地名

如地中海型淋巴瘤、非洲淋巴瘤等。

需要注意的是，有一些并非肿瘤的疾病却被称为瘤，应从肿瘤中剔除，如石蜡瘤、胆脂瘤、淀粉样瘤、动脉瘤等。

二、肿瘤的分类

一般按照肿瘤的生物学行为和肿瘤的组织来源进行分类。从 2000 年起，WHO 分类引入细胞学和遗传学的相关内容。常见肿瘤分类见表 1-1。

表 1-1　常见肿瘤分类

组织来源	良性肿瘤	交界性肿瘤	恶性肿瘤
上皮组织			
鳞状上皮	鳞状上皮乳头状瘤、角化性棘皮瘤、透明细胞棘细胞瘤、大细胞棘皮瘤		Bowen 病、鳞状细胞癌、疣状癌
基底上皮	基底细胞乳头状瘤		基底细胞癌(囊性型、腺样型、角化型、未分化型、实质型，色素型、硬化型、浅表型)
毛发上皮	毛发上皮瘤、毛母质瘤(钙化上皮瘤)、毛发瘤、毛鞘瘤、毛囊瘤		毛根鞘癌、毛母质瘤
移行上皮	移行细胞乳头状瘤		移行细胞癌
黏液细胞	黏液性囊腺瘤	交界性黏液性囊腺瘤	黏液性囊腺瘤、杯状细胞癌、黏液腺癌、黏液表皮样癌、印戒细胞癌
皮脂腺细胞	皮脂腺腺瘤、皮脂腺上皮瘤、睑板腺瘤		皮脂腺腺癌、睑板腺癌
汗腺细胞	汗腺瘤		汗腺癌
Clara 细胞	Clara 细胞瘤		Clara 细胞癌
Ⅱ型肺泡上皮	Ⅱ型肺泡上皮乳头状瘤		Ⅱ型肺泡上皮癌
支气管表面上皮	支气管乳头状瘤		支气管表面上皮癌
腺上皮	腺瘤、乳头状腺瘤、管状腺瘤、乳头管状腺瘤、囊腺瘤		腺癌、乳头状腺癌、管状腺癌、乳头管状腺癌、导管腺癌、筛状癌、小梁状癌、腺样囊腺癌、实体癌、髓样癌
非造血系统间叶组织			

续表

组织来源	良性肿瘤	交界性肿瘤	恶性肿瘤
纤维组织	纤维瘤、结节性筋膜炎、增生性筋膜炎/肌炎、婴儿纤维性错构瘤、肌纤维瘤病、钙化性腱膜纤维瘤、各种纤维瘤病		纤维肉瘤
纤维组织细胞	纤维组织细胞瘤、幼年性黄色肉芽网状组织细胞瘤	非典型纤维黄色瘤、隆凸性皮肤纤维瘤、丛状纤维组织细胞癌、血管瘤样纤维组织细胞瘤、巨细胞成纤维细胞瘤	恶性纤维组织细胞瘤(席纹状-多形性、黏液型、巨细胞型、垂体黄色瘤)
脂肪组织	脂肪瘤、脂肪母细胞瘤、血管脂肪瘤、梭形细胞脂肪瘤、多形性脂肪瘤、血管平滑肌脂肪瘤、髓性脂肪瘤、冬眠瘤、非典型性脂肪瘤		分化良好的脂肪肉瘤(脂肪瘤样型、硬化型、炎症型)、黏液样脂肪肉瘤、圆形细胞脂肪肉瘤、多形性脂肪肉瘤、去分化脂肪肉瘤
平滑肌组织	平滑肌瘤、血管平滑肌瘤、上皮样平滑肌瘤(良性平滑肌母细胞瘤)、散在性腹腔平滑肌瘤病		平滑肌肉瘤、上皮样平滑肌肉瘤(恶性平滑肌母细胞瘤)
横纹肌组织	横纹肌瘤(成熟型、生殖道型、胎儿型)		横纹肌肉瘤(胚胎型、葡萄簇型、梭形细胞型、腺泡型、多形型)
血管和淋巴管内皮组织	乳头状血管内皮增生、血管瘤(毛细血管型、海绵型、上皮样型、肉芽肿型)、淋巴管瘤、淋巴管肌瘤和淋巴管肌瘤病、血管瘤病和淋巴管瘤病	血管内皮瘤(上皮样、梭形细胞、血管内乳头状)	血管肉瘤(淋巴管肉瘤)、Kaposi 肉瘤
血管外皮组织	良性血管外皮瘤、血管球瘤		恶性血管外皮瘤、恶性血管球瘤
滑膜组织	腱鞘巨细胞瘤(局限型、弥漫型)		恶性腱鞘巨细胞瘤
间皮组织	局限型纤维性间皮瘤、囊性间皮瘤、腺瘤样瘤、分化良好的乳头状间皮瘤		恶性局限型纤维性间皮瘤、弥漫型间皮瘤(上皮型、梭形型或肉瘤样型)
子宫内膜间质	子宫内膜间质结节		子宫内膜间质肉瘤
骨细胞	骨瘤、骨母细胞瘤、骨样骨瘤	侵袭性骨母细胞瘤	骨肉瘤
软骨细胞	软骨瘤、软骨母细胞瘤、软骨黏液纤维瘤		软骨肉瘤、间叶性软骨肉瘤、去分化软骨肉瘤
破骨细胞	巨细胞瘤		恶性巨细胞瘤
脑膜	脑膜瘤	非典型性脑膜瘤	恶性脑膜瘤
淋巴造血组织			
B 细胞		淋巴滤泡不典型增生	B 细胞性淋巴瘤

续表

组织来源	良性肿瘤	交界性肿瘤	恶性肿瘤
T 细胞			T 细胞性淋巴瘤
组织细胞			真性组织细胞增生症、恶性组织细胞增生症、Langerhans 组织细胞增生症、滤泡树突细胞肉瘤、交指树突细胞肉瘤、浆细胞样单核细胞淋巴瘤
多种细胞 Sternberg-Reed 细胞			Hodgkin 淋巴瘤(淋巴细胞为主型、结节硬化型、混合细胞型、淋巴细胞消减型)
造血细胞			白血病,包括粒细胞白血病、淋巴细胞白血病、单核细胞白血病、红血病、红白血病、嗜酸性粒细胞白血病、嗜碱性粒细胞白血病、巨核细胞白血病、浆细胞白血病、毛细胞白血病、干细胞白血病、肥大细胞白血病
中枢神经组织胶质细胞	星形细胞瘤(纤维型、原浆型、肥胖星形母细胞瘤细胞型)、毛发型星形细胞瘤、多形性黄色星形细胞瘤、室管膜下巨细胞星形细胞瘤、少突胶质细胞瘤、室管膜细胞瘤(细胞丰富型、乳头型、上皮型、透明细胞型)、黏液乳头室管膜瘤、混合性胶质细胞瘤	星形母细胞瘤	间变性星形细胞瘤、多形性胶质母细胞瘤、极性胶质细胞瘤、恶性少突胶质细胞瘤、恶性室管膜瘤、恶性混合性胶质细胞瘤
脉络丛细胞	脉络丛乳头状瘤		脉络丛乳头状癌
神经元及髓上皮	节细胞神经瘤、中央性神经细胞瘤		神经母细胞瘤、髓上皮瘤、髓母细胞瘤(结缔组织增生性髓母细胞瘤、髓肌母细胞瘤、黑素细胞髓母细胞瘤)、原始神经上皮瘤
周围神经组织 周围神经	损伤性神经瘤、Morton 神经瘤、神经肌肉错构瘤、施万瘤(丛状型、细胞丰富型、退化型或陈旧型)、神经纤维瘤(弥漫型、丛状型、环层小体型或 Pasini 型、上皮样型)、颗粒细胞瘤、黑色细胞施万瘤、神经鞘膜黏液瘤、神经节细胞瘤、色素性神经外胚叶瘤(网膜始基瘤)		恶性周围神经鞘膜瘤(恶性蝾螈瘤、腺型恶性周围神经鞘膜瘤、上皮样型恶性周围神经鞘膜瘤)、恶性颗粒细胞瘤、透明细胞肉瘤(软组织恶性黑素瘤)、恶性黑素细胞施万瘤、神经母细胞瘤、节细胞神经母细胞瘤、神经上皮瘤、视网膜母细胞瘤、嗅神经母细胞瘤

续表

组织来源	良性肿瘤	交界性肿瘤	恶性肿瘤
内分泌组织			
松果体细胞	松果体细胞瘤		
促生长细胞	生长激素瘤	浸润性垂体腺瘤	垂体腺癌
促肾上腺皮质细胞	促肾上腺皮质激素瘤		
促甲状腺细胞	促甲状腺素瘤		
促性腺细胞	促性腺激素瘤		
肾上腺髓质细胞	嗜铬细胞瘤		恶性嗜铬细胞瘤
肾上腺皮质细胞	肾上腺皮质腺瘤		肾上腺皮质腺癌
甲状腺细胞	甲状腺腺瘤		甲状腺癌
甲状旁腺细胞	甲状旁腺腺瘤		甲状旁腺癌
胰岛 β 细胞	胰岛素瘤		恶性胰岛素瘤
胰岛 δ 细胞	胃泌素瘤		恶性胃泌素瘤
胰岛 α 细胞	高血糖素瘤		恶性高血糖素瘤
胰岛非 β 细胞	血管活性肠肽瘤		恶性血管活性肠肽瘤
副交感副神经节细胞	副交感副神经节瘤		恶性副交感副神经节瘤
交感副神经节细胞	交感副神经节瘤		恶性交感副神经节瘤
分散的神经内分泌细胞			神经内分泌癌，包括类癌
Merkel 细胞			Merkel 细胞癌
甲状腺 C 细胞			甲状腺髓样癌
性腺组织			
生殖细胞	畸胎瘤(囊性)	畸胎瘤(实质性)	无性细胞瘤(精原细胞瘤)、卵黄囊瘤(内胚窦瘤)、胚胎性癌、多胚瘤、绒毛膜癌、畸胎瘤(未成熟型)、恶性畸胎瘤
性索间充质细胞			
粒层及卵泡膜细胞	卵泡膜细胞瘤、卵巢纤维瘤、黄体瘤	粒层细胞瘤	恶性粒层细胞瘤、恶性卵泡膜细胞瘤、卵巢纤维肉瘤
支持细胞-间质细胞	PICK 管状腺瘤、门细胞瘤、支持-间质细胞瘤	中间型支持-间质细胞瘤	恶性支持-间质细胞瘤
两性细胞	两性母细胞瘤		
生殖细胞＋性索间充质细胞	生殖腺母细胞瘤		
特殊组织			

续表

组织来源	良性肿瘤	交界性肿瘤	恶性肿瘤
牙组织	造釉细胞瘤、牙源性腺样瘤(腺样造釉细胞瘤)、牙源性钙化上皮瘤、牙源性钙化囊肿、牙源性鳞状细胞瘤、牙源性纤维瘤、牙源性黏液瘤、牙本质瘤、牙骨质瘤、牙骨质化纤维瘤、造釉细胞纤维瘤、造釉细胞牙瘤、造釉细胞纤维牙瘤、牙瘤(混合性牙瘤、组合性牙瘤)		造釉细胞癌、颌骨原发性鳞状细胞癌、牙源性纤维肉瘤、造釉细胞纤维肉瘤、造釉细胞牙肉瘤
脊索			脊索瘤
颅咽管	颅咽管瘤		
胸腺	胸腺瘤	浸润性胸腺瘤	胸腺癌
黑素细胞	黑痣		恶性黑素瘤
两种以上成分各种“母细胞”			肝母细胞瘤、胰母细胞瘤、肾母细胞瘤、肺母细胞瘤
其他	混合瘤、纤维腺瘤、纤维上皮瘤、间叶瘤		癌肉瘤、恶性混合瘤、叶状囊肉瘤、恶性纤维上皮瘤、恶性中胚叶混合瘤、恶性间叶瘤
组织来源不明	先天性颗粒细胞瘤、黏液瘤(皮肤、肌肉、血管)、副脊索瘤		腺泡状软组织肉瘤、上皮样肉瘤、骨外 Ewing 肉瘤、滑膜肉瘤、恶性横纹肌样瘤、儿童结缔组织增生性小细胞瘤

(唐　鑫)

第三节　肿瘤的形态与结构

一、大体形态

(一)肿瘤的形状

因肿瘤生长的部位不同,形态各异,一般呈实性或囊性。膨胀性生长的肿瘤边界清楚或有包膜;浸润性生长的肿瘤边界不清,边缘不规则,常呈犬牙交错状、蟹足样或放射状伸入邻近的正常组织内。常见形状见表 1-2。

(二)肿瘤的体积

肿瘤大小不一,一般位于躯体浅表或狭窄腔道(如颅腔、椎管和耳道)的肿瘤较小,位于深部体腔(如腹膜后和纵隔)的肿瘤体积较大。大者可达数十千克,小者小到不易被肉眼发现。微小瘤或隐匿性癌直径不超过 1 cm，如甲状腺乳头状微癌；特大肿瘤多为生长缓慢、长在非要害部位的良性或低度恶性的肿瘤；恶性肿瘤生长迅速，易转移，在未达到巨大体积前患者往往已死亡。

表 1-2　肿瘤常见形状

肿瘤生长部位	肿瘤形状
深部组织	多呈结节状
两层致密组织间	扁圆形
神经鞘内	长梭形
椎孔、肋间处	哑铃形或葫芦状
软组织中、实质器官内	圆、椭圆、分叶状
表浅部位	息肉状、菜花状、蕈伞状、乳头状、浅表播散状、斑块状、皮革袋状、空洞状、溃疡状、草莓状、蟹足状等

(三)肿瘤的颜色

多数肿瘤的切面呈灰白、灰红或灰褐色，体积较大的肿瘤常伴有出血、坏死或囊性变。有时可从肿瘤的色泽推断肿瘤的类型，如脂肪瘤和神经鞘瘤呈黄色，血管瘤呈红色，黑色素性肿瘤呈灰黑色或黑色，粒细胞肉瘤在新鲜标本时呈绿色，软骨性肿瘤呈浅蓝灰色，淋巴管肌瘤切开时可见乳白色液体流出等。但由于肿瘤不断增大，瘤组织营养不良，发生淤血、出血、坏死、纤维化等继发性改变，可致颜色改变，常见肿瘤颜色见表 1-3。

表 1-3　常见肿瘤颜色

肿瘤颜色	原因	常见肿瘤
苍白	供血不足，大量胶原纤维伴玻璃变、钙化	乳腺癌、胃癌、纤维瘤、纤维肉瘤
淡红	供血丰富	血管瘤、肝癌、胃癌
紫红	血管、血窦丰富，继发出血	血管瘤
灰红	组织颜色	肌原性肿瘤
枣红	含大量甲状腺胶质样物质	甲状腺胶质腺瘤、甲状腺滤泡型癌
浅蓝	组织颜色	软骨性肿瘤
淡黄	含脂类多	脂肪瘤、脂肪肉瘤
灰黄	继发坏死	肿瘤坏死区
淡绿	髓过氧化酶引起绿色色素	绿色瘤
铁锈色	陈旧性出血	肿瘤陈旧性出血区
透明胶质状	分泌黏液或伴黏液性变	黏液瘤、黏液癌
黑棕色	黑色素沉着	黑色素瘤、色素性基底细胞癌
多彩	瘤囊腔内含有多种液体	肾透明细胞癌、卵巢黏液型囊腺癌

(四)肿瘤的数目

通常单个出现，有时可为多个或呈多中心性生长。但多灶性肿瘤并不罕见，有报道，子宫平滑肌瘤可多达 310 个，多发性骨髓瘤、神经纤维瘤、家族性大肠腺瘤病常见有数百个病灶。转移性肿瘤大多为多个病灶，常累及多种器官，甚至广泛播散到全身，称为弥漫性癌病。

(五)肿瘤的质地

取决于肿瘤实质和间质的成分和数量,以及有无伴发变性和坏死等。一般来说,实质多于间质的肿瘤较软,反之则较硬。癌的质地一般硬而脆;而高度恶性的肉瘤则软而嫩,呈鱼肉样;各种腺瘤、脂肪瘤和血管瘤的质地较柔软;纤维瘤病、平滑肌瘤则较坚韧;骨瘤或伴有钙化、骨化的肿瘤质地坚硬。

1.特别坚硬者

硬癌、骨肿瘤、软骨瘤、钙化上皮瘤。

2.特别柔软者

海绵状血管瘤、脂肪瘤、黏液瘤、髓样瘤。

3.骨骼系统以外的肿瘤

一般都较其起源组织或邻近组织坚硬。

肿瘤组织的坚硬度也可因变性、坏死、囊性变而变软,或因纤维化、钙化、骨化而变硬。

(六)肿瘤的包膜

良性肿瘤一般包膜完整,恶性肿瘤包膜不完整或无包膜。

二、组织结构

任何肿瘤的显微镜下形态结构都可分为实质和间质两部分。

(一)实质

实质是肿瘤的主要部分,由肿瘤细胞组成,决定肿瘤的特性及其生物学行为。良性肿瘤的瘤细胞与其起源组织相似,而恶性肿瘤则多显示与其起源组织有相当程度的差异,这种差异越大,表示肿瘤细胞的分化程度越低,反映出肿瘤的恶性程度越高;反之,瘤细胞在形态上越接近起源组织,则瘤细胞分化程度越高,反映肿瘤的恶性程度越低。因此,根据肿瘤的细胞形态可识别其组织来源,根据肿瘤分化程度,可衡量肿瘤的恶性程度。构成肿瘤实质的瘤细胞类型和形态多种多样。肿瘤病理学通常根据瘤细胞的类型及其排列方式来进行肿瘤的分类、命名和诊断,并根据瘤细胞的分化程度和异型性来确定肿瘤的性质。

(二)间质

间质是肿瘤的支持组织,由结缔组织、血管和神经等组成,起着支持和营养肿瘤实质的作用。间质不具有肿瘤的特性,在各种肿瘤中基本相似,只是在数量、分布、各种间质成分的比例上有差别。肿瘤的生长依靠间质的支持,但又受间质固有成分及浸润细胞等制约,即实质与间质互相依赖又相互拮抗。间质中结缔组织的固有细胞由纤维细胞和成纤维细胞组成,还包括一些未分化间叶细胞和巨噬细胞。未分化的间叶细胞多分布于血管周围,具有多向分化的潜能。结缔组织中的纤维成分包括胶原纤维、弹力纤维和网状纤维。结缔组织的基质由黏多糖和蛋白质组成。间质内往往还有数量不等的淋巴细胞、浆细胞、中性粒细胞和嗜酸性粒细胞浸润,常为宿主针对肿瘤组织的免疫反应。一般来说,淋巴造血组织肿瘤、胃肠道黏液腺癌、乳腺髓样癌等肿瘤内的结缔组织较少,而乳腺硬癌、胆管癌和一些促进结缔组织增生的肿瘤内的结缔组织则较多。网状纤维多存在于间叶组织肿瘤内,可出现于瘤细胞之间,而在癌组织中,网状纤维仅围绕在癌巢周围,在癌和肉瘤的鉴别诊断中具有一定的参考价值。间质内血管的数量因肿瘤而异,一般来说,生长较快的肿瘤血管丰富,生长缓慢的肿瘤血管稀少。间质内的神经多为固有神经,指纹状、旋涡状或不规则分支状,腔隙常有不规则扩张。

三、超微结构

一般来说，恶性肿瘤的核异形且大，核膜常曲折，核质比例大，核仁及常染色质都较显著，染色质在有丝分裂期凝集成染色体，染色体的数目偏离正常的二倍体，出现超二倍体、亚四倍体、多倍体、非整倍体，形态不规则，表现为易位、断裂、缺失、重复、倒置、环状等。染色体的改变随恶性程度的递增而加重。肿瘤细胞的线粒体变得十分畸形，线粒体嵴变少，排列方向杂乱。粗面内质网在肿瘤细胞中一般是减少，也有的仍保留丰富的粗面内质网，但显畸形。分化较好或分泌功能旺盛的肿瘤中高尔基体发达，恶性程度高的肿瘤细胞内高尔基体不易见到。肿瘤细胞中微丝减少，直径较小，弹力纤维也减少，肿瘤细胞的微管一般也减少。肿瘤细胞的中间丝在结构和数量上无明显改变，各种中间丝的生化组成及其抗原性具有细胞类型的特点，肿瘤细胞仍可能保持这种特点。肿瘤的溶酶体在侵袭性强的瘤细胞中数量显著增多，常见的为多泡体及残余体。生长活跃的肿瘤细胞有丝分裂增多，中心体容易见到。通常肿瘤细胞的细胞膜连接结构减少，细胞表面可出现较丰富的不规则微绒毛、胞质突起和伪足等。

四、排列方式

(一)上皮性肿瘤的排列方式

腺泡状排列、腺管状排列、栅栏状排列、乳头状排列、筛孔状排列、圆柱状排列、菊形团样排列、条索状排列、片状排列、实性团或巢状排列、丛状排列等。

(二)非上皮性肿瘤的排列方式

栅栏状排列、旋涡状排列、洋葱皮样排列、腺泡状排列、分叶状、结节状或弥漫片状排列，交织的条索状或编织状排列，波纹状排列，席纹状或车辐状排列，鱼骨样或人字形排列，器官样排列，丛状排列，菊形团样排列等。

(冯　倩)

第四节　肿瘤的生长与扩散

恶性肿瘤除了不断生长，还发生局部浸润，甚至通过转移播散到其他部位。本节主要介绍肿瘤的生长与扩散的生物学特点和影响因素。

一、肿瘤的生长

(一)肿瘤的生长方式

肿瘤的生长方式主要有 3 种：膨胀性生长、外生性生长和浸润性生长。

1.膨胀性生长

实质器官的良性肿瘤多呈膨胀性生长，其生长速度较慢，随着体积增大，肿瘤推挤但不侵犯周围组织，与周围组织分界清楚，可在肿瘤周围形成完整的纤维性包膜。有包膜的肿瘤触诊时常常可以推动，手术容易摘除，不易复发。这种生长方式对局部器官、组织的影响主要是挤压。

2.外生性生长

体表肿瘤和体腔(如胸腔、腹腔)内的肿瘤,或管道器官(如消化道)腔面的肿瘤,常突向表面,呈乳头状、息肉状、蕈状或菜花状,这种生长方式称为外生性生长。良性肿瘤和恶性肿瘤都可呈外生性生长,但恶性肿瘤在外生性生长的同时,其基底部往往也有浸润。外生性恶性肿瘤由于生长迅速,肿瘤中央部血液供应相对不足,肿瘤细胞易发生坏死,坏死组织脱落后形成底部高低不平、边缘隆起的溃疡(恶性溃疡)。

3.浸润性生长

恶性肿瘤多呈浸润性生长。肿瘤细胞长入并破坏周围组织(包括组织间隙、淋巴管或血管),这种现象叫作浸润。浸润性肿瘤没有包膜(或破坏原来的包膜),与邻近的正常组织无明显界限。触诊时,肿瘤固定,活动度小;手术时,需要将较大范围的周围组织一并切除,因为其中也可能有肿瘤浸润,若切除不彻底,术后容易复发。手术中由病理医师对切缘组织做快速冷冻切片检查以了解有无肿瘤浸润,可帮助手术医师确定是否需要扩大切除范围。

(二)肿瘤的生长速度

不同肿瘤的生长速度差别很大。良性肿瘤生长一般较缓慢,肿瘤生长的时间可达数年甚至数十年。恶性肿瘤生长较快,特别是分化差的恶性肿瘤,可在短期内形成明显的肿块。影响肿瘤生长速度的因素很多,如肿瘤细胞的倍增时间、生长分数、肿瘤细胞的生成和死亡的比例等。

肿瘤细胞的倍增时间指细胞分裂繁殖为两个子代细胞所需的时间。多数恶性肿瘤细胞的倍增时间并不比正常细胞更快,所以,恶性肿瘤生长迅速可能主要不是肿瘤细胞倍增时间缩短引起的。生长分数指肿瘤细胞群体中处于增生状态的细胞的比例(图 1-1)。处于增生状态的细胞,不断分裂繁殖;细胞每一次完成分裂、形成子代细胞的过程称为一个细胞周期,由 G_1、S、G_2 和 M 四个期组成。DNA 的复制在 S 期进行,细胞的分裂发生在 M 期。G_1 期为 S 期做准备,G_2 期为 M 期做准备。恶性肿瘤形成初期,细胞分裂繁殖活跃,生长分数高。随着肿瘤的生长,有的肿瘤细胞进入静止期(G_0 期),停止分裂繁殖。许多抗肿瘤的化学治疗药物是通过干扰细胞增生起作用的。因此,生长分数高的肿瘤对于化疗敏感。如果一个肿瘤中非增生期细胞数量较多,它对化学药物的敏感性可能就比较低。对于这种肿瘤,可以先进行放射治疗或手术,缩小或大部去除瘤体,这时,残余的 G_0 期肿瘤细胞可再进入增生期,从而增加肿瘤对化疗的敏感性。

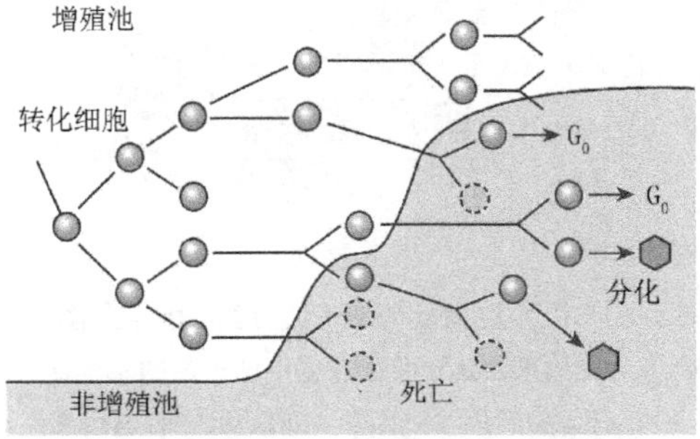

图 1-1　肿瘤细胞增生状态和非增生状态

肿瘤细胞增生过程中,有的细胞进入非增生状态(进入 G_0 期或分化或死亡),处于增生状态的仅为部分肿瘤细胞。

肿瘤细胞的生成和死亡的比例是影响肿瘤生长速度的一个重要因素。肿瘤生长过程中,由于营养供应和机体抗肿瘤反应等因素的影响,有一些肿瘤细胞会死亡,并且常常以凋亡的形式发生。肿瘤细胞的生成与死亡的比例，可能在很大程度上决定肿瘤是否能持续生长、能以多快的速度生长。促进肿瘤细胞死亡和抑制肿瘤细胞增生是肿瘤治疗的两个重要方面。

(三)肿瘤的血管生成

肿瘤直径达到 1～2 mm 后，若无新生血管生成以提供营养，则不能继续增长。实验显示，肿瘤有诱导血管生成的能力。肿瘤细胞本身及炎细胞(主要是巨噬细胞)能产生血管生成因子，如血管内皮生长因子(vascular endothelial growth factor，VEGF)，诱导新生血管的生成。血管内皮细胞和成纤维细胞表面有血管生成因子受体。血管生成因子与其受体结合后，可促进血管内皮细胞分裂和毛细血管出芽生长。近年研究还显示，肿瘤细胞本身可形成类似血管、具有基底膜的小管状结构，可与血管交通，作为不依赖于血管生成的肿瘤微循环或微环境成分，称为“血管生成拟态”。肿瘤血管生成由血管生成因子和抗血管生成因子共同控制。抑制肿瘤血管生成或“血管生成拟态”是抗肿瘤研究的重要课题，也是肿瘤治疗的新途径。

(四)肿瘤的演进和异质性

恶性肿瘤是从一个发生恶性转化的细胞单克隆性增生而来。肿瘤性增生所具有的这种克隆性特点，在女性可用多态 X 性联标记，如雄激素受体的杂合性来测定(图 1-2)。

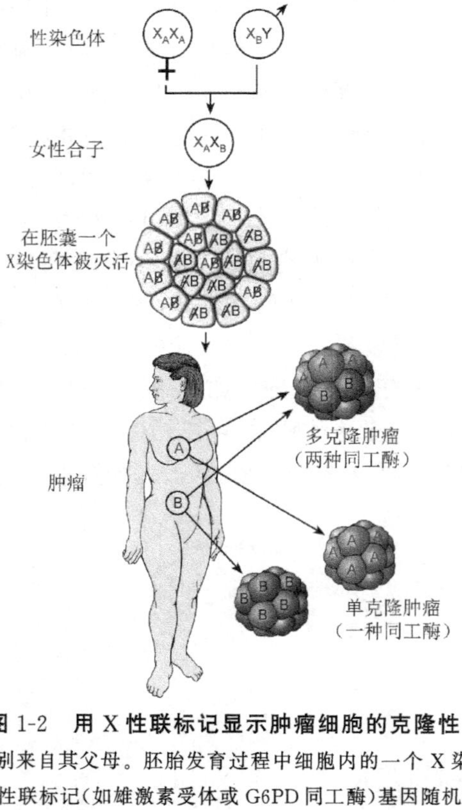

图 1-2　用 X 性联标记显示肿瘤细胞的克隆性

女性的一对 X 染色体分别来自其父母。胚胎发育过程中细胞内的一个 X 染色体被随机灭活。每一体细胞中的活化的 X-性联标记(如雄激素受体或 G6PD 同工酶)基因随机来自其父或母(图中的 A 或 B)。分析 X-性联标记杂合的女性患者发生的肿瘤，可显示肿瘤细胞中 X-性联标记基因或来自母亲的 A，或者来自父亲的 B，而不是同时具有两个等位基因，说明该肿瘤具有克隆性。

理论上，一个恶性转化细胞通过这种克隆增生过程，经过大约 40 个倍增周期后，达到 10^{12} 个细胞，可引起广泛转移，导致宿主死亡；而临床能检测到的最小肿瘤(数毫米大)，恶性转化的细胞也已增生了大约30 个周期，达到 10^9 个细胞(图 1-3)。

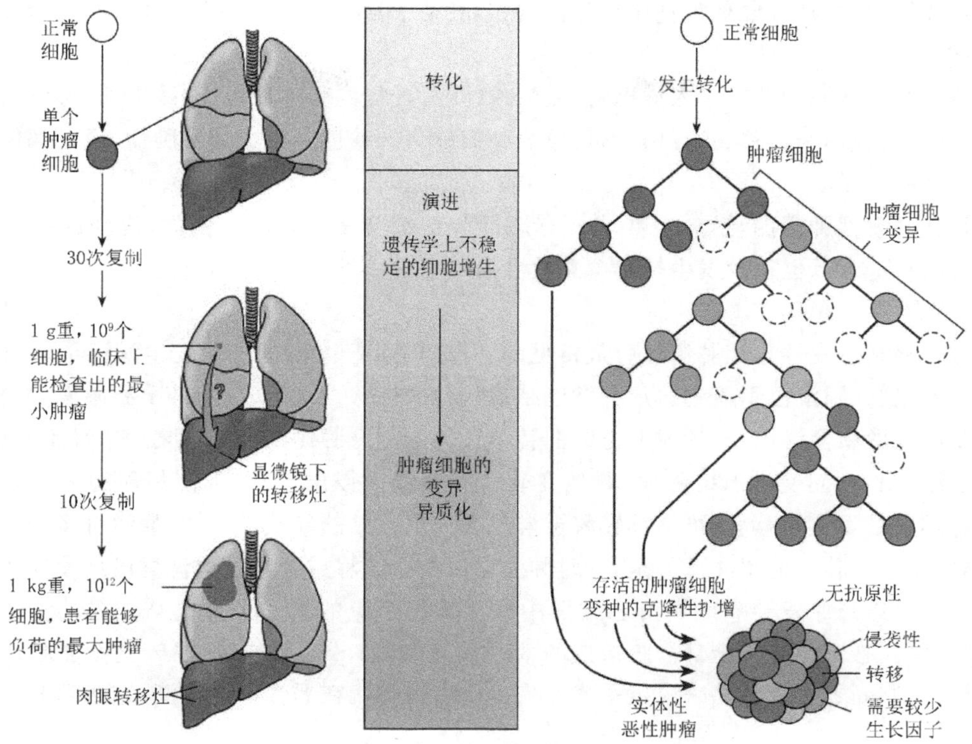

图 1-3 肿瘤生长的生物学

肿瘤的克隆性增生、肿瘤细胞演进与异质性的关系：一个发生了转化的细胞(肿瘤细胞)克隆性增生，并衍生出众多亚克隆；侵袭性更强、更能逃避宿主反应的亚克隆得以存活与繁衍，演进为侵袭性更强的异质性的肿瘤。

恶性肿瘤在其生长过程中出现侵袭性增加的现象称为肿瘤的演进，可表现为生长速度加快、浸润周围组织和发生远处转移。肿瘤演进与它获得越来越大的异质性有关。肿瘤在生长过程中，经过许多代分裂繁殖产生的子代细胞，可出现不同的基因改变或其他大分子的改变，其生长速度、侵袭能力、对生长信号的反应、对抗癌药物的敏感性等方面都可以有差异。这时，这一肿瘤细胞群体不再是由完全一样的肿瘤细胞组成的，而是具有异质性的肿瘤细胞群体，即具有各自特性的“亚克隆”。在获得这种异质性的肿瘤演进过程中，具有生长优势和较强侵袭力的细胞压倒了没有生长优势和侵袭力弱的细胞。

近年来，对白血病、乳腺癌、前列腺癌、胶质瘤等多种肿瘤的研究显示，一个肿瘤虽然是由大量肿瘤细胞组成的，但其中具有启动和维持肿瘤生长、保持自我更新能力的细胞是少数，这些细胞称为癌症干细胞、肿瘤干细胞或肿瘤启动细胞(tumor initiating cell，TIC)。对肿瘤干细胞的进一步研究，将有助于深入认识肿瘤发生、肿瘤生长及其对治疗的反应，以及新的治疗手段的探索。

二、肿瘤的扩散

恶性肿瘤不仅可在原发部位浸润生长、累及邻近器官或组织，而且还可通过多种途径扩散到身体其他部位。这是恶性肿瘤最重要的生物学特性。

(一)局部浸润和直接蔓延

随着恶性肿瘤不断长大，肿瘤细胞常常沿着组织间隙或神经束衣连续地向周围浸润生长，破坏邻近器官或组织，这种现象称为直接蔓延。例如，晚期子宫颈癌可直接蔓延到直肠和膀胱。

（二）转移

恶性肿瘤细胞从原发部位侵入淋巴管、血管或体腔，迁徙到其他部位，继续生长，形成同样类型的肿瘤，这个过程称为转移。通过转移形成的肿瘤称为转移性肿瘤或继发肿瘤，原发部位的肿瘤称为原发肿瘤。

发生转移是恶性肿瘤的特点，但并非所有恶性肿瘤都会发生转移。例如，皮肤的基底细胞癌，多在局部造成破坏，但很少发生转移。恶性肿瘤可通过以下几种途径转移。

1.淋巴道转移

淋巴道转移是上皮性恶性肿瘤（癌）最常见的转移方式，但肉瘤也可以发生淋巴道转移。肿瘤细胞侵入淋巴管，随淋巴引流到达局部淋巴结（区域淋巴结）。例如，乳腺外上象限发生的癌常首先转移至同侧的腋窝淋巴结，形成淋巴结的转移性乳腺癌。肿瘤细胞先聚集于边缘窦，以后累及整个淋巴结（图 1-4），使淋巴结肿大，质地变硬。肿瘤组织侵出包膜，可使相邻的淋巴结融合成团。局部淋巴结发生转移后，可继续转移至淋巴循环下一站的其他淋巴结，最后可经胸导管进入血流，继发血道转移。值得注意的是，有时肿瘤可以逆行转移或者越过引流淋巴结发生跳跃式转移。前哨淋巴结是原发肿瘤区域淋巴结群中承接淋巴引流的第一个淋巴结。在乳腺癌手术中，为了减少同侧腋窝淋巴结全部清扫造成的术后并发症，如淋巴水肿等，临床上做前哨淋巴结术中冷冻活检，判断是否有转移来决定手术方式。该方法也用在恶性黑色素瘤、结肠癌和其他肿瘤的手术中。

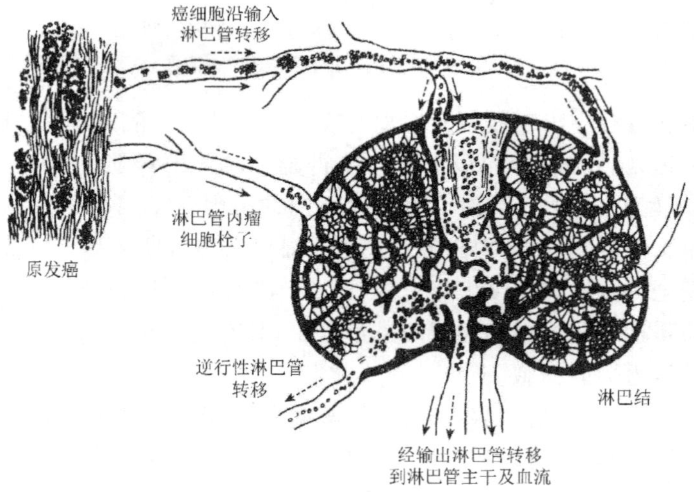

图 1-4 癌的淋巴道转移模式图

淋巴流向（实线箭头）；癌细胞流向（虚线箭头）。

2.血道转移

瘤细胞侵入血管后，可随血流到达远处的器官，继续生长，形成转移瘤。由于静脉壁较薄，同时管内压力较低，故瘤细胞多经静脉入血。少数亦可经淋巴管间接入血。侵入体循环静脉的肿瘤细胞经右心到肺，在肺内形成转移瘤，如骨肉瘤的肺转移。侵入门静脉系统的肿瘤细胞，首先发生肝转移，如胃肠道癌的肝转移。原发性肺肿瘤或肺内转移瘤的瘤细胞可直接侵入肺静脉或通过肺毛细血管进入肺静脉，经左心随主动脉血流到达全身各器官，常转移到脑、骨、肾及肾上腺等处。因此,这些器官的转移瘤常发生在肺内已有转移之后。此外,侵入胸、腰、骨盆静脉的肿瘤细胞,也可以通过吻合支进入脊椎静脉丛,如前列腺癌可通过这一途径转移到脊椎,进而转移到脑,这时可不伴有肺的转移。

恶性肿瘤可以通过血道转移累及许多器官,但最常受累的脏器是肺和肝。临床上常做肺及肝的影像学检查以判断有无血道转移、确定患者的临床分期和治疗方案。形态学上,转移性肿瘤的特点是边界清楚,常为多个,散在分布,多接近于器官的表面。位于器官表面的转移性肿瘤,由于瘤结节中央出血、坏死而下陷,形成所谓"癌脐"。

3.种植性转移

发生于胸、腹腔等体腔内器官的恶性肿瘤,侵及器官表面时,瘤细胞可以脱落,像播种一样种植在体腔其他器官的表面,形成多个转移性肿瘤。这种播散方式称为种植性转移。

种植性转移常见于腹腔器官恶性肿瘤。例如,胃肠道黏液癌侵及浆膜后,可种植到大网膜、腹膜、盆腔器官如卵巢等处。在卵巢可表现为双侧卵巢长大,镜下见富于黏液的印戒细胞癌弥漫浸润。这种特殊类型的卵巢转移性肿瘤称为 Krukenberg 瘤,多由胃肠道黏液癌(特别是胃的印戒细胞癌)转移而来(应注意 Krukenberg 瘤不一定都是种植性转移,也可通过淋巴道和血道转移形成)。

浆膜腔的种植性转移常伴有浆膜腔积液,可为血性浆液性积液,是由于浆膜下淋巴管或毛细血管被瘤栓堵塞,毛细血管通透性增加,血液漏出,以及肿瘤细胞破坏血管引起的出血。体腔积液中可含有不等量的肿瘤细胞。抽取体腔积液做细胞学检查,以发现恶性肿瘤细胞,是诊断恶性肿瘤的重要方法之一。

(孔　晶)

第五节 肿瘤的分级与分期

一、肿瘤的分级

肿瘤的组织学分级依据肿瘤细胞的分化程度、异型性、核分裂象和有无坏死来确定,一般用于恶性肿瘤。对于上皮性瘤,较常采用的是三级法,即Ⅰ级为高分化,属低度恶性;Ⅱ级为中分化,属中度恶性;Ⅲ级为低分化,属高度恶性。如食管或肺的鳞状细胞癌可分为Ⅰ级、Ⅱ级和Ⅲ级;胃或大肠癌类型可分为分化好、分化中等和分化差,或分为低度恶性(包括分化好和中分化)和高度恶性(包括低分化和未分化);中枢神经系统肿瘤通常分成4级,Ⅰ级为良性,Ⅱ、Ⅲ和Ⅳ级分别代表低度、中度和高度恶性,Ⅳ级肿瘤包括胶质母细胞瘤、松果体母细胞瘤、髓上皮瘤、室管膜母细胞瘤、髓母细胞瘤、幕上原发性神经外胚层瘤(PNET)和非典型性畸胎样/横纹肌样瘤。

二、肿瘤的分期

目前,被大家普遍应用的为国际抗癌联盟(UICC)制定的 TNM 分期系统。

TNM 分期系统是目前国际上最为通用的分期系统。首先由法国人 Pierre Denoix 于

1943 年至 1952 年间提出，后来美国癌症联合委员会（AJCC）和国际抗癌联盟（UICC）逐步开始建立国际性的分期标准，并于 1968 年正式出版了第 1 版《恶性肿瘤 TNM 分类法》手册。TNM 分期系统已经成为临床医师和医学科学工作者对于恶性肿瘤进行分期的标准方法。

TNM 分期系统是基于肿瘤的范围（“T”是肿瘤一词英文“Tumor”的首字母）、淋巴结播散情况（“N”是淋巴结一词英文“Node”的首字母）、是否存在转移（“M”是转移一词英文“Metastasis”的首字母）所构成的（表 1-4）。

表 1-4　肿瘤 TNM 分期

分期	临床意义
Tx	原发肿瘤的情况无法评估
T_0	没有证据说明存在原发肿瘤
Tis	早期肿瘤没有播散至相邻组织
T_{1-4}	大小和/或原发肿瘤的范围
Nx	区域淋巴结情况无法评估
N_0	没有区域淋巴结受累（淋巴结未发现肿瘤）
M_0	没有远处转移（肿瘤没有播散至体内其他部分）
M_1	有远处转移（肿瘤播散至体内其他部分）

每一种恶性肿瘤的 TNM 分期系统各不相同，因此 TNM 分期中字母和数字的含义在不同肿瘤所代表的意思不同。TNM 分期中 T、N、M 确定后就可以得出相应的总的分期，即Ⅰ期、Ⅱ期、Ⅲ期、Ⅳ期等。有时候也会与字母组合细分为Ⅱa 或Ⅲb 等。Ⅰ期的肿瘤通常是相对早期的肿瘤，有着相对较好的预后。分期越高意味着肿瘤进展程度越高。

（左安华）

第二章　肿瘤的病因与发病机制

第一节　各种致癌因素

肿瘤的发病过程涉及多种因素及多个步骤，而且多种因素及多个步骤之间相互影响。与肿瘤发病相关的因素，依据其来源、性质与作用方式的差异可以分为内源性和外源性两大类。外源性因素即来自外界环境，与自然环境和生活条件密切相关，主要包括化学因素、物理因素、致瘤性病毒、霉菌等；内源性因素则包括机体的免疫状态、遗传素质、激素水平及 DNA 损伤的修复能力等。

一、化学致癌

人们最先认识的肿瘤病因就是化学致癌因素。英国医师 Percivall Pott 报道许多阴囊癌患者童年都有被雇为烟囱清扫工的经历，此后，德国科学家 Rehn 报道接触苯胺的工人易发生膀胱肿瘤，这些发现促进了化学诱癌的动物实验。Yamagiwa（山极）和 Ichikawa（市川）反复用煤焦油涂擦兔耳成功地诱发了皮肤癌。Cook 等多位科学家进一步证明了多种化学致癌物与动物肿瘤的关系，从而为人类认识化学致癌提供了一系列的有意义的实验证据。

随着现代化工业的迅速发展，新合成的化学物质与日俱增。目前认为凡能引起人或动物肿瘤形成的化学物质，称为化学致癌物。近些年，科学家已通过实验证实对动物有致癌作用的化学物质达 2 000 余种，其中有些物质可能与人类肿瘤的形成有关。

（一）化学致癌物的分类

根据化学致癌物的作用方式可将其分为直接致癌物、间接致癌物及促癌物三大类。所谓直接致癌物，是指这类化学物质进入机体后能与体内细胞直接作用，不需代谢就能诱导正常细胞癌变的化学致癌物。这类化学致癌物的致癌力较强、致癌作用快速，常用于体外细胞的恶性转化研究。如各种致癌性烷化剂、亚硝酸胺类致癌物等。

间接致癌物是指这类化学物质进入体内后需经体内微粒体混合功能氧化酶活化，变成化学性质活泼的形式方具有致癌作用的化学致癌物。这类化学致癌物广泛存在于外环境，常见的有致癌性多环芳烃、芳香胺类、亚硝胺及黄曲霉毒素等。

促癌物又称为肿瘤促进剂，促癌物单独作用于机体内无致癌作用，但能促进其他致癌物诱发肿瘤形成。常见的促癌物有巴豆油(佛波醇二酯)、糖精及苯巴比妥等。

根据化学致癌物与人类肿瘤的关系又可将化学致癌物分为肯定致癌物、可疑致癌物,以及潜在致癌物。肯定致癌物是指经流行病学调查确定,并且临床医师和科学工作者都承认对人和动物有致癌作用,其致癌作用具有剂量反应关系的化学致癌物。可疑致癌物具有体外转化能力,而且接触时间与发癌率相关,动物致癌实验阳性,但结果不恒定,这类致癌物缺乏流行病学方面的证据。潜在致癌物一般在动物实验中可获得某些阳性结果,但尚无资料证明对人具有致癌性。

(二)化学致癌物的代谢活化

根据间接致癌物代谢活化的程度,一般将未经代谢活化的、不活泼的间接致癌物,称为前致癌物;经过体内代谢转变为化学性质活泼、寿命极短的致癌物称为近致癌物;近致癌物进一步转变成带正电荷的亲电子物质,称为终致癌物。终致癌物与 DNA、RNA、蛋白质等生物大分子共价结合而导致它们的损伤,从而引起细胞癌变。

(三)遗传因素影响对致癌物的敏感性

由于间接致癌物必须通过酶介导的代谢活化而形成终致癌物,所以遗传因素对酶体系活性的影响将影响到致癌物的代谢活化。例如,芳香烃羟化酶(AHH)在组织细胞内的浓度越高,该组织对化学致癌物 3,4-苯并芘的敏感性越强;体外培养细胞内 AHH 酶活性越高,芳香烃类化学致癌物就越容易引起这种细胞的恶性转化。实验已证明,在哺乳动物中,AHH 酶的活性受定位于与控制细胞色素 P450 基因相同或邻近的位点所调控。因此,由于遗传基因的差异而造成的对致癌物代谢活化的差异将影响宿主对致癌物的敏感性。

谷胱甘肽硫基转移酶(GSTs)是一类多功能的二聚蛋白家族,主要催化还原型谷胱甘肽(GSH)与体内各种潜在毒性化学药物的结合反应,使其失去 DNA 结合活性。GST 相关基因的突变和缺失,使其表达产物 GST 酶的解毒功能降低甚至缺如,从而增加患癌风险。

过量饮酒已确定为上消化道、乳腺和大肠等癌的危险因素。乙醛是乙醇代谢的终致癌物。实验证明,使乙醛易在体内积累的乙醇脱氢酶与乙醛脱氢酶的等位基因的过表达可增加个体对此类乙醇相关癌的易感性。

因此,由于遗传因素的差异造成的对致癌物代谢活化的差异将影响宿主对致癌物的敏感性;同时致癌物的多样性及代谢体系的差异最终又决定了机体对某一类的致癌物高度易感,而对另一类的致癌物表现出相对的抵抗性。

(四)化学致癌物的累积和协同效应

人的一生不可避免地接触各种化学致癌物,致癌物同时或相继作用于机体后,表现为化学致癌物的累积作用和协同作用。所谓累积作用是指两种或多种致癌物同时或相继作用于机体,其复合效应等于单独作用之和。此外,实验证明,动物同时暴露于几种致癌物,对靶器官有协同效应,当用二甲基苯蒽和二亚硝基哌嗪同时处理大鼠,鼻咽癌的发生率明显高于两药单独使用的发癌率,而且比分别单独使用两药的发癌率之和还高,发生癌变的时间提前。因此,化学致癌作用与致癌物的剂量有关。

(五)常见的化学致癌物

1.多环芳香烃类

多环芳香烃类是一类含苯环的化学致癌物,又名多环碳氢化合物。这类化合物可形成三环、四环或五环的结构,致癌作用强,小剂量应用就能引起局部组织细胞的恶变。如 3,4-苯并芘、1,2,5,6-双苯并芘、甲基胆蒽、二甲基苯蒽等都是具有强致癌作用的多环芳香烃类致癌物。这些化学物质广泛存在于外环境中，是煤焦油、烟草燃烧的烟雾、煤烟、工业废气中化学致癌物的主要致癌成分，烤制和熏制的鱼肉中也含有 3,4-苯并芘。

2.芳香胺与偶氮染料

芳香胺与偶氮染料是一类含有苯环与氮原子的化学致癌物，主要存在于各种着色剂、除草剂、防氧化剂、人工合成染料中。这类致癌物有较强的致癌作用，如 2-萘胺、联苯胺对人有致膀胱癌作用，在大鼠可引起肝癌。二甲基偶氮苯（奶油黄）是食品工业中常用的着色剂，为肝脏的强致癌物；2-乙酰氨基芴是一种杀虫剂，可诱发大鼠多种器官肿瘤；4-氨基偶氮苯涂擦皮肤可引起皮肤癌，口服可致大肠癌和皮肤癌等。

3.亚硝胺类

亚硝胺类化合物可分为亚硝酸胺和亚硝胺两类。亚硝酸胺为直接致癌物，物理性质不稳定，体外试验可使细胞恶性转化，体内实验可诱发动物多种器官的肿瘤。亚硝胺类为间接致癌物，需经体内代谢后才有致癌性。亚硝胺类化合物在环境中存在的方式有两个显著的特征：一是广泛存在于空气、水、香烟烟雾、熏烤肉类、咸鱼、油煎食品、酸菜中；二是环境中存在很多可以合成致癌性亚硝胺的前身物质，这些物质如亚硝酸盐、硝酸盐、二级胺等普通存在于肉类、蔬菜、谷物、烟草、酒类及鱼类中。亚硝胺前身物质在酸性环境中易于合成亚硝胺。人的胃液 pH 在 1.3～3.0，是亚硝胺合成的理想场所，一般在碱性环境中难于合成亚硝胺，但加入催化剂如甲醛、氰化物、细菌或真菌毒素可以促进亚硝胺的合成。

二、物理致癌

电离辐射是最主要的物理性致癌因素，主要包括以短波和高频为特征的电磁波的辐射，以及电子、质子、中子、α 粒子等的辐射。长期接触镭、铀、氡、钴、锶等放射性同位素可引起恶性肿瘤。长期暴露于放射性钴、氡或其他放射性粉尘的矿工，肺癌发生率明显增高；原子弹爆炸后幸存的居民，白血病的发病率很高；用 ^{131}I 治疗甲状腺癌可引起患者发生白血病；电离辐射也是引起医源性肿瘤的重要因素。

此外，紫外线照射引起的皮肤癌，与 DNA 中形成嘧啶二聚体有关。紫外线诱导的皮肤肿瘤的形成和发生是一个复杂而连续的生物学行为，不同波长的紫外线（UV）对 DNA 的影响机制是不一样的：中波紫外线（UVB）能直接被 DNA 吸收，直接损伤 DNA；长波紫外线（UVA）能产生氧活性物质而引起 DNA 的继发性损伤。电离辐射对生物靶损伤的机制主要是产生电离，形成自由基。自由基的性质非常活泼，可以破坏正常分子结构而使生物靶受伤。DNA 是电离辐射的重要生物靶，电离辐射对 DNA 的损害主要是单链断裂以及碱基结构改变，尤其是嘧啶碱基对电离辐射的敏感性较高。

三、致瘤病毒

人们认识病毒可引起肿瘤已有近百年的历史。早在 1911 年 Peyton Rous 就证明病毒可致鸡肉瘤，这个重要发现使他在 1968 年获得诺贝尔奖。但证明病毒是人类肿瘤的病因却经历了数十年的漫长历程，部分原因是当时人们对病毒与肿瘤的关系没有给予足够重视以及研究受当时技术的限制。感染原往往在人体内潜伏许多年才引起肿瘤，而且只有一小部分慢性感染者才会得病，这使得确定其与肿瘤发生的关系相当困难。总体上说，直到 20 世纪 50 年代 Gross 发现小鼠白血病病毒，病毒肿瘤学领域才开始迅速发展。许多最重要的现代分子生物学进展，如发现反转录、mRNA 剪切、癌基因、肿瘤抑制基因及 DNA 重组技术均来自病毒肿瘤学的研究成果。特别是细胞癌基因的发现，对我们了解非病毒因素（如化学致癌物）的致癌机制具有重要意义。目前至少有 8 种病毒已被证明与人类肿瘤有关。

（一）人乳头状瘤病毒与宫颈癌

人乳头状瘤病毒（HPV）有 60 多个亚型，其中有些亚型与人类异常疣、尖锐湿疣、传染性软疣等三种良性肿瘤的形成有关，与人宫颈癌发病相关的两个亚型是 HPV16 和 HPV18。在大约 90%的宫颈癌组织中可检测到这两型核酸的同源序列，而且可以检测到 E6 和 E7 的转录产物，现认为*E6* 和*E7* 是 HPV 的癌基因。新近的研究证明 E6 和 E7 蛋白产物可以与*p53* 基因结合、与*Rb* 基因结合，从而导致这两种重要的抑癌基因蛋白产物失活或降解。

（二）乙型肝炎病毒与肝癌

乙型肝炎病毒（HBV）的感染与人原发性肝细胞癌的发生率呈平行关系；多数肝癌组织内有 HBV DNA 以及 HBV 病毒的 HBX，后者被认为是 HBV 的癌基因，近年来的研究证明原发性肝癌中*p53* 基因突变率很高；HBV 感染以及暴露于黄曲霉毒素被认为是原发性肝癌发病的主要原因。

（三）EB 病毒与鼻咽癌

EB 病毒主要与四种不同类型的人类肿瘤发病有关：Burkitt 淋巴瘤（BL）、鼻咽癌（NPC）、HIV 感染导致免疫抑制个体的 B 细胞淋巴瘤、霍奇金淋巴瘤。其中关系最明确的是 Burkitt 淋巴瘤以及鼻咽癌。鼻咽癌患者的血清中往往有高滴度的 EBV 抗体，鼻咽癌活检组织中有 EBV 的核酸存在；EBV 协同促癌物 TPA 或丁酸，可以促进人鼻咽上皮的恶性转化。

（四）HTLV 与人类 T 细胞白血病

与人类肿瘤相关的反转录有人类 T 细胞白血病病毒（HTLV）和成人 T 细胞白血病病毒（ATLV）。ATLV 又称为Ⅰ型 HTLV，与 HTLV 有序列上的同源性，属于同一家族。HTLV 的基因组结构为典型的反转录基因组结构，保留完整的结构基因，本身不携带癌基因，但编码两个反式调节蛋白 Tax 及 Rex，*Tax* 基因可在转基因鼠中诱发多发性间质肿瘤。

四、遗传因素

恶性肿瘤的种族分布差异、癌的家族聚集现象以及遗传性缺陷易致肿瘤形成都提示遗传因素在肿瘤发生中起重要作用，而肿瘤流行病学调查、家系分析、细胞遗传学与分子遗传学研究进展为人们了解肿瘤的遗传机制提供了新的证据。20 世纪 80 年代以来，瘤基因及抑瘤基因的相继发现，使肿瘤发生的遗传机制从染色体水平进入到分子水平。

（一）两次突变学说

早在 20 世纪 70 年代初，Knudson 就以几种儿童期肿瘤为模型为肿瘤的遗传性提出了两次突变假说。以视网膜母细胞瘤为代表，该假说认为遗传型的肿瘤第一次突变发生于生殖细胞，第二次突变发生于体细胞，从而解释了遗传型肿瘤发病年龄早，肿瘤表现为多发性和双侧性；而散发性肿瘤的两次突变均发生于体细胞，故肿瘤发病迟，并且多是单发或单侧性的。两次突变假说不仅可以解释罕见的遗传型肿瘤，而且也为常见肿瘤的遗传易感性的研究提供了一个很好的模型。

（二）遗传性肿瘤综合征

遗传性肿瘤综合征是由某一基因的异常使某一器官或多个器官发生肿瘤，并且在家族中随着异常基因的传递一代代遗传下去。这种基因的异常改变最初一定是发生在生殖细胞或受精卵发育的早期阶段，即所谓胚系的点突变。携带者的全身每一个细胞都有这个基因的异常，当然也包括患者的生殖细胞，由此就构成了疾病向下一代遗传的基础。有别于环境因素所致的个体局部体细胞癌变，后者虽然有遗传物质的损伤，但不涉及向后代遗传的问题，因此不是遗传性疾病。

(三)易感基因与肿瘤的遗传

家族性乳腺癌与遗传易感基因的突变有密切关系，目前已经证实，家族性乳腺癌(尤其是早发性乳腺癌)的发生与17号染色体BRCA1和13号染色体长臂BRCA2以及8号染色体短臂上的基因缺失有关。它们编码的产物参与了肿瘤生长的抑制过程，基因突变后其编码的蛋白产物会发生截断性突变，从而失去肿瘤抑制功能。从现有的研究资料分析看，*BRCA1* 和 *BRCA2* 基因与DNA的损伤后修复有关。

结肠癌是一种发病率较高的癌症，有15%～20%的结肠癌为家族性发病。遗传性非息肉型结肠癌(HNPCC)占全部病例的5%～8%，在这些患者中约有3%可确定其突变位点，涉及多种错配修复基因 *MLH1*、*MSH2*、*MSH6*、*PMS1* 和 *PMS2*，其余大多数病例家系尚未查明其分子变化特点。

肺癌是全球发病率最高的恶性肿瘤之一，流行病学研究表明，肺癌具有家族聚集现象，肺癌先证者的亲属和后代的发病率明显高于普通人群，提示肺癌的发病率具有遗传易感性。目前对化学毒物的代谢酶CYP家族的CYPIA1、CYP2D6、CYP2E1，GST家族的GSTM1、GSTP1、GSTTI，以及NAT家族的NAT1、NAT2与肺癌易感性的关系进行了大量研究，结果显示这些代谢酶基因的多态性与肺癌遗传易感性相关。

五、肿瘤发病的多阶段

无论是在自然还是在实验条件下，绝大多数肿瘤的发生都是一个受多因素作用，表现为多阶段的复杂过程。从致癌因素作用于正常细胞到形成临床上可检测的肿瘤往往需要经过一个很长的潜伏期，从而提示一个正常细胞转化为恶性表型之前必须经历多种变化。

(一)癌变的二阶段学说

1942年，Berenblun用阈下剂量的苯并芘处理小鼠皮肤达一年之久，仅3/102小鼠发生皮肤肿瘤。若用苯并芘处理几个月后接着用巴豆油作为促癌物处理，就引起许多小鼠发生皮肤癌(36/83)。若先以巴豆油处理数月，再加阈下剂量的致癌物处理，则未见肿瘤发生。长期用巴豆油处理动物皮肤也只是偶尔可见个别癌变(1/106)。Berenblum和Subik据此提出：癌变至少由两个既有区别又有联系的阶段所构成。第一个为特异性的激发阶段，由使用一次小剂量的致癌物所引起，使正常细胞转变为潜伏性瘤细胞。第二个为比较非特异的促进阶段，由巴豆油等促癌物促成，使潜伏性的瘤细胞进一步发展成为肿瘤。现已证明癌变的第二个阶段过程也见于肝癌、肺癌、膀胱癌、结肠癌、食管癌、乳腺癌、胃癌及胰腺癌的体外培养系统。

激发过程是正常细胞经致癌物作用后转变为潜伏性瘤细胞的过程。激发过程比较短暂，一般是不可逆的。已证实大部分致癌物均为诱变物，因此激发过程具有诱变性质，即激发事件涉及遗传突变。促进过程是潜伏性瘤细胞经促癌物作用后转变成瘤细胞的过程。促进阶段的初期具有可逆性，而后期是不可逆的。促癌物本身不具诱变性，促癌过程是被激发细胞进一步增殖，逐步形成克隆的选择过程。在这一过程中激发细胞生长失控，逃脱宿主的免疫监视，逐步形成恶性表型，继而发展成浸润、转移性癌。

(二)人类肿瘤的多阶段模型

实验动物化学致癌过程经致癌物与促癌物的协同作用以及人类肿瘤(如结肠癌)发生过程中所经历的增生、良性肿瘤、原位癌、浸润癌等一系列序贯性变化都为癌变的多阶段性提供了很好的证据。

人类结肠肿瘤的发生及发展过程中所发生的分子事件为理解癌基因与抑癌基因的协同作用致癌提供了一个很重要的模型。由于结肠肿瘤的演进具有很明确的形态学时相,就有可能确定这种类型的肿瘤中基因突变发生的顺序。正常的结肠黏膜最初由上皮增生发展成为良性的腺瘤Ⅰ、Ⅱ、Ⅲ级,再经腺癌发展成为转移癌。Vogelstein 等研究了无癌变和有癌变的腺瘤以及结肠癌标本中抑癌基因与癌基因的变化,发现腺瘤中有*ras* 基因突变和抑癌基因*APC* 及*DCC* 丢失,在癌中和有*ras* 基因突变以及抑癌基因*APC* 、*DCC* 、与*p53* 丢失。结肠肿瘤的发生似乎是由于抑癌基因*APC* 的杂合性丢失而开始的,APC 的缺失可以发生于生殖细胞或体细胞,导致逐渐增大的良性腺瘤。在良性腺瘤中常常有其中一个细胞发生 ras 瘤基因突变而导致进一步的克隆性发展。随后发生的抑癌基因*DCC* 和*p53* 缺失促进了从良性到恶性的发展过程。从腺瘤到癌的演进过程中还伴有 DNA 损伤修复基因的突变以及 DNA 甲基化状态的改变,因此,结肠癌变的过程是一个多基因参与,多步骤的过程

(孙萍萍)

第二节　遗传易感性因素

根据现代细胞生物学的观点,肿瘤是一类起源于单一体细胞,经异常生长发展而来的基因病,在形成肿瘤克隆的那些细胞内有一系列基因结构或功能的改变,这些改变不断累积最终导致转化细胞具有一系列恶性表型。细胞癌变的发生和发展是一个异常复杂的过程,并且受许多细胞内和细胞外因素的影响。细胞内因素主要包括获得性或遗传性 DNA 修复或细胞周期控制功能障碍、基因调控缺损以及产生和消除内源性致突变剂的代谢基因多态等;细胞外因素主要有环境暴露如饮食和吸烟,以及在细胞内或细胞外起作用的代谢系统的基因多态。癌变通路中的事件一旦发生,则有另一些因素影响其转归。在细胞内,这些因素主要包括影响癌变事件发生作用或影响转化细胞对周围环境反应的各种因素;细胞外因素则可能有相邻细胞的旁分泌作用、机体免疫监视机制以及血循环中激素和生长因子水平等。

现在已经知道,癌基因和抑癌基因是癌变通路的主角,这两类数量过百的基因在调控细胞生长和分化中起中心作用,是肿瘤发生的限速事件。所以,遗传的癌基因或抑癌基因突变使之获得功能(癌基因)或丧失功能(抑癌基因)是强烈的肿瘤易感性因素。成视网膜细胞瘤就是一个典型的例子,其发生可能只涉及两个遗传学改变,即*Rb* 基因一个拷贝的胚细胞突变和另一个拷贝的体细胞突变。而其他肿瘤的发生则需要更多的遗传学改变。用连锁分析和定位克隆的方法,已经克隆出包括*Rb* 基因在内的多种与遗传性癌综合征有关的肿瘤易感基因。在遗传性癌综合征中,抑癌基因胚细胞突变比癌基因胚细胞突变要常见得多,这可能是因为癌基因的获得功能性突变是致死事件,而抑癌基因胚细胞突变虽然使该等位基因失去功能,但另一正常等位基因尚能发挥功能。然而,抑癌基因胚细胞突变显著增加携带者的肿瘤易感性,因为在生命过程中只要另一

等位基因发生功能丧失即可发生肿瘤。另一组强烈影响肿瘤易感性的因素是涉及DNA修复和保持基因组完整性的基因的胚细胞突变，虽然这些基因本身不在癌变通路中，其功能丧失也不是肿瘤发生所必须有的事件，但这些基因功能丧失可能导致基因组的不稳定性和加速癌变通路中其他事件的发生

一、高外显度的遗传综合征与肿瘤易感性

（一）抑癌基因胚细胞突变

目前了解得比较清楚的肿瘤易感基因是一些抑癌基因，此类基因对细胞的生长具有负调节作用，因此其功能丧失将导致细胞生长失控从而形成肿瘤。因抑癌基因突变而易患肿瘤的范例是视网膜细胞瘤和Li-Fraumeni综合征，其原因分别是*Rb*基因和*p53*基因的胚细胞突变。对存活的成视网膜细胞瘤患者的随访研究发现，双侧成视网膜细胞瘤患者的子女患该肿瘤的风险为50%，表明所涉及的*Rb*基因的作用方式为孟德尔显性遗传。同时对治疗成功的病例的随访研究发现，此类患者不仅仅会罹患成视网膜细胞瘤，发生其他部位肿瘤特别是骨肉瘤的风险也大大增高。尽管发生其他肿瘤的风险远没有成视网膜细胞瘤那样高，但*Rb*突变携带者在40岁前发生非眼部肿瘤的风险显著高于正常人，这些研究结果进一步提示*Rb*基因是一个较“广谱”的肿瘤易感基因。

家族性结肠腺瘤样息肉病（FAP）也是一种罕见的遗传性癌综合征。早在20世纪80年代，临床上就观察到此种综合征，其特征是患者在青壮年时结肠中有数百个腺瘤样息肉，此种个体到40岁左右几乎都发生结肠癌。后来发现在有该遗传综合征的一些家族中，还出现与FAP相关的其他肿瘤如骨瘤、其他胃肠道和肝胆系统肿瘤、肾上腺皮质和脑垂体等内分泌系统肿瘤，但其发生率比结肠癌低得多。随后的研究发现，FAP与定位于染色体5q21的抑癌基因*APC*胚细胞突变有关，APC的蛋白产物位于细胞质，其功能可能是与微管细胞骨架一起维持细胞与细胞之间的相互作用。用显微切割方法对细胞进行纯化后的研究证明，野生型*APC*等位基因缺失在结肠腺瘤样息肉发生的早期就已经出现。与*Rb*基因和*p53*基因突变可直接导致恶性表型不同，*APC*突变本身不足以导致细胞癌变而只引起癌前病变即多发性息肉病。然而，由于FAP患者结肠中腺瘤样息肉可多达数百个，所以其中一个或多个腺瘤样息肉发生癌变的概率几乎是100%。据估计，到45岁时FAP患者发生结肠癌的风险比正常人高700倍。虽然*APC*基因胚细胞突变相当罕见，由其导致的结肠癌可能不到结肠癌总发生率的1%，但*APC*基因体细胞突变可能是结肠腺瘤和腺癌形成的常见通路。FAP患者被认为是进行肿瘤化学干预和预防的理想对象，实际上此类干预实验已经开展并获得了令人鼓舞的良好结果。

（二）DNA修复缺陷和基因不稳定性

20世纪初，Warthin观察到结肠癌和其他胃肠道肿瘤的另一类家族聚集现象，此种家族聚集肿瘤与上述FAP无关，而是由“遗传性非息肉病性结肠癌”（HNPCC）的常染色体显性遗传综合征引起的。此种遗传综合征有结肠癌、子宫内膜癌、乳腺癌以及其他胃肠道肿瘤的家族聚集性，而且发病年龄较轻。HNPCC占全部结肠癌的4%～13%，患者在50岁前发生结肠癌、子宫内膜癌以及其他胃肠道和泌尿生殖道肿瘤的风险非常高。微卫星（基因组中短小的串联重复核苷酸序列）分析表明，HNPCC患者的肿瘤DNA呈现显著的微卫星不稳定性。进一步研究发现，此种表型与DNA错配修复缺陷有关。根据连锁分析计算，HMSH2和HMLH1胚细胞突变所致HNPCC至少占50%。错配修复系统的主要功能是纠正DNA聚合酶工作时产生的错配核苷

酸，以及 DNA 重组或重复序列复制时由于滑动而产生的小片段插入或缺失环。错配修复缺陷大大增加了基因的突变频率，例如，体外实验发现，有微卫星不稳定性的癌细胞系比没有微卫星不稳定性的癌细胞系的突变频率高 100 倍。错配修复缺陷者易患结肠癌可能与结肠癌变相关基因如*APC*、*ras* 和*p53* 突变不能被及时和有效修复所致，但此种组织特异性的机制至今还不清楚。

（三）癌基因胚细胞突变

在常见肿瘤的发生过程中，原癌基因的功能激活是常见的遗传学改变。然而，对于遗传性肿瘤易感综合征来说，原癌基因的功能激活性突变则十分罕见。迄今为止，仅有的例子是家族性甲状腺髓样癌和Ⅱ型多发性内分泌腺瘤，这两种遗传性肿瘤综合征与原癌基因 Ret 胚细胞突变有关。*Ret* 原癌基因定位于染色体 10q11.2，编码嵌合受体酪氨酸激酶，在遗传性和散发性甲状腺髓样癌中，该基因呈杂合型，即癌细胞既表达正常产物也表达突变的产物。Ⅱ型多发性内分泌腺瘤又分ⅡA 型和ⅡB 型，在ⅡA 型多发性内分泌肿瘤和甲状腺髓样癌患者中，*Ret* 基因突变多发生在编码细胞内酪氨酸激酶区域；而散发性甲状腺髓样癌常有细胞内酪氨酸激酶编码区的体细胞改变。研究发现，该基因突变可能导致酪氨酸激酶的组成性激活。家族性甲状腺髓样癌以常染色体显性方式遗传。70 岁时的临床外显率为 60%；但用五肽胃泌素进行的早期筛检发现，实际上到 30 岁时的外显率已接近 95%。这两种Ⅱ型多发性内分泌腺瘤综合征所伴随的其他异常不同，ⅡA 型患者发生嗜铬细胞瘤和甲状旁腺功能亢进症的风险极高；而ⅡB 型患者除更严重之外，还伴有骨骼异常、胃肠道神经节瘤和黏膜神经瘤等。

二、基因-环境相互作用与肿瘤易感性

如上节所述，通过对遗传性或家族性癌综合征的研究，人们已经鉴定出一些符合孟德尔遗传的高外显度的肿瘤易感基因。因为这些基因处于癌变通路中，所以其胚细胞突变携带者具有很高的癌症风险（易感性）。事实上大多数常见肿瘤是散发性的而不是家族型的，对整个人群来说，由遗传性癌综合征引起的肿瘤只占一小部分，大部分人类肿瘤是起源于环境致癌因素的作用。但是，肿瘤在人群中的分布具有显著的不均一性，即便是同样暴露于特定致癌物，有些人发病而另一些人不发病。例如，吸烟与肺癌，吸烟已经肯定是肺癌的病因，但在正常生命期发生肺癌的吸烟者却少于 20%。这些事实提示，大多数常见肿瘤归因于基因-环境相互作用。动物实验和药理遗传学研究表明，对外源性和内源性致癌物的代谢能力，个体之间的差异可高达数倍乃至数百倍。假定可以将这种差异直接外推到与之相关的肿瘤，那么对任何给定暴露量的致癌物，不同代谢能力的个体对其致癌性的敏感性可能相差数倍至数百倍。现在已经知道，不同个体的一些代谢酶和 DNA 修复酶的活性差异与基因单核苷酸多肽关系非常密切，正是这些基因单核苷酸多肽影响或“修饰”不同个体对环境因素作用的敏感性。若干常见肿瘤如皮肤癌、肺癌、膀胱癌和结肠癌等通过基因-环境相互作用而发生的机制已经比较确定。在众多的环境致癌因素中，吸烟可能是最确定的致癌因素，许多基因-环境相互作用与肿瘤易感性关系的例子来自对吸烟相关性肿瘤的研究。接下来以皮肤癌和肺癌为例，进一步阐述肿瘤的遗传易感性。

（一）基因-环境相互作用与皮肤癌

皮肤癌是一种常见肿瘤，但不同人种的皮肤癌发生率差异极其显著。白色人种的皮肤癌发生率很高，例如，美国每年发现的 50 万新病例主要是白人，在美国的夏威夷，白人皮肤癌的发生率是亚裔的 40 倍。我国尚无皮肤癌发病率资料，只有死亡率资料。1990－1992 年中国人的皮

肤癌(包括恶性黑色素瘤)死亡率为0.7/10万,仅占全部死因构成的0.6%。日光中的紫外线B是皮肤基底细胞癌和鳞状细胞癌的致癌因素,但暴露于日光后发生皮肤癌的风险则决定于个体的遗传背景。皮肤中的黑色素对紫外线辐射具有屏障作用,因此不同肤色人种对紫外线诱发的皮肤癌敏感性不同,而肤色是由遗传性状决定的。一些罕见的遗传综合征患者接触日光后皮肤癌风险大大增加。有一种单基因遗传综合征称"眼与皮肤白化病",此种遗传病是因调节黑色素产生的基因突变而引起的。白化病患者由于皮肤黑色素产生缺陷,使基底层上皮过度地暴露于紫外线而易患皮肤癌。

(二)基因-环境相互作用与肺癌

全世界每年死于肺癌的人数超过100万,更严重的是在许多国家和地区包括中国,肺癌的发病率仍然在较快增长。前瞻性流行病学研究已经提供了令人信服的证据,表明吸烟是肺癌的主要病因。然而,在吸烟者中发生肺癌的不到20%,而且肺癌的发生似乎也有一定程度的家族聚集性。1963年,Tokuhata和Lillienfeld进行了划时代的肺癌病例对照研究,证明肺癌患者亲属的肺癌死亡率高于一般人群。在该研究中,最主要的发现是吸烟与肺癌患者亲属的肺癌发生有协同作用。在男性肺癌中,吸烟的作用比家族性因素的作用更强,但在女性,家族性因素似乎是主要的危险因素。以不吸烟的对照人群为参照,吸烟和家族性因素使肺癌死亡率增加的风险如下:不吸烟的患者亲属增加4倍,吸烟的对照亲属增加5倍,吸烟的患者亲属增加14倍。随后的分离分析表明,肺癌家族的遗传分离符合显性单基因的孟德尔分离定律,但至今尚未发现引起肺癌的高外显度的易感基因。这些事实表明,基因-环境相互作用可能是导致肺癌发生的主要机制。

(三)基因多态与肿瘤易感性的种族差异

众所周知,人类不同种群的特定癌症发病率和死亡率有很大的差别。例如在多种族的美国,黑人食管癌的发病率是白人的3倍,多发性骨髓瘤、肝癌、子宫颈癌和胃癌发病率是白人的2倍。而白人的黑色素瘤、白血病、淋巴瘤、膀胱癌、卵巢癌等发病率均比黑人高。美国的拉美人种总的癌症发病率比黑人和白人低,但不同民族的拉美人群的癌症发病率又有实质上的差别。中国人的癌"谱"及常见癌症的发病率与其他人种也不一样,例如,世界上一半以上的食管癌患者发生在中国人中,中国人的鼻咽癌和肝癌发病率也高于其他人种。这些癌的种族差别,一方面与不同种族人们的生活方式以及环境暴露不同有关,另一方面,人种之间生物学上的差异可能也是重要的决定因素。例如,美国的资料显示,白人和黑人以及不同民族的白人肺癌发病率的显著差异无法以吸烟的差异来解释。研究表明,黑人吸烟者尿中香烟特异性亚硝胺NNK代谢产物和血清中尼古丁代谢产物的浓度均比白人吸烟者高,这与黑人吸烟者各种吸烟相关性癌症发病率比白人吸烟者高的资料一致,可能反映了白人和黑人在某些生物学特性上的差异。

总之,越来越多的研究证明,癌症不仅仅是环境因素引起的,个人的遗传易感性因素也是导致肿瘤发生的重要原因。肿瘤的发生和发展涉及多因素的作用、多步骤形成和多基因的参与。因此,不可能有哪一个人类种群对癌症不易感,也不可能有哪一个人类种群始终比其他人类种群对肿瘤更易感。在论及肿瘤病因和遗传易感性时,不能离开特定的人群和环境两个背景,更不能把一个特定人群的研究结果简单地外延到另一个不同的人群。

三、遗传易感性因素鉴定在肿瘤防治中的应用

阐明肿瘤的遗传易感性具有重要的意义。近半个世纪以来,通过对癌综合征的遗传学研究

已经鉴定并阐明了一些致病性基因突变及其分子机制。这不但使人们对恶性肿瘤发生和发展的生物学有了实质性的认识,而且对细胞增殖、分化和凋亡等生命活动中最普遍的生物学现象的分子机制也有了深入的了解。此外,对基因环境相互作用以及“癌变通路”以外的基因变异与肿瘤易感性的研究,使人们从更大的范围内认识了肿瘤发生的相关过程,以及肿瘤作为多基因疾病的异常复杂性。这些巨大的研究成果和相关的新的知识已被应用于肿瘤的防治实践,主要体现在癌家族高风险个体的遗传咨询和检测上,具体内容如下。

目前,一些确认的高度外显的癌症易感基因(如*APC*、*Ret*、*Rb1*、*VHL*、*BRCA1/2* 等)的检测已成为特定癌家族家庭医疗保健的重要部分。肿瘤易感基因检测有助于对特定遗传性癌综合征的确诊,有助于了解癌家族中无症状者对特定癌症的易感程度和患癌风险,有助于对携带易感基因的高风险个体的预防和治疗做出恰当的决策,同时还可免除携带非易感基因的家庭成员的心理压力。目前应用较多的是家族性结肠癌(*APC* 基因或*hMLH1/hMSH2* 基因)和家族性乳腺-卵巢癌(*BRCA1/2* 基因)的筛查,因为这两类基因所引起的肿瘤有很高的组织特异性。其他易感基因如*p* 53 胚细胞突变的作用较广,特异性低。对于常染色体显性遗传的癌综合征,癌家族成员一旦携带突变基因,其终生患癌风险一般都非常高。

例如,HNPCC 患者到 65 岁时发生结肠/直肠癌的风险度为 68%~75%,发病年龄可早至 25 岁。因此,对易感性基因携带者应进行定期的监测和筛查,及时发现癌前病变或早期癌并进行处理,同时还可采取适当的化学干预或预防性手术等措施,以阻止或延缓肿瘤的发生。然而,不同家族之间和同一家族不同个体之间,肿瘤易感基因的外显度及其严重性可有很大差异,这是因为肿瘤易感基因的外显程度可因存在另外的修饰因素(包括其他基因)而改变。例如,有*H-ras* 基因胚系突变的个体对*BRCA1* 基因突变的效应特别敏感;其他低外显度但高频率的遗传学改变对高度易感基因相关表型的表达,也有很重要的作用。环境因素也是影响特定肿瘤易感基因外显度的重要因素,如携带*ATM* 基因胚系突变的个体对各种形式的辐射效应异常敏感。此外,突变的类型和定位不同外显度也可能不同,发生此种情况以错义突变较截短突变的可能性更大。因此,在通报发生肿瘤的风险时,必须带有较宽的可信区限范围。

必须指出,肿瘤基因检测也存在和带来一系列问题,使基因检测的应用受到了一定的限制。首先是肿瘤基因检测本身还存在的理论和技术上的不完善。例如,在目前情况下,肿瘤基因检测还面临着未知的新易感基因、遗传异质性、对结果解释和风险评估的不确定性等问题。其次是基因检测带来的社会学、心理学、伦理学以及经济等问题。如可能在就业和医疗保险等方面产生的遗传学歧视、对个人隐私权的侵害和个人心理和家庭关系的冲击等。然而,更重要的问题,可能是对易感基因阳性者的医疗处理。肿瘤基因检测的最终目的,是力图通过目标明确的化学预防、细致的监测和筛查,以及预防性手术,增进高风险人群和个体对癌症的预防。如果不能为易感基因阳性者提供有效的防治措施,那么肿瘤基因检测不但没有意义,还会有负面作用。

(孙萍萍)

第三节 癌 基 因

肿瘤是基因病,这种说法已获得了明确、广泛的证据。肿瘤(尤其是恶性肿瘤)细胞的重要生物学行为如不受控生长、凋亡能力受到抑制、浸润、游走、转移等，在很大程度均找到了相对应的基因改变，这些基因在正常细胞内行使重要的生物学功能，而当基因功能过度活化时可导致肿瘤的发生，因而，这些基因被称为癌基因。

细胞癌变为多种致癌因素作用、多种肿瘤相关基因参与的综合病变过程，本质上为细胞增殖与分化的失衡进而使细胞获得不死性及恶性表型。癌基因或抑癌基因编码的蛋白产物广泛地分布于细胞膜、胞浆和胞核内。在生理状态下，这些蛋白产物作为生长因子、生长因子受体、膜相关信号传导分子、蛋白激酶及核转录因子等，发挥调节细胞增殖、分化与凋亡的重要作用。在致癌因素诱导细胞癌变过程中，癌基因或抑癌基因发生了基因扩增、重排、缺失、点突变及异源启动子的掺入诱导表达等改变，从而被错误地激活或灭活而赋予细胞恶性表型(如细胞不受控生长、浸润和转移等)。癌基因突变为功能激活型突变，父方和母方来源的等位癌基因单基因突变即可改变蛋白产物的正常结构或基因表达模式。早在 20 世纪 80 年代初第一个癌基因*ras* 被克隆，其后的 20 年间人们一直没有停止对肿瘤基因改变的研究，截止到当前已鉴定了 100 多个癌基因。由于细胞功能、分子调控和信号传导的复杂性，仍将不断有新的肿瘤相关基因被发现。

一、细胞癌基因的功能分类

目前已鉴定的癌基因按照它们在细胞内的功能可以分为以下 4 类。

(一)生长因子类

生长因子多为多肽类分子，与相应的细胞膜受体结合后，触发信号传导机制，进而调节细胞的增殖、分化与凋亡过程。依照氨基酸序列同源性及相应的膜受体，生长因子被划分为几个家族：PDGF 家族、EGF 家族、FGF 家族和 Wnt 家族等。*v-sis* 基因为第一个被发现的具有生长因子作用的癌基因，其氨基酸序列与 PDGF 的 β 链同源，属 PDGF 家族。其他生长因子家族的主要成员包括 EGF、TGF-α、fgf 和 Wnt-1 等。已有证据表明肿瘤细胞可以通过自分泌生长因子 EGF 和 TGF-α 刺激细胞的过度增殖，诱导细胞恶性转化。

(二)生长因子受体类

生长因子受体多为具有酪氨酸激酶活性的跨膜多肽类分子，其分子结构包括三个部分：胞外配体结合区、跨膜区和胞内酪氨酸激酶活性区。生长因子家族均具有相应的家族受体，其中 EGF 家族受体 EGFR 被认为在调节细胞增殖与分化过程中发挥关键作用，癌基因 v-erbB 蛋白产物被证实为截短的 EGFR，缺失了受体蛋白胞外的配体结合区，这一分子结构的改变导致受体酪氨酸激酶在缺少生长因子作用下仍可持续活化，进而诱导细胞增殖与分化的失衡，发生恶性转化。其他重要的生长因子受体包括 her-2(neu)、fig、fms、ros 和 trk 等。

(三)细胞内生长分化、凋亡和信号传导分子类

细胞外刺激信号通过膜受体传至胞浆，经过胞浆蛋白因子，主要是胞浆丝/苏氨酸激酶(如癌基因 raf、PKC、akt、mos 和 cot 等)和非受体型酪氨酸激酶(如 yes、abl、fgr、lck 和 fyn 等)，构成的信号传导激酶级联反应系统的整合与放大，最后传至胞核，通过调节细胞核转录因子的表达水平、磷酸化修饰状况及空间构象的变化，诱导或抑制一系列基因的表达活性，进而对细胞的生物学行为(如细胞生长分化和凋亡)产生重要影响。癌基因*ras* 介导了酪氨酸激酶受体与胞浆蛋白激酶间的信号传递，*ras* 基因活化后可通过其下游的 MAPKKK、MAPKKMAPK 蛋白激酶级联激活途径将信号向核内传递，刺激细胞增殖，调控细胞分化和应激反应。癌基因*Bcl-2* 具有抑制细胞凋亡、促进细胞存活的功能，癌蛋白 Bcl-2 与 Bax 或 Bad 结合后失去抑制细胞凋亡的能力。

(四)核转录因子类

核转录因子多具有两个结构域:DNA 结合结构域与蛋白结合结构域。核转录因子通过 DNA 结合结构域与特异基因的近端或远端的顺式作用元件结合,并通过与其他蛋白分子的相互作用实现对基因表达的正性或负性调控。核转录因子的 DNA 结合区通常为富含半胱氨酸的锌指结构,或富含碱性氨基酸的亮氨酸拉链结构和碱性螺旋-袢-螺旋结构,后两种结构域在蛋白分子形成同源或异源二聚体过程中发挥重要作用。目前已发现的重要的核转录因子类癌基因包括 *myc*、*myb*、*c-fos*、*c-jun*、*rel* 和 *evi-1* 等。

二、基因变异方式与原癌基因活化

已有的研究结果表明,细胞中活化的原癌基因被称为癌基因。通过对病毒癌基因与细胞中原癌基因序列的分析,进一步明确原癌基因在物理、化学及生物的致癌因素作用下发生改变。原癌基因活化的方式主要有点突变、染色体易位或基因扩增等。这些基因变异的方式是机体细胞进行表达和调控的主要途径,如何解释这些基因变异与细胞癌变的关系是一个重要的科学问题,经过 20 多年的研究,人们已初步了解这些基因变异的规律和特点,并根据这些特点发现基因变异与细胞形态改变的关系,在应用 DNA 介导的 $NIH3T_3$ 细胞转化实验分离癌基因的基础上,针对肿瘤中各种基因的变异和不同的变异方式(点突变、扩增、重排、甲基化状态等)进行了大量肿瘤组织标本的临床回顾性研究,这些实验结果表明基因变异与肿瘤的某些生物学特性有关,以下将做简要介绍。

(一)点突变与癌基因

目前已经有实验证实,基因点突变是导致癌基因活化的主要方式。20 世纪 80 年代初美国的三个实验室同时发现 *H-Ras* 基因第 12 位密码子 GGC 突变为 GTC,从而使编码的甘氨酸变为缬氨酸,使其产物 P21 蛋白的结构发生改变导致 *Ras* 基因的活化。人们针对基因的点突变在聚合酶链式反应(PCR)技术的基础上发展了多种点突变的检测方法,如寡核苷酸探针杂交和 PCR 直接测序等技术。利用这些技术对多种癌基因进行了大量的分析,明确了这些基因的点突变是基因变异的重要方式,并与细胞的癌变有关。但是基因点突变与基因功能改变的关系,及基因突变在肿瘤诊断中的临床意义还有待进一步阐明。

(二)DNA 扩增与癌基因

基因扩增是癌基因活化的另一种主要方式。细胞内一些基因通过不明原因复制成多拷贝,这些多拷贝的 DNA 以游离形式存在称双微体(DMS)或再次整合入染色体形成均染区(HSR),它一般表示高度的染色体结构破坏与不稳定性。基因拷贝数增多往往会导致表达水平增加。但是在某些情况下,由于基因调控区的变异在基因没有扩增的情况下也会发生过量表达。因此认为,基因扩增和过量表达其结果均可影响细胞的正常生理功能。在一个 DNA 扩增区往往涉及几十万个碱基对,因此一些肿瘤细胞 DNA 的扩增区中可能含有数个细胞癌基因。这些细胞癌基因的表达常因 DNA 扩增而受到活化。扩增的基因主要通过 DNA 的杂交分析确定,目前在 PCR 技术的基础上建立的差异竞争性 PCR,可用于某些基因扩增的检测。

(三)染色体重排与癌基因

目前,通过对肿瘤组织和细胞系的染色体分析,已确定在各种肿瘤都有染色体结构的异常,特别是许多肿瘤或细胞系都有特定的染色体改变称为标志染色体,如淋巴瘤中染色体第 8 号和第 14 号易位、慢性粒细胞白血病中染色体费城染色体(Ph)t(9;22)。通过对这些位点的序列分析,确定在免疫球蛋白基因和 T 细胞受体基因重排的过程中由于几个碱基的重组而发生易位。

导致一些未知基因易位到有T细胞受体(TCR)或免疫球蛋白基因(Ig)的染色体断裂位点上。这种排列方式可使在染色体脆性位点附近的基因发生变异,如在正常状态下只在神经组织或胚胎组织中表达的基因有可能在B细胞或T细胞中被活化而表达,这种异常表达导致细胞的增殖和分化异常。许多淋巴瘤或白血病中的染色体易位均涉及Ig或TCR位点基因序列,由于Ig或TCR序列已研究得比较清楚,因此在它附近的未知基因可通过基因克隆的方法鉴定出来。*Myc*和*Bcl-2*基因就是从淋巴瘤组织中发现的与IgA或TCR位点序列相连的基因。除此之外,发现在造血系统恶性肿瘤中还有一些染色体易位与Ig及TCR位点无关。但是这些染色体易位同样能够导致基因的表达,产生由断裂点基因序列组成的嵌合蛋白,如从费城染色体(Ph)t(9;22)的易位获得了第一个嵌合型癌基因*BCR/ABL*。由于细胞培养技术和染色体荧光原位杂交(FISH)技术的发展,在实体瘤中鉴定染色体异常的成功率有较大提高,通过实体瘤中特殊的染色体异常提供的线索已鉴定出一些新的癌基因,今后会有更多的疾病基因被识别出来。

(四)癌基因与人类肿瘤

目前人类已经发现100多种癌基因,接下来主要介绍的是3种常见的癌基因与肿瘤生物学行为的关系。

1.Ras基因变异与肿瘤

肿瘤中至少有3种*Ras*基因点突变中的一种,其中*K-Ras*更容易成为突变的靶基因。*K-Ras*突变主要集中在第12位氨基酸残基。约50%的结肠癌、70%~90%的胰腺癌及30%的肺腺癌中有*K-Ras*基因突变。与之相比,肿瘤中其他两种*Ras*基因(*H-Ras*和*N-Ras*)的突变率则少得多。*Ras*基因在正常细胞中有重要作用。每一种*Ras*基因都分别编码一种鸟苷酸结合蛋白,分子量为21 000(通常命名为p21)。Ras蛋白在细胞增殖分化信号从激活的跨膜受体传递到下游蛋白激酶的过程中起作用。Ras基因致瘤性点突变降低了Ras蛋白水解GTP→GDP的能力,突变的Ras蛋白降低了自身内源性鸟苷酸三磷酸酶(GTPase)的活性,更重要的是还降低了它们与GTPase活化蛋白(命名为Ras-GAP)的结合能力,结果导致Ras与GTP持续结合,合并具有促进细胞生长的作用。针对Ras的变异,将Ras的功能失活,可抑制肿瘤细胞的生长,进一步纠正突变型Ras引起的信号转导通路的异常可能是控制肿瘤恶性增殖额度的有效途径。

2.*Myc*基因变异与肿瘤

*Myc*基因高水平表达时可转化啮齿类成纤维细胞,但*Myc*基因的鉴定并非由DNA转化实验来确定的。首次在burkitt淋巴瘤中发现,可通过染色体易位活化,与邻近免疫球蛋白序列融合活化。染色体易位的共同之处是改变*Myc*基因正常的表达调控机制。除了易位可破坏*Myc*基因表达调控外,还受基因扩增的影响。*Myc*基因在生长调控中起重要的作用,三种Myc蛋白均可与特定的DNA序列结合,并且与命名为max的蛋白形成二聚体,起转录因子的作用。

3.*Her-2*基因

*Her-2*基因也称为*Neu*或*CerbB-2*基因,是从化学致癌物诱导新生大鼠的神经胶质母细胞瘤提取DNA进行转化试验分离出来的。与正常*Her-2*基因比较,肿瘤中分离出来的*Her-2*基因由于跨膜区的氨基酸变异而具有转化活性。*Her-2*基因是通过转化并确定是由点突变激活的癌基因,但在乳腺癌、卵巢癌和胃癌等多种肿瘤中,基因的变异方式主要是基因扩增和RNA及蛋白质的过度表达。有*Her-2*基因扩增及过量表达的患者比无*Her-2*基因扩增及过量表达的患者病情更严重。由于*Her-2*基因与*EGFR*基因相似,*EGFR*的配体,可刺激Her-2蛋白的酪氨酸磷酸化,但并非通过结合Her-2蛋白而起作用。由于*Her-2*基因扩增及蛋白的过度表达与一些肿

瘤的生物学特性有关，采用抗 Her-2 蛋白的抗体可改变这些依赖于*Her-2* 过度表达的肿瘤细胞的恶性生长。

（盛　磊）

第四节　抑癌基因

在肿瘤发生中有一种通过纯合缺失或失活而引起恶性转化的基因，被称为抑癌基因，也称作隐性癌基因、抗癌基因或肿瘤易感基因。这类基因在控制细胞生长、增殖及分化过程中起着十分重要的负调节作用，并能潜在地抑制肿瘤生长，如果其功能失活或出现基因缺失、突变等异常，可导致细胞恶性转化而发生肿瘤。

抑癌基因在理论上需符合三个基本条件，即：①在恶性肿瘤的相应正常组织中该基因必须正常表达；②在恶性肿瘤中这种基因应有功能失活或结构改变或表达缺陷；③将这种基因的野生型导入基因异常的肿瘤细胞内，可部分或全部改变其恶性表型。

一、*Rb* 基因

视网膜母细胞瘤基因是第一个被克隆的抑癌基因。*Rb* 的磷酸化状态为*Rb* 基因调节细胞生长分化的主要形式。在细胞周期的不同阶段*Rb* 的状态不同，随着细胞周期以磷酸化和去磷酸化调节。磷酸化事件在 G_0 和 S 期交界处，在 G_0 期 Rb 为去磷酸化状态，进入 S 期时，磷酸化状态急剧增加，并持续到 G_2 和 M 期。

Rb 基因的异常主要表现为等位基因缺失和基因突变。*Rb* 基因高频率的丢失不仅存在于视网膜母细胞瘤，也存在于骨肉瘤、肺癌、膀胱癌、乳腺癌、软组织肉瘤、肝癌等肿瘤。*Rb* 基因突变也在多种肿瘤中存在，以肺癌、乳腺癌、骨肉瘤、软组织肉瘤出现率较高。*Rb* 基因异常除与视网膜母细胞瘤发生的关系比较明确外，与其他肿瘤之间的确切关系并不清楚。

二、*p53* 基因

（一）*p53* 基因生物学特性

p53 基因全长约 20 kb，定位于人类染色体 17p13.1，由 11 个外显子组成，编码 393 个氨基酸组成的 53 kD 的核内磷酸化蛋白，具有蛋白质-DNA 和蛋白质-蛋白质结合的功能。

p53 基因分为野生型和突变型两种，其产物也有野生型和突变型。现已明确*p53* 是细胞生长周期中负调节因子，与细胞周期的调控、DNA 修复、细胞分化、细胞凋亡等重要的生物学功能有关。含野生型*p53* 的细胞，在 DNA 开始合成前进行损伤的修复。突变型*p53* 具有癌基因的作用，能促进细胞恶性转化。

（二）*p53* 基因异常与肿瘤

p53 基因的缺失或突变已被证实是许多肿瘤发生的原因之一。*p53* 基因的突变形式可表现为点突变、缺失突变、插入突变、移码突变、基因重排等。大多数点突变是引起蛋白功能改变的错义突变，少数是无义突变或终止码突变，特别是在上皮源性的癌组织中；在肉瘤中则以重排、插入突变为主，而错义突变非常罕见。存在*p53* 突变的肿瘤包括胃癌、结直肠癌、膀胱癌、乳腺癌、头

颈部鳞状细胞癌、肺癌、前列腺癌、肝癌、胶质细胞瘤、软组织肉瘤、淋巴造血系统肿瘤等。

当一个*p53*基因等位基因发生点突变时，另一个等位基因便存在缺失的倾向，这种两个等位基因都失活的现象在结肠癌、乳腺癌中发生频率较高。另外在肝癌、骨肉瘤、乳腺癌、肺癌等肿瘤中，也不同程度存在等位基因的杂合型缺失

三、*INK4*基因家族

*INK4*基因家族包括*p16*、*p15*、*p18*和*p19*基因等。这类蛋白具有周期依赖性表达模式，特异性抑制CDK的激酶活性，并参与某些组织细胞的分化、增殖的调控。

（一）*p16*基因

*p16*基因定位于人类染色体9p21位置，全长8.5 kb，由两个内含子和三个外显子组成，分子量15.8 kD。*p16*与细胞周期素D竞争与CDK4结合，当*p16*与CDK4结合后能特异性地抑制CDK4的活性。CDK4可使Rb磷酸化，CDK4受抑制，使之不能解除Rb基因对转录因子的抑制，从而抑制细胞增殖，阻止细胞生长。

*p16*基因异常的主要表现特点是基因缺失，点突变发生频率较低。人类大部分肿瘤存在较高频率的*p16*基因异常。由于*p16*基因本身的一些特点，如基因片段较小，作为基因治疗的靶基因易于操作；另外*p16*基因有专一的作用靶点CDK4，是较为理想的基因药物的研究对象。

（二）*p15*基因

*p15*基因又称*MTS2*基因，与*p16*在基因结构、生化特性等方面有相似之处，但又有自己的特点。*p15*基因全长460 kb，定位于人类染色体9p21，编码137个氨基酸分子量为14.7 kD的胞浆蛋白。*p15*基因主要功能是通过与CDK4和CDK6结合，抑制CDK4-cyclinD和CDK6-cyclinD，从而抑制细胞增殖。

*p15*基因缺失是其失活的主要机制，而突变不是常发事件。*p15*基因在肿瘤组织中的失活主要是纯合子缺失或高甲基化。研究认为，*p15*基因的纯合子缺失常出现在*p16*基因纯合子缺失时，而*p16*基因缺失则不一定出现*p15*的缺失。两种基因的联合缺失提示在肿瘤发生中的作用，而*p16*是主要缺失的靶基因位点。

四、*CIP-KIP*基因家族

*CIP-KIP*基因家族包括*p21*、*p27*和*p57*等，它们在结构上有部分同源性，能抑制多种CDK的活性，在细胞分化、细胞周期监控以及肿瘤发生方面具有极其重要的作用。

*p21*基因位于染色体6q21.2区带，85 kb，有3个外显子，编码164个氨基酸残基的蛋白，分子量21 kD。*p21*参与由*p53*介导的细胞DNA损伤反应，当细胞损伤时，p53作为转录因子启动p21表达，抑制cyclin E-CDK2复合物活性，使Rb低磷酸化，细胞不能进入S期而停滞于G_1期。大多数肿瘤组织中未发现*p21*突变，但存在基因的多态性改变。在表达水平上，*p21*存在*p53*依赖性和非依赖性两种途径，动物实验表明，在*p21*基因缺失的小鼠，7个月内未发现自发瘤形成，而*p53*基因缺失小鼠70%在6个月内发生自发性肿瘤。

*p27*基因位于染色体12p13区带，其cDNA编码198个氨基酸残基的多肽，分子量27 kD。p27的主要功能是作用于细胞周期，一是抑制cyclins-CDKs和H1组蛋白酶活性；二是抑制cyclins-CDKs复合物在Thr-160磷酸化的能力。*p27*主要通过对CDK的抑制作用，阻断G_1到S期的转换。*p27*不仅是一个有效的G_1期阻断剂，也具有有效的诱导凋亡的能力，是具有重要潜在

价值的抑癌基因之一。

p57 基因定位于染色体 11p11.5，编码 316 个氨基酸残基的多肽，分子量 57 kD。*p57* 与 G_1 期 cyclin-CDK 复合物结合并作为一种强抑制剂。在许多正常组织中如心、脑、肺、肾、胰、肌肉等均有*p57* 表达，胎盘中高表达，而肝、脾中常不表达。*p57* 基因的缺失与乳腺癌、膀胱癌、肾癌、卵巢癌等肿瘤有关，但缺失的频率均不高，另外发现在结肠癌、胰腺癌、肝癌等肿瘤中存在*p57* 蛋白的高表达。

五、*PTEN* 基因

PTEN 基因(PTEN)又称为*MMAC1* 和*TEP1*。

PTEN 基因位于染色体 10q23.3，由 9 个外显子组成，编码 403 个氨基酸组成的蛋白质，具有磷酸酯酶活性，PTEN 蛋白可通过拮抗酪氨酸激酶等磷酸化酶活性而抑制肿瘤的发生发展。实验表明，将野生型*PTEN* 基因转染到该基因异常的胶质母细胞瘤后，肿瘤细胞的生长、侵袭能力受到明显抑制。

研究发现，*PTEN* 基因异常可存在于胶质母细胞瘤、前列腺癌、肾癌、卵巢癌、乳腺癌、肺癌、淋巴瘤等多种肿瘤。*PTEN* 基因主要通过等位基因缺失、基因突变和甲基化方式使其失活。*PTEN* 基因突变形式有缺失突变、错义突变、无义突变和 mRNA 剪接突变等。*PTEN* 基因在一些与遗传因素有关的肿瘤中也存在十分密切的关系，研究较多的为一些错构瘤性遗传性肿瘤，同时易并发乳腺癌、甲状腺癌等。

六、肿瘤转移抑制基因

肿瘤转移不仅有促转移基因的激活，也伴有转移抑制基因的失活。目前研究较多的肿瘤转移抑制基因主要有*nm23* 和*KAI1*。

(一)*nm23* 基因

nm23 基因定位于人类染色体 17q22，编码区为 533 bp，产物为 152 个氨基酸组成的核内及胞浆蛋白，与二磷酸核苷激酶(NDPK)的氨基酸序列具有高度同源性。目前认为*nm23* 可能是一种具有 NDPK 功能的基因，*nm23* 蛋白很可能通过与 NDPK 相似的途径在调节细胞信号的传递、细胞分化等过程中发挥作用，但*nm23* 的作用并不依赖于 NDPK 的活性。

nm23 在不同转移潜能的癌细胞中多为低表达。*nm23* 基因在肿瘤的研究主要是其与肿瘤转移的关系，在乳腺癌、胃癌、结直肠癌、肺癌、前列腺癌及黑色素瘤等肿瘤都有研究。*nm23* 表达水平与肺癌转移能力呈负相关，*nm23H1* 可能在转移抑制中起着更重要的作用。

(二)*KAI1* 基因

KAI1 基因定位于染色体 11p11.2 区带，由 10 个外显子组成，全长 80 kb。*KAI1* 编码267 个氨基酸残基分子量为 29.6 kD 蛋白，与已发现的 CD82 结构相同。

在许多肿瘤转移中伴随着*KAI1* 基因的异常，形式表现为基因突变、等位基因缺失和表达水平的改变等，其中表达水平的状态与肿瘤侵袭、转移关系的研究已得到初步证实。*KAI1* 基因表达水平与前列腺癌、肝癌、肺癌、胰腺癌、胃肠道肿瘤、黑色素瘤及淋巴瘤等的侵袭、转移等呈负相关。但也有研究认为*KAI1* 基因与肿瘤转移没有联系，*KAI1* 基因抑制肿瘤转移的机制目前还不清楚。

此外，其他抑癌基因还有*DCC* 基因、*APC* 和*MCC* 基因、*WT-1* 基因、*NF1* 和*NF2* 基因、*HNPCC* 基因、*VHL* 基因、*DPC4* 基因、*p33ING1* 基因、*p51* 基因及*p73* 基因等。 (祝　莹)

病理篇

第三章 消化系统肿瘤的病理诊断

第一节 食管肿瘤

一、食管癌

食管癌是常见的恶性肿瘤之一，遍及世界各地，但其地理分布极不平衡，国内国外都有一些集中高发区和相对高发区。我国是食管癌的高发国，国内高发区主要分布在太行山区、秦岭地区和闽粤交界地区等处。从中国东北到土耳其、伊朗北部为一带状高发地带。

我国食管癌好发年龄为40～60岁，国外报道为50～70岁。男性多见，男女比例从2∶1～20∶1不等，平均4∶1。患者的主要症状为哽噎、吞咽困难、胸骨后或剑突下痛，少数可伴高钙血症。

早期食管癌的定义是指癌组织位于黏膜下层以上，同时不能有局部淋巴结转移。如癌局限于上皮内称为原位癌或上皮内癌，如癌已侵入肌层则为中期食管癌。晚期食管癌是指癌已侵犯肌层达外膜或外膜外组织。

大体：早期食管癌可看不出病变或仅黏膜粗糙、糜烂或呈斑块乳头状隆起，以糜烂和斑块状为多见。

中晚期食管癌的大体类型如下。①髓样型：肿瘤在食管壁内浸润性生长，使管壁弥漫性增厚，表面可形成浅溃疡，切面增厚的食管壁灰白色、均匀、质软；②息肉蕈伞型：肿瘤形成卵圆形或扁平肿块，或呈蘑菇样肿物突入食管腔，表面都有浅溃疡；③溃疡型：肿瘤形成大小不一、深浅不等的溃疡，溃疡边缘隆起，底部凹凸不平；④缩窄型：癌组织浸润性生长处伴明显的纤维组织反应，使食管明显变硬，管腔狭窄（环形缩窄），切面肿瘤处食管壁增厚，灰白色，条纹状。以上各型中髓样型最多见，占60%左右，其次为息肉蕈伞型和溃疡型，缩窄型最少。WHO（2010年）分类将上述②息肉蕈伞型分为0～Ⅰ型；③溃疡型分为Ⅱ型（进展型）；①髓样型及④缩窄型分为Ⅳ型（进展型）。

光镜：90%的食管癌为不同分化程度的鳞癌。根据分化程度鳞癌可分为高分化、中分化和低分化，高分化鳞癌有明显的角化珠（癌珠）形成，癌细胞胞质丰富，核分裂少。低分化鳞癌癌细胞分化差，多数已无鳞状上皮的排列结构，癌细胞异型性明显，核分裂多见。中分化鳞癌的组织形态介于高分化和低分化鳞癌之间。

其他组织学类型的癌。①腺癌：占食管癌的 5%～10%，主要发生在 Barrett 食管，而且癌旁的 Barrett 食管黏膜上皮常伴不同程度的异型增生，腺癌的形态与胃肠道腺癌同；②疣状癌：呈粗大乳头状生长，鳞状上皮分化好，表面有角化不全和角化过度，底部呈膨胀性生长，浸润常不明显，这种癌可误诊为良性；③腺样囊性癌：形态与涎腺相应肿瘤相同；④基底细胞样鳞癌：是一种恶性度较高的癌，好发于食管上段，老年男性多见，癌细胞形成实性或筛状小叶、小腺样结构，可有粉刺状坏死，同时可见通常的鳞癌区（图 3-1）；⑤黏液表皮样癌：其恶性度较低，形态与涎腺的黏液表皮样癌同；⑥腺鳞癌：癌组织具有明确的鳞癌和腺癌成分，而且二者混合存在；⑦神经内分泌癌：包括类癌和小细胞未分化癌，食管类癌（神经内分泌肿瘤）极罕见，主要为小细胞神经内分泌癌。肿瘤较大，直径>4 cm，可位于食管的任何部位，但以中段多见。组织学形态与肺内相应的癌同，瘤细胞可形成菊形团，有腺样或鳞状细胞分化，甚至有灶性黏液分泌。

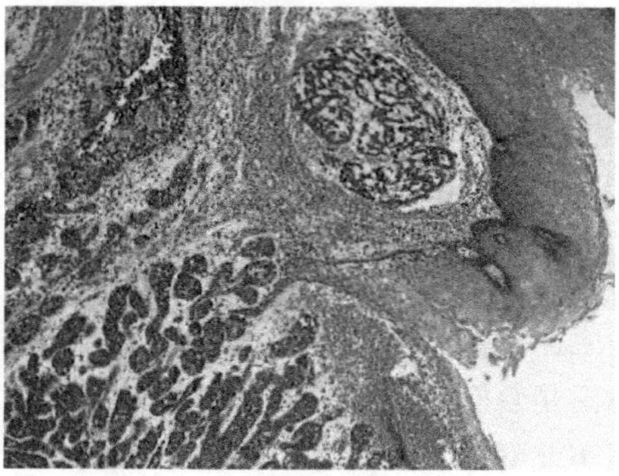

图 3-1　基底细胞样鳞癌

免疫组化：显示 Chromogranin A、CD56、Syn 等神经内分泌标记均阳性，并可有异位激素如 ACTH、calcitonin、VIP 和 5-HT 等分泌。

电镜：神经内分泌颗粒直径 80～200 nm。此癌恶性度高。

分子病理：*TP*53 基因（17p13）的突变和过表达在食管癌中检出率很高，*TP53* 被认为是食管癌发生、发展中重要的遗传事件。

二、食管癌肉瘤

食管癌肉瘤又称肉瘤样癌、鳞癌伴梭形细胞间质、假肉瘤、梭形细胞癌、息肉状癌、化生性癌等。此癌常长成息肉状。有一长短不等的蒂，突向食管腔。肿瘤由肉瘤成分和癌（鳞癌、腺癌或未分化癌）混合而成。肉瘤和癌的比例，不同病例不同。表面常为溃疡面或灶性被覆原位癌或鳞癌，肉瘤成分多数像恶性纤维组织细胞瘤并可向软骨、骨或横纹肌分化，有关此瘤的性质始终有不同意见。有认为此瘤基本上是癌伴肉瘤间质，因免疫组织化学显示肉瘤成分部分亦为 keratin 阳性，电镜下大部分肉瘤细胞具肌成纤维细胞或其他间充质细胞的超微结构，更重要的是此瘤有与食管癌完全不同的生物学特性：①肿瘤总是呈息肉状生长；②此瘤的转移灶多数为纯肉瘤成分；③预后好，5 年存活率达 50%以上。

三、恶性黑色素瘤

恶性黑色素瘤好发于食管中段和下段。老年人多见。肿瘤常呈灰色或黑色息肉状肿物突入食管腔。

光镜：瘤细胞呈上皮样、梭形、二者混合或多形性，黑色素一般较多，所以诊断不困难。

电镜：有多量黑色素小体。食管原发性恶性黑色素瘤周围黏膜鳞状上皮常显交界活性或有散在卫星状瘤结节。有些病例瘤周黏膜有灶性或弥漫性黑变。此瘤恶性度高，预后差。

四、间充质肿瘤

（一）平滑肌瘤

平滑肌瘤是食管最常见的非上皮性良性肿瘤，半数患者无症状，有症状者主诉为吞咽困难和胸部不适，下段较上段食管多见，通常为单发亦可多发，肿瘤形成息肉或巨块突入管腔，表面黏膜光滑或有溃疡形成，或呈哑铃状部分突入管腔，部分突至食管外；或呈扁平形主要是壁内生长的肿物。肿瘤切面界限清楚，灰白色编织状，常伴钙化，光镜所见与身体其他部位的平滑肌瘤同。食管平滑肌肉瘤少见，体积一般较大，质软。切面常有出血坏死。光镜下瘤细胞密集，核分裂可见或多见。分化好的平滑肌肉瘤与平滑肌瘤有时很难鉴别。由于消化道平滑肌肿瘤的生物学行为较发生于子宫者恶性度高，所以对于食管平滑肌肿瘤核分裂＞2/10HPF 者均应作平滑肌肉瘤处理为妥。

一种罕见的弥漫性平滑肌瘤病主要见于青少年，累及食管的一段，有时可累及食管和胃。病变处食管狭窄。

光镜：食管壁平滑肌弥漫增生，呈旋涡状。增生的平滑肌间夹杂多量纤维组织，神经和血管成分亦增生并有淋巴细胞和浆细胞浸润，使食管壁弥漫性增厚。这种病变可能是一种畸形而非肿瘤。

（二）胃肠道间质肿瘤（GIST）

食管 GIST 罕见，占食管间充质肿瘤的 10％～20％，多数为食管远端腔内肿物，造成吞咽困难。多数 GIST 为梭形细胞肿瘤，呈肉瘤样结构，有一定量核分裂。有时可呈上皮样，形态及免疫组化与胃 GIST 相同。

五、其他肿瘤

（一）鳞状上皮乳头状瘤和腺瘤

两者均罕见。鳞状上皮乳头状瘤为外生性乳头状肿物。

光镜：鳞状上皮分化好，无异型性。由 HPV 引起的乳头状瘤可见凹空细胞。腺瘤只见于 Barrett 食管。腺瘤的大体和光镜形态与发生于胃和肠的腺瘤同。

（二）颗粒细胞肿瘤

胃肠道发生的颗粒细胞肿瘤以食管最多见。肿瘤为单发或多发黏膜下肿物，表面有完整的鳞状上皮黏膜被覆，上皮可呈假上皮瘤样增生。瘤细胞胞浆丰富，嗜酸性颗粒状。瘤细胞排列成索或巢。恶性颗粒细胞肿瘤很罕见。近年根据电镜和免疫组织化学研究的结果认为颗粒细胞肿瘤来自神经周细胞。

（三）其他肿瘤

文献中报道的食管肿瘤还有毛细血管瘤、血管外皮瘤、神经纤维瘤、淋巴瘤、浆细胞瘤、横纹肌肉瘤、滑膜肉瘤、软骨肉瘤和骨肉瘤等。原发性食管的淋巴瘤极罕见，常常是邻近器官的累及。食管淋巴瘤最常见的类型为弥漫性大 B 细胞淋巴瘤及 MALToma。

六、转移瘤

食管的转移瘤可由肺、甲状腺、喉和胃的肿瘤直接累及，或经淋巴管血管转移至食管，如来自睾丸、前列腺、子宫内膜、肾和胰腺的恶性肿瘤，各种白血病和淋巴瘤均可累及食管。

（孙迪祥）

第二节 胃部肿瘤

一、胃癌

胃癌是常见的恶性肿瘤之一，在消化道癌中占第一位。主要分布在亚洲、拉丁美洲和中欧，世界范围的高发国有日本、中国、新加坡、智利、哥斯达黎加、委内瑞拉、匈牙利、波兰、德国、冰岛、保加利亚、罗马尼亚和马耳他等。我国胃癌发病率很高，主要高发区在西北、东南沿海各省以及东北和西南局部地区。我国胃癌的发病从沿海向内地方向、从东到西和从北到南有逐渐降低的趋势。

胃癌的病因因素已知的有饮食因素、地理条件、种族因素、遗传因素、血型、真菌毒素和化学物质如亚硝胺等。其中饮食因素（如高盐饮食、油煎、熏制和粗糙食物等）、真菌毒素和亚硝胺吸引了大量研究人员的注意力。

胃癌男性多见，胃的任何部位都能发生，好发部位依次为胃窦（包括幽门前区）、小弯、贲门、胃底和胃体。

Borrmann（1926 年）将胃癌大体分成Ⅰ～Ⅳ型。Ⅰ型：肿瘤主要向腔内突起形成巨块、息肉或结节，表面可有糜烂，癌呈膨胀性生长，切面与周围胃壁界限清楚；Ⅱ型：肿瘤向胃壁内生长，中心形成大溃疡，溃疡边缘隆起呈火山口状，呈膨胀性生长，切面与周围胃壁界限清楚；Ⅲ型：形态与Ⅱ型相似但癌的底盘较溃疡大，呈浸润性生长，切面与周围胃壁界限不清；Ⅳ型：肿瘤在胃壁内弥漫浸润性生长，切面与周围胃壁界限不清，表面可有糜烂或浅溃疡。此型如累及胃的大部或全部者即为皮革胃。1942 年，Stout 又描述了Ⅰ型胃癌称为浅表扩散型胃癌。此型癌的特点是癌组织主要沿黏膜扩散，不形成突向腔内或侵入胃壁的瘤块，癌的面积明显大于浸润深度。大部分癌组织限于黏膜和黏膜下层，灶性地区亦可深入肌层甚至浆膜或浆膜外（图 3-2）。目前国内采用的大体分型不外乎上述五种基本型的改良，如分为巨块型（包括息肉状、结节状、蕈伞状和盘状巨块）、溃疡型、溃疡浸润型、浸润型（根据浸润范围又分成弥漫浸润型和局部浸润型两型）、浅表扩散型、混合型和溃疡-癌。溃疡-癌是指在已存在的慢性胃溃疡基础上发生癌。诊断条件是：①慢性胃溃疡即 U1-4，溃疡底部肌层完全破坏被瘢痕组织代替，溃疡边缘的黏膜肌层与肌层融合；②溃疡边缘的再生黏膜中（最好是仅在一侧黏膜内）有小的癌灶，溃疡底部绝对不应有癌。这种癌只有在它的早期才能诊断，到晚期时已与一般胃癌不能鉴别。

胃癌绝大部分为腺癌。胃癌的组织学分类种类繁多，主要根据腺体分化程度、间质的量和性质以及分泌黏液的量将胃腺癌分成许多种类型。国内常用的组织学分类：乳头状腺癌、腺癌或称管状腺癌（高分化、中分化、低分化）、黏液腺癌、印戒细胞癌、硬癌（间质有多量纤维组织）和未分化癌。

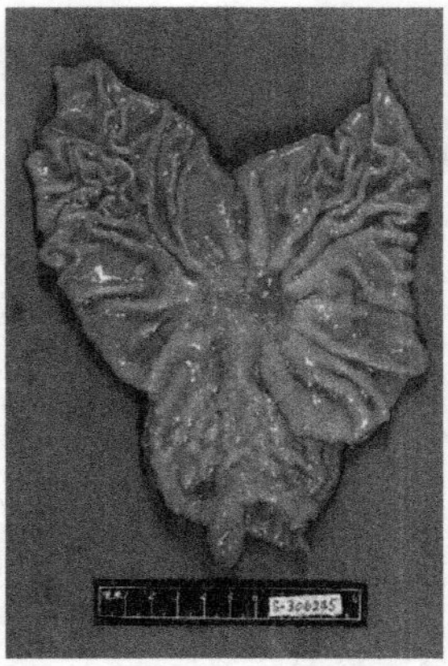

图 3-2　浅表扩散型胃癌

1965 年，Lauren 根据 1344 例手术切除胃癌的组织结构、黏液分泌和生长方式将胃癌分成肠型胃癌和胃型（弥漫型）胃癌两大类：肠型胃癌来自肠化的上皮，癌细胞形成腺管或腺样结构，黏液分泌主要在腺腔内或细胞外。大体上 60％为巨块型，25％为溃疡型，15％为弥漫型。胃型胃癌来自胃上皮，为黏附力差的小圆形细胞，单个分散在胃壁中，大多数细胞分泌黏液而且黏液在胞浆内均匀分布，少量在细胞外。大体上 31％为巨块型，26％为溃疡型，43％为浸润型。肠型和胃型胃癌不仅在形态上有区别，在患者年龄、性别和流行病学等方面都有明显的不同。肠型胃癌多见于老年人，男性多见。胃癌高发区多见。癌周胃黏膜常伴广泛的萎缩性胃炎，预后较好。胃型胃癌多见于青壮年，女性多见，胃癌低发区多见，癌周胃黏膜无或仅有小片萎缩性胃炎，预后差。Lauren 分析的 1 344 例中 53％为肠型，33％为胃型，另有 14％不能分类。

（一）早期胃癌

早期胃癌是指位于黏膜下层以上的癌。不管其面积多大和有无淋巴结转移。诊断早期胃癌的关键是必须把病变部和其他周围的胃壁，甚至是全部胃标本作连续切片检查以保证所有的病型均在黏膜下层以上。早期胃癌的大体分型都按照日本内镜学会的分型（图 3-3）。各型的混合称为复合型如表面凹陷型的中心有溃疡就形成Ⅱc＋Ⅲ型。或表面凹陷型边缘又有表面隆起则成Ⅱc＋Ⅱa 型（图 3-4、图 3-5）。复合型的命名是把优势的病变写在前面，中间用加号连接。国内外资料都表明早期胃癌以Ⅱc 型最多见，其次为Ⅱc＋Ⅲ、Ⅲ＋Ⅱc 型、Ⅱa 型和其他复合型，Ⅱb 型最少见。

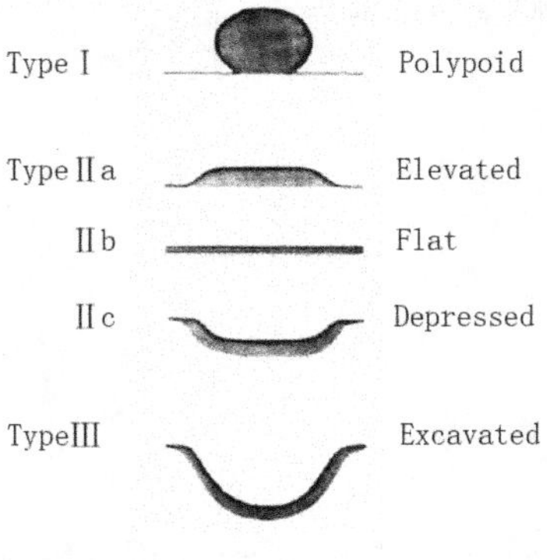

图 3-3　早期胃癌大体分型

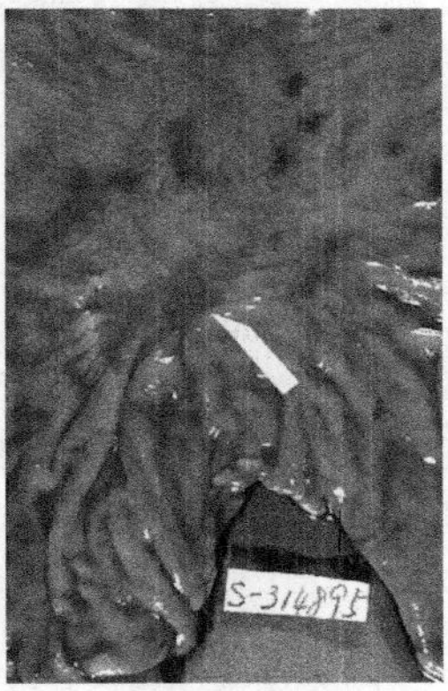

图 3-4　早期胃癌大体

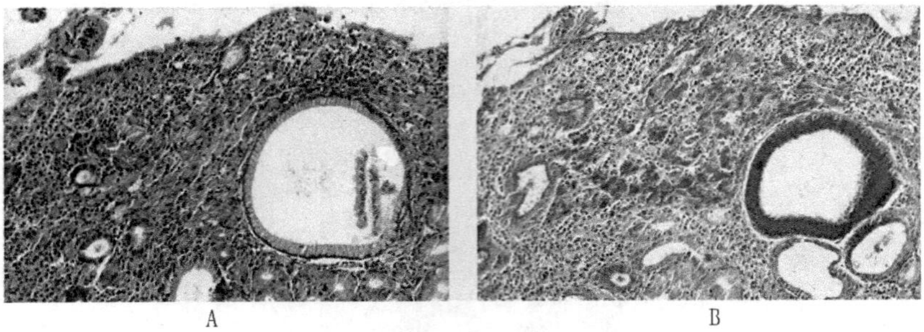

图 3-5 早期胃癌的低倍镜下形态

A.HE;B.粘卡染色

早期胃癌的组织学类型与一般胃癌同。限于黏膜内的癌称黏膜内癌，浸润黏膜下层者称黏膜下层癌。最大径<0.5 cm 的癌称微小癌。

(二)少见的胃癌

1.鳞癌和腺鳞癌

纯鳞癌极罕见。腺鳞癌含不同比例的腺癌和鳞癌成分。电镜下可见到一种既含黏液又含张力纤维的中间型细胞。

2.腺癌伴神经内分泌细胞分化

由于免疫组织化学技术的广泛应用，已发现越来越多的胃腺癌中含有多少不等的神经内分泌细胞。

3.肝样腺癌

这种癌含腺癌和肝细胞样分化的癌细胞，AFP 阳性。常长成结节或巨块状。有广泛的静脉瘤栓(图 3-6)。预后差。

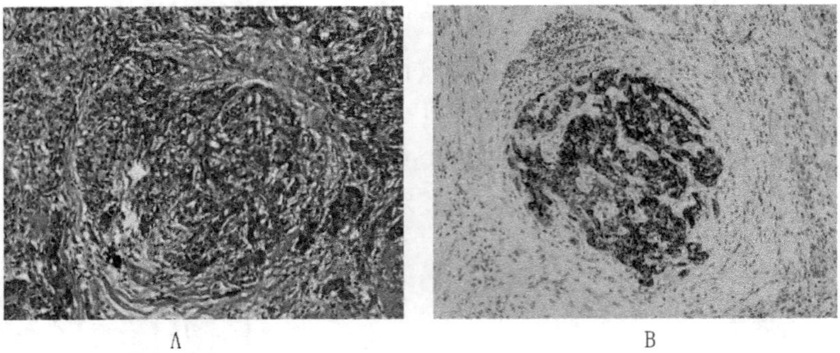

图 3-6 胃的肝样腺癌

A.HE;B.AFP

4.壁细胞癌

癌细胞有丰富的嗜酸性颗粒状胞浆。

电镜：癌细胞质内有大量线粒体、管泡、细胞内小管和细胞内腔。

5.胃绒癌

胃原发性绒癌多见于老年男性，文献报道的胃绒癌中半数为纯绒癌，形态与子宫绒癌同，半数为合并腺癌的混合型。

免疫组化：显示 HCG 阳性。

6.其他

还有癌肉瘤、黏液表皮样癌、恶性 Rhabdoid 瘤等。

二、遗传性弥漫性胃癌

遗传性弥漫性胃癌（hereditary diffuse gastric cancer，HDGC）是一种常染色体显性癌-易感综合征，特点是患者患有弥漫性印戒细胞胃癌和乳腺小叶癌。1998 年，Guilford 等首次发现患者有 *E-cadherin*（*CDH1*）基因种系突变。1999 年，国际胃癌联合会（International Gastric Cancer Linkage Consortion，IGCLC）提出诊断 HDGC 的标准为：①在第一代和第二代亲属中有 2 个或 2 个以上诊断为 HDGC 患者，至少有 1 人是在 50 岁以前确诊；②第一代和第二代亲属中有 3 个以上证实为 HDGC 患者，不管诊断时患者年龄大小，而且女性有小叶癌的危险性增加；③40 岁以前确诊为 HDGC，无家族史；④诊断为 HDGC 及乳腺小叶癌家族者至少有 1 人在50 岁之前确诊为乳腺小叶癌或 HDGC。

流行病学：绝大部分胃癌为散发性，但有 1%～3%有遗传倾向性。胃癌发病率低的国家 *CDH1* 基因种系突变＞40%；而胃癌中-高发达国家，*CDH1* 基因种系突变约 20%。

部位：有症状者可与散发性皮革胃相似，无症状者*CDH1* 基因携带者可不形成肿块而可以呈散在黏膜内印戒细胞癌斑块，并弥散及全胃。因此，切缘应包括上至食管，下至十二指肠。内镜下 T_1 和 T_{1a}期癌（早期癌）可＜1 mm，位于正常黏膜表面上皮下，而且不会扭曲小凹和腺体结构。

病理：早期 HDGC 具*CDH1* 突变者胃内多发 T_{1a}灶，表面黏膜光滑，无淋巴结转移，癌灶位于黏膜内，表面光滑，肉眼看不出肿块。T_{1a}病灶从 1 个至数百个，大小 0.1～10 mm，多数＜1 mm。病灶在黏膜腺顶部的癌细胞小，表面大，无症状。*CDH1* 突变者染色浅，肠化和幽门螺杆菌感染少见。T_{is}（原位）和 T_{1a}（侵至固有膜）背景可有慢性胃炎、肉芽肿性炎和淋巴细胞性胃炎。

癌前病变：①T_{is}——印戒细胞位于基底膜内，替代正常上皮细胞，一般核染色深而且极向不正常（图 3-7）；②Pagetoid 样扩散。T_{1a}的数量远远超过 T_{is}。*CDH1* 基因位于 16q22.1，有 16 个外显子，4.5 kb mRNA，编码 E-cadherin。

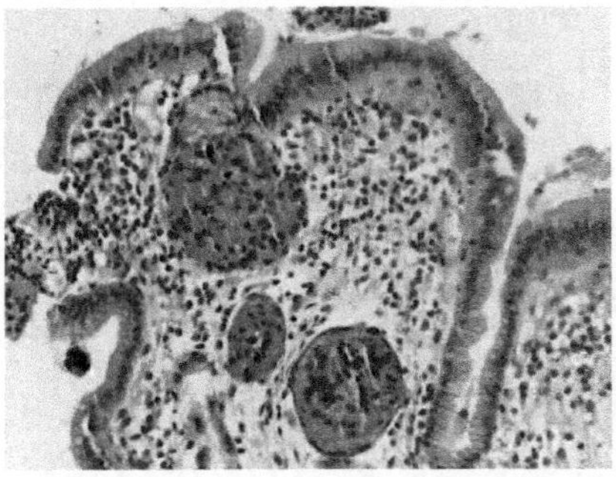

图 3-7 胃遗传性弥漫性胃癌（HDGC）/原位印戒细胞癌（TIS）

三、胃的神经内分泌肿瘤

神经内分泌肿瘤（neuroendocrine neoplasm，NEN）曾称为类癌或岛状细胞瘤。类癌这一称谓最初于 1907 年由 Oberdorfer 首次提出。1963 年 Williams ED 等根据胚胎起源部位将类癌分为前肠类癌(食管、胃、十二指肠)、中肠类癌(空肠、回肠、阑尾、盲肠、升结肠及横结肠右 2/3)及后肠类癌(横结肠左 1/3、降结肠、乙状结肠及直肠),因不能很好地体现不同部位肿瘤的特征,其实用性有限。1971 年,Soga 等又按照组织学特点将类癌分为岛状、小梁状、腺瘤样及混合型(又称未分化型),但其不能较好地预测肿瘤的原发部位及预后。1980 年 WHO 还依据银染色等将类癌分为肠嗜铬细胞类癌、胃泌素细胞类癌及其他类癌,因其未涉及肿瘤的分级及生物学行为,也不能预测预后,目前已不再使用。1995 年,Capella 首次建议使用神经内分泌瘤(neuroendocrine tumor,NET)这一术语来描述既往的类癌或岛状细胞瘤,并根据肿瘤大小及血管浸润情况而分为良性 NET、良性或低度恶性 NET、低度恶性 NET 及高度恶性 NET 四类,这一分类对于预后具有较好的预测价值。随后又有研究提示,神经和包膜浸润、有丝分裂指数高及肿瘤出现坏死与 NET 的恶性行为密切相关。为了改善预后价值,2000 年 WHO 在 Capella 分型基础上,根据肿瘤大小、血管和神经浸润、细胞增殖活性、局部浸润、淋巴结及远处转移情况而将 NET 分为高分化神经内分泌肿瘤、高分化神经内分泌癌(NEC)、低分化神经内分泌癌/小细胞癌和混合型外分泌-内分泌癌。这一分型虽然预后价值尚可,但过于复杂,且存在诸多缺点(如分级和分期并未单独评估)。2006 年和 2007 年,欧洲神经内分泌肿瘤学会(ENETS)依据核分裂计数和 Ki-67 标记指数(MIBI 抗体染色)将 NET 分为 3 级,并基于肿瘤大小、淋巴转移及血行转移制定了 NEN 的 TNM 分期系统。这更准确且利于理解,并得到了美国癌症联合委员会(AJCC)及国际抗癌联盟(UICC)的认可。AJCC/UICC 2010 年更新的 NEN 的分级及分期系统均由此修正而成(表 3-1)。依据 2010 年 AJCC/UICC 标准,消化道神经内分泌肿瘤分为神经内分泌肿瘤(NET),包括 NET 1 级(类癌)和 NET 2 级;神经内分泌癌(NEC),包括小细胞癌和大细胞癌;混合性腺神经内分泌癌(MANEC);部位特异性和功能特异性神经内分泌肿瘤。此分级证实对胃、十二指肠和胰腺的 NET 是有用的,但对小肠 NET 尚无这种分级方法。

表 3-1　2010 年 AJCC/UICC 消化道神经内分泌肿瘤组织学分级方案

级别	分级标准
G1	核分裂计数<2/10HPF 且 Ki-67 指数≤2%
G2	核分裂计数为(2～20)/10HPF 且 Ki-67 指数为 3%～20%
G3	核分裂计数>20/10HPF 且 Ki-67 指数>20%

胃上皮内有多种神经内分泌细胞,但胃本身发生的 NET 和 NEC 相对较少见,仅占消化道 NE 肿瘤的 5%,可单发或多发,位于黏膜内或黏膜下层(图 3-8),切面灰白、黄色或黄灰色,无包膜。瘤细胞大小一致,呈立方或低柱状,排列成巢、索、花带、腺样或菊形团样。

免疫组化:显示神经内分泌标记(如 CgA、Syn、CD56)均阳性,并可显示多种肽和胺类激素,如胃泌素、生长抑素、组织胺(ECL 细胞)、5-HT、VIP、PP 和 ACTH 等。

胃神经内分泌肿瘤为低度恶性肿瘤,即使有转移,预后亦较好。混合型腺神经内分泌癌的预后与晚期胃癌一样差。

四、胃间充质肿瘤

以往都把胃间充质来源的肿瘤归为平滑肌肿瘤。近年来免疫组织化学和电镜研究的结果认为这些肿瘤的组织发生还不清楚,瘤细胞可表现为平滑肌细胞、成纤维细胞、肌成纤维细胞、施万细胞或未分化细胞;因此这些具有梭形或上皮样细胞的肿瘤不管其良恶性,可能是由向不同方向分化的原始间充质细胞构成。现在已经很清楚，胃间充质来源的肿瘤最多见的是胃肠间质肿瘤(GIST)。

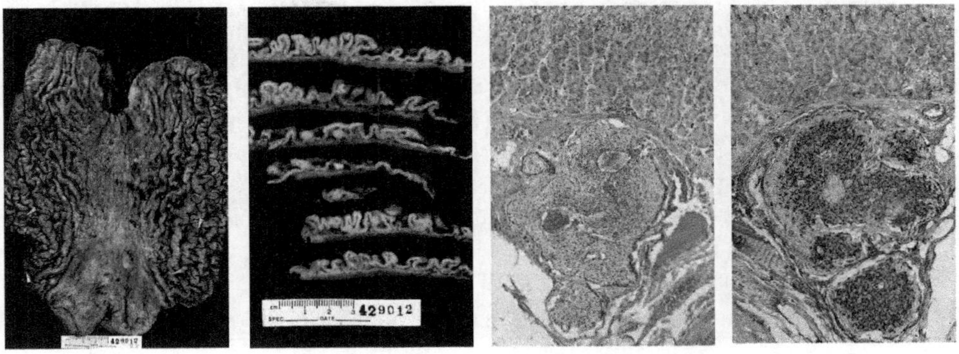

A　　B　　D　　E

图 3-8　胃 NET G1,Gastrinoma

A.胃体皱襞增宽增多;B.切面见多个白色瘤结节;C.镜下 HE 染色;D.胃泌素免疫组化染色

(一)胃肠间质肿瘤(gastro-intestinal stromal tumor,GIST)

长期以来被误认为平滑肌组织的肿瘤以及胃肠自主神经来源的肿瘤(GANTs),实质上均为GIST,GIST 包括良性到恶性各阶段肿瘤。免疫组织化学 CD117 和/或 CD34 阳性,并有 Dog-1 阳性,但不少 GIST 可对上述几种抗体均呈阴性反应。

病理:GIST 大体形态与以往称为胃平滑肌性肿瘤者相同。小者可仅位于胃壁内,稍大可凸向胃腔,表面黏膜光滑,中央有脐形凹陷或溃疡。有的 GIST 可从胃壁向浆膜外生长,与周围脏器(如肝、脾)粘连。

镜下 GIST 细胞多数为多种多样的梭形细胞。梭形细胞可呈编织状排列,或无明显的排列结构。部分 GIST 除梭形细胞外,夹杂片状或灶性上皮样细胞。少部分 GIST 可完全由上皮样细胞构成。上皮样细胞可大小一致或异型性极明显(图 3-9、图 3-10)。多数梭形细胞 GIST 为CD34 阳性。上皮样细胞型则阳性者少。少数胃 GIST 可以 SMA 甚至 desmin 或 CK18、S-100 阳性。

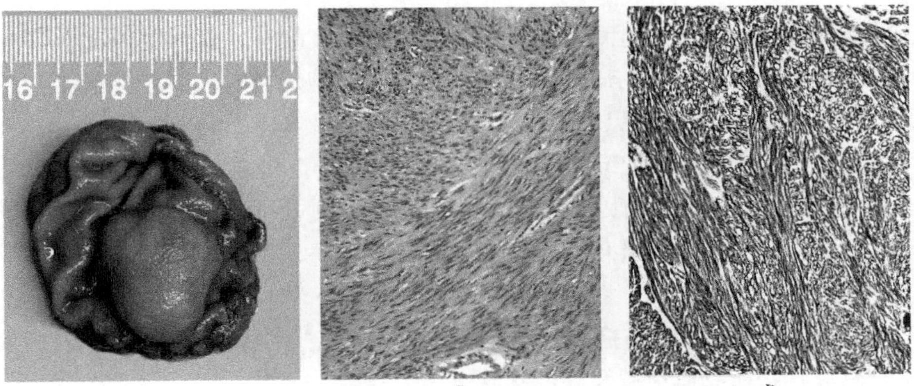

A　　B　　D

图 3-9　胃 GIST,梭形细胞型

A.大体形态;B.HE;C.CD117

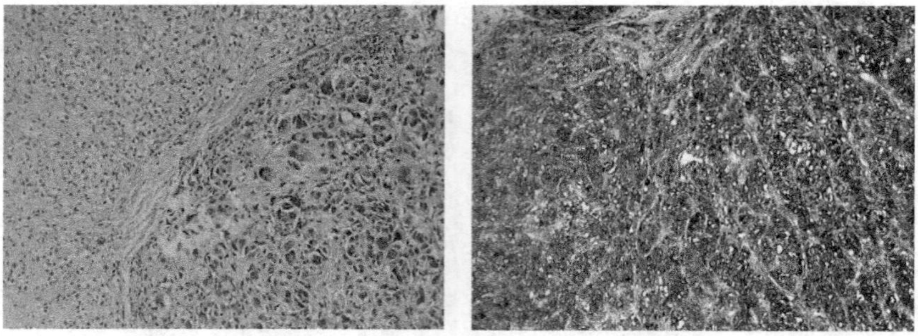

A　　　　B

图 3-10　胃 GIST，上皮样细胞型

A.HE；B.CD117

(二)胃平滑肌肿瘤

胃平滑肌肿瘤好发部位为胃窦。平滑肌肿瘤直径一般在 5 cm 以下。向腔内突起形成黏膜下肿块，或向浆膜外生长，或向腔内和浆膜外生长呈哑铃状。黏膜下肿块的表面黏膜光滑，中心常见一至数个溃疡。切面粉白色编织状。

光镜下与其他部位的平滑肌瘤同。平滑肌肉瘤体积较大，直径多在 5 cm 以上，大者可达 20 cm或更大。切面鱼肉状有出血坏死。分化差的平滑肌肉瘤很容易诊断，但分化好的平滑肌肉瘤与平滑肌瘤很难鉴别。区别良恶性核分裂数各家标准也不一样。一般认为消化道平滑肌肉瘤的诊断标准要比子宫平滑肌肉瘤低，即有少数核分裂(<3/10HPF)和有轻度核异型性就应考虑为恶性。胃平滑肌肉瘤可腹腔广泛种植并经血行转移到肝和肺等脏器。

免疫组织化学：SMA(+)，desmin(+)。

(三)胃血管球瘤

胃血管球瘤罕见。常位于胃窦，直径 1～5 cm，平均 2 cm 左右。胃血管球瘤位于胃肌层内，可突入黏膜下层形成黏膜下肿块，表面黏膜光滑，亦可有溃疡形成。切面灰红色如胎盘组织。无包膜，由周围肥大玻璃样变的平滑肌形成假包膜，肌纤维由此进入肿瘤，将肿瘤分隔成为不完整的小叶。

光镜：瘤组织由大小一致的血管球细胞构成(图 3-11)，其间有血管丰富的间质，间质可玻璃样变。网织纤维染色可见小簇(2～4 个)瘤细胞或单个瘤细胞周围有网织纤维包绕。

(四)胃神经源肿瘤及其他罕见肿瘤

胃内可发生神经鞘瘤和神经纤维瘤。有时为全身神经纤维瘤病的一部分。肿瘤形态与其他部位的相同。神经鞘瘤和平滑肌瘤因二者都可有栅栏状排列，所以不易鉴别。通常神经鞘瘤有包膜而平滑肌瘤无包膜。用免疫组化很易鉴别：神经鞘瘤为 S-100 及 GFAP 阳性，而平滑肌瘤为 SMA 和 desmin 阳性。

胃的其他间充质肿瘤尚有脂肪瘤、恶性纤维组织细胞瘤、炎性肌成纤维细胞瘤、滑膜肉瘤、血管外皮瘤、Kaposi 肉瘤、横纹肌肉瘤和腺泡状软组织肉瘤等。

五、胃淋巴瘤

25%～50%的非霍奇金淋巴瘤发生于淋巴结外，其中胃肠道最多见。在亚洲、北美及欧洲国家，胃肠淋巴瘤占所有非霍奇金淋巴瘤的 4%～20%，中东达 25%。胃肠淋巴瘤中以胃窦最常见

(50%～75%),其次为小肠(10%～30%)和大肠(5%～10%)。胃淋巴瘤中主要为黏膜相关淋巴组织淋巴瘤(MALToma),其次为弥漫性大 B 细胞淋巴瘤(DLBCL)。

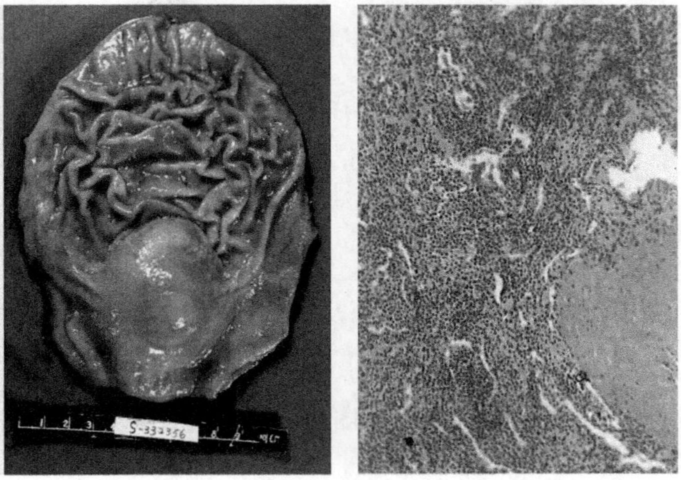

A　　　　B

图 3-11　胃血管球瘤

A.大体形态;B.镜下 HE 形态

流行病学及实验室研究证明胃淋巴瘤的发生与幽门螺杆菌(Hp)密切相关。

(一)黏膜相关淋巴组织淋巴瘤(MALToma)

此瘤形态特点是弥漫小 B 细胞[边缘带细胞(故 MALToma 又称结外边缘带细胞淋巴瘤)],有滤泡形成以及瘤细胞侵犯上皮形成淋巴上皮性病变(图 3-12)。

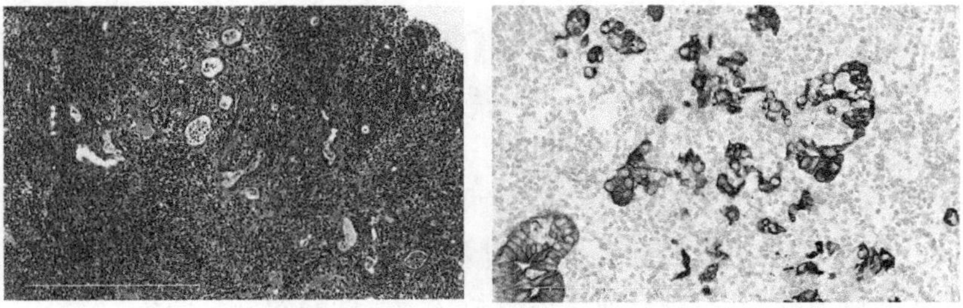

A　　　　B

图 3-12　胃 MALToma

A.HE 低倍镜下形态;B.淋巴上皮病变 AE1/AE3

免疫组织化学:CD20、CD79*a*、Bcl-2 及 Ig-M 均阳性;CD5、CD10、CD23 均阴性,CD43(+)/(-),CD11c(+)/(-)。

(二)弥漫性大 B 细胞淋巴瘤(DLBCL)

确定地应称为胃原发性弥漫性大 B 细胞淋巴瘤(primary gastric diffuse large B cell lymphoma,PGDLBCL)。原发于胃的 DLBCL 可原发或由 MALToma 转化而来。组织学与其他部位 DLBCL 同,但 30%～50%含 MALToma 成分。区别转化的 DL-BCL 和新生长的 DLBCL 没有临床意义。原发胃 DLBCL 由 ABC 或 GCB 发生。

免疫组织化学:CD19、CD20、CD22、CD79*a* 均阳性;而 CD10、Bcl-6 和 IRF4/mum1 表达率各家报道不同。

(三)套细胞淋巴瘤

除肠道多发性息肉状的套细胞淋巴瘤外，胃的套细胞淋巴瘤少见。

免疫组织化学：Cyclin-D1 阳性。

(四)其他

胃还可以发生其他淋巴瘤如 T 细胞白血病/淋巴瘤，Burkitt 淋巴瘤、霍奇金淋巴瘤等。

六、转移瘤

胃的转移瘤多数来自乳腺癌和黑色素瘤，但其他恶性肿瘤亦可转移至胃。

(孙迪祥)

第三节　小肠肿瘤

小肠各种类型的肿瘤均少见。小肠肿瘤约占消化道肿瘤的 10%，而其中 60%为良性，消化道良性肿瘤中 25%发生在小肠，而恶性肿瘤仅 5%发生在小肠。

一、腺瘤

(一)十二指肠腺腺瘤

此瘤罕见。好发于十二指肠第一和第二段交界处的十二指肠后壁。单发，呈息肉状，有蒂。大小不等，直径 0.5～6 cm。

光镜：为大量增生而分化成熟的 Brunner 腺，其间间以平滑肌纤维，使腺瘤呈小叶状结构。腺上皮无异型性。Brunner 腺腺瘤男性多见。各种年龄都能发生，可引起黑便或十二指肠梗阻。

(二)腺瘤

小肠腺瘤可单发或多发，十二指肠和空肠较回肠多见，形态与大肠腺瘤同。腺瘤的癌变率与腺瘤大小、类型和上皮异型增生的程度有关。大腺瘤、绒毛状腺瘤和伴重度异型增生者易癌变，十二指肠和壶腹区腺瘤易癌变，特别是壶腹区绒毛状腺瘤的癌变率可高达 86%。

二、小肠癌

小肠癌的发病率在消化道癌中不足 1%，为什么小肠癌的发病率如此低，原因不清楚。小肠癌的好发部位为十二指肠，上段空肠和下段回肠这些部位的癌与腺瘤恶变、乳糜泻和克罗恩病可能有关。十二指肠癌占小肠癌的 1/4，其中以壶腹区癌多见。

大体：小肠癌常长成环形引起肠腔狭窄，少数可长成乳头、息肉或结节状。组织学类型绝大多数为不同分化程度的腺癌。其他少见类型有小细胞癌与腺癌混合型和分化不良型癌(肉瘤样癌)。除转移至淋巴结外可种植至腹膜。5 年存活率约 20%。

免疫组化：小肠癌 50%CK7(＋)，40%CK20(＋)。

三、神经内分泌肿瘤

(一)空肠回肠主要 NETG1

空肠回肠主要 NETG1 即类癌，分泌 5-HT，多见于老年人，年龄高峰 60～70 岁。好发部位为回肠下段，70%回肠，11%空肠，3%发生在梅克尔憩室亦能发生类癌。肿瘤多数为单发，偶尔可多发。生长缓慢，确诊时常常已转移至局部淋巴结和肝。肿瘤所分泌的 5-HT(5-羟色胺)的作用常在发生肝转移后才充分表现出来，可能是因为肿瘤长至足够大能分泌相当浓度的 5-羟色胺时才能引起临床症状，所以类癌综合征被视作长期亚临床病程的终末表现。

NETG1(类癌)体积一般较小，13%<1 cm，47%<2 cm。25%～30%为多发，位于黏膜深部或黏膜下层向肠壁深部生长；或形成有蒂息肉突向肠腔，表面黏膜坏死而形成溃疡。如局部淋巴结已发生转移，则转移灶常较原发灶大。肿瘤质实，经甲醛固定后常呈亮黄色，而手术时原发瘤和继发瘤均为白色。

光镜：典型的 NETG1(类癌)为大小一致的多角形细胞或柱状细胞，细胞排列成实性巢或条索，亦可呈管状或腺泡样。细胞巢边缘的细胞为柱状，呈栅栏状排列，形如基底细胞癌。HE 染色切片有时可见胞浆中红色颗粒。银反应为亲银性，银颗粒位于核下部与基底膜之间。瘤细胞可浸润神经鞘或侵犯淋巴管和血管。肿瘤周围常可见肥大的平滑肌纤维，如瘤组织不及时固定可使 5-羟色胺氧化或弥散到细胞外，这样使银反应呈阴性。间质纤维组织增生。判断恶性(NEC)主要是肿瘤侵入肌层和/或有转移，常见为淋巴结及肝转移。

免疫组化：除一般神经内分泌细胞标记如 chro-mogranin A、CDX2、synaptophysin 等阳性外，可分泌 5-羟色胺和多种肽类激素。

电镜：神经分泌颗粒核心电子密度高，形态不规则，大小不一，直径约 300 nm。

临床症状：主要在 NET 发生转移后出现症状"所谓类癌综合征"，表现为哮喘样发作、四肢抽搐、休克、右心功能不全等。颜面潮红很像绝经后的面部潮红。这种潮红特别鲜艳，其诱因常为感情冲动、进食、饮热的饮料或饮酒。一旦潮红持续长时间后受累处皮肤发生永久性改变即毛细血管持续性扩张，局部发绀和明显的血管扩张，继之玫瑰疹样改变，最后呈糙皮病样。颜面潮红的机制尚不清楚。心脏病变主要累及肺动脉瓣和三尖瓣，瓣膜狭窄或闭锁不全。常常是肺动脉瓣狭窄而三尖瓣闭锁不全，瓣叶的纤维化导致像愈合的风湿性心内膜样改变。右心房心内膜可有纤维化或弹力纤维增生斑，右心室病变较轻。心内膜病变早期为局灶性黏多糖减少和散在肥大细胞、淋巴细胞、浆细胞浸润，后期纤维组织增生。个别病例亦可累及左心。

(二)十二指肠类癌(NET)

好发部位依次为十二指肠第二段、第一段、第三段。年龄 22～84 岁，平均 55 岁。男女发病率差别不大。十二指肠类癌(NET)是很特殊的一种类癌，常合并 von Recklinghausen 病、Zollinger-Ellison 综合征和多发性内分泌肿瘤(MEN)。肿瘤大体形态与空肠回肠类癌相似，但肿瘤为灰白色而不是亮黄色，而且肿瘤体积较小(<2 cm)，13%为多发性。

光镜：瘤细胞主要排列成花带状或腺样。银反应大多数为嗜银性。于壶腹区的类癌常有砂粒体形成。

免疫组化：除一般神经内分泌细胞标记阳性外可分泌多种肽类激素如生长抑素、胃泌素、降钙素、胰多肽和胰岛素等。

电镜：分泌颗粒根据所分泌的激素而异。

十二指肠和壶腹底部还可发生杯状细胞类癌(腺类癌)和小细胞神经内分泌癌。杯状细胞类癌又称腺类癌或黏液类癌,其形态特点是散在成簇的杯状细胞内夹杂有内分泌细胞,常常呈嗜银反应阳性。

(三)其他神经内分泌肿瘤

小肠还可发生引起临床 Zollinger-E llison 综合征的胃泌素瘤,分泌 Somatostatin 的生长抑素瘤,分泌 VIP 的 VIP 瘤和分泌胰高血糖素的高血糖素瘤,甚至罕见的胰岛素瘤。肿瘤为灰白色而不是亮黄色,形态与上述类癌相似,根据临床症状和免疫组织化学可确定其性质。

转移和扩散:神经内分泌肿瘤很难从形态判断其良恶性,主要依靠有无转移来决定。恶性类癌可经腹膜扩散到腹腔。经血行转移到肝,偶尔可转移至肺、皮肤和骨等。Finn 等报道一例回肠类癌转移至卵巢腺癌。

(四)神经节细胞性副神经节瘤

神经节细胞性副神经节瘤亦称副神经节神经瘤,此瘤多见于十二指肠第二段(壶腹的近端),偶尔见于空肠或回肠,瘤体小、有蒂。位于黏膜下,表面黏膜可破溃出血。

光镜:像类癌样的瘤细胞排列成巢或小梁,其中有散在的神经节细胞和梭形的施万细胞和/或支持细胞。间质可含淀粉样物质。

免疫组化:类癌样瘤细胞为胰多肽和/或生长抑素阳性,神经节细胞为 NSE 或其他神经标记阳性,施万细胞和支持细胞为 S-100 阳性,此瘤为良性。

四、小肠间充质肿瘤

(一)GIST

十二指肠及小肠 GIST 主要发生于成人,临床表现与胃 GIST 相似,但急性并发症常见:为肠梗阻、肿瘤破裂。小肠 GIST 的恶性率为 35%～40%,二倍于胃 GIST,而且腹腔内扩散亦较胃 GIST 多见。

小肠 GIST 可呈小的肠壁内结节到巨大肿瘤,主要部分向壁外突出形成有蒂或哑铃状肿物。大肿瘤可囊性变和出血。

镜下多见的为梭形细胞,低危性肿瘤常含细胞外朊元球,核异型性少见,核分裂象低。上皮型 GIST 常合并高核分裂,反映其高危性质。

IHC:CD117 即 Dog-1 几乎总是阳性,部分肿瘤可呈现 SMA 和/或 S-100 阳性,但 CD34 阳性率低。

分子病理:小肠 GIST 的 kit 激活性突变是其特点,像胃 GIST 那样,缺失可见,但插入罕见。Kit 外显子 9 中 Ay502-503 重复,是小肠 GIST 独有。

(二)平滑肌瘤

小肠平滑肌瘤和平滑肌肉瘤不如胃和直肠多见。三段小肠平滑肌瘤的分布:十二指肠 10%,空肠 37%,回肠 53%。起初是壁内肿瘤,以后突向肠腔。表面黏膜光滑,中心有溃疡,可引起便血。镜下形态与胃平滑肌瘤同。

(三)透明细胞肉瘤

多见于小肠,亦可发生于胃及结肠。青年人多见。肿瘤形成壁内肿物(2～5 cm 或更大),表面可有溃疡。常转移至淋巴结及肝。镜下为成片圆形至轻度梭形胞质透明细胞,可有破骨细胞样多核巨细胞。

IHC：S-100(+)，HMB45 和 Melan-A 均阴性。

(四)其他肉瘤

有血管肉瘤、炎性肌成纤维细胞瘤、纤维瘤病。

五、小肠淋巴瘤

(一)B 细胞淋巴瘤

小肠 B 细胞淋巴瘤较胃 B 细胞淋巴瘤为少见。其中最常见的是弥漫大 B 细胞淋巴瘤(DL-BCL)及 MALToma，其次为免疫增生性小肠病(immunopro-liferative small intestinal disease，IPSID)、滤泡性淋巴瘤、套细胞淋巴瘤和 Burkitt 淋巴瘤。临床表现取决于淋巴瘤类型，如 indolent 淋巴瘤仅有腹痛、消瘦和肠梗阻，而恶性度高的淋巴瘤为 Burkitt 淋巴瘤，可出现腹腔巨大肿块伴肠穿孔。IPSID 常表现为腹痛、慢性严重的间歇性腹泻、消瘦，腹泻常为脂肪泻和蛋白丢失性肠病，直肠出血少见。Bur-kitt 淋巴瘤常见于末端回肠或回盲部而导致肠套叠。

病理：DLBCL、FL、Burkitt 病理形态与相应的结内淋巴瘤相同，小肠 MALToma 与胃 MALToma 相同，但淋巴上皮病变不如胃 MALToma 明显。

免疫增生性小肠病(IPSID)是小肠独有的 MALToma，主要发生于中东和地中海区域。IPSID 包括重链病(aH-CD)，IPSID/aHCD 是小肠 MALToma 的同义词。此瘤中有大量浆细胞分化，IPSID 可分为3 期：Stage A，淋巴浆细胞浸润限于黏膜及肠系膜淋巴结，此期对抗生素治疗有效；Stage B，黏膜结节状浸润，并可至黏膜肌层以下，细胞有轻度异型性，此期抗生素已无效；Stage C，有大的肿块形成，瘤细胞转化成 DLBCL，有许多免疫母细胞和浆母细胞，细胞异型性明显，核分裂增加。

免疫组化显示 a 重链而无轻链合成，分泌 IgA 型，小淋巴细胞表达 CD19、LCD20 和 CD138。

套细胞淋巴瘤胃肠道套细胞淋巴瘤常表现为多发性息肉，称为多发性淋巴瘤样息肉(MLP)，息肉大小 0.5～2 cm(图 3-13)。免疫组化 Cyclin-D(+)、CD20(+)、CD19(+)。

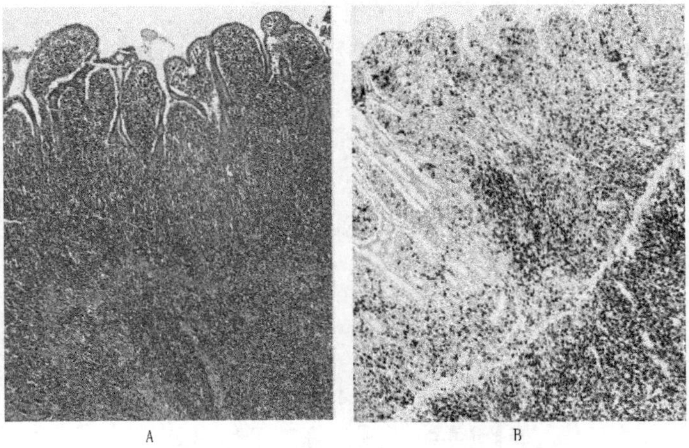

图 3-13 小肠 B 细胞淋巴瘤

A.HE；B.CD20

其他 B 细胞淋巴瘤为小淋巴细胞淋巴瘤、淋巴浆细胞淋巴瘤等，也可发生于小肠。

(二)T 细胞淋巴瘤

来自上皮内 T 淋巴细胞，分两型：①肠病相关 T 细胞淋巴瘤(enteropathy-type intestinal T cell lymphoma，EATL）；②CD56(＋)(NCAM1)肠 T 细胞淋巴瘤。

1.肠病相关性小肠 T 细胞淋巴瘤

肠病相关性小肠 T 细胞淋巴瘤亦称Ⅰ型 EATL，占小肠 T 细胞淋巴瘤的 80％～90％，肠病主要指乳糜泻，因此多见于北欧，东方极少见。好发部位为空肠及近段回肠、十二指肠、胃、结肠，GI 以外部位亦可发生，但极罕见。临床主要症状为乳糜泻，可出现急腹症症状伴肠穿孔或肠梗阻，或仅显肠溃疡(溃疡性空肠炎)。

病理：病变肠显多发性累及，多发溃疡或黏膜肿物，可呈大的外生性肿瘤，多灶性病变之间的肠黏膜可正常或皱襞增厚。

瘤细胞形态变异大，大多病变为中至大转化的淋巴样细胞，其次为异型性明显，并有多核瘤巨细胞。像分化不良大细胞淋巴瘤，瘤组织中有多量炎细胞，为组织细胞、嗜酸性粒细胞。部分肠腺(隐窝)上皮内有瘤细胞浸润(图 3-14)。

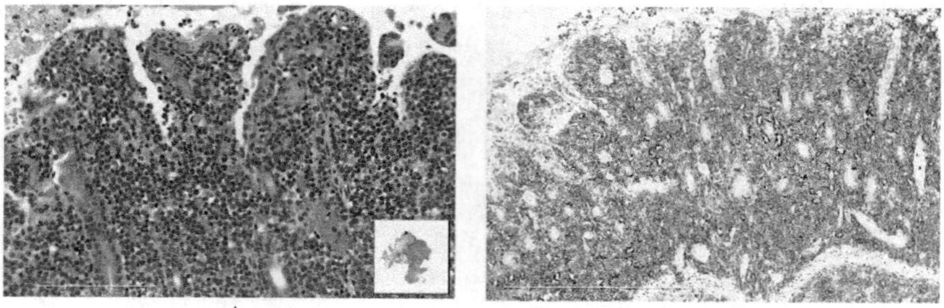

A　　　　B

图 3-14　小肠 T 细胞淋巴瘤

A.HE；B.CD3

IHC：CD56(－)为此型淋巴瘤特点，CD3、CD7、CD103、TIA1、Granzyme B、perforin 均可阳性，部分肿瘤 CD30 阳性。

2.单型性 CD56(＋)(NCAM1)小肠细胞淋巴瘤(亦称Ⅱ型 EATL)

其占小肠淋巴瘤 10％～20％，合并乳糜泻者少，病因不清。病变部位与Ⅰ型同，但可累及下段 GI，至回盲部甚至结肠。

病理：由小至中圆形和形态单一的瘤细胞构成，弥漫浸润小肠隐窝(肠腺)上皮和肠全壁，部分近肠型可显绒毛萎缩和隐窝增生伴上皮内淋巴细胞浸润。

IHC：CD56(＋)为此型特点，CD3、CD8、TCRαβ 均阳性，但 EBV(－)，有别于鼻型 NK/T 细胞淋巴瘤。

(徐中海)

第四节　大肠肿瘤

一、腺瘤

腺瘤是大肠最常见的良性肿瘤。目前通用的分类为腺管状腺瘤、绒毛状腺瘤和绒毛腺管状腺瘤。诊断腺瘤的依据是腺瘤上皮应显示不同程度的异型增生。

(一)腺管状腺瘤

初起时为广基圆丘状肿物，以后逐渐长大成球形，有蒂。直径 1～3 cm。有时可＞5 cm。表面光滑，略呈分叶状。此型腺瘤最多见。

光镜：由排列紧密的腺体构成，腺体背靠背，固有膜很少。腺上皮显异型增生。蒂是由正常的黏膜及黏膜下层构成。

(二)绒毛状腺瘤

广基，体积较大。表面粗糙，由无数指状突起构成。腺瘤边界不如腺管状腺瘤清楚，手术不易切净，所以易复发。

光镜：指状突起中心为黏膜固有膜，表面为增生和异型增生的腺上皮。指状突起与黏膜肌垂直，紧贴在黏膜肌层之上。

(三)绒毛腺管状腺瘤

绒毛腺管状腺瘤为腺管状腺瘤和绒毛状腺瘤之间的一系列混合型。

光镜：具有腺管状腺瘤和绒毛状腺瘤的结构，但绒毛较短而宽。腺瘤体积大，广基，伴高级别异型增生者易癌变。绒毛状腺瘤易癌变。

(四)扁平腺瘤

体积小，直径＜1 cm。

大体：为广基扁平稍隆起的斑块。

光镜：40％以上合并高级别异型增生。这种扁平腺瘤可能是小的扁平溃疡型癌的癌前病变。

假性浸润：腺瘤中异型增生的腺上皮细胞侵入黏膜下层为真正的腺瘤癌变。有时黏膜下层有异型增生的腺体，腺体周围有黏膜固有膜包绕并有含铁血黄素沉着或新鲜出血。黏膜下层这些有固有膜包绕的腺体是由于腺瘤的蒂反复扭转出血后异位到黏膜下层的，所以称为假性浸润。假性浸润多见于有长蒂并较大的腺瘤，特别是乙状结肠的腺瘤，由于该处肠肌蠕动活跃，所以最易发生假性浸润。

二、大肠癌

西方国家大肠癌发病率高，仅次于肺癌。北美、北欧较南美、南欧高，亚洲和非洲国家低。白人发病率比黑人高，城市居民比农村居民高。在美国此癌是男女性第三种最常见的癌，已成为因癌死亡的第二位。随着生活方式的西方化，我国大肠癌已占消化道癌的第二位。

大肠癌的发生与遗传和环境因素(饮食和社会经济状况)有关。病因因素有食物中含动物蛋白及脂肪量高、肥胖，家族性腺瘤病，腺瘤和溃疡性结肠炎等。年龄高峰我国为 30～50 岁，国外报道为 50～60 岁，结肠癌女性较多见，而直肠癌男性较多见。临床症状为腹痛、腹块、便血、便秘或便秘与腹泻交替，大便次数增多、消瘦、贫血和肠梗阻等。

发病部位以直肠最多，向近端逐渐减少，到盲肠又稍增多。1/2 的大肠癌发生在直肠和直肠乙状结肠区。乙状结肠癌占 1/4，其余 1/4 分布在盲肠、升结肠、降结肠和横结肠。2.8％～8.0％大肠癌为多发性。

大体形态分为：①溃疡型；②巨块息肉型；③浸润型。其中溃疡型最常见。浸润型可使肠管局部狭窄，但很少形成像皮革胃那样的弥漫浸润型癌。

光镜：80％为不同分化程度的腺癌，多数分化较好，10％～15％为黏液腺癌。纯印戒细胞癌和未分化癌少见。其他罕见的癌有微乳头腺癌、梭形细胞癌、未分化癌、腺鳞癌和鳞癌等。年轻患者黏液腺癌和印戒细胞癌较多见。癌组织偶尔可钙化和骨化。钙化灶有时可呈砂粒体样。癌位于黏膜下层以上不管有无局部淋巴结转移均属早期癌范畴。

免疫组化:CK20(+),CDX2(+),CK7 一般(-),但分化差的大肠癌 CK7 可(+)。大肠癌的黏液为 MUC1、MUC3 和 MUC13。

分子病理:大多数结肠癌由腺瘤发展而来,正常黏膜经 *APC* 基因(5q 丢失)的失活导致隐窝异型增生。加上 *K-ras* 基因突变造成腺瘤样变,再经 CIN 缺陷,18q 丢失和 TP53(17q 丢失)失活,最终而形成癌。

另有约 20%结肠癌是由于错配修复基因(mismatch repair,*MMR*)突变性失活,或错配修复基因甲基化失活,导致微卫星不稳定(MSI-H),伴 MSI 的癌常常是遗传性非息肉病性结肠癌(HNPCC);散发病例常位于右侧,黏液癌或分化差的多见,有时肿瘤中有较多淋巴细胞浸润(这是预示 MSI 最好的标志)。癌变过程中累及的癌基因有 *K-ras*、*B raF*、*PIK3* 和 *β-catenin*。约 40%结肠癌 *K-ras* 突变,预示对抗 EGFR 治疗无效。癌变过程中累及的抑癌基因有 *TP53*、*APC*、*DPC4/SMAD4*、*DCC* 和 *MCC*。

扩散和转移:主要为局部浸润、腹腔腹膜种植和淋巴管转移至局部淋巴结。晚期可转移至远处淋巴结如锁骨上淋巴结。晚期癌可经血行转移至肝、肺、骨、脑、卵巢、脾、肾、胰、肾上腺、乳腺、甲状腺和皮肤等处。

三、神经内分泌肿瘤

直肠是消化道神经内分泌肿瘤(NET)好发部位之一,但很少发生类癌综合征。大体上有两种形态:①小而硬的黏膜下结节,直径<1 cm,无症状,常常在肛管内诊时发现;②直径>1 cm,可形成溃疡、息肉或蕈样肿物,形如恶性肿瘤。

光镜:由小的低柱状细胞排列成花带、条索或腺样,有时可形成实心细胞巢。细胞核圆而规则,无或很少核分裂。间质含平滑肌纤维。肿瘤浸润黏膜和周围的黏膜下层,很少浸润至肠壁深部,大多数直肠 NET 亲银和嗜银反应均阴性。免疫组织化学染色除神经内分泌细胞标记阳性外,还有多种肽类激素如 somatostatin、glucagon、substance P、PYY、PP、gastrin、CCK、calcitonin、hCG 和 PSAP 等免疫阳性反应(图 3-15)。

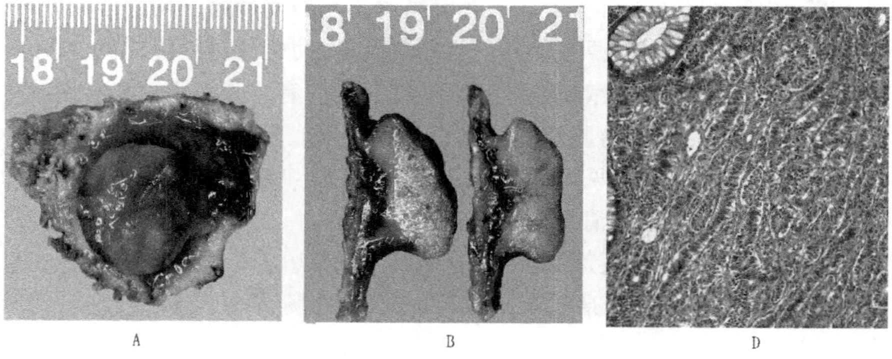

图 3-15　结肠神经内分泌肿瘤(类癌)

A.大体形态;B.切面;C.镜下 HE 形态

分化差的神经内分泌癌(NEC),恶性度高,多见于中老年患者,确诊时已有转移。肿瘤体积较大。

电镜：分泌颗粒直径 90～280 nm。

免疫组化：显示 cytokeratin、EMA、CD56、chromogra-nin A 和 synaptophysin 阳性。预后较腺癌差，病死率高。一组 24 例中 54%死于肿瘤。

四、间充质肿瘤

（一）GIST

GIST 少见，仅占消化道 GIST 的 1%，好发于乙状结肠。大体为小的壁内结节到大的盆腔肿物，引起肠梗阻及 GI 出血，镜下形态及 IHC 与胃及小肠 GIST 相同。Kit 突变大多在 11 外显子，少数为 q13 或 17 外显子。

（二）大肠平滑肌肿瘤

大肠平滑肌肿瘤较少见。形态与胃和小肠的平滑肌肿瘤同。平滑肌肉瘤多见于直肠，肿瘤形成结节状隆起，表面有完整的黏膜，中心有溃疡。直肠平滑肌肉瘤的特点是分化好，单凭形态特别是小块活检组织不能鉴别良恶性。直肠平滑肌肉瘤易侵入肠壁血管而转移到肝和肺等处，预后差。

（三）其他

神经鞘瘤、节细胞神经瘤、颗粒细胞瘤及脂肪瘤等。

五、淋巴瘤

大肠淋巴瘤较小肠淋巴瘤少见。好发部位为盲肠，其次为直肠，因这两处有较丰富的淋巴组织。主要为 B 细胞淋巴瘤，类型与小肠淋巴瘤相同：一般为 B 细胞淋巴瘤、DLBCL（图 3-16）、Burkitt 淋巴瘤、套细胞淋巴瘤及 MALToma。大肠亦可发生髓外浆细胞瘤。

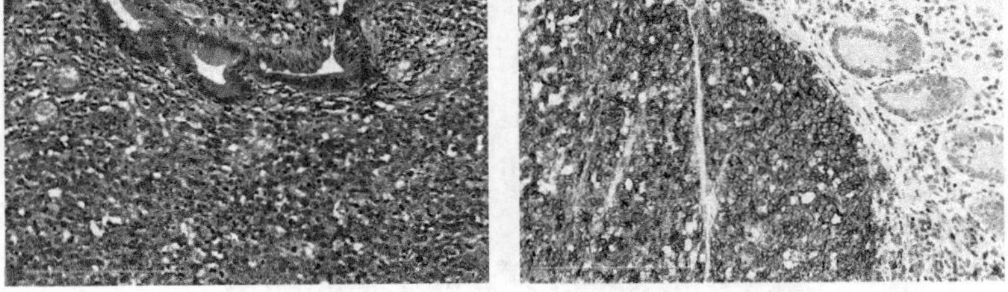

A　　　　B

图 3-16　结肠弥漫性大 B 细胞淋巴瘤

A. HE；B. CD20

六、恶性黑色素瘤

多数黑色素瘤发生在肛管的上部，呈息肉状突入直肠下段肠腔或形成黑色圆形浅溃疡突在肛门口，这时可误诊为血栓栓塞或感染的内痔。半数肿瘤内可找到黑色素。无黑色素或黑色素少的肿瘤可作免疫组织化学，S-100 和 HMB45 呈明显阳性反应。

（朱建红）

第四章 泌尿生殖系统肿瘤的病理诊断

第一节 肾脏肿瘤

肾脏肿瘤以来源于肾小管上皮细胞的原发肿瘤最多见，多见于中老年患者。肾脏血运丰富，来自其他器官的转移性肿瘤也不少见。儿童的肾脏肿瘤少见，多数与胚胎残留组织有关。

一、肾实质的上皮性肿瘤

（一）良性肿瘤

1.肾皮质腺瘤

肾皮质腺瘤是来源于肾脏近曲小管上皮细胞的良性肿瘤。又称肾皮质管状腺瘤或乳头状/管状腺瘤，多见于老年人。各种晚期肾脏疾病的硬化肾，特别是长期的透析肾多见。患者无症状，高精度的影像学检查（CT、磁共振等）可发现。

大体：肾皮质可见直径 2 cm 以下的球形结节，灰白色，与周围分界清楚。

光镜：肉眼观察虽然肿瘤与周围分界清楚，但镜下无包膜。瘤细胞形态一致，细胞核染色质细腻，核仁不明显，有中等量的胞浆，嗜酸性，无病理性核分裂象及坏死。瘤细胞呈管状、腺泡状或乳头状排列（图 4-1）。

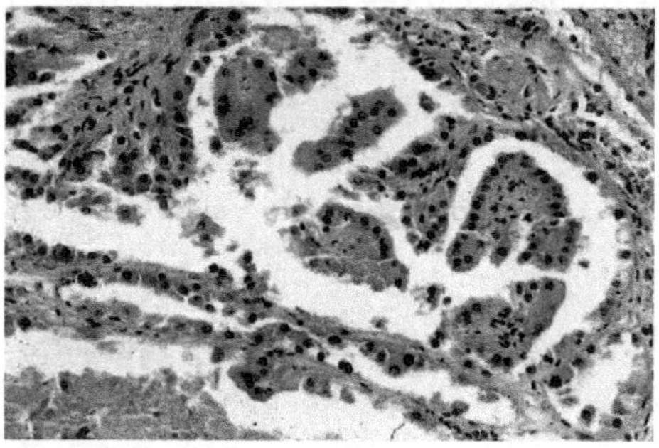

图 4-1 肾皮质腺瘤

近曲小管上皮细胞局限性乳头状排列，瘤体小（HE×200）

免疫组化：低分子量的 CK（＋），vimentin（＋）。

鉴别诊断：①与高分化肾细胞癌的区别，后者瘤体直径大于 2 cm；出现透明细胞；出血坏死。

②与肾小管局灶性结节状增生的区别，肉眼不形成肿瘤；增生肥大的肾小管属于代偿肥大，必与萎缩病变相伴随。

2.嗜酸性粒细胞腺瘤

肾嗜酸性粒细胞腺瘤是来源于肾脏集合管上皮细胞的良性肿瘤。又称瘤细胞性腺瘤、瘤细胞瘤。约占肾脏肿瘤的5%。多见于老年人，平均年龄62岁。多数无临床症状，有的出现腰痛或血尿。多数通过影像学检查发现。

大体：肿瘤与周围分界清楚，体积较大，平均直径6 cm。切面均匀致密，红褐色，中心部位可出现水肿、玻璃样变或瘢痕形成。

光镜：瘤细胞具有丰富的嗜酸性胞浆，小圆形泡状细胞核，常见小核仁。偶见大而深染的怪异细胞核，无病理性核分裂象。瘤细胞呈实性巢索状排列，可混有管状和微囊状结构(图4-2)。

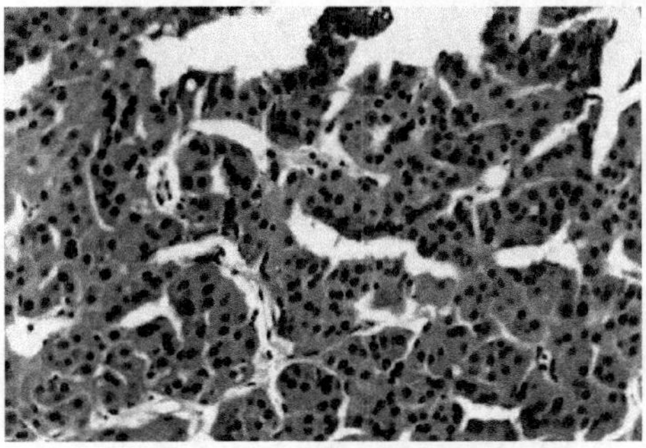

图4-2 肾嗜酸性粒细胞腺瘤

具有丰富嗜酸性胞浆的瘤细胞呈实性巢状排列(HE×200)

免疫组化：高分子量的CK(＋)，vimentin(－)。

电镜：瘤细胞内大量拥挤的大的线粒体，其他细胞器很少。

鉴别诊断：①与颗粒性肾细胞癌的区别，前者以实性巢状结构为主，后者以管状或乳头状结构为主；前者无坏死，后者常见出血坏死；前者瘤细胞形态较一致，后者多形性较明显，且常混有透明癌细胞；前者的瘤细胞以大量线粒体为超微结构特点。②与嫌色性肾细胞癌的区别，前者瘤体切面呈红褐色，后者为棕黄色；前者的瘤细胞胞质呈嗜酸性颗粒性，后者为毛玻璃状；后者的细胞膜厚，呈植物细胞样，核周晕明显，前者Hale胶状铁染色阴性，后者阳性；大量线粒体为前者的超微结构特点，后者则可见多数微泡。

3.后肾腺瘤

后肾腺瘤是来源于生后肾组织的良性肿瘤。又称胚胎性腺瘤、肾源性肾瘤。多见于青壮年，女性多见。患者无症状，高精度的影像学检查(CT、磁共振等)可发现。

大体：肾实质可见直径平均4 cm的球形肿物，灰白色，与周围分界清楚。

光镜：肉眼观察虽然肿瘤与周围分界清楚，但镜下无包膜。瘤细胞形态一致，细胞核染色质细腻，核仁不明显，有少量嗜酸性胞质，无病理性核分裂象。瘤细胞呈管状、腺泡状排列。间质呈无细胞的水肿样、黏液样或玻璃样变的状态(图4-3)。无坏死。

免疫组化：CK(＋)，vimentin(＋)，WT1(＋)，CD57(＋)。

鉴别诊断：①与黏液性管状和梭形细胞癌的区别，后者是近年来报道的低度恶性的肾肿瘤，具有明显的黏液形成和梭形细胞出现；②与肾集合管癌的区别，集合管癌虽然呈管状排列，但异型性非常明显；癌间质为丰富的伴有血管的纤维结缔组织；免疫组化高分子量CK、植物血凝素阳性；③与肾母细胞瘤的区别，肾母细胞瘤为肾胚芽成分、上皮样成分和间胚叶成分共同构成的恶性肿瘤，异型性明显；④与乳头状肾细胞癌的区别，乳头状肾细胞癌的癌细胞有一定的异型性；以真乳头状排列为主；间质为富于血管的纤维组织。

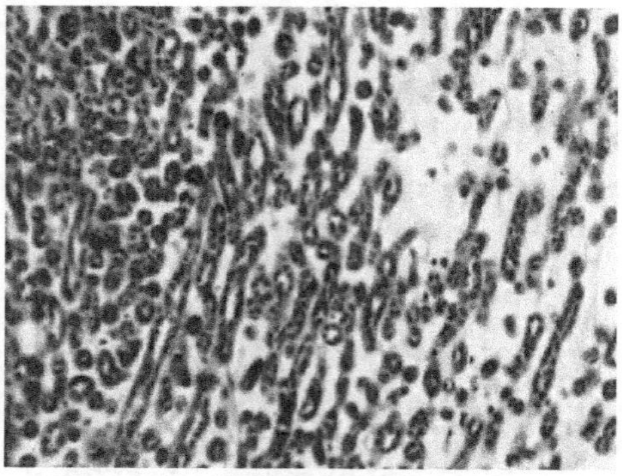

图 4-3　后肾腺瘤

小型瘤细胞呈小管状排列，间质水肿黏液变（HE×200）

（二）恶性肿瘤

1.肾细胞癌

（1）透明细胞性肾细胞癌：透明细胞性肾细胞癌是来源于近曲肾小管上皮的恶性肿瘤。又称肾腺癌、肾上腺样癌、经典性肾细胞癌。是肾脏最常见的恶性肿瘤，占肾脏肿瘤的70%～80%。多见于老年人，平均61岁。男性多见（1.6∶1～2∶1）。常见的临床表现为血尿、肾区疼痛和肾区肿块；影像学检查显示肾实质肿物。

大体：肾实质可见直径平均8 cm（1.8～21 cm）的球形肿物，与周围分界清楚。切面呈黄色，易见出血、坏死及囊性变，10%～15%的病例可见钙化和骨化，使之呈多彩样。

光镜：肉眼观察虽然肿瘤与周围分界清楚，但镜下无包膜。癌细胞体积较大，呈立方形，有时呈柱状或楔形。胞质内含有大量糖原和脂类物质，使之呈透明状。细胞核染色质细腻或粗颗粒状，圆形、卵圆形或怪异形，核仁可大可小。病理性核分裂象不常见。癌细胞多呈实性巢索状排列，部分呈管状、腺泡状或乳头状排列。间质有丰富的毛细血管（图4-4）。

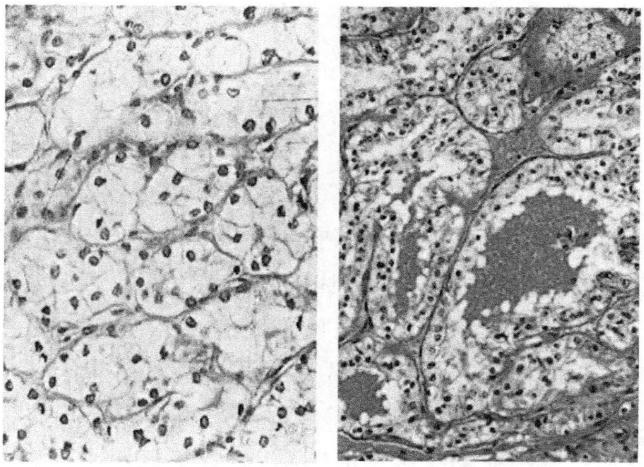

图 4-4　透明细胞性肾细胞癌

胞浆透明的癌细胞呈巢索状排列（左：HE×200）或腺样排列（右：HE×200）

免疫组化：CD10(＋)，低分子量 CK(＋)，EMA(＋)，vimentin(＋)。

电镜：癌细胞表面可见微绒毛，胞质内多数脂质空泡和糖原。

恶性程度分级：Fuhrman 根据癌细胞核的形态特点，将肾细胞癌分为 4 级，已得到广泛采用。Ⅰ级：细胞核呈均匀一致的圆形，直径＜10 μm，核仁不明显；Ⅱ级：细胞核增大，略显不规则，直径达 15 μm，核仁明显；Ⅲ级：细胞核很不规则，直径达 20 μm，可见大核仁；Ⅳ级：细胞核呈怪异状，直径达 20 μm 或更大，可见大核仁，易见梭形癌细胞，核染色质呈凝块状。

鉴别诊断：分子遗传学分析显示，透明细胞性肾细胞癌时，3 号染色体的短臂缺失，有别于其他肾脏肿瘤。①与嫌色细胞癌的区别：嫌色性肾细胞癌呈单一的实性巢状排列。癌细胞胞膜较厚，呈植物细胞状。胞质呈毛玻璃状或细颗粒状，核周晕明显，Hale 胶状铁染色阳性。免疫组化显示高分子量 CK 和植物血凝素阳性。电镜下可见细胞内多数 150～300 nm 的空泡。②与经典的肾脏透明细胞肉瘤的区别：透明细胞肉瘤发生于儿童，预后很差，早期骨转移。免疫组化 CK(－)，vimentin(＋)。③与呈透明细胞表现的乳头状肾细胞癌、囊性肾细胞癌的区别：依主要的肿瘤组织结构进行鉴别。④与上皮型肾血管平滑肌脂肪瘤的区别：后者上皮性抗原(CK、EMA 等)阴性。而显示黑色素的 HMB45 阳性。⑤与浸润的或转移的具有透明细胞特点的其他肿瘤的区别：肾上腺皮质癌：肾上腺有原发癌；免疫组化 CK 阴性。软组织透明细胞肉瘤：呈肉瘤样结构，癌巢不明显；免疫组化 CK(－)，S-100(＋)，HMB45(＋)。前列腺癌：免疫组化 PSA(＋)。

(2)颗粒性肾细胞癌：颗粒性肾细胞癌又称嗜色性肾细胞癌。来源于近曲肾小管上皮的恶性肿瘤。约占肾脏肿瘤的 7%。临床与肾脏透明细胞癌相同，预后较差。

颗粒性肾细胞癌常与透明细胞性肾细胞癌混合存在，所以新版 WHO 肾肿瘤分类中，未将该肿瘤独立列出。有学者认为颗粒细胞占癌细胞 75%以上，仍可称颗粒细胞癌，透明细胞占 75%以上，称透明细胞癌，两者均占 50%上下，称混合性癌。

(3)多房性透明细胞性肾细胞癌：多房性透明细胞性肾细胞癌起源于近曲小管上皮，具有多囊性生长的特点。

大体：肿瘤呈现多囊性表现。

光镜：囊壁内侧由具有透明细胞性肾细胞癌的肿瘤细胞被覆，可呈单层状，偶见低乳头状，癌细胞分化较好，相当于 FuhrmanⅠ级(图 4-5)。

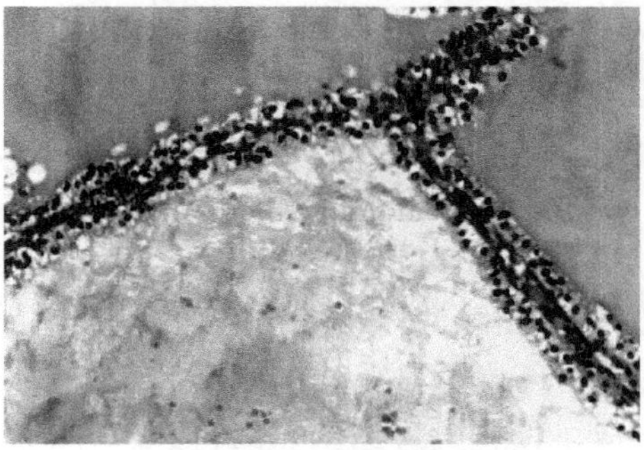

图 4-5　囊性肾细胞癌

囊壁被覆透明的癌细胞(HE×200)

免疫组化与电镜：与透明细胞性肾细胞癌相同。

鉴别诊断：①与透明细胞性肾细胞癌囊性变的区别，后者是在实性肿瘤的背景下，出血坏死的基础上，有囊性病变，缺乏真正的囊壁。②与囊肿壁伴有泡沫细胞反应的区别，真正的泡沫细胞由单核巨噬细胞衍变而成，CK 阴性，CD68 阳性，缺乏真正的癌巢，而且常伴有其他炎细胞浸润。

(4)乳头状肾细胞癌：乳头状肾细胞癌是来源于近曲肾小管上皮细胞的恶性肿瘤。占肾脏原发的上皮性肿瘤的 7%～14%。60～70 岁年龄段的老年人好发，尤多见于男性(男女比例为 2∶1～3.9∶1)。临床表现无特异性。预后较透明细胞性肾细胞癌好，较嫌色性肾细胞癌差。

大体：肾实质内界限清楚的球形肿块，平均直径 6.4 cm。切面可见纤维性假包膜，呈黄红白等多彩状。常见坏死和囊性变。

光镜：癌细胞呈立方状或多边状，可见较丰富的胞浆，一种呈嗜酸性，另一种嗜碱性，或呈混合性，嗜碱性乳头状肾细胞癌较嗜酸性者预后差。癌细胞胞核较小，富含染色质。癌细胞排列成乳头状、乳头小梁状或乳头实体状，乳头有纤维血管性轴心，轴心内易见富含类脂的泡沫细胞。肿瘤无包膜，呈浸润性生长。根据被覆于乳头的上皮特点，分为两型：Ⅰ型，上皮呈小立方形，单层排列，预后较好；Ⅱ型，上皮细胞核较大，富有嗜酸性胞质，多层排列，预后较差(图 4-6)。

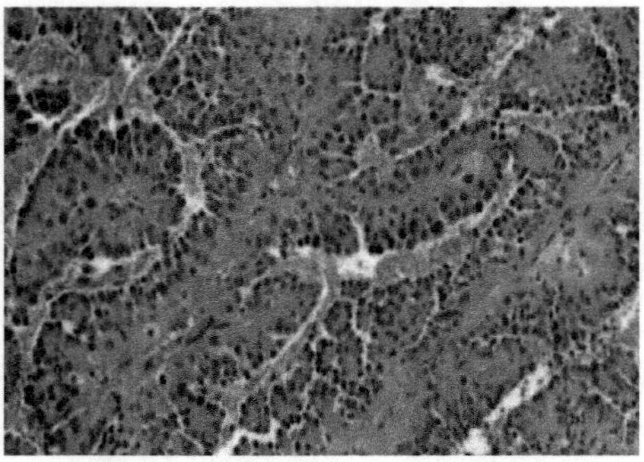

图 4-6 乳头状肾细胞癌，Ⅱ型

癌细胞核大，胞质丰富，呈多层的乳头状排列(HE×200)

免疫组化与电镜：与透明性和颗粒性肾细胞癌相同。

鉴别诊断：细胞遗传学显示 7、16、17 号染色体呈现三倍体，Y 染色体缺失。

应与有乳头样结构的透明细胞性肾细胞癌和集合管癌鉴别。有乳头样结构的透明细胞性肾细胞癌仅在实体结构的基础上，有少数乳头样构，而且以透明的癌细胞为主。集合管癌以管状结构为主，纤维性肿瘤间质丰富。

(5)嫌色性肾细胞癌：嫌色性肾细胞癌是来源于集合管上皮细胞的恶性肿瘤。约占肾脏肿瘤的 6%。平均发病年龄为 59 岁。多数无症状，部分患者可触到肿块，部分有血尿。预后较透明细胞性肾细胞癌好。

大体：是体积较大的肾脏肿瘤，平均直径 9.0 cm(2.0～23 cm)。呈分叶状，无包膜。切面呈均质黄棕色。部分病例有中心瘢痕、出血和坏死，囊性变罕见。

光镜：癌细胞呈大圆形或多边形，胞膜较厚，细胞界限清楚，有如植物细胞。丰富的毛玻璃状的胞浆，透明的核周晕明显，形成了嫌色性肾细胞癌的特点。有时约 30%的病例有细颗粒状胞浆，但透明的核周晕明显，称嗜酸性嫌色性肾细胞癌。癌细胞多数呈实性巢索状排列(图 4-7)，部分有灶状的管状和小梁状排列。少数病例呈肉瘤样结构。约 40%的病例出现玻璃样变的间质。Hale 胶状铁染色阳性。

免疫组化：高分子量 CK 阳性，vimentin 局部弱阳性。

电镜：胞质内多数 150～300 nm 的空泡。

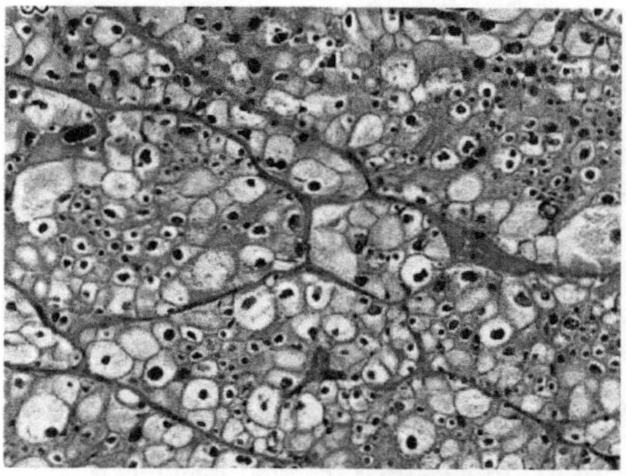

图 4-7　嫌色性肾细胞癌

癌细胞胞膜厚，可见透明的核周晕（HE×200）

鉴别诊断：嫌色性肾细胞癌的分子遗传学特点是 1 号染色体或 Y 染色体缺失，或混合性缺失。①与透明细胞性肾细胞癌的区别，后者的胞浆更透明，前者的胞质呈毛玻璃状，细胞膜厚。两者的免疫组化、Hale 胶状铁染色和电镜表现均不同。②嗜酸性嫌色性肾细胞癌与肾的嗜酸性粒细胞腺瘤和颗粒性肾细胞癌的区别，前者的核周晕明显，详见嗜酸性粒细胞腺瘤项下。

（6）集合管癌：肾集合管癌是来源于集合管上皮细胞的恶性肿瘤，又称 Bellini 导管癌，占肾脏原发的上皮性肿瘤的 1%以下。可见于任何年龄，总的发病年龄较轻，平均 34 岁（13～83 岁）。临床表现无特异性。预后较透明细胞性肾细胞癌差，多数患者首诊时已有转移。

大体：肿瘤位于肾髓质，增大时可波及肾皮质、肾窦乃至肾门脂肪组织。切面灰白实性，硬韧，可有出血、坏死及囊性变。

光镜：癌细胞立方状，胞浆嗜酸性，有的嗜碱或嫌色，细胞核大，核仁明显，高恶性分级。癌细胞呈小管状或乳头状排列，少数呈肉瘤样结构。纤维性和胶原性间质较多（图 4-8）。肿瘤周围的肾小管上皮细胞常显示轻重不等的异型性。

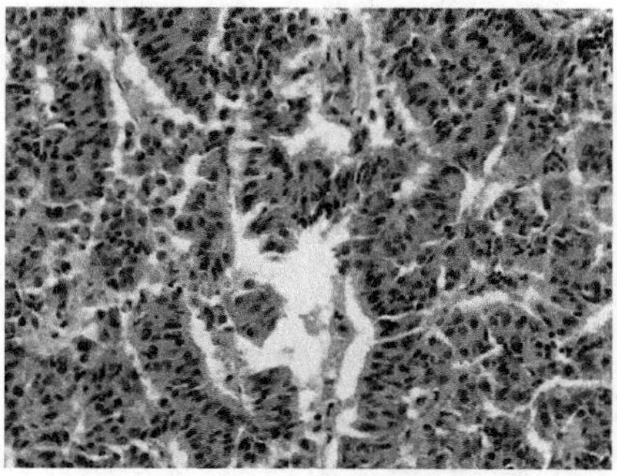

图 4-8　肾集合管癌

癌细胞异型性明显，呈管状排列（HE×200）

免疫组化与电镜：高分子量 CK、vimentin、植物血凝素阳性。电镜下癌细胞的线粒体较多，细胞表面可见少数粗大微绒毛，细胞间有桥粒。

鉴别诊断：细胞遗传学显示 1、6、14、15 和 22 号染色体呈单体表现。①与乳头状肾细胞癌的区别：乳头状肾细胞癌以乳头状结构为主，乳头轴心常见泡沫细胞，肿瘤间质较少；②与肾髓质癌的区别：肾髓质癌少见，癌细胞的恶性分级较高，主要呈索状或网状排列，肿瘤的纤维性间质非常明显，CK 阴性；③与伴有腺样结构的肾盂移行细胞癌的区别：伴有腺样结构的肾盂移行细胞癌应注意肾盂黏膜的病变，常可见肾盂内的菜花状或乳头状肿物，有移行上皮非典型增生和与肿瘤的移行状态；而且移行细胞癌常有全尿路（肾盂、输尿管、膀胱）多灶发生的特点。

(7)黏液样小管状和梭形细胞癌：肾黏液样小管状和梭形细胞癌可能来源于肾脏集合管上皮细胞。是具有黏液样小管状和梭形细胞特点的低级别多形性肾脏上皮肿瘤。无明显的年龄特征，女性较男性多（比例为1∶4）。

大体：肾实质内边界清楚的球形肿块，切面灰白，富有黏液感。

光镜：可见肿瘤由紧密排列的、小而狭长的小管构成，单个细胞小，呈立方状或卵圆形，核级别低，小管间为淡染黏液样间质。平行紧密排列的小管似有梭形细胞样结构，甚至与平滑肌瘤或肉瘤相似，偶见坏死、泡沫细胞浸润和慢性炎。黏液样间质染色呈酸性（图 4-9）。

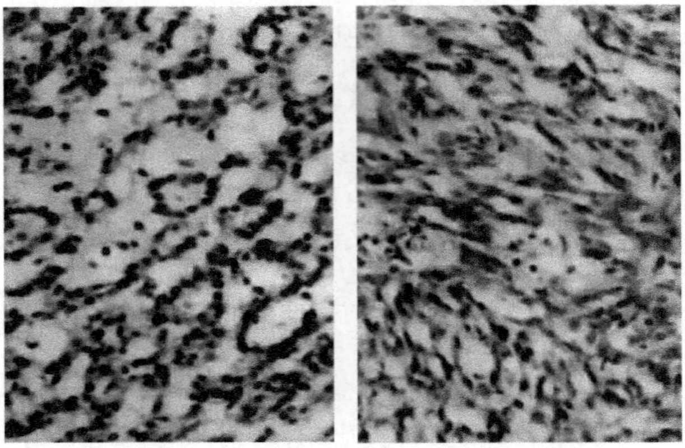

图 4-9　黏液样小管状和梭形细胞癌

黏液性间质，小癌细胞呈细管状和索状排列（HE×200）

免疫组化：可见多种 CK 表达阳性，vimentin 和 CD15 也可阳性。近曲小管标志物，如 CD10 和 villin 阴性。UEA 和植物凝集素阳性。

电镜：可见梭形细胞具有上皮细胞的特点，如紧密连接、桥粒、微绒毛缘、腔缘和张力丝等。

鉴别诊断：易与后肾腺瘤混淆，后者虽然也有间质黏液，但瘤细胞呈规整的圆形，呈腺管状排列，免疫组化也与前者不同。

(8)肾管状囊性癌：肾管状囊性癌是近年确立的一种肾细胞癌，尚未列入 WHO 肾肿瘤的分类。

可能来源于集合管上皮。

大体：肾实质的囊实性肿块，边界清楚。

光镜：癌细胞呈圆形或立方形，细胞核染色质细腻，核仁明显，嗜酸性胞浆较少，分化较好，呈规则的腺管状排列，混有大小不等的囊腔形成，肿瘤间质可见稀疏的纤维和毛细血管（图 4-10）。

免疫组化：CD10（＋）、高分子量 CK（＋）、834βE12（＋）、AMACR（＋）、vimentin（＋）。

电镜：癌细胞具有上皮细胞的特点，如紧密连接，桥粒等结构。

鉴别诊断：应与集合管癌、黏液样小管状和梭形细胞癌、肾皮质腺瘤等鉴别，它们各自的形态和免疫组化均不同。

(9)肾髓质癌：肾髓质癌的组织来源尚有争论，可能与肾盏或肾乳头有关。发病年龄为 11～40 岁，以青年人好发，男性为女性的 2 倍。常与镰状细胞病伴发。病情进展快，预后差，发现肿瘤时，常已有转移，平均存活期仅 15 周。

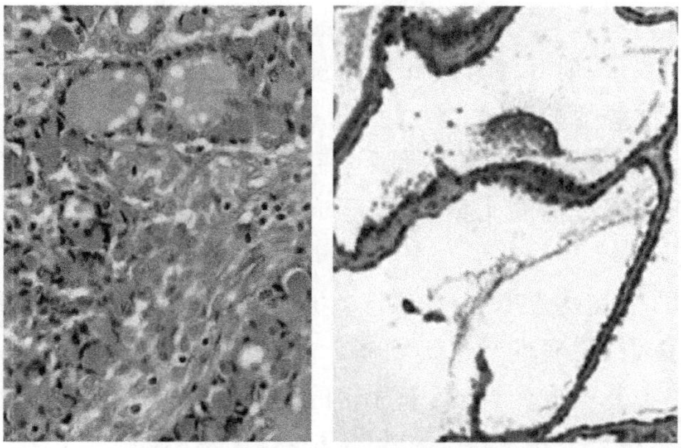

图 4-10　肾管状囊性癌

立方状癌细胞呈管状(左)和囊状排列(右)(HE×200)

大体:肿瘤主要位于肾髓质,肾皮质和肾盂周围可出现卫星结节。

光镜:癌细胞嗜碱性,细胞核染色质细腻,核仁明显。癌细胞呈腺网状排列,有不规则的腺腔形成,尚可见管状、梁状、乳头状乃至卵黄囊瘤样结构。纤维性间质明显,而且常有水肿和黏液变。

免疫组化与电镜:EMA(+)、CEA(+),CK 弱阳性。电镜下具有上皮源性的特点。

鉴别诊断:①与肾盂腺癌的肾髓质浸润的区别,肾盂黏膜的原发病灶乃至移行状态是肾盂腺癌的诊断依据,而且呈典型的腺管状或腺样排列;②与肾集合管癌的区别,集合管癌的细胞异型性较明显。癌细胞主要呈管状或腺样排列。纤维性间质明显。

(10)Xp11.2 易位/*TFE3* 基因融合肾细胞癌:这是具有染色体 Xp11.2 的不同易位,并产生 *TFE3* 基因融合的一类肾细胞癌。多见于儿童和年轻人。

大体:肿瘤呈黄褐色,常伴出血和坏死。

光镜可见透明癌细胞呈乳头状排列,并伴有嗜酸性癌细胞组成的实性巢状结构。

染色体分析:显示 t(x;1)(p11.2;q21)或 t(x;17)(p11.2;q25)

免疫病理学检查:可见 TEF3 蛋白阳性,而上皮抗原可以仅灶状阳性。

(11)肉瘤样肾细胞癌:肉瘤样肾细胞癌又称梭形肾细胞癌。

各种肾细胞癌均可混以梭形细胞形态的肉瘤样成分,所以新版 WHO 肾肿瘤分类中,未将其独立列出。当出现肉瘤样成分时,意味着恶性程度加大。

(12)家族性遗传性肾癌:由于基因异常或基因突变,导致许多遗传性癌综合征,部分遗传性综合征可累及肾脏,多有癌基因和抑癌基因以及基因突变参与。累及肾脏时,可出现各类型的肾细胞癌,称家族性遗传性肾癌。如 von Hippel-Lindau 综合征,染色体 3p25 出现异常,婴幼儿患者可出现视网膜异常、脑的血管网状细胞瘤、嗜铬细胞瘤、胰腺囊肿、神经内分泌肿瘤、内耳淋巴囊肿、附睾和阔韧带囊腺瘤等,肾脏常出现双侧多灶的乳头状肾细胞癌、肾囊肿等。

总之,发病年龄较轻、双肾和多灶状发生的肾细胞癌应多考虑家族性遗传性肾癌。染色体异常、基因突变在肿瘤的发生和发展中,具有重要意义,在预防和治疗中有一定作用。

但是,当前在病理诊断应用上尚有困难。当前的策略是,对于儿童和青少年的肾癌,要注意遗传学调查,应做染色体和基因分析,阳性患者要实施监测。

2.肾母细胞性病变

肾母细胞瘤、肾原性残余、间叶性肾瘤和囊性肾瘤的发生,均与肾胚芽组织或肾母细胞组织有关,故统归于肾母细胞性病变的范畴。

(1)肾母细胞瘤:肾母细胞瘤是来源于肾胚芽组织的恶性肿瘤,又称 Wilms 瘤、胚胎瘤、腺肉瘤、腺肌肉瘤等。多见于 6 岁以前的儿童,偶见于成人。临床常首先发现腹部包块,偶见血尿和疼痛。

大体:肾内巨大瘤块,平均达 550 g,呈球形,边界清楚,切面鱼肉状,易见出血、坏死及囊性变。以囊肿为肿瘤的主体者,称囊性肾母细胞瘤。

光镜:肿瘤主要由三种基本成分构成:未分化的胚芽组织、间胚叶性间质和上皮样成分。多数肾母细胞瘤均由上述三种成分构成(图 4-11),但各自比例不同。

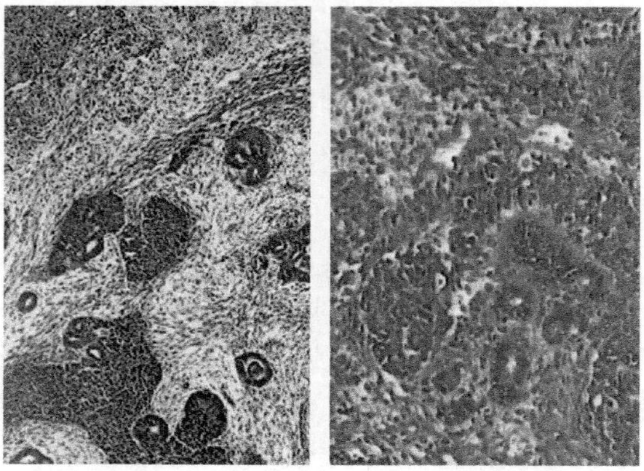

图 4-11 肾母细胞瘤

胚芽型(左:HE×100)和上皮样型(右:HE×200)

免疫组化与电镜:vimentin(+),WT1、NSE、desmin、CK 可表现为灶状阳性。电镜可出现上皮性及间叶性多种形态。

鉴别诊断:肾母细胞瘤与畸胎瘤、胚芽细胞型与小细胞恶性肿瘤、间胚叶性间质型与相应的肉瘤、上皮样型与各型肾细胞癌容易相混。而未分化的胚芽组织、间胚叶性间质和上皮样成分是肾母细胞瘤的主要诊断依据,即使单形态的肾母细胞瘤也只是以其中一种成分为主,多部位取材,总可以发现另外成分的存在。

(2)肾源性残余:肾内出现灶状胚性肾组织成分,称为肾源性残余。具有发展为肾母细胞瘤的潜能。3 岁以下的婴儿,肾源性残余的出现率约为 1%。40%的肾母细胞瘤患者的肾内可见肾源性残余。

大体:肾内出现点片状灰白色小结节。据其存在的部位,分为肾被膜下的叶周型和肾实质深部的叶内型。

光镜:肾源性残余由原始的肾胚芽和肾小管样结构造成,分化较好。根据其存在部位,分为叶周型(位于肾叶的周围或肾被膜下)和叶内型(位于肾实质内)(图 4-12)。据其发展和形态,分为初发性肾源性残余、静止性肾源性残余和浸润性肾源性残余,静止性者最终被纤维组织取代,浸润性者将发展为肾母细胞瘤。初发性者既可以发展为静止性,也可以发展为浸润性。

鉴别诊断:与肾母细胞瘤的区别:肾源性残余体积小,结构单纯。

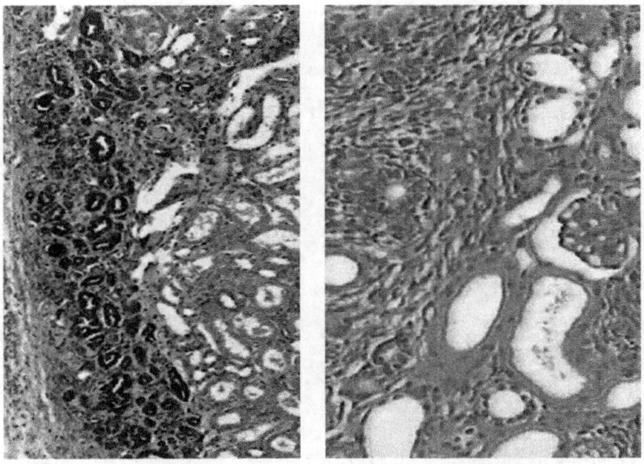

图 4-12　叶周型肾源性残余(左:HE×200)和叶内型肾源性残余(右:HE×200)

(3)肾母细胞瘤病:浸润性肾源性残余和不成熟的肾胚芽组织弥漫性或多灶状分布于肾实质内时,称肾母细胞瘤病。

(4)间胚叶母细胞肾瘤:间胚叶母细胞肾瘤是一种先天性与生肾组织有关的以梭形细胞增生为主的良性肿瘤,又称婴儿间胚叶肾瘤或婴儿平滑肌样错构瘤。多见于 6 个月以前的婴儿。

大体:肾内的球形肿物,边界清楚,切面灰白,有编织样结构。

光镜:瘤细胞表现为梭形,呈纵横交错的束状排列,有如子宫平滑肌瘤。束状排列的瘤细胞穿插于残存的肾小球和肾小管间(图 4-13)。瘤细胞与成纤维细胞、肌成纤维细胞和平滑肌细胞相似,称经典型间胚叶母细胞肾瘤。有时肿瘤细胞密集、核分裂增多、具有浸润特点时,称细胞性或非典型间胚叶母细胞肾瘤。较以纤维为主的经典型间胚叶母细胞肾瘤生长快。

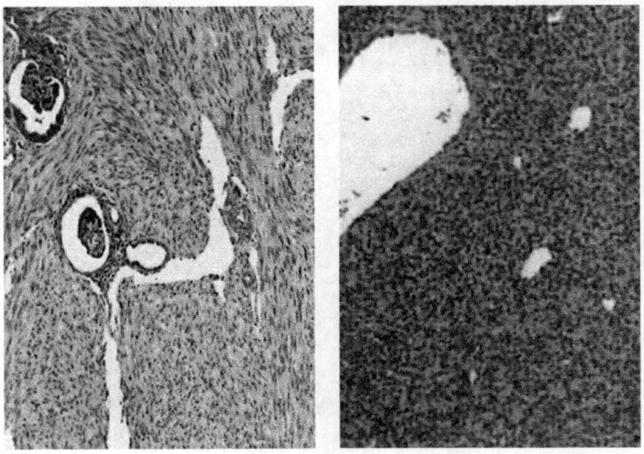

图 4-13　间胚叶母细胞肾瘤

较成熟的纤维细胞穿插于肾实质(左:HE×200),右为细胞性间胚叶母细胞肾瘤(HE×200)

免疫组化:vimentin、fibronectin 和 actin 阳性。

鉴别诊断:①与肾母细胞瘤的区别,间胚叶母细胞肾瘤结构单纯,肾母细胞瘤由三种成分或一种以上成分组成。②与肾透明细胞肉瘤的区别,后者为实体性肿瘤,肿瘤内不会遗留残存的肾组织;梭形细胞型透明细胞肉瘤呈梭形,胞浆浅染透明,间质黏液样物质明显。③与肾横纹肌样瘤的区别,后者为实体性肿瘤,肿瘤内不会遗留残存的肾组织;多以圆形或椭圆形为主,胞质红染颗粒状，电镜下可见特殊缠绕存在的中间丝。

(5)囊性肾瘤：囊性肾瘤是以囊肿表现为特点的肾实质肿瘤，与肾囊肿性疾病不同。又称多囊性肾瘤。与肾母细胞瘤来源相同，只是分化良好。虽然各年龄均可发生，但婴幼儿最多见。

良性囊性肾瘤：又称多房性囊性肾瘤、肾的多部位囊肿。属于良性肿瘤。

大体：肾实质内边界清楚的多房性囊肿。

光镜：囊壁被覆着单层或重层立方上皮细胞，并混有鞋钉样细胞，胞浆浅染或嗜酸性。囊肿之间为结缔组织，有时可见无功能的肾单位。

鉴别诊断：①与成人型和婴儿型多囊肾区别，后者为无边界的多囊性结构，常为双肾弥漫发生；②与囊性肾发育不良区别，后者在囊肿间，可见幼稚的间叶组织、幼稚的肾单位和软骨及骨样组织。

囊性或部分囊性分化性肾母细胞瘤，在良性囊性肾瘤的背景上，肿瘤的间质中出现了肾母细胞瘤的胚芽成分或原始的肾上皮成分。该肿瘤与实体性肾母细胞瘤不同，只需单纯手术切除，预后良好。

恶性囊性肾瘤：囊性肾瘤的间质呈现肉瘤样结构时，称为恶性囊性肾瘤。上皮成分为良性，间质呈纤维肉瘤样结构，呈浸润性生长。

(三)间叶性肿瘤

1.儿童期肾间叶性肿瘤

(1)肾透明细胞肉瘤：肾透明细胞肉瘤的组织来源尚不清楚。发病高峰为2岁左右，占儿童肾脏恶性肿瘤的4%。容易出现骨转移。

大体：肾髓质或肾中央出现球形肿块，界限清楚，切面鱼肉状，黏液样。

光镜：瘤细胞呈多边形，核染色质细腻，核仁不明显，胞浆含有多数透明的空泡。瘤细胞呈巢索状排列，肿瘤间质可见网状毛细血管(图4-14)。此外，瘤细胞形态和排列尚有多种形式：上皮样型、梭形细胞型、硬化型、黏液样型、囊肿型、血管周细胞瘤型、栅栏排列型以及多形细胞型等。

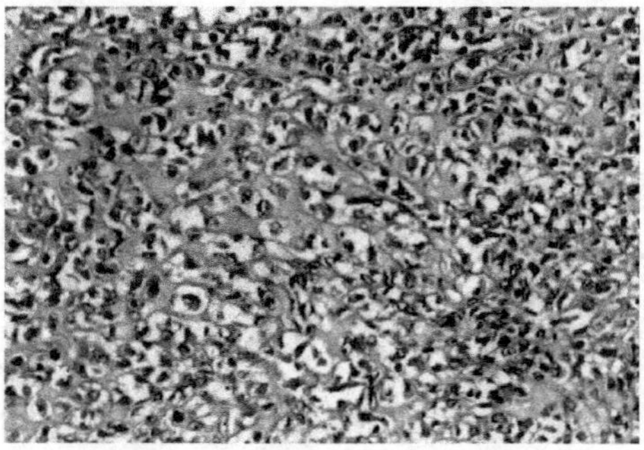

图4-14　肾透明细胞肉瘤

瘤细胞呈透明状，弥漫性分布(HE×200)

免疫组化：vimentin(+)、Bcl-2(+)。

电镜：瘤细胞的细胞器稀少。

鉴别诊断：①与透明细胞性肾细胞癌的区别，后者多见于老年人；免疫组化CK阳性；透明细胞肉瘤的细胞形态和排列呈多样性。②与肾母细胞瘤和间胚叶母细胞肾瘤的区别见相应项下。

(2)肾横纹肌样瘤：肾横纹肌样瘤的组织来源尚不清楚。好发于婴幼儿的高度恶性的肿瘤，发病高峰为1.5岁左右。占儿童肾脏恶性肿瘤的2%。15%的病例合并颅内的神经外胚叶恶性肿瘤。常合并高钙血症。

大体：肾内边界不清的实性瘤块，常见浸润和转移的卫星结节。

光镜：瘤细胞胞核呈泡状，核仁明显，胞质丰富，具有嗜酸性颗粒，常见大的圆形或椭圆形的嗜酸性包涵体。瘤细胞无排列特点，呈弥漫性分布（图 4-15）。有时呈上皮样型、纺锤样细胞型、硬化型、淋巴瘤样型等排列特点。

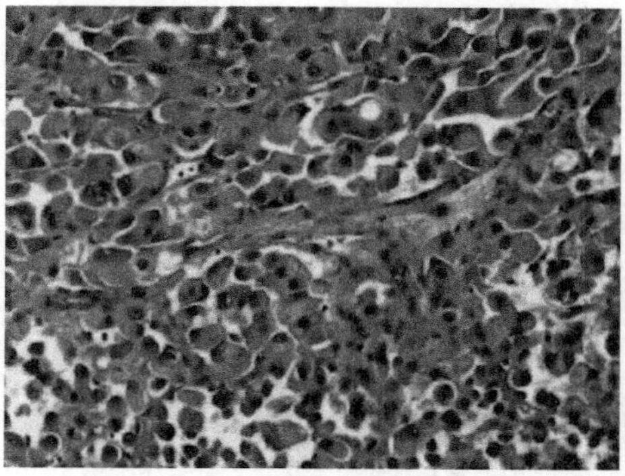

图 4-15　肾横纹肌样瘤

瘤细胞弥漫性实性分布，有丰富的嗜酸性胞质，呈横纹肌细胞样（HE×200）

免疫组化：vimentin 阳性（图 4-16A）。

电镜：可见胞质内特殊的缠绕状的中间丝（图 4-16B）。

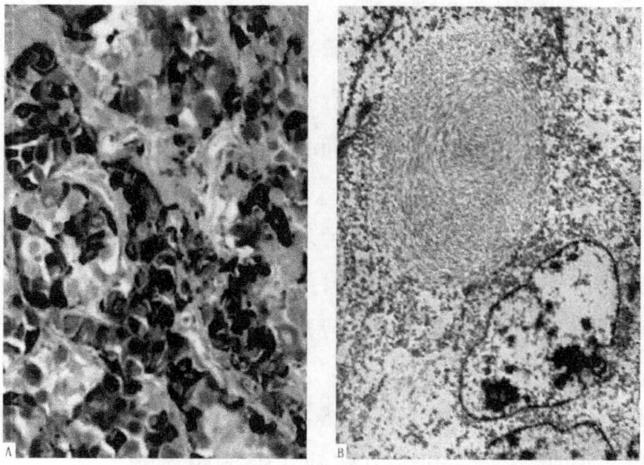

图 4-16　肾横纹肌样瘤

A.瘤细胞 vimentin 阳性（免疫组化×400）；B.瘤细胞内可见缠绕的中间丝（电镜×15 000）

鉴别诊断：①与颗粒性肾细胞癌的区别，后者为成年人发病，呈癌巢、腺样或乳头状排列，CK 阳性；②与肾母细胞瘤的区别，后者可见或多或少的肾胚芽细胞、中胚叶成分和上皮样成分的存在；③与肾透明细胞肉瘤的区别，后者可见透明细胞的存在；④与间胚叶母细胞肾瘤的区别，后者以梭形的纤维细胞为主，在肾实质内穿插生长。

2.成年期肾间叶性肿瘤

肾脏可发生多种良性和恶性非上皮性肿瘤，如平滑肌瘤、平滑肌肉瘤、脂肪瘤、脂肪肉瘤、血管瘤、血管肉瘤、淋巴管瘤、白血病、淋巴瘤等，与其他部位的相应肿瘤相比，并无特异性，本节仅就几种特异性的肾非上皮肿瘤叙述如下。

(1)血管平滑肌脂肪瘤:肾血管平滑肌脂肪瘤为血管、平滑肌和脂肪组织构成的肾肿瘤,曾认为是一种错构瘤,近年来通过基因分析,认为是独立类型的真性肿瘤,也有人认为属于多向分化的间胚叶母细胞肿瘤。主要发生于成年人,平均年龄 41 岁,女性多见。1/3 的患者合并结节性硬化症。

大体:肾内球形瘤块,边界清楚,切面呈多彩状,黄白相间,易见出血,与肾细胞癌无异。

光镜:瘤组织由畸形血管(管壁薄厚不等,内弹力膜消失,管腔大小不等)、梭形平滑肌束和脂肪组织构成,三种成分的比例可有明显差异。肿瘤内的平滑肌成分可出现一定的异型性,不能依此认为恶性(图 4-17)。

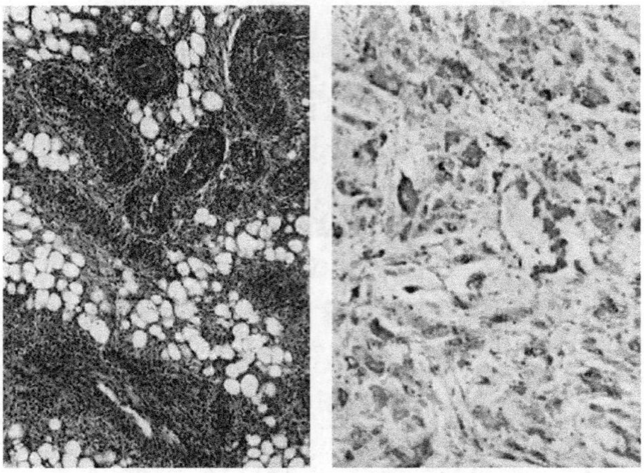

图 4-17　肾血管平滑肌脂肪瘤

由畸形血管、周围平滑肌和脂肪组成(左:HE×200),HMB45 阳性(右:免疫组化×400)

免疫组化:平滑肌成分不但有肌原性标记,而且常显示 HMB45 阳性。

电镜:平滑肌成分内的结晶状的黑色素前体。

鉴别诊断:①与间胚叶母细胞肾瘤的区别,后者主要发生于婴幼儿,成分单一,与肾小球和肾小管混杂存在;②与肾的平滑肌瘤、脂肪瘤或血管瘤的区别,后者成分单一;③当平滑肌成分出现异型性时,应与平滑肌肉瘤或横纹肌肉瘤鉴别,应多取材,发现多成分的组合,免疫组化 HMB45 阳性,有助于确诊。

(2)肾上皮样血管平滑肌脂肪瘤:该肿瘤虽然与肾血管平滑肌脂肪瘤相似,但以增生的上皮样细胞为主,具有一定的恶性潜能。合并结节性硬化症的概率更高。

大体:与血管平滑肌脂肪瘤相似,有时侵及肾外组织或肾动静脉。

镜下:以梭形和多角形上皮样细胞为主,有丰富的嗜酸性颗粒状胞质,可见大核的神经节样细胞,间变和核分裂象易见。呈片状和条索状排列。偶见灶状典型的血管平滑肌脂肪瘤区域(图 4-18)。

免疫病理学和电镜检查与典型的血管平滑肌脂肪瘤相似。

(3)肾髓质间质细胞瘤:肾髓质间质细胞瘤又称肾髓质纤维瘤,是发生于肾髓质的良性肿瘤,多见于成年人。约 50%的尸体解剖病例可发现该肿瘤,约 50%的病例呈多发性。瘤细胞可分泌前列腺素,具有调解肾内血压和对抗高血压的功能。

大体:位于肾髓质的灰白色、边界清楚的小结节,直径多为 0.3 cm 左右。可多发。

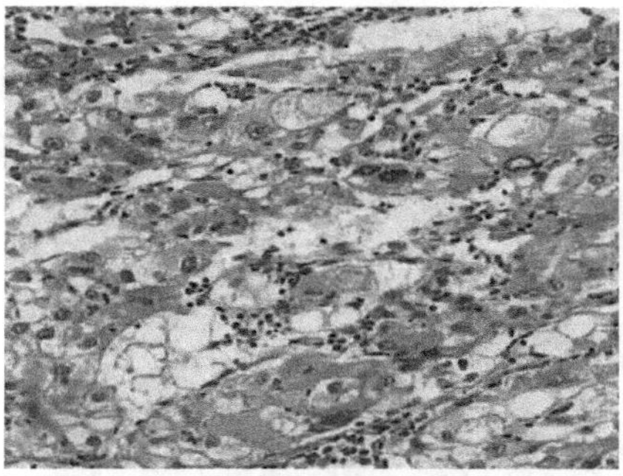

图 4-18　肾上皮样血管平滑肌脂肪瘤

平滑肌细胞胞质丰富,呈节细胞状,可见一定的异型性(HE×400)

光镜:瘤细胞呈星形或多边形,泡状核,松散透明的胞浆,杂乱分布于疏松的间质中。偶见玻璃样变和淀粉样变。组织化学研究发现,瘤细胞含有中性脂肪、磷脂和酸性黏多糖。

电镜:瘤细胞内有多数含脂类物质的电子致密颗粒。

鉴别诊断:应与肾的纤维瘤鉴别,后者瘤体较大,纤维细胞呈紧密的束状排列。

(4)肾小球旁器细胞瘤:肾小球旁器细胞瘤又称肾素瘤。为来源于肾小球旁器细胞的良性肿瘤。多见于成年人。患者表现持续性顽固的高血压,血浆内含有高水平的肾素。

大体:位于肾皮质的灰黄色、边界清楚的小结节,直径小于 3 cm。

光镜:瘤细胞小圆形,胞核染色质细腻,胞质透明,含少数嗜酸性颗粒。胞浆颗粒 PAS 或 Bowen 染色阳性。瘤细胞呈实性巢索排列,有时出现管状或乳头状结构,间质毛细血管和血窦丰富。

免疫组化:瘤细胞显示肾素阳性。

电镜:可见胞质内含肾素的内分泌颗粒(图 4-19)。

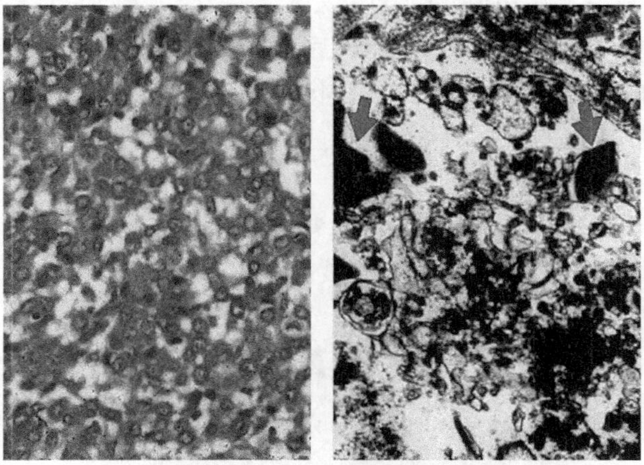

图 4-19　肾小球旁器细胞瘤

形态一致的小圆形肿瘤细胞呈巢索状分布,血窦丰富(左:HE×200),瘤细胞内可见肾素结晶(右:电镜×10 000)

鉴别诊断:应与肾的血管瘤和血管周细胞瘤鉴别,后者瘤体较大,缺乏小圆形的瘤细胞,无肾小球旁器细胞瘤特有的临床症状。

二、肾盂肿瘤

肾盂部位的常见的良性上皮性肿瘤有移行细胞乳头状瘤和内翻性乳头状瘤,病理特点与膀胱的相应肿瘤相同,详见相应章节。

肾盂部位的常见恶性上皮性肿瘤有移行细胞癌、鳞状细胞癌和肾盂腺癌,病理特点与膀胱的相应肿瘤相同,详见膀胱肿瘤的相应章节。当肾盂腺癌浸润于肾髓质时,应与集合管癌相鉴别,这时,发现肾盂黏膜的原发性病灶,是诊断肾盂腺癌重要依据。

(孙迪祥)

第二节 膀胱肿瘤

一、上皮性肿瘤

肾盂、输尿管和膀胱被覆着尿路上皮,过去曾称移行上皮,尿路上皮或移行上皮的增生性病变、良性及恶性肿瘤是尿路的常见疾病。

尿路上皮细胞免疫组化均显示高分子量的CK阳性,电镜显示细胞连接等上皮细胞的特点,以下不再重复叙述。

(一)非浸润性尿路上皮肿瘤

(1)尿路上皮乳头状瘤:是尿路最常见的良性肿瘤。又称外生性乳头状瘤、典型的乳头状瘤。青壮年好发。常见的症状是间断性无痛性血尿。

大体:呈柔软的具有细蒂的伸出性肿物,乳头纤细。

光镜:该肿瘤具有纤细的乳头状结构,由纤维和小血管组成的轴心。被覆尿路上皮细胞,细胞形态和排列与正常的尿路上皮相似,异型性极小(图4-20)。无浸润现象。

鉴别诊断。与尿路上皮乳头状增生的区别:后者是无轴心的假乳头。

(2)低度恶性潜能的非浸润性尿路上皮乳头状瘤:所谓低度恶性潜能的非浸润性尿路上皮乳头状瘤是指其较尿路上皮乳头状瘤的细胞增生明显,复发率较高(25%~47%),恶变的概率稍高。

大体:呈柔软的具有细蒂的伸出性生长的乳头状肿物。

光镜:该肿瘤与尿路上皮乳头状瘤相似,但被覆上皮细胞层次增多,可见灶状的轻度的细胞异型性(图4-20)。

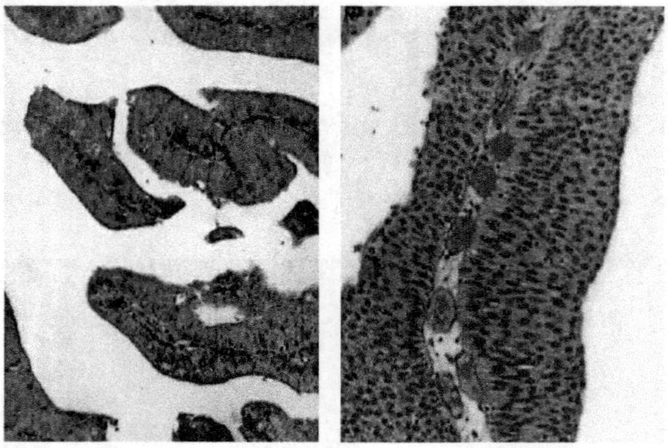

图4-20 膀胱尿路上皮乳头状瘤(左)和低度恶性潜能的非浸润性尿路上皮乳头状瘤(右)(HE×200)

(3)低级别的非浸润性尿路上皮乳头状癌:临床常见血尿,48%～71%的患者复发,5%的或者可发展为浸润性癌。

大体:易见多发的伸出性生长的乳头状肿物。

光镜:该肿瘤呈尿路上皮乳头状结构,易见分支和融合现象,部分细胞排列紊乱,细胞异型性易见(图 4-21)。

(4)高级别的非浸润性尿路上皮乳头状癌:临床常见血尿。

大体:易见多发的伸出性生长的乳头状肿物,部分称结节状和实性肿块。

光镜:该肿瘤呈尿路上皮乳头状结构,易见分支和融合现象,细胞排列紊乱,细胞异型性明显,核染色质增多、粗糙,核仁明显,易见核分裂象(图 4-21)。

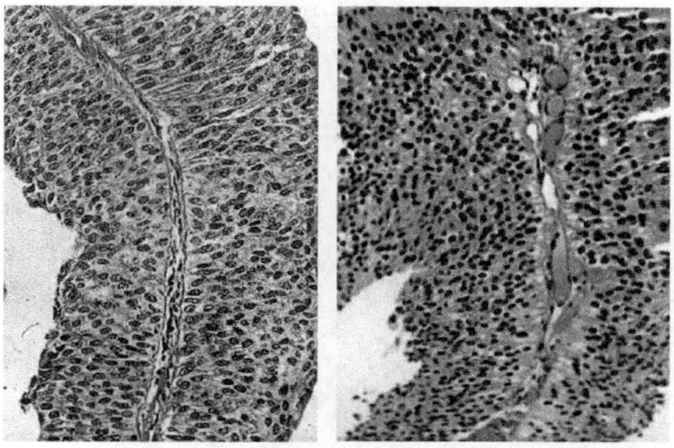

图 4-21 膀胱低级别的非浸润性尿路上皮癌(左)和高级别的非浸润性尿路上皮癌(右)(HE×200)

(5)尿路上皮鳞状细胞乳头状瘤:膀胱的尿路上皮受人乳头瘤病毒感染时,出现鳞状细胞化生并呈尖锐湿疣样的变化,所以,膀胱鳞状细胞乳头状瘤可以认为是膀胱的尖锐湿疣。常与外阴尖锐湿疣伴同存在。

(6)内翻性尿路上皮乳头状瘤:内翻性尿路上皮细胞乳头状瘤又称 Brunnian 腺瘤。中老年男性好发,多见于膀胱三角区和膀胱颈。常见的症状是间断性无痛性血尿,尿路梗阻。

大体:呈柔软的半球状外生性肿物,表面光滑,或略呈分叶状,有时呈息肉状。

光镜:表面可见较正常的尿路上皮被覆。分化好的尿路上皮细胞巢、细胞索向黏膜下呈推进式生长,巢索中央为胞质丰富的尿路上皮表层细胞,边缘为胞浆极少的基底细胞,有如密集的 Brunn 巢(图 4-22)。有的细胞巢呈腺样化生,上皮呈柱状,并可见存有黏液的腺腔,以腺性结构为主时,称腺性内翻性乳头状瘤。有的细胞巢呈鳞状上皮化生,以鳞状细胞巢为主时,称鳞状上皮内翻性乳头状瘤。

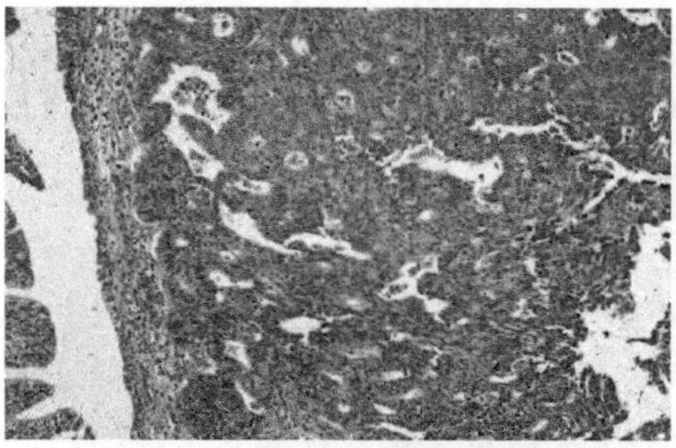

图 4-22 内翻性尿路上皮乳头状瘤

Brunn 巢聚集,表面被覆正常移行上皮(HE×100)

鉴别诊断:①与腺性膀胱炎或囊腺性膀胱炎的区别,后者虽然可见尿路上皮呈 Brunn 巢和囊腺样 Brunn 巢在黏膜下增生,但与黏膜下水肿及多少不等的炎细胞混合存在,弥漫分布,不形成瘤块;②与浸润性尿路上皮细胞癌的区别,尿路上皮细胞癌的癌细胞有一定的异型性,并可见条索状或斑片状向深部浸润的现象;③与腺癌的区别,泌尿道的腺癌表现为单层细胞排列,具有一定的异型性,并有一定浸润性生长的特点,而内翻性尿路上皮细胞乳头状瘤中的腺样结构均在密集的 Brunn 巢样结构的基础上出现,分化好。

(7)尿路上皮原位癌:原发性尿路上皮原位癌少见,仅占尿路上皮肿瘤的 1%～3%,但可发展为浸润性尿路上皮癌,而与其他尿路肿瘤伴发者却高达 60%以上。

大体:原位癌仅显示黏膜粗糙,常有斑片状充血和点状出血。

光镜:间变的细胞(细胞核增大,染色质增多且粗糙,核仁明显,核分裂象增多)自底层至表层弥漫分布,排列紊乱,极向消失(图 4-23)。

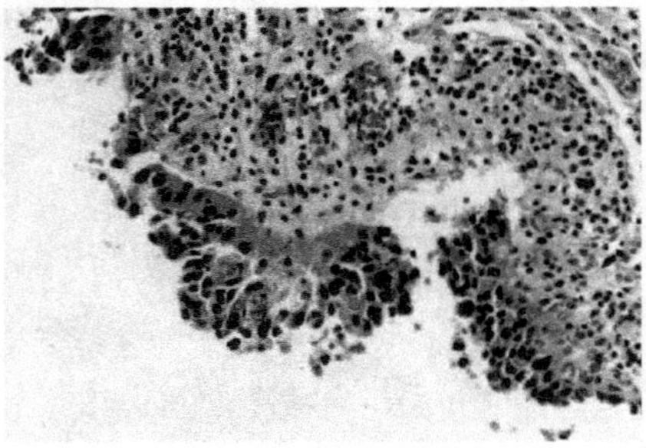

图 4-23 尿路上皮原位癌

癌细胞侵占黏膜全层,部分脱落(HE×200)

鉴别诊断:恶性癌细胞仅限于黏膜层是其特点,应与穿破基底膜的浸润癌鉴别。

(8)尿路上皮绒毛状腺瘤:膀胱绒毛状腺瘤是一种少见的乳头状良性肿瘤,被覆柱状上皮。多见于40～60 岁的男性。以血尿或尿内黏液为主要临床表现。好发于膀胱顶部,故有人认为来自脐尿管,也有人认为属于移行上皮的肠上皮化生。

大体:宽蒂或半球状乳头状隆起。好发于膀胱顶部。

光镜:单层柱状上皮被覆于乳头表面。或呈腺样和囊性排列。与大肠绒毛状腺瘤相似。

鉴别诊断:与膀胱黏液腺癌的区别:后者细胞异型性明显,排列紊乱,浸润性生长。

(二)浸润性尿路上皮癌

1.尿路上皮癌

尿路上皮癌是膀胱最常见的恶性肿瘤,占 90%。具有多灶状发生和易复发的特点。癌细胞的异型性、结构特点和浸润程度有一定差别,分为三级。

大体:Ⅰ级尿路上皮癌呈伸出性乳头状,与尿路上皮乳头状瘤相似。Ⅱ级尿路上皮癌也呈伸出性乳头状和浸润性生长,常有粗大的蒂。Ⅲ级尿路上皮癌呈实性包块状或伴有粗大乳头状浸润性生长。

光镜:Ⅰ级尿路上皮癌:呈乳头状,细胞层次增多,超过 8 层,细胞极性轻度紊乱,核分裂象不多,在固有膜可能出现表浅浸润。Ⅱ级尿路上皮癌:呈乳头状,细胞层次增多,细胞排列明显紊乱,乳头状结构有融合现象,核分裂象易见,在固有膜可出现浸润(图 4-24)。Ⅲ级尿路上皮癌:乳头状结构不明显,或完全失去乳头状结构,细胞失去了排列的极向,细胞的异型性明显,核分裂象多,浸润明显。

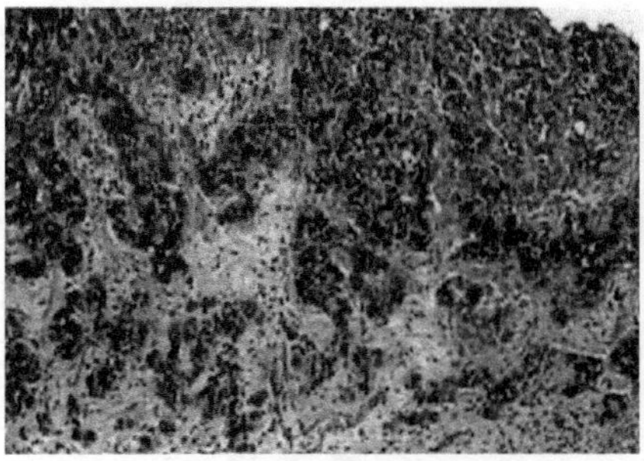

图 4-24　浸润性尿路上皮癌

Ⅲ级，乳头消失，向黏膜下和肌层浸润（HE×200）

除上述的常见形态结构者外，尚可见多种亚型，如伴有巢状鳞状上皮或腺上皮分化、伴梭形细胞分化、伴大量淋巴细胞浸润、伴破骨细胞样分化、伴透明细胞分化、伴绒毛膜癌样结构、呈浆细胞瘤样结构、伴脂肪细胞样结构、呈微乳头样结构、伴 Brunn 巢样结构、伴微囊样结构等。但肿瘤细胞的主体仍为尿路上皮癌。

鉴别诊断：①Ⅲ级尿路上皮癌常失去尿路上皮的特点，应与相邻器官低分化癌的浸润或转移相鉴别。应多取材，寻找与泌尿道被覆上皮的关系。②各种亚型尿路上皮癌应与相应的肿瘤相鉴别。

2.膀胱鳞状细胞癌

膀胱的鳞状细胞癌占该部位恶性肿瘤的 5%。好发于老年人，女性多于男性。

多见于泌尿道结石、膀胱血吸虫病、长期留置导尿管、膀胱憩室等长期慢性刺激的患者。膀胱的鳞状细胞癌较移行细胞癌预后差。

大体：膀胱腔面呈现实性肿块，常有坏死和溃疡。

光镜：与子宫颈或食管的鳞状细胞癌相似，多表现为高分化和中分化。呈伸出性生长而浸润不明显的高分化的鳞状细胞癌又称膀胱的疣状癌。

鉴别诊断：应与伴有鳞状上皮化生的尿路上皮癌鉴别，后者的主要成分是尿路上皮癌，化生的鳞状上皮分化好。

3.膀胱腺癌

膀胱腺癌占该部位恶性肿瘤的 2%。好发于中老年人。来源于移行尿路上皮的腺性化生或腺性膀胱炎，部分来自脐尿管。膀胱的腺癌较典型的尿路上皮癌预后差。

大体：膀胱腔面呈现实性肿块，常有坏死和溃疡，表面常见黏液。

光镜：与大肠的腺癌相似。有时可呈黏液癌和印戒细胞癌结构。

鉴别诊断：①应与伴有腺上皮化生的尿路上皮癌鉴别，后者的主要成分是尿路上皮癌，化生的腺上皮分化好；②与大肠腺癌的膀胱壁浸润的区别，后者原发于大肠，自膀胱壁深层向黏膜方向浸润生长。

4.膀胱脐尿管癌

脐尿管癌是位于膀胱顶部的来源于脐尿管残余的高度恶性的肿瘤。

大体：膀胱顶部深在的富于黏液的实性肿块。

光镜：80%以上的脐尿管癌为黏液癌，少部分为腺癌或鳞状细胞癌。癌组织散布于膀胱壁深层或全层，甚至腹壁。

鉴别诊断：①有别于常见的膀胱腺癌，后者以黏膜固有层和浅肌层为主，非癌黏膜常见腺性膀胱炎等腺性化生病变；②应注意除外大肠腺癌的膀胱浸润，后者可发现大肠的原发癌灶。

5.膀胱复合性癌

膀胱尿路上皮癌、原位癌、鳞状细胞癌及腺癌，在组织发生上有同源性密切关系，所以，各种组织类型的癌可同时出现于同一病例，称复合性癌。尤以低分化的Ⅲ级尿路上皮癌最常见，所以对低分化的尿路上皮癌病例应多部位取材，因为复合癌的预后更差。

6.膀胱癌肉瘤

由上皮和间叶成分共同组成的恶性肿瘤称癌肉瘤。多见于中年男性。来源于多向分化潜能的原始细胞。

大体：向腔内呈息肉状生长。

光镜：由移行细胞癌、鳞状细胞癌或腺癌与软骨肉瘤、骨肉瘤或肌源性肉瘤组成的恶性肿瘤。应该注意，只有癌和梭形细胞成分，不应诊断为癌肉瘤，只应称为肉瘤样癌或梭形细胞型尿路上皮癌。

二、非上皮性肿瘤

膀胱的软组织肿瘤与发生于其他部位的相应肿瘤相似。较有特点的如下。

(一)横纹肌肉瘤

膀胱横纹肌肉瘤多见于男婴的膀胱。呈息肉状生长。切面灰白富于黏液，故称葡萄状肉瘤。瘤细胞呈梭形，有宽大的带状粉染胞质，间质富含黏液。免疫组化显示肌原性标记阳性。

(二)副神经节瘤

膀胱副神经节瘤为良性肿瘤。又称膀胱的嗜铬细胞瘤。占膀胱肿瘤的0.1%。好发于青壮年，女性多于男性。患者可出现高血压症状，尤以膀胱充盈或收缩时常见。

大体：多数为膀胱壁内的直径1 cm瘤结节，有的病例瘤体较大甚至呈多灶发生。切面发黄，甲醛浸泡后，呈棕色。

光镜：瘤细胞呈多边形，胞核染色质细腻，胞质丰富透明或细颗粒状。瘤细胞呈簇状或巢状排列，间质薄壁血管和血窦丰富(图4-25)。免疫组化：显示神经内分泌的特点，特别是嗜铬素标记阳性。

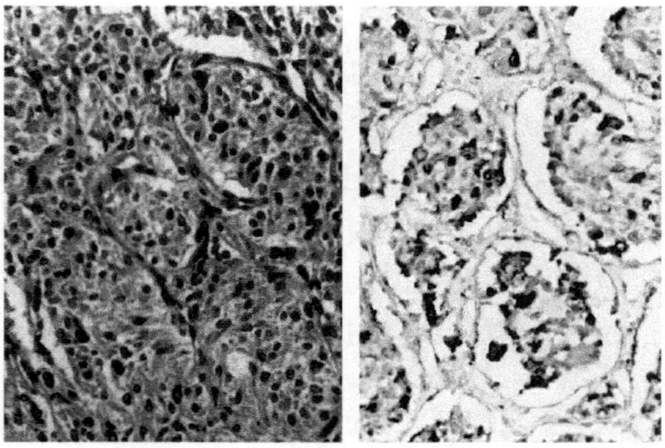

图4-25　膀胱副神经节瘤

瘤细胞呈团状和假腺泡状排列，血窦丰富(左：HE×200)，嗜铬素阳性(右：免疫组化×200)

电镜：可见胞质内大量神经内分泌颗粒。

(孙迪祥)

第三节　阴道肿瘤

一、阴道良性肿瘤

(一)乳头状瘤

阴道乳头状瘤有两型:鳞状上皮乳头状瘤和米勒管乳头状瘤。前者多位于下段,近处女膜,与湿疣的主要区别是缺乏典型的挖空细胞;后者多见于幼儿,常位于阴道上段,镜下为分支的短粗纤维血管轴心被覆矮柱状-立方上皮(图 4-26)。

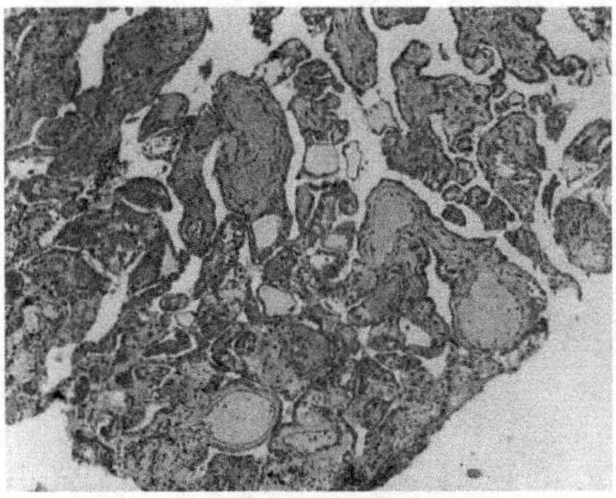

图 4-26　阴道米勒管乳头状瘤

注:患者 4 岁,阴道内上三分之一前后壁有簇状新生物

(二)小管-鳞状上皮性息肉

该类型罕见,息肉位于阴道上部或宫颈,多见于绝经后女性。形态上以疏松的纤维间质肌,膨胀性鳞状上皮巢和小管结构为特点,小管结构免疫组化前列腺标记为阳性;可能来源于异位的尿道旁小斯基恩氏腺。

(三)其他良性肿瘤

阴道尚有其他少见的良性肿瘤,如绒毛状管状腺瘤(相似于结肠直肠病变)、平滑肌瘤、横纹肌瘤、血管瘤、良性混合瘤(由分化成熟的鳞状上皮、黏液腺体及小型间质细胞组成)。阴道是良性横纹肌瘤较常见的部位,发病年龄较大,平均 45 岁。肉眼呈孤立的结节或息肉样,通常被覆完整的黏膜上皮。镜下的横纹肌细胞可以是成人型,也可以是胚胎型。诊断此类肿瘤时要注意鉴别其与横纹肌肉瘤,前者分化良好,无明显异型性,核分裂少见,无病理核分裂。

二、阴道恶性肿瘤

阴道原发性恶性肿瘤少见,大多为其他器官转移或直接浸润的继发性恶性肿瘤,诊断这一部位的恶性肿瘤时需注意排除转移性。阴道常见的主要原发性恶性肿瘤为鳞癌,其他少见的肿瘤包括腺癌、黑色素瘤、葡萄状肉瘤、内胚窦瘤、平滑肌肉瘤及血管肉瘤等;其中的葡萄状肉瘤和内胚窦瘤多见于儿童。

(一)阴道表皮内肿瘤(vaginal intraepithelial neoplasia,VaIN)

发病率比下生殖道的其他部位(如宫颈、外阴的上皮内)肿瘤少得多。HPV 感染亦是其发病的重要因素。VaIN 的大体形态可以正常或为浅糜烂或为隆起的白斑，也可呈多灶性，主要分布在阴道的上1/3 段。

（二）阴道鳞癌

发生在阴道的鳞癌比发生于宫颈的鳞癌少得多，大约占女性恶性肿瘤的 2%。早期鳞癌常无自觉症状，主要依靠中老年女性的定期体检，做细胞学及活检诊断。大体及光镜检查发现其形态与宫颈或外阴等其他部位发生的鳞癌相似。

阴道的微浸润癌极少见，其诊断标准尚不明确。

肿瘤的复发主要在局部，常在术后 2 年内。临床预后主要与手术分期有关，而与癌的组织学类型和分化程度关系不大。Ⅰ、Ⅱ、Ⅲ和Ⅳ期的 5 年存活率分别为 75%～80%、45%～60%、31%～43%和 20%～40%，总体的 5 年存活率为 40%～50%。阴道鳞癌经典的发展模式为鳞状上皮内肿瘤→早期浸润癌→浸润性鳞癌（包括Ⅰ、Ⅱ、Ⅲ及Ⅳ期鳞癌）。

（三）阴道疣状癌

疣状癌是鳞癌的一个亚型，也是发生在阴道的一种高分化的癌，很少见；发病因素可能与 HPV 感染有关。

大体呈明显外生性结节状、乳头状或蕈伞样。镜下特点为分化好的鳞状细胞呈宽大的乳头状生长，基底部压向并侵入间质。

疣状癌手术切除后可局部复发，但很少淋巴结转移。形态上合并有经典鳞癌成分时则侵袭性强，应归类为阴道鳞癌。

（四）阴道小细胞癌

阴道小细胞癌很少见，恶性度高。它可以呈现为单一的神经内分泌性小细胞癌，形态似肺的小细胞癌。以前单凭光镜检查形态特点可诊断为小细胞未分化癌，以后经免疫组化及电镜观察这类肿瘤的最大特点是细胞内有神经分泌颗粒及神经内分泌的标记，故将它归为阴道神经内分泌肿瘤。既没有鳞、腺分化，也没有神经内分泌表达的肿瘤才归属为未分化或分化不良的小细胞癌。有的病例除小细胞癌结构外，尚可见腺癌或鳞状细胞癌的分化，具有一定比例此种组织学结构的肿瘤，也可称为复合性小细胞癌。阴道的神经内分泌肿瘤，除小细胞癌及复合性小细胞癌亚型外，也可表现为其他亚型，包括经典的类癌及不典型的类癌形态结构。

（五）阴道腺癌

阴道原发腺癌少见，诊断时需注意排除来自子宫、宫颈、卵巢、输卵管、结直肠、泌尿道和乳腺的转移性癌。

病理形态：根据临床病理特点可以分为以下 4 种类型。

1.透明细胞癌

透明细胞癌最常见。光镜下形态与子宫或卵巢的同类型癌相似。较老的文献称其为中肾样癌，现在已公认它起源于米勒管上皮。免疫组化及电镜检查显示其与发生于子宫及卵巢的透明细胞癌相似。

患者以青年居多，平均年龄为 17 岁，12 岁前及 30 岁后的患者很少。肿瘤位于阴道的任何部位和/或宫颈，60%位于阴道，多在上段前及侧壁；临床预后通常较好，小的病变可以通过手术治愈，浸润深度 3 mm 以上者复发转移率增大。患者常有接触雌激素的历史，故提示这类型腺癌可能与雌激素或有关药物有关。

诊断时要注意鉴别其与阴道腺病的微小腺体增生和阿-斯反应。后两者均可发生在宫颈，也可见于阴道腺病。微小腺体增生时的腺体大小较一致，无明显癌性间质反应，细胞无明显异型性，透明细胞黏液染色为强阳性；阿-斯反应则以细胞核的退变为特征。

透明细胞癌除局部蔓延外，亦可经淋巴道或血行转移至盆腔淋巴结、肺部及锁骨上淋巴结等处。临床五年生存率约为 80%，Ⅰ期病例约为 100%，复发的时间多在 3 年内。提示预后较好的因素包括早期病变，肿瘤体积小，组织学囊管状图像，核分裂少和异型性轻。

2.子宫内膜样腺癌

子宫内膜样腺癌第二常见。它常位于阴道直肠间隔、阴道穹隆、后壁或侧壁，一般早期常并无阴道或直肠黏膜的侵及。它可以起源于阴道异位的子宫内膜，近年 Staats 等(2007)报道的 18 例病例中，14 例可见异位子宫内膜并存。临床早期的病例预后较好，在 Staats 等的 11 例Ⅰ期材料中有 2 例复发，但均存活。

3.黏液腺癌

黏液腺癌可以来源于阴道腺病、尿道旁的斯基恩氏腺、子宫黏膜异位症、异位的肠黏膜或泄殖腔残留物。最后一种类型又称阴道泄殖腔肿瘤，多见于中老年人，患者无结肠癌病史。镜下与结肠腺癌相似，即肠型黏液上皮癌，有的还伴有腺瘤或正常腺体成分(图 4-27、图 4-28)；免疫组化染色 CK20 和癌胚抗原阳性，CK7 阴性。来自阴道腺病的阴道黏液腺癌常伴有鳞化和肠化，免疫组化染色 CK7 和癌胚抗原阳性，CK20 阴性。尿道旁斯基恩氏腺来源的腺癌前列腺标记阳性。

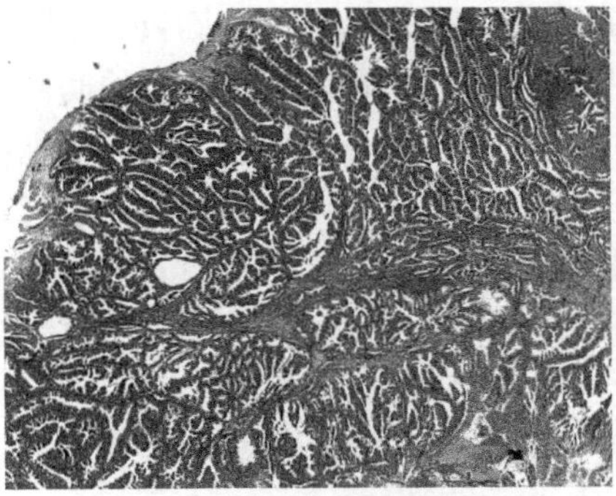

图 4-27　阴道黏液腺癌

注：患者 53 岁，阴道后穹隆 11°有一个直径 3 cm 的肿物，质硬为紫红色、菜花样，突出黏膜 2 cm，表面黏膜缺失；同时见近处女膜处质硬结节，表面黏膜完整，基底呈浸润性，直径约 3 cm。此图显示阴道后穹隆活检低倍镜下形态很像结肠癌

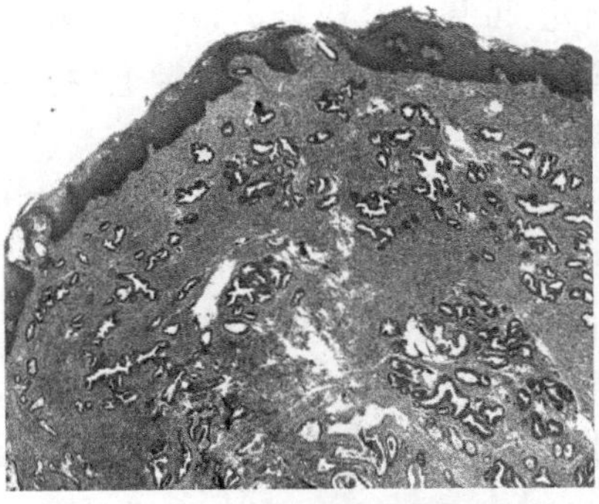

图 4-28　近处女膜处质硬结节活检

注：鳞状上皮下的黏液腺癌伴有腺瘤成分

由于阴道原发性腺癌少见，诊断时应注意有无宫颈、消化道或泌尿道癌的病史以排除转移性。还应注意有无子宫切除史，因为切除了子宫以后的输卵管可脱垂至阴道，在伴有炎症和增生时形态可以不典型，容易被误认为腺癌。

4.中肾管源性腺癌

这型癌仅有个案报道，似乎侵袭性不强，治疗以手术为主。其常位于阴道侧壁，来源于中肾管残件。组织学呈现为分化较好的管状腺癌，腺体较规则，大小较一致，腺上皮为矮立方或矮柱状，胞质较透明或为空泡状。需要注意鉴别其与透明细胞癌。免疫组化：CD10、波形蛋白、钙网膜蛋白呈阳性。

（六）阴道胚胎性横纹肌肉瘤或称葡萄状肉瘤

葡萄状肉瘤是在阴道较少见的、恶性度较高的肿瘤。其主要临床病理特点为：①绝大多数患者为5岁以下幼儿，平均年龄2岁以下；②主要位于阴道前壁，大体呈多结节或息肉状互相融合的突起，为紫红色，形似葡萄，因此而得名；③临床上主要症状为阴道出血，检查时葡萄状肿物充满阴道，有时可突出阴道外口；④光镜检查下特点为胚胎性横纹肌肉瘤的结构和上皮下的“生发层”。

病理形态：肿瘤呈结节或息肉状，突起的表面被覆鳞状上皮，可有糜烂或溃疡形成。息肉的间质为疏松水肿样富于黏液的幼稚的间叶组织，其上皮下可见不连续的“生发层”，主要细胞为淋巴细胞样或成纤维细胞样的幼稚的间叶细胞和少量不成熟的横纹肌母细胞，后者或为圆形、胞质较宽、透明、富于糖原的无明显肌性分化的幼稚肌母细胞，或似单核细胞样，或呈短带状突起，或为红颗粒状显示有肌性分化的肌母细胞。有时在这些幼稚的间叶细胞及肌母细胞之间常可见分化较好横纹肌母细胞，它们具有明显的长短不一的带状胞质，有纵纹或横纹分化。在肿瘤细胞间还可见呈蝌蚪样或网球拍样的多核细胞，这些多核巨细胞胞质较红，仔细观察也可见纵纹或横纹分化。带状或网球拍样细胞是较典型横纹肌分化细胞。有时肿瘤分化较低，或经治疗后残留病变很少或有退化，常规染色无明显肌性分化细胞，则需借助于免疫组化证实诊断。有的肿瘤有灶性软骨岛，通常患者的年龄相对较大，预后相对较好。

阴道葡萄状肉瘤最主要的特点是婴幼儿阴道葡萄状肿物，肿物主要由富于黏液的幼稚的间叶组织构成，有横纹肌分化即可诊断。

鉴别诊断：①良性横纹肌瘤，此瘤大体可呈结节或息肉，但无明显葡萄状外观，在婴幼儿中少见；组织学上分化好，主要特点为似胚胎性分化的排列较规则的正常胚性横纹肌，或似正常成人成熟的横纹肌，无多量幼稚的间叶细胞或不成熟的肌母细胞及黏液性间质；②阴道息肉，常为单发，无葡萄状外观，间质可以有少数核大、深染的异常细胞，无幼稚间叶细胞及横纹肌分化的细胞；③阴道内胚窦瘤，发生在婴幼儿，可呈结节或息肉，富于幼稚的黏液性间质，可与葡萄状肉瘤相似。但组织学内胚窦瘤除黏液性间质外，都可找见各种上皮性分化，鉴别诊断并不困难。

（七）阴道米勒管腺肉瘤

该类肿瘤罕见，文献上仅有个例报道。临床常伴有或继发于反复复发的难治性子宫内膜异位症，表现为阴道内快速长大的包块。

病理形态：大体为结节或息肉样，直径1～20 cm（平均6.5 cm）；切面为实性或有小囊状裂隙或为囊实性，囊内可含黏液样或血样物。

镜下可见肿瘤由两种成分混合构成，即良性或少数异型的腺体和肉瘤性间质。腺体结构不规则，呈裂隙状和息肉样突入管腔（图4-29），腺上皮有不同程度的萎缩、增生或复层化。所谓肉瘤性间质是指腺管周呈剑鞘样，围以细胞丰富的成纤维细胞套，常有异型性和核分裂（图4-30）。

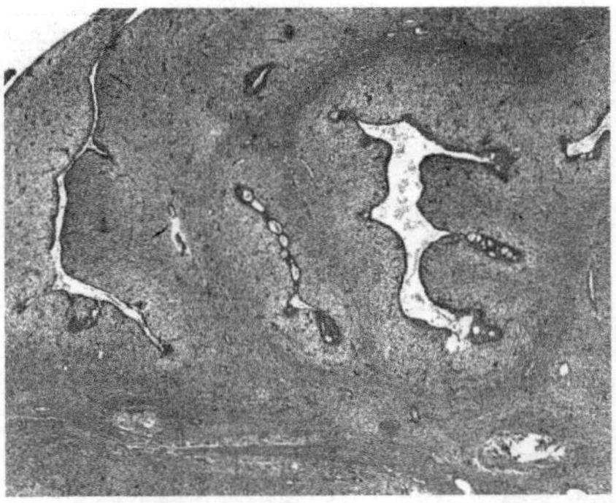

图 4-29　伴有难治性子宫内膜异位症合并的阴道米勒管腺肉瘤

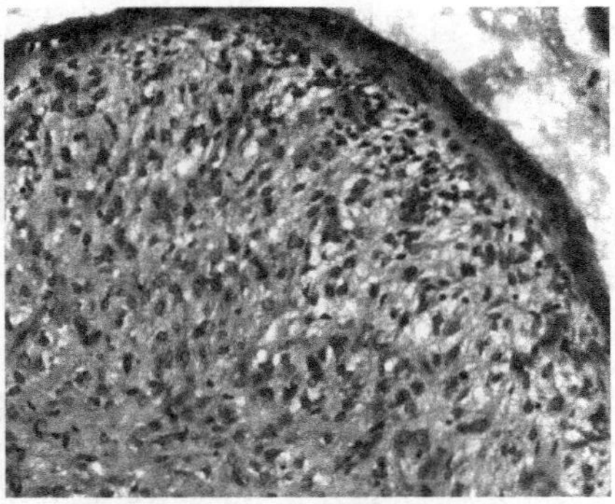

图 4-30　高倍镜下腺管周的密集细胞带

(八)其他

阴道原发性恶性肿瘤除上述各型外，尚可见平滑肌肉瘤、基底细胞癌、恶性黑色素瘤、恶性米勒管混合瘤、腺泡状软组织肉瘤、滑膜肉瘤、恶性神经纤维瘤及恶性纤维组织细胞瘤等。阴道的恶性黑色素瘤常位于下 1/3 段，为小结节或息肉样，有时伴有表面溃疡，对镜下形态经典的病例诊断不难；但梭形细胞亚型的黑色素瘤有时很像肉瘤，免疫组化除 S100 蛋白外，其他常用的黑色素瘤标记(如 HMB45、Mean A)通常为阴性，需要注意鉴别。

阴道的转移性肿瘤比原发性恶性肿瘤更常见，多来自女性生殖道、卵巢、下消化道及泌尿道等。有时临床上来自直肠的胃肠道间质瘤很像阴道的平滑肌肿瘤，镜下常规的组织学形态也很难鉴别，但前者结蛋白呈阴性。

(孙迪祥)

第四节　外阴肿瘤

一、外阴表皮内肿瘤(vulvar intraepithelial neoplasia，VIN)

外阴表皮内肿瘤是指外阴鳞状上皮不典型增生-原位癌病变的系列连续过程，包括了以往的“鲍温病”“凯拉增殖性红斑”及“单纯型原位鳞癌”病变。实际上所谓“鲍温病”和“凯拉增殖性红斑”都是临床诊断名词，尽管病变常见于妊娠或产后女性，呈多发性、细胞异型性轻微并可以自行退缩，但在组织形态上很难与 VIN 区别，不推荐将其作为病理的诊断名词。

VIN 的组织形态特点是表皮极向消失，细胞核有异型性，发生于表皮的不同层面。按病变层面不同，从下向上分为 VINⅠ、VINⅡ、VINⅢ，病变可以累及皮肤附属器。发展为浸润癌的概率约为 10%。部分外阴表皮内肿瘤同时合并宫颈和/或阴道的表皮内肿瘤或癌，呈下生殖道的多中心性病变，通常与 HPV 感染相关。

病理形态：外阴表皮内肿瘤有 4 种组织学类型：经典型、基底样型(图 4-31)、湿疣样型(图 4-32)、单纯或分化型。前 3 型组织形态有重叠或同时并存，又被称作“混合型”或合并为“未分化型或经典型”；形态诊断的关键是基底细胞有异型性，与 HPV 感染有关。病变可以累及皮肤附件，类似于宫颈病变的累腺。基底样型是异型的基底或基底旁细胞向上扩展，可达全层，病变通常扁平而不形成乳头状；有的似鲍温样，瘤细胞核大，胞质少，细胞界限不清楚，可见核分裂，表层有少数挖空细胞；此型常与外阴基底细胞样鳞癌移行。湿疣样型是异型的基底或基底旁细胞向上扩展的同时，表面伴有外生乳头状湿疣病变；可发展为外阴湿疣样鳞癌。免疫组化 p16 和 Ki-67 强而弥漫表达。

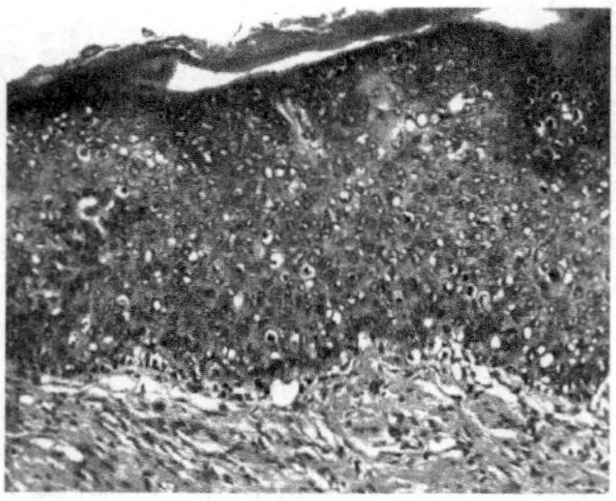

图 4-31　**基底样型** VIN

注：由异型的基底细胞或旁基底细胞向上扩展形成

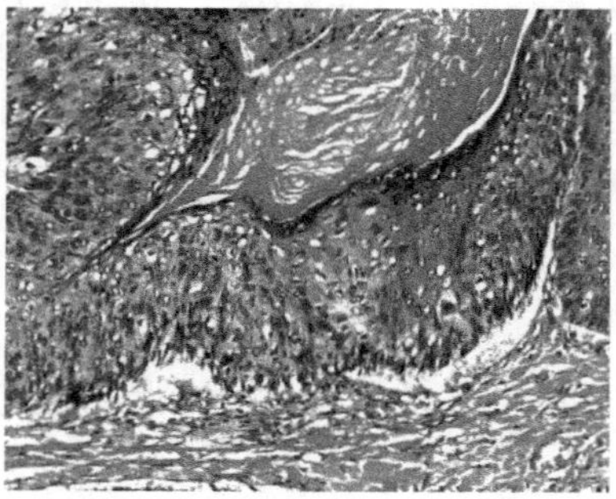

图 4-32　**湿疣样型** VIN

注：异型的基底细胞或旁基底细胞向上扩展的同时，表皮有挖空细胞

需要注意的是，经典型 VIN 可以累及皮肤附件，若在同时组织横切时，可以形成好像浸润的图像，这种似乎浸润的区域通常是多灶分布的，基底部圆钝，由与表面 VIN 上皮类似的基底样细胞构成，包绕以基底膜样物质。真性的早期浸润轮廓不规则，胞质有嗜酸性，细胞核为空泡状而不保留基底细胞样特征；发现周围浸润的淋巴细胞没有意义，因为 VIN 累及附件同样也可伴有淋巴细胞浸润。早期浸润的过度诊断可能导致没有必要的淋巴结清扫，因为外阴癌的浸润深度 >1 mm 时需要进一步清扫淋巴结。

与以上“未分化型或经典型”相对应的是“分化型或单纯型”VIN，最少见，有时与硬化性苔藓伴随，又被称作“分化性或单纯性原位癌”。对硬化性苔藓的病例一定要注意观察是否合并有此型 VIN，以提示临床密切随诊。病变的特点是基底和/或旁基底细胞有轻微异型性，表现为细胞密集、细胞核深染异型(图 4-33)或出现单个或小簇细胞，胞质有丰富嗜酸性即胞质成熟而细胞核异型性，又称不良角化(逆向成熟)；有时虽然核的大小较均匀，但发空，染色质较粗或有明显核仁。典型的形态是上皮脚增粗分支并逆向成熟，在其内出现角化珠(图 4-34)。正常基底细胞 *p53* 表达弱阳性，分化型 VIN*p53* 表达强度增加，比例增多。此型 VIN 见于角化型鳞癌的癌周上皮，形态上虽然分化好，异常细胞仅位于底层而不是全层，但在分级上属于高级别上皮内病变。

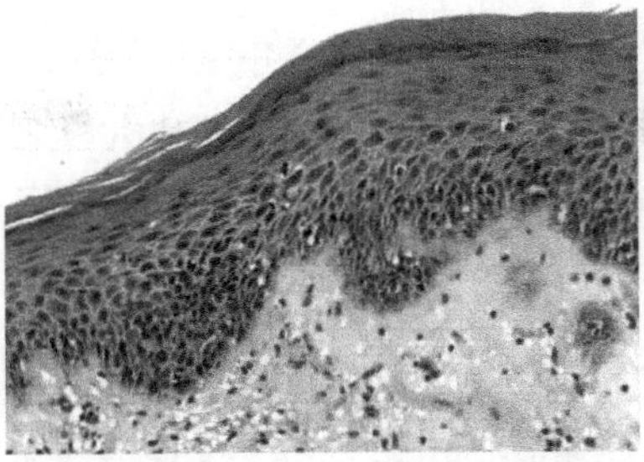

图 4-33　**硬化性苔藓伴分化型** VIN

注:患者 68 岁,局部切除病灶。镜下除硬化性苔藓外,上皮的基底和旁基底细胞密集,有异型性和核分裂

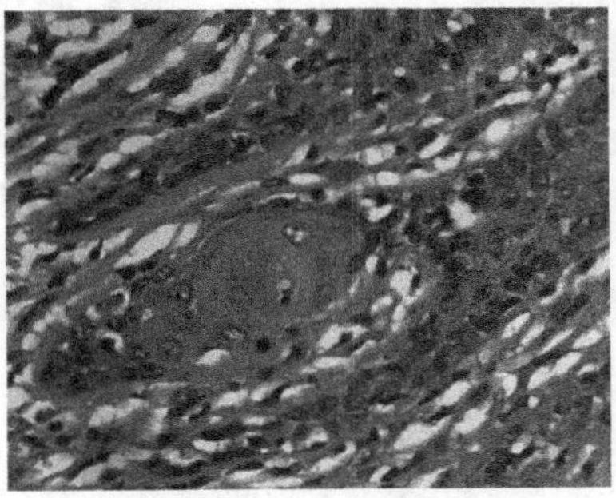

图 4-34　**分化型** VIN

注:特点是细胞分化好,有不良角化,在上皮脚内出现角化珠

二、恶性肿瘤

(一)鳞状细胞癌

鳞状细胞癌占外阴恶性肿瘤的 80%～90%。可由上皮内肿瘤发展而来,但多数是直接发生的。最常见的症状是局部瘙痒。鳞状细胞癌多位于大阴唇,也可发生于小阴唇、会阴、阴阜,约 10%发生在阴蒂。目前按肿瘤是否与 HPV 相关分为两大类。大多数外阴鳞癌病因不明,多见于老年女性(平均 63.3 岁),组织学为典型鳞癌。少数外阴鳞癌(35%)与 HPV 感染有关,被称作 HPV 相关外阴鳞癌。后者见于较年轻女性(平均47.8 岁),癌旁常伴有 VIN 病变,有的可同时或先后伴有下生殖道其他部位的多中心性鳞状上皮肿瘤;手术治疗后复发率较高(4/13 例),但淋巴结转移率低(0/13 例),再次手术后效果较好;组织类型为湿疣样癌。

病理形态:大体呈实性结节状、疣状或形成边缘僵硬、隆起的溃疡。

1.典型鳞癌

典型鳞癌又称角化鳞癌,分高、中、低分化。高分化者以大小不等的鳞状细胞巢为特点,表面常覆以大致正常的鳞状上皮。细胞巢略呈圆形,常可见桥粒结构;巢中心有角化珠,有时呈洋葱皮样,几乎取代整个细胞巢。中分化者的细胞巢内角化物较少,细胞分化略不成熟。低分化肿瘤的细胞呈实性片状、梁索状、小簇状分布,异型性明显,角化很少。癌周上皮可见分化型 VIN、硬化性苔藓、上皮增生或萎缩等改变,但亦可正常无变化。

2.与 HPV 相关的鳞癌

与 HPV 相关的鳞癌主要为“鲍恩病”或湿疣样癌(图 4-35、图 4-36)。肿瘤表面为平坦、钝圆或毛刺样突起的乳头结构,乳头由角化过度的鳞状上皮和纤维血管轴心构成。瘤细胞巢内常见单细胞角化、角化珠或大的轮状角化物;细胞异型性明显,有挖空细胞、双核细胞或多核细胞。肿瘤基底部不规则插入周围组织。

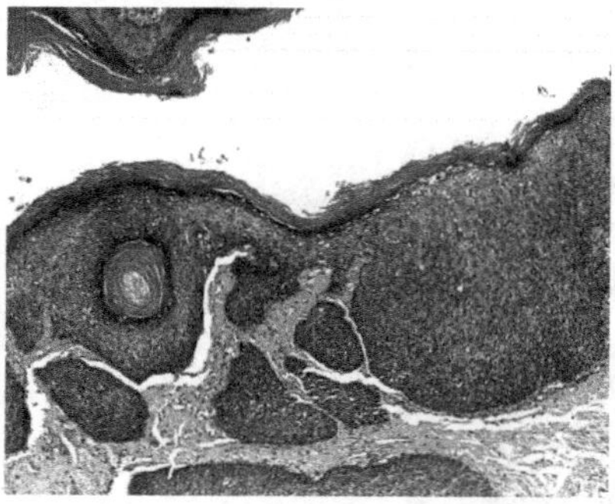

图 4-35　**外阴** Bowen **样癌**

注:表面由异型的基底或旁基底样细胞构成

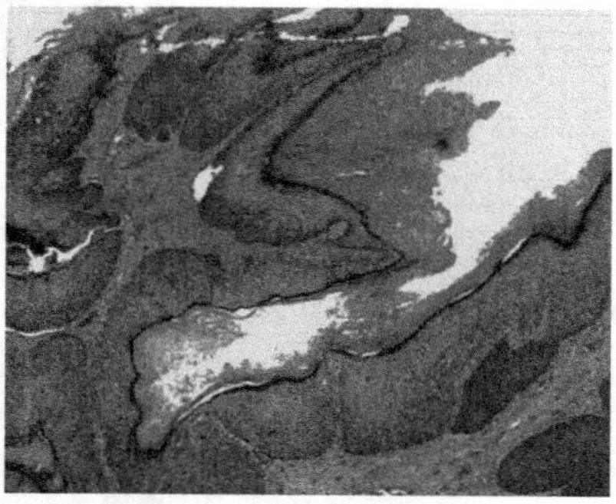

图 4-36　**湿疣样癌**

注:表面毛刺状突起的乳头由角化过度的鳞状上皮和纤维血管轴心构成

(二)疣状癌

此型癌多见于绝经后女性,在阴道、宫颈及子宫也可发生,多数与 HPV 感染无关。

病理形态:大体上肿瘤体积较大,呈菜花样外生性,不同于尖锐湿疣之处在于基底较固定,表面常有溃疡。镜下:鳞状上皮呈宽带状延伸并形成乳头状生长,乳头的表面角化过度和角化不全,纤维血管轴心纤细。鳞状上皮分化成熟,棘细胞层明显增厚,仅基底部可有轻微异型性。基底部上皮脚粗大,呈球状或棍棒样挤压、推入上皮下间质(图 4-37)。小活检取材浅表,诊断需结合临床大体所见。

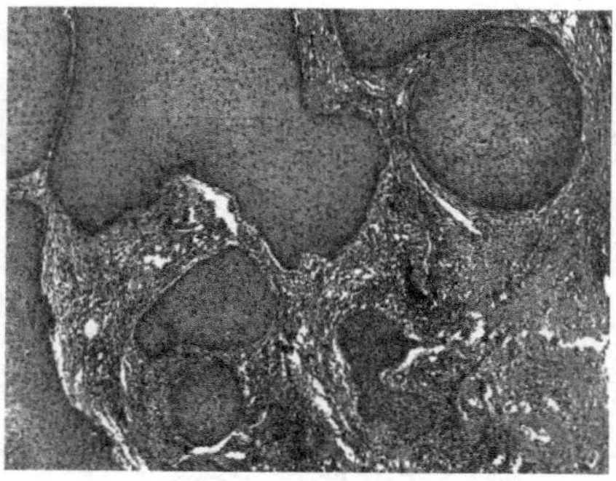

图 4-37　**疣状癌**

注:细胞分化成熟,上皮脚粗大,呈球状或棍棒样挤压或推入间质

鉴别诊断:主要鉴别该病与尖锐湿疣或湿疣样鳞癌。疣状癌的特点是:①体积较大,为孤立结节,表面有坏死及溃疡;而湿疣体积小,常多发;②乳头较细长,血管结缔组织轴心较纤细;③上皮分化成熟,仅基底部有轻微异型性;而湿疣样鳞癌的异型性明显,挖空细胞易见;④上皮脚向下呈压入和推移性生长,而湿疣样鳞癌是插入性浸润,并形成“角化珠”。对临床上的所谓的“巨大湿疣”这一名词,目前仍有争议;其病理形态则可能为不典型尖锐湿疣、疣状癌或湿疣样鳞癌。

慢性非特异性炎或其他原因引起的“假上皮瘤样增生”,表面无明显疣状及乳头状突起,上皮内炎症水肿明显。高分化鳞癌的上皮脚不呈球状，而呈小团状、舌状或条索状浸润，异型性明显。

疣状癌切除不彻底可以复发，但很少转移；经局部手术完整切除病变治疗后的五年生存率为 94%。

(三)基底细胞癌

基底细胞癌见于老年女性(70～80 岁)，生长缓慢，与 HPV 不相关。镜下特征是瘤细胞巢边缘细胞呈栅栏状排列，形态与其他部位皮肤基底细胞癌相同。若出现鳞状分化，则称“鳞状基底细胞癌”；若出现腺样结构，就称“腺样基底细胞癌”；如含有大量色素，可称“色素性基底细胞癌”。

腺样基底细胞癌与腺样囊性癌的区别是，肿瘤更有实性而无含嗜酸性物质的小囊腔。与 VIN，特别是基底细胞样 VIN 的区别是该病变没有异型性。

基底细胞癌局部浸润，可有多发中心并有卫星结节，需仔细检查切缘，切除不彻底可复发，但极少发生转移。

(四)外阴腺癌

外阴的原发性腺癌罕见，可以来源于皮肤附件、乳腺样组织、小前庭腺、尿道旁腺、巴氏腺或其他异位组织(如子宫内膜异位或泄殖腔残余)。诊断时要结合肿瘤的部位，并注意排除转移性。

1.前庭大腺癌

前庭大腺癌又称巴氏腺癌(图 4-38)，临床多见于中老年女性，表现为大阴唇后部的深在肿块，但有局部手术或外伤史的患者肿瘤部位可以不典型。组织学类型可以是分泌黏液的腺癌(约 40%)、鳞癌(约 40%)、腺样囊性癌、移行细胞癌、神经内分泌癌、未分化癌、混合型癌等，有的可有乳头形成。其中腺样囊性癌的预后好于其他组织类型，鳞癌的预后也相对较好，腺癌有一定的淋巴结转移概率。肿瘤内常有残留的巴氏腺导管或腺泡可提示诊断。

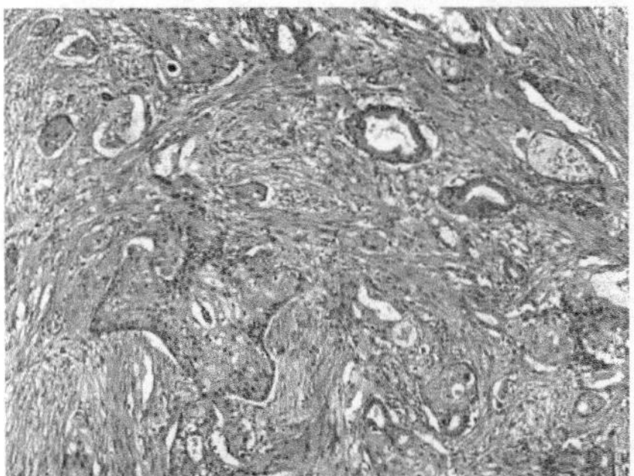

图 4-38　前庭大腺癌

注：患者 47 岁，发现外阴阴道口旁肿物 1 个月余，皮肤无红肿破溃，肿物直径约 4 cm，界清、活动。镜下为鳞癌和黏液腺癌分化

在治疗上除了完整切除肿瘤外，还应探查双侧腹股沟淋巴结和辅助放疗。其中腹股沟淋巴结阳性者盆腔淋巴结转移的概率为 20%。有研究者研究 36 例材料，其中鳞癌、腺癌、腺样囊性癌和腺鳞癌的发生分别为 27 例、6 例、2 例和 1 例；整体的淋巴结转移率为 47%，但这些病例的五年生存率仍为 77%。

2.其他类型腺癌

其他类型腺癌主要包括乳腺、汗腺、小前庭腺等来源的各型腺癌、腺样囊性癌、黏液表皮样癌等。其中尿道旁腺来源的腺癌免疫组化前列腺抗原呈阳性。

原发肠型腺癌可以见于宫颈、阴道或外阴，罕见。形态上除癌之外，常伴有腺瘤、腺病或肠化的上皮，但并不是没有这些伴随成分就一定不是原发癌，如原发宫颈肠型腺癌。来自泄殖腔存留的肠型腺癌可见于外阴后联合阴道入口处(图 4-39)，因其胚胎残留组织多位于阴道后壁及直肠前壁；诊断时需鉴别其与转移性肠癌。

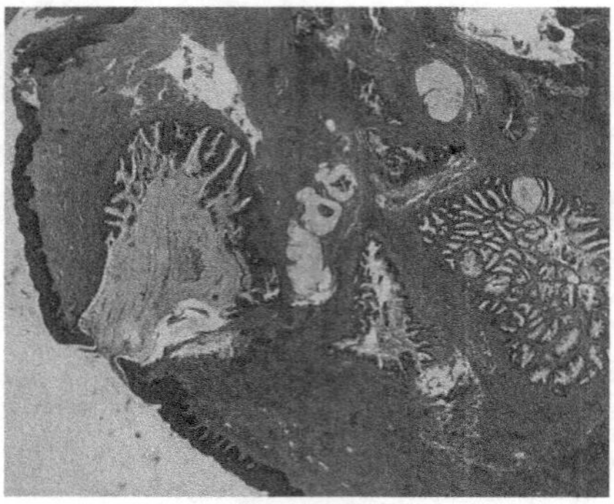

图 4-39　外阴肠型腺癌

注：患者 62 岁，2007 年发现外阴后联合阴道口旁小结节，疑为巴氏囊肿。2013 年 1 月因肿大流脓而手术。术后 3 个月检查，阴道直肠隔触及 4 cm 实性结节。图为镜下鳞状上皮黏膜下肠型腺癌

(五)外阴佩吉特病

外阴佩吉特病又称乳腺外佩吉特病，瘤细胞来自皮肤胚胎生发层的多潜能基底细胞；可与 VIN 同时存在。患者通常年长(平均 69 岁)，术后复发率为 32%。与乳腺佩吉特病不同的是仅 20%～30%的病例下方同时伴有浸润性腺癌，这些腺癌可位于皮肤附件、巴氏腺、宫颈、泌尿道或肛门-直肠区。

病理形态：通常可以分为 3 种类型。

(1)Ⅰ型：最常见，是原发于皮肤的一型特殊外阴表皮内肿瘤(或称表皮内腺癌)，肿瘤细胞(佩吉特细胞)来自皮肤附属腺，沿导管到达表皮；肉眼不易识别病变的边缘可导致手术切除不完整而复发，通常需要术中冷冻证实，临床完整切除病变(包括边缘和皮下组织)预后好。

(2)Ⅱ型：外阴表皮内腺癌(即Ⅰ型)伴有浸润(图 4-40)。伴有浸润的病变，尤其是深度超过 1～3 mm 者，可转移至淋巴结。

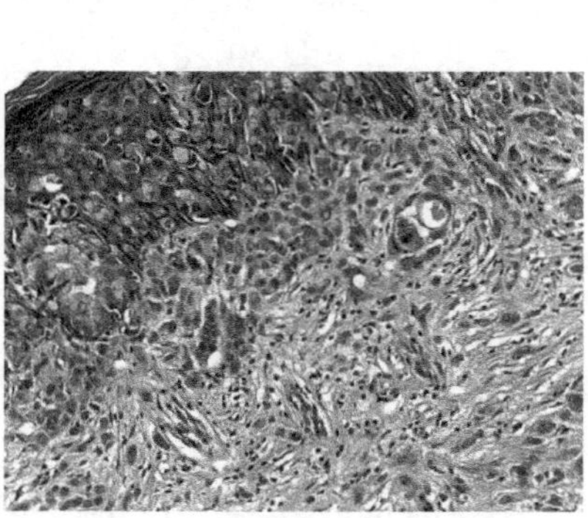

图 4-40　外阴佩吉特病

注：伴有间质浸润

(3)Ⅲ型：同时伴有原发性外阴皮肤或非皮肤腺癌，如原位/浸润性直肠-肛门腺癌、宫颈腺癌或泌尿上皮肿瘤。

以上各型佩吉特病的皮肤的镜下形态与乳腺佩吉特病相似。佩吉特细胞吞噬黑色素时应注

意鉴别该病与佩吉特样黑色素瘤，来源于泌尿上皮癌的佩吉特样细胞胞质不含黏液，免疫组化有助于鉴别。外阴佩吉特病还可与 VIN 伴随发生，可能同样来源于多潜能的表皮基底细胞。对病变的进一步组织学分型是提供临床选择合理治疗方案和预后估价的重要依据。

(六)外阴皮肤 Merkel 细胞癌

Merkel 细胞癌是发生在黏膜皮肤的一种神经内分泌癌，临床表现为高度恶性，患者通常于发病后 2～3 年死亡。该病很少发生在外阴，表现为老年女性的真皮内结节。

镜下有 3 种类型：小梁型(类癌样)、中间型和小细胞型(燕麦细胞样)。Merkel 细胞癌可有腺样和鳞状分化，也可伴有 VIN 或浸润性鳞癌。肿瘤位于真皮，细胞小，排列成巢、小梁或弥漫成片，核分裂多见，呈浸润性生长，常见瘤栓。免疫组化低分子角蛋白呈细胞核周胞质点状阳性；神经内分泌标记(如嗜铬粒蛋白 A、神经元特异性烯醇化酶、突触素)均为阳性，亦可显示其他肽类激素(如 ACTH、生长激素释放抑制因子、降钙素)的免疫活性；但 S100 蛋白呈阴性。电镜下可找到神经分泌颗粒。病变可以同时伴有上皮内肿瘤或浸润性鳞癌成分，诊断时需排除转移性。外周神经外胚层肿瘤 CD99 阳性，可以与该瘤区别。

肿瘤常在一年内转移至淋巴结和之后的远处部位。

(七)外周神经外胚层肿瘤

有报道称该类肿瘤发生在儿童和生育年龄女性的外阴。大体呈皮下或息肉样肿物。镜下瘤细胞小而一致，核分裂多见；细胞排列成多分叶状，有未分化区域、血窦样或小囊。

(八)外阴黑色素瘤

外阴黑色素瘤是继鳞癌之后的第二常见恶性肿瘤。发病年龄较其他部位的黑色素瘤长(高峰年龄大约 60 岁)，但该类肿瘤也可见于儿童和青年，多见于大阴唇、阴蒂、小阴唇，可以继发于色素痣恶变(约占 5%)，但大多数是直接发生。病理特点及分型与皮肤黑色素瘤相同。

三、其他少见肿瘤

其他少见肿瘤主要包括各种间叶性(如血管、肌肉、脂肪、神经)、巴氏腺、前庭腺、皮肤附属器及乳腺来源的少见良性、恶性肿瘤。

(一)外阴侵袭性血管黏液瘤

外阴侵袭性血管黏液瘤是局部侵袭性肿瘤，多见于年轻女性，也有发生于儿童的报道，高峰年龄40 岁。其主要位于外阴、阴道、会阴、腹股沟和盆腔软组织，与周围界限不清。

病理形态：肿瘤通常体积较大且边界不清，直径通常为 5～10 cm 或以上，质软，似囊肿。切面呈胶冻状，均质柔软或呈灰白色、质韧；有时肉眼可见黏液中的小血管，可以有出血囊性变。镜下成片的疏松黏液样间质内有散在星芒状或小梭形细胞和少量胶原纤维(图 4-41)；其中有少量散在及成群分布、直径大小不等、管壁厚薄不一的毛细血管和有肌壁的中型小动脉，有时可见红细胞外渗；这些肌性血管旁常见簇状小平滑肌细胞。肿瘤主体为小梭形或星芒状成纤维细胞和肌成纤维细胞，免疫组化显示这些黏液中的细胞平滑肌肌动蛋白、肌特异性肌动蛋白、波形蛋白阳性，CD34、雌激素受体、孕激素受体也常呈阳性。肿瘤无坏死、异型性、核分裂。

鉴别诊断：①血管肌成纤维细胞瘤的特点是肿瘤体积较小且边界清楚。镜下肿瘤细胞较大而丰富，有些呈上皮或浆细胞样；肿瘤内的血管为薄壁的毛细血管样小血管，血管周有较多上皮样的间质细胞。免疫组化没有鉴别意义。有时血管肌成纤维细胞瘤和侵袭性血管黏液瘤可重叠并存。②黏液样神经纤维瘤有黏液样成分，但缺乏相应的血管特点，S100 阳性。③各型黏液性软组织肿瘤多位于大腿或股部，缺乏该肿瘤的血管特征图像；黏液性纤维组织细胞瘤的异型性更明显等。

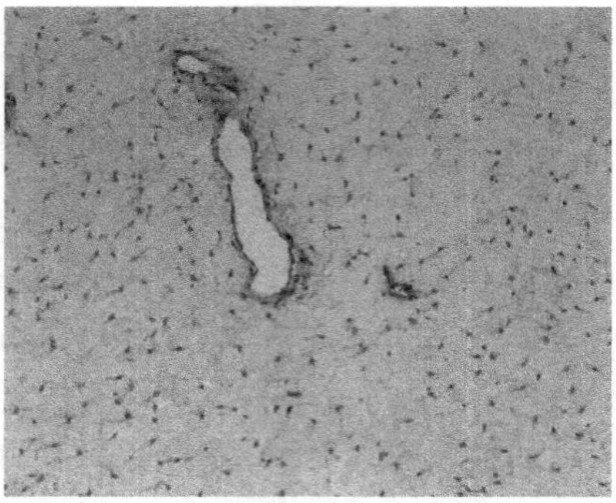

图 4-41　侵袭性血管黏液瘤

注：成片的黏液样间质内有散在星芒状或小梭形细胞，其中有少量血管

由于肿瘤生长缓慢并呈局部侵袭性，切除不彻底容易复发，复发率可高达 72%；术后有必要长期随诊。复发瘤的治疗仍为手术切除，也有转移或致死的个例报道。

(二)血管肌成纤维细胞瘤

与上述侵袭性血管黏液瘤不同的是该肿瘤为良性肿瘤。其常位于生育年龄和绝经前女性的外阴，也有发生在阴道的报道。

肿瘤体积较小(<5 cm)，界限清楚；质地柔软或稍韧，切面均质，为浅粉色或灰黄色。镜下可见细胞稀少的水肿间质和富细胞区域混合存在，其中有丰富但不规则分布的毛细血管样薄壁小血管，血管有分支或扩张。细胞稀少的水肿间质区域由含有胶原纤维和炎细胞的梭形细胞构成，常看见较丰富的间质细胞包绕血管周围；富细胞区域的间质细胞核为短梭形，胞质嗜酸，似上皮或浆细胞样。所有肿瘤细胞形态一致，异型性轻微，核分裂罕见；可见双核或多核细胞。

与侵袭性血管黏液瘤比较，该肿瘤有局部侵袭性，细胞稀少，血管少而且相对大，有的是厚壁的玻璃样变血管。

肿瘤完整切除后无复发，有的肿瘤合并有侵袭性血管黏液瘤成分则有局部侵袭性。

文献报道有伴肉瘤变的病例，见于老年女性。镜下肉瘤区域有明显的异型性和核分裂。

(三)女性下生殖道肌成纤维细胞瘤

女性下生殖道肌成纤维细胞瘤又称表浅型肌成纤维细胞瘤，见于阴道、外阴或宫颈，多发生在 40～50 岁女性。大体呈息肉样或结节状，累及真皮及皮下。镜下肿瘤边界清楚但无包膜，与表面的鳞状上皮之间有少量正常组织，很少累及上皮和上皮直下；此特点可与纤维上皮性息肉区别。肿瘤为分叶状，由黏液样间质和小血管构成。瘤细胞核为卵圆形、短梭形、星网状或波浪状，埋置于胶原间质中，形成带状、网状、栅栏状，可以多核。常有黏液水肿区和散在炎细胞，有时可见陷入的皮肤附件，鳞状上皮或基底样细胞，很少有核分裂。免疫组化波形蛋白、平滑肌肌动蛋白、雌激素受体、孕激素受体为阳性，有时 CD34 也为阳性，S100 蛋白为阴性。

已报道病例证实为良性病变，仅有个例术后 9 年复发。

我院的一例下生殖道肌成纤维细胞瘤患者 2 岁，表现为“阴道出血 10 d”，检查发现盆腔肿物。术中见子宫 3 cm×3 cm×3 cm，在宫颈及阔韧带后叶有一肿物，直径约 4 cm。手术切除的肿物呈盘状，一侧表面被覆光滑的宫颈黏膜，肿瘤切面为灰黄色、实性、质地细腻。镜下可见短梭形细胞肿瘤(图 4-42),免疫组化染色波形蛋白、平滑肌肌动蛋白弥漫阳性,钙结合蛋白散在阳性,证实为肌成纤维细胞,由于肿瘤同时混有散在和成簇的炎细胞,形态与软组织炎性肌成纤维细胞瘤相同。

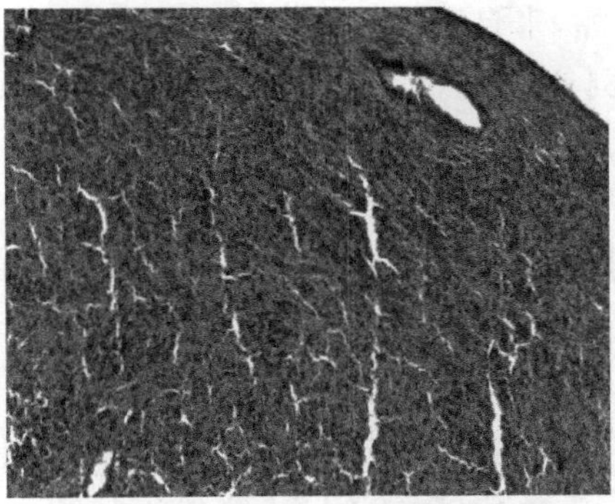

图 4-42　宫颈炎性肌成纤维细胞瘤

注:右上角为宫颈内膜组织,其下为片状梭形细胞肿瘤组织

临床多数为良性病程。治疗主要是手术切除,核分裂多和异型性突出的肿瘤复发概率升高;位于盆底、后腹膜的病变不易切除干净。约 1/3 的病例可能复发,复发瘤的治疗仍以手术为主。

(四)细胞性血管纤维瘤

细胞性血管纤维瘤是一种中年女性外阴的少见良性肿瘤,极少见于阴道。大体上,肿瘤边界清楚但无包膜,质韧,为灰白色;直径通常小于 5 cm。镜下,肿瘤由形态一致的梭形细胞和含有胶原的纤维间质构成,肿瘤常伴有较多中、小型玻璃样变的厚壁血管。可以有局灶异型性,核分裂通常少见,但也有高达11/10 HPF的报道。免疫组化:波形蛋白、CD34、ER、PR 阳性,S-100 蛋白和肌源性表达阴性。

其与侵袭性血管黏液瘤的区别是细胞相对较丰富,纤维成分较多而黏液间质较少,并具有玻璃样变的血管壁。与血管肌成纤维细胞瘤的区别是细胞图像较单一,没有血管周围积聚的上皮样或浆细胞样细胞;而且血管肌成纤维细胞瘤的血管是薄壁血管。由于细胞性血管纤维瘤可以有少量脂肪成分,需要与梭形细胞脂肪瘤区别,后者含较多的脂肪成分而没有玻璃样变的厚壁小血管。

偶有此肿瘤局部复发的报道。

(五)平滑肌肿瘤

外阴的平滑肌肿瘤很少见,肌瘤与肌肉瘤的比例约为 3∶1。按发生概率的多少排列依次为大阴唇、巴氏腺区域、阴蒂或小阴唇。主要组织类型为梭形细胞性、上皮样型及黏液透明型,其中黏液透明型相对常见。由于外阴的平滑肌肿瘤很少见,诊断的标准,尤其是良性、恶性的判断标准一直不如子宫肌肉瘤明确。目前采取的标准是具有以下指标中的 3 项以上者诊断为肌肉瘤,具有 2 项为非典型肌瘤,具有 1 项以下仍归为良性:①直径>5 cm;②核分裂数 5/10HPF;③边缘浸润性生长;④细胞异型性中-重度。此标准虽然并没列出坏死,但若有明确的坏死则高度提示恶性。

(六)青春期前外阴纤维瘤

青春期前外阴纤维瘤又称“儿童不对称性外阴肿大”。至今已有数十例报道,年龄 3～13 岁。肿物位于单侧外阴黏膜或黏膜皮肤下方,偶见于双侧。镜下境界不清,肿瘤由胶原水肿或黏液样间质中的梭形细胞构成,侵入正常血管、脂肪和神经组织,通常 CD34 为阳性。

病变的性质可能是错构瘤，但更多的研究认为其是生理性的。Vargas 收集的 14 例病例中，7 例术后复发，其中 1 例未经手术自行退缩；提出此病变是儿童期伴随乳腺发育的生理性改变。

（七）肌上皮癌

肌上皮癌又称上皮-肌上皮癌，来自巴氏腺或皮肤附件的多形性腺瘤（皮肤混合瘤）发生在外阴的情况罕见。国外报道的 2 例分别为 44 岁和 51 岁，瘤周均有正常巴氏腺成分，认为肌上皮癌是来自巴氏腺的低度恶性肿瘤。

形态与涎腺的肌上皮癌相同，肿瘤呈分叶状结构，细胞成分呈片、小梁或网状，其间有黏液样或透明的间质（图 4-43）；免疫组化：肌上皮细胞平滑肌肌动蛋白、S100 蛋白、P63 均阳性，上皮细胞 AE1/AE3、CK7 呈阳性。其侵袭和破坏性的生长方式可与良性肌上皮瘤鉴别。McCluggage 等报道的病例肿瘤直径分别为 2 cm 和 3 cm，镜下还伴有腺样囊性癌成分。

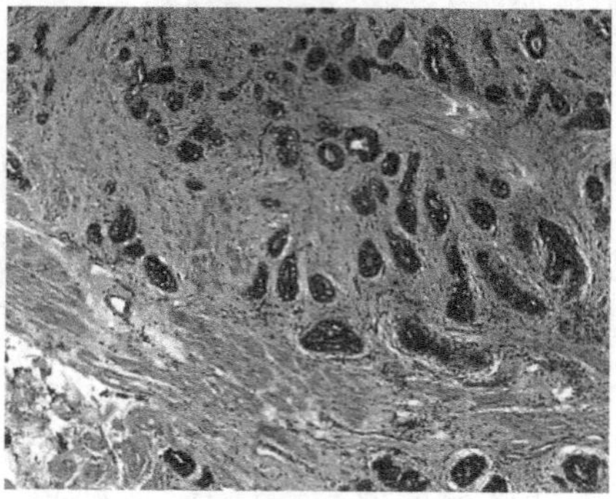

图 4-43　外阴肌上皮癌

注：患者 49 岁，有会阴部肿物，直径约 5 cm，累及局部阴道。镜下呈分叶状结构，小叶内有黏液样间质

肿瘤以局部侵袭为主，部分术后复发，属于低度恶性，少数病例死于肿瘤。我院的这例 2002 年1 月切除术后半年发现肿瘤复发，直至 2006 年 3 月逐渐增大，达 5 cm，再次手术切除，目前在随诊中。

四、转移性肿瘤

转移性肿瘤的发生率约占外阴肿瘤的 8%。其主要来源于泌尿生殖道，如宫颈、子宫、卵巢、膀胱、尿道，以及肺、消化道、乳腺等，腹膜后或盆腔的恶性肿瘤也可转移至外阴。外阴原发的异位乳腺癌周围常有乳腺组织，可与转移性肿瘤鉴别。

（吴剑慧）

第五节　前列腺肿瘤

一、前列腺癌

（一）前列腺腺泡腺癌

前列腺腺泡腺癌就是一般所说的前列腺癌，是前列腺中最常见的恶性肿瘤。多见于老年人，好发于前列腺的外周区。前列腺癌的临床表现为下尿路梗阻症状，肛指检查可扪及肿块。有时肿瘤的局部症状不明显，而先出现淋巴结或骨的转移。根据前列腺不同的临床表现，可分为以下类型。潜伏癌：无症状，常在尸检中发现，病灶小，多为高分化癌；隐匿癌：以转移癌为首发症状，瘤体小，无明显局部症状；偶发癌：临床表现为前列腺结节状增生等良性病变，为此而做手术的切除标本中，发现伴发的前列腺癌；临床癌：具典型前列腺癌的临床表现，临床血清 PSA 检测常升高。

目前诊断前列腺癌的方法有直肠指检、血清 PSA 检测、超声等影像学检查，以及穿刺活检。其中穿刺活检对确定诊断尤为重要，在经直肠穿刺活检被广泛应用之前，前列腺癌诊断的传统手段是细针吸取的细胞学诊断，至今在一些国家及我国的一些地区仍在应用，其优点是价廉、快速、少痛苦、并发症少，并且相当有效，其诊断癌的正确性几乎与穿刺活检相似。但细针吸取的细胞学诊断对癌不能分级，不能提示扩张的情况，不能满足对癌进行治疗的要求，所以已被穿刺针芯组织条活检所替代。目前检查前列腺癌的常规方法是经直肠超声引导下的穿刺组织条活检。标准的穿刺部位是六点法，即分别在前列腺两侧叶的尖部、中部及基底部进行穿刺取样。近来，更有人建议采用 10～13 点系统穿刺活检法的，以提高前列腺癌的检出率。

大体：病灶大多数位于包膜下的外周区，为单个灰白色或灰黄色境界不清的结节，质硬。瘤体大小不一，由直径小于 5 mm 直到侵占整个前列腺，无包膜。约 25% 的前列腺癌发生于移行区，可侵犯外周区或向前侵袭纤维肌性部位。发生于中央区的前列腺癌少见。偶尔，前列腺癌呈多灶性。有的癌灶不明显。前列腺癌可见侵犯周围软组织，如精囊。在病理检查取材时，于手术标本的外周切缘，应涂以墨汁，以便于镜下确定肿瘤是否侵犯外科手术切缘。

光镜：前列腺癌是前列腺分泌细胞组成的侵袭性恶性上皮性肿瘤。此癌有多种细胞类型、不同程度的间变和分化、不同的免疫组化反应及不同的生长方式，并且有侵袭性特点。诊断癌的基本标准为：核的间变、腺体的结构异常及侵袭性生长。

1.核间变

核间变指前列腺导管-腺泡分泌细胞核的变化，主要表现为核增大，核浆比例增高，核形不规则，核染色质增粗且靠近核膜排列，出现一个或多个大而明显的核仁（图 4-44）。在良性增生性病变中，无论是分泌细胞还是基底细胞中，均可出现核仁，一般小于 1 μm，但不如癌细胞中那样大而明显，后者常大于1.2 μm，甚至超过 1.5 μm。在实际工作中，确定核及核仁的大小，一般不用直接测量的方法，而往往是通过与周围的或良性病变的腺泡细胞核的对比来确定。发现大而明显的核仁是诊断前列腺癌最重要的指标。应该指出，在前列腺癌的同一张切片中，也不是所有癌细胞均有大核仁，往往能见到另一种间变的核，表现为核大、染色质增多、结构模糊、核深染、呈煤球样。在前列腺癌中约有 2/3 的病例能发现大核仁，其余的病例找不到大核仁，有的甚至几无核间变。此时癌的诊断有赖于腺体的异常及侵袭性生长方式。

2.腺体结构异常

腺体结构异常指浸润性癌性腺体的大小及轮廓不规则。一般而言，癌性腺泡较正常腺泡小，腔内缘缺乏正常腺泡的乳头状结构，腺泡轮廓成角而不圆整，腺泡间质含量不等，因此，其间距不均。癌性腺泡结构的最大特点是缺乏基底细胞层。CK34βE12 或 P63 抗体染色不能显示基底细胞层的存在。但若细胞缺乏异型性，在细胞学上腺泡不怀疑为癌，则仅凭 1～2 个腺泡缺乏基底细胞层是不能诊断为癌的，因为，这种现象能见于良性病变中。腺泡中出现类结晶或酸性黏液对癌的诊断有一定参考意义，但都不能作为诊断癌的独立指标。

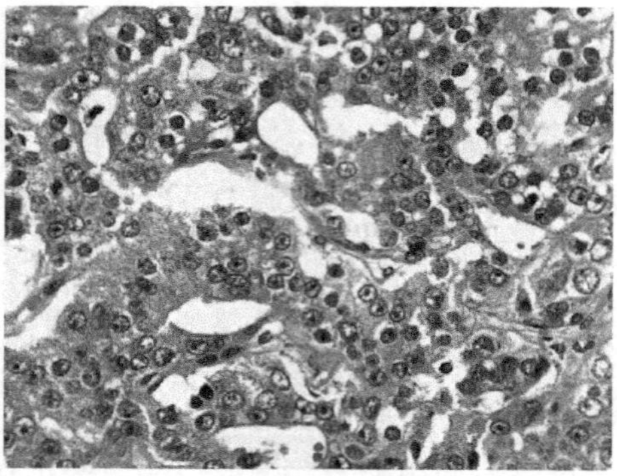

图 4-44　前列腺癌(一)

核间变，表现为核增大，核浆比例增高，并出现大而明显的核仁。无基底细胞层。HE 中倍

3.间质侵袭

间质侵袭是癌性腺泡侵袭性生长方式的表现。有多种形式，最常见的是间质内及平滑肌束内的浸润及侵袭(图 4-45)，容易辨认。如为血管或淋巴管侵袭，应把它们与组织固定后腺体周围出现的人工收缩假象相鉴别。若为脉管受侵袭，腔面应覆有内皮细胞，或腔内混有红细胞或淋巴细胞。神经周围间隙癌性侵袭常见(图 4-46)，应与良性腺泡贴近神经束相鉴别，癌性侵袭必须是环绕神经束的四周而不仅是见于一侧。当然前列腺外侵袭可认定为癌，但其前提是病变腺泡必须位于前列腺之外，这在高分化癌的穿刺活检中应该引起特别注意，因正常前列腺泡可位于前列腺周围的脂肪组织中，横纹肌内的腺泡也不一定是前列腺外侵袭，因前列腺的前面和侧面就存在着横纹肌，其中分布正常腺泡。在这些情况下，确认侵袭，还要结合细胞学的癌性特点。

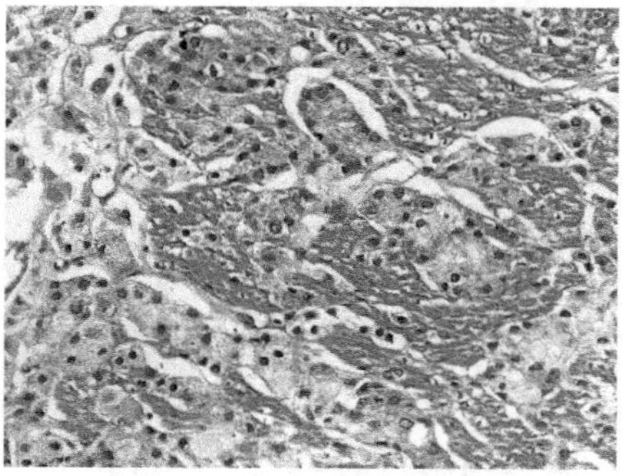

图 4-45　前列腺癌(二)

示平滑肌束内浸润。HE 中倍

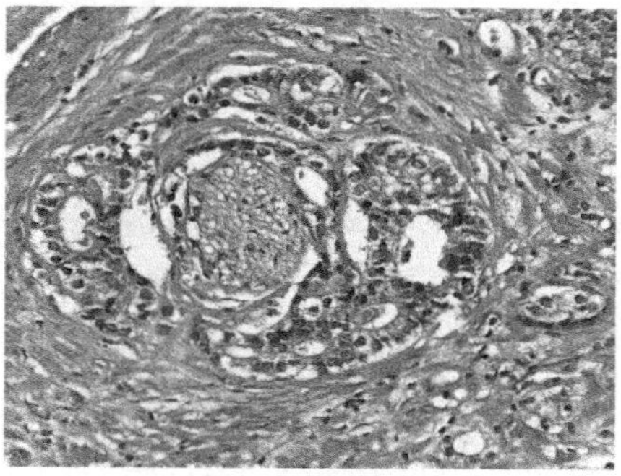

图 4-46　前列腺癌(三)

示神经周围浸润。HE 中倍

在穿刺活检中，常会碰到病变范围很小的情况，如仅于一个组织条中<5%或<1%，从而涉及诊断癌的最小病变范围问题。一般认为对微小癌的诊断应持谨慎态度，其指标为拥挤紧密排列的新生小腺泡，呈浸润性生长，其细胞核增大，染色质过深，且有明显核仁，胞浆淡染或双染性，腺泡腔内可见蓝色黏液或类结晶体，腺泡腔内缘圆整，而无不规则凹凸，其旁的间质一般无改变，免疫组化检测表明基底细胞缺失。更有学者提出：至少应有 3 个异常腺泡(包括核间变、基底细胞层缺如及浸润性生长)；此外，还需邻近无良性增生病变、萎缩、炎性病变，年龄大于 60 岁，血清前列腺特异性抗原升高。否则，若条件不全具备，则宜诊断为不典型小腺泡增生，疑为前列腺癌，但不能确定，建议 3～6 个月随访复查。

(二)前列腺导管腺癌

前列腺导管腺癌或称具子宫内膜样特点的腺癌、乳头状癌和子宫内膜样癌。大约占前列腺癌的0.8%。曾以为来自相当于男性子宫的前列腺囊,目前已确认它仍是来自前列腺腺泡上皮腺癌的一种变异型。

临床表现与典型的腺泡型前列腺癌相似。膀胱镜下为息肉状、质脆的肿物,从位于精阜尖部的前列腺囊开口处或其邻近的导管内,向外突出。前列腺常增大,在大多数病例能扪到硬结。确诊时,血清 PSA 的浓度可正常。至少有 77%的病例同时伴发腺泡型前列腺癌。前列腺导管腺癌具有侵袭性,5 年生存率低,为 15%～43%。有 25%～40%的病例在诊断时已有转移,可转移到肺、肝、骨及阴茎等。

光镜:导管癌常累及尿道周围的前列腺大导管,呈乳头状生长,或广泛累及外周区的腺泡,呈弥漫浸润性生长,常引起增殖性间质反应。有三种结构:乳头状、筛状型及实性型。乳头状结构往往分支复杂,被覆单层或复层高柱状上皮,细胞质呈嗜酸性,双染性,核形长,位于基底,核仁明显,染色质不规则,核分裂常见(图 4-47);筛状型者为导管内复杂的腺性(筛状)(图 4-48)或实性结构,中心部常有坏死灶,像粉刺癌。此种结构的癌常位于前列腺实质内。上述几类结构常同时并存,并有过渡。有时可与发生于该处的尿路上皮癌混淆。导管腺癌常为 Gleason 4 级,并常伴发典型的腺泡型前列腺癌。

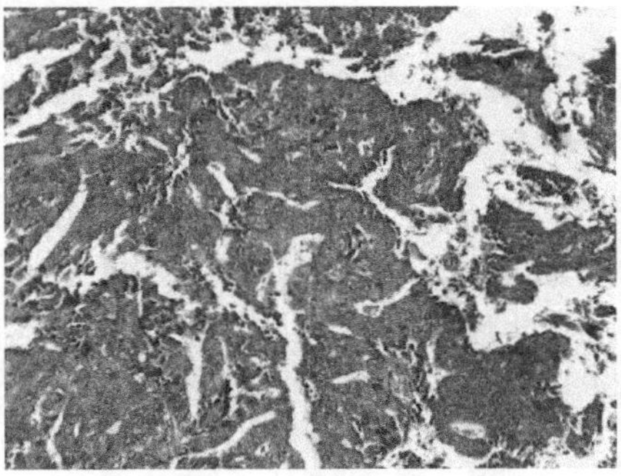

图 4-47　前列腺癌,导管型(一)
呈乳头状结构。HE 高倍

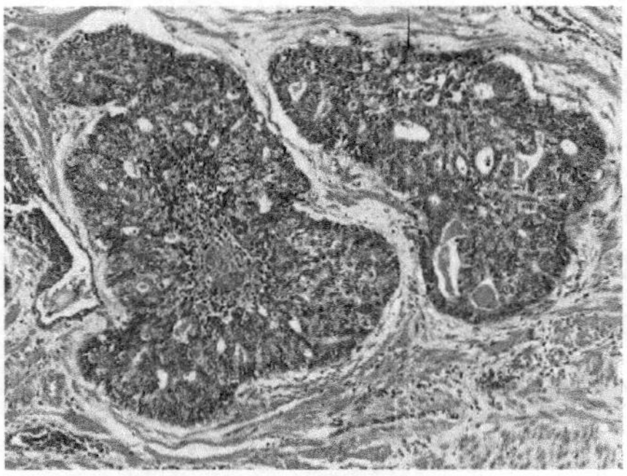

图 4-48　前列腺癌,导管型(二)
呈筛状型结构。HE 高倍

免疫组化:癌细胞的 PSA 及 PAP(＋),CK34βE12 或 P63(显示基底细胞)(－)。有时少量细胞 CK34βE12(＋),可能为导管癌在导管内蔓延、原导管的残留基底细胞或为癌细胞的表型转化。移行上皮癌 PSA 及 PAP(－)。

二、前列腺其他类型的癌及其他肿瘤

前列腺其他类型的癌占前列腺各种类型癌的 5%～10%,此类肿瘤的预后一般较差,它们的鉴别诊断也不同于经典的前列腺癌。

(一)尿路上皮癌

由尿路上皮组成的癌,可原发于前列腺,来自前列腺部尿道与前列腺远端导管的移行部或前列腺导管的远端,因该处均被覆移行上皮。而更常是继发的,在浸润性膀胱癌病例中,肿瘤累及前列腺者高达 45%。由膀胱尿路上皮癌的直接侵袭或沿尿道、前列腺导管扩散而来。原发于前列腺导管的尿路上皮癌的组织学同膀胱尿路上皮癌。绝大多数为高级别肿瘤,且伴有原位癌,可见单个癌细胞在上皮层内呈 Paget 病样扩散，进而癌细胞充满前列腺导管，并发生粉刺样坏死。肿瘤侵袭间质时，可见肿瘤细胞呈不规则的小巢状、条索状或单个癌细胞浸润，并引起显著的增生性间质反应。浸润性尿路上皮癌中，常见鳞化和腺性分化，并侵犯淋巴管。偶尔尿路上皮癌可伴发腺泡型癌。侵袭前列腺的膀胱低分化尿路上皮癌，有时与低分化前列腺癌不易区分。除形态差别外，免疫组化也许有助于鉴别。低分化尿路上皮癌 CK7 和 CK20 及 CK34βE12 常阳性，而低分化前列腺癌的 PSA 及 PSAP 常阳性。而尿路上皮癌为阴性。凡前列腺的尿路上皮癌侵犯前列腺间质者，其预后差。

(二)鳞状细胞癌与腺鳞癌

鳞状细胞癌与腺鳞癌少见。多数来自尿道周围的尿道周围腺体或前列腺腺泡，可能源于腺泡周围基底细胞的鳞化，其临床表现与典型腺泡型癌相似，但血清 PSA、PAP 的浓度即使有转移时也可不升高。常有放疗、内分泌治疗的病史，也有伴发血吸虫病者，预后差，对去势治疗无反应。

光镜：组织学与发生在其他器官的同型肿瘤相同，由不规则的呈条索状的恶性细胞组成，伴角化或鳞状分化。若癌巢中出现腺泡结构，应诊断为腺鳞癌。其腺泡成分的 PSA(＋)，而鳞状细胞成分的 PSA 可(＋)或(－)，CK34βE12 可为(＋)。此癌应与来自膀胱而侵犯前列腺的鳞癌相区别，也应与梗死、放疗或内分泌治疗引起的腺泡的鳞状细胞化生鉴别。

(三)基底细胞癌

基底细胞癌又称囊性腺样基底细胞癌。为来源于前列腺基底细胞的肿瘤，少见。血清 PSA 浓度不升高，为具低度恶性潜能肿瘤，呈浸润型生长，可发生转移。

光镜：基底细胞癌有两种结构：囊性腺样和基底细胞样。前者为轮廓圆整的基底细胞团，中有许多圆形小窗孔，窗空中可见黏液。很像涎腺的同型肿瘤。基底细胞型则由大小不等的基底细胞巢组成；周边部呈栅栏状排列，这两种结构常同时共存，此瘤常有神经周围浸润。此瘤的免疫组化检测：CK34βE12(＋)，有的阳性着色于腔面细胞，有的位于基底部细胞。基底细胞癌 Bcl-2及 Ki-67 均呈强阳性，有助于与基底细胞增生鉴别。

(四)神经内分泌癌(小细胞癌及类癌)

前列腺癌中有 3 种神经内分泌分化的表现形式：即前列腺腺癌中的局灶性神经内分泌细胞分化；类癌以及小细胞癌，后两者可合称为神经内分泌癌。其临床表现与典型前列腺癌一样，但在部分病例，可出现特殊的内分泌症状，如库欣综合征、重症肌无力等。小细胞癌具有高度侵袭性，预后差。

光镜：相似于肺及其他部位的同型肿瘤，其组织像有一定变异范围，从类癌样(高分化神经内分泌肿瘤)到小细胞癌(神经内分泌癌)。在许多病例中，常伴发典型的灶性腺泡型前列腺癌，并见其过渡形态。在一般的前列腺癌中可见神经内分泌细胞，为前列腺腺癌中的局灶性神经内分泌细胞分化，因含量少，不能诊断为神经内分泌癌。有人注意到典型腺泡型前列腺癌中神经内分泌细胞的分化(图 4-49)与预后的关系，尚无定论。前列腺中类癌十分罕见，前列腺中的类癌及小细胞癌的组织学与其他部位的同名肿瘤相同。

前列腺的神经内分泌癌应与膀胱低分化癌、促成纤维细胞增生性小圆形细胞肿瘤侵犯前列腺及恶性淋巴瘤等小细胞肿瘤鉴别。瘤细胞 CgA(＋)、Syn(＋)有助于神经内分泌癌的诊断。

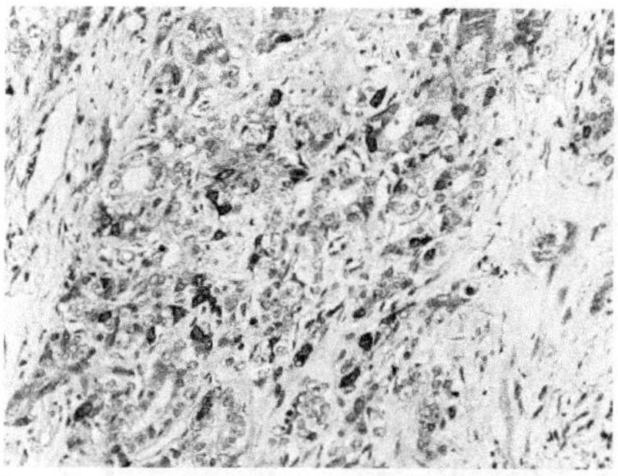

图 4-49 前列腺癌的神经内分泌细胞分化

少数癌细胞突触素表达阳性。Syn 免疫组化 SP 法高倍

（五）其他原发性肿瘤

1.前列腺乳头状腺瘤

前列腺乳头状腺瘤为发生于前列腺尿道部的良性肿瘤，少见，为樱桃色乳头状病变，突入尿道腔内。病变由纤维血管轴心的乳头状叶片组成，表面被覆良性前列腺分泌上皮，核分裂象罕见，很像结肠的腺瘤（图 4-50）。其与乳头状息肉的区别在于后者具丰富、宽广的纤维性间质。其与尿道乳头状腺癌的区别，应注意腺瘤基底部有无浸润。若有局灶性浸润应警惕为腺癌。

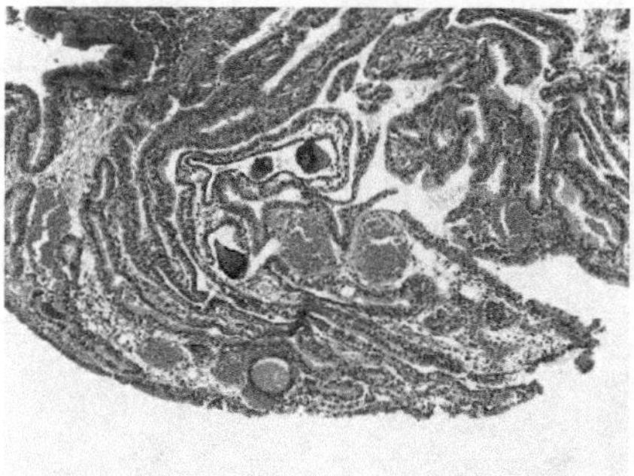

图 4-50 前列腺乳头状腺瘤

发生于前列腺部尿道，突入尿道内。HE 低倍

2.前列腺囊腺瘤

前列腺囊腺瘤又称巨大多房性囊腺瘤，是原发于前列腺罕见的良性上皮型肿瘤，发病年龄 28～80 岁。可位于前列腺内或带蒂位于前列腺外，临床上常出现排尿困难。为多房性肿物，大小可达十几厘米，囊腔表面被覆前列腺性上皮，呈 PSA、PAP 免疫反应阳性。

3.前列腺特异性间质肿瘤

前列腺特异性间质肿瘤是来源于前列腺特异性间质的肉瘤和相关的增生性病变，少见。1998 年将这些增生性病变分为前列腺间质肉瘤及恶性潜能不定的前列腺间质肿瘤（stromal tumours of uncertain malignant potential，STUMP）两类。

STUMP 的间质增生是肿瘤性的，有多种形式，共同的特点是特异性间质呈不同程度的增生。增生的细胞可有轻度不典型性或散在、明显的非典型性细胞或无典型性，同时混杂有良性的前列腺腺体。还有一种形式是局灶性间质增生明显，挤压并拉长前列腺腺管，形成像乳腺叶状肿瘤的形态。在 STUMP 中，间质细胞常无或仅有少数核分裂，不见坏死。若叶状肿瘤中，间质细胞普遍呈恶性形态，细胞多形性明显，核分裂象多见，则为恶性叶状肿瘤，即为前列腺特异性间质肉瘤(图 4-51)。

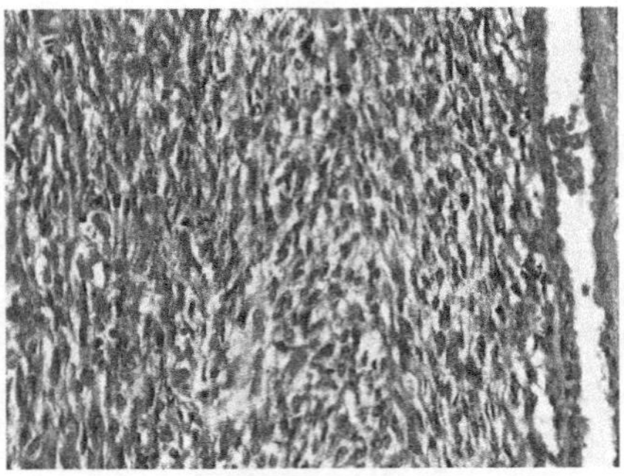

图 4-51　前列腺恶性叶状肿瘤

左侧为伸长的前列腺腺管,间质性肿瘤成分排列致密,增生活跃,有多数核分裂象,宛似乳腺同型肿瘤。HE 低倍

STUMP 及间质肉瘤中,CD34 均为阳性,借此与非特异性间质肉瘤(如平滑肌肉瘤、横纹肌肉瘤)相鉴别。STUMP 及间质肉瘤均表达 PR。STUMP 对 Actin 呈阳性反应,而间质肉瘤为阴性反应。STUMP 是肿瘤性病变,可弥漫浸润前列腺,且常复发,但有的 STUMP 呈局灶性,临床上不进展也不复发,所以定为恶性潜能不肯定。

4.平滑肌瘤

真正的平滑肌瘤少见,要与良性前列腺增生时的间质平滑肌增生结节相区别。肿瘤结节直径至少1 cm,境界清楚,与周围间质无过渡,可看作是平滑肌瘤。平滑肌瘤样结节中可见核深染、畸形的细胞,但不见核分裂象,很像子宫的奇异型平滑肌瘤(图 4-52)。更严格的标准则认为前列腺平滑肌瘤只见于患前列腺结节状增生前的年轻患者,常为孤立性,不复发,其组织学同子宫平滑肌瘤。

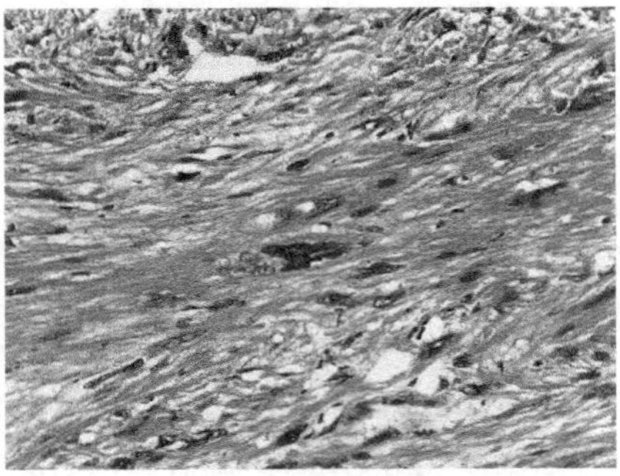

图 4-52　前列腺平滑肌瘤

示散在核大深染的畸形细胞,未见核分裂象,貌似子宫的奇异型平滑肌瘤。HE 中倍

(六)转移性肿瘤

前列腺周围器官发生的肿瘤,如直肠和膀胱的恶性肿瘤,可通过直接侵袭方式累及前列腺。远隔脏器的恶性肿瘤转移到前列腺的非常罕见,有肺的鳞状细胞癌,皮肤恶性黑色素瘤及肾细胞癌等。

(陈　丹)

诊疗篇

第五章 呼吸系统肿瘤的诊疗

第一节 原发性气管癌

原发性气管癌是一种少见病，约占气管-支气管肿瘤中的2%，据M.D.Anderson癌症研究中心报道，原发性气管恶性肿瘤54例，其中鳞癌30例(54.5%)、腺样囊性癌10例(18%)。Hajdu报道，41例气管原发癌，鳞癌30例(37%)，腺样囊性癌7例(17%)。后来，综合国内报道，气管癌有124例，其中鳞癌49例(39.5%)、腺样囊性癌52例(42%)，腺癌10例(4.8%)、黏液表皮样癌6例(4.8%)、小细胞癌3例、类癌2例、恶性淋巴瘤1例和恶性多形性腺瘤1例。上海市胸科医院总结诊断气管肿瘤480余例，占同期原发性支气管肺癌(10 898例)的4%，其中原发性气管癌444例，占气管原发肿瘤的92.5%。

一、病理

原发性气管肿瘤大多来自上皮或腺体的肿瘤，主要是鳞状细胞癌和腺样囊性癌(即圆柱瘤型腺癌)，类癌较少见。良性肿瘤发病较少，占原发肿瘤的25%～35%。恶性肿瘤较常见，占68%～77%，其中以腺癌和鳞癌较多，小细胞癌较少。良性肿瘤有纤维瘤、乳头状瘤、淋巴管瘤、平滑肌瘤、毛细血管内皮瘤、黏膜下血管瘤和息肉等。恶性肿瘤中以鳞癌和腺样囊性癌最为多见，后者生长速度缓慢，在黏膜下扩散，肉眼有时难于辨认其侵犯范围，某些患者虽然在气管腔内病灶较小，但肿瘤已穿出管外并浸润到纵隔内。小细胞癌、鳞腺混合癌、大细胞癌较为少见，罕见的类型包括：平滑肌肉瘤和恶性淋巴瘤、纤维肉瘤、软骨肉瘤、横纹肌肉瘤、脂肪肉瘤、血管肉瘤、癌肉瘤和恶性黑色素瘤。气管低度恶性肿瘤中以腺样囊性癌为最多见，此外包括黏液表皮样癌、类癌、恶性纤维组织细胞瘤和神经纤维瘤等。

原发性气管恶性肿瘤中鳞癌发展较快，常呈溃疡性变，向外侵犯较早。食管前壁肌层亦常累及。气管肿瘤主要的转移途径是通过淋巴道，由下向上引流至锁骨上淋巴结，而很少向下转移至纵隔和隆突下淋巴结。血道转移发生率极低，直接向管壁外浸润常常是导致死亡的主要原因。

继发性气管肿瘤都是邻近器官癌肿直接侵犯所致，如甲状腺癌、支气管肺癌和食管癌等。

二、临床表现

气管肿瘤的最常见症状是咳嗽，常呈刺激性、顽固性干咳，多种治疗无效，在早期气管腔未出现狭窄前，多有白色泡沫状痰，当肿瘤表面出现坏死者，可有血丝痰或满口血痰，但多数患者出血量不多，可在数天内自然停止。随着肿瘤的增大，气管腔逐渐狭窄，出现进行性呼吸困难，特点为吸气性呼吸困难，吸气期延长，即所谓的喘鸣，严重者吸气时锁骨上窝、胸骨上窝和下部肋间隙都凹陷，即三凹征。此时肺部X射线检查无特殊表现，故常有误诊为支气管哮喘。声音嘶哑是肿瘤晚期出现局部压迫、侵犯或淋巴结转移累及喉返神经所致。

肺部听诊可闻及双肺呼吸音粗糙，严重者可听到风箱气流样的声音和各种音调的哮鸣音，即使不用听诊器亦可在近身处闻及，提示上呼吸道的梗阻。

由于气管肿瘤早期症状不典型，胸片检查多无异常发现，而出现典型的上呼吸道梗阻症状时，多数已处疾病的晚期，晚期患者常有局部转移，导致颈部淋巴结肿大，颈交感神经压迫征和上腔静脉阻塞综合征等。有些在确诊前往往有数月或数年的病程。因此，对难于缓解的刺激性干咳、痰血，应尽早进行气管镜检查，以明确诊断及时治疗。

三、诊断

对年龄在40岁以上，近期出现气喘性哮鸣，体位变化能诱发或减轻症状，哮喘药物治疗无效，伴有痰血或阵发性夜间呼吸困难，而无心脏病等，都是鉴别气道梗阻和支气管哮喘的要点，应做进一步检查除外气管肿瘤。气管肿瘤常容易被误诊或漏诊，多数直至呼吸困难、病情危重时才被认识，故临床诊断时对长期顽固性咳嗽伴有吸气性呼吸困难者，应引起警惕，及时做相应检查。

（一）实验室检查

痰脱落细胞学检查。气管肿瘤，尤其是恶性气管肿瘤痰细胞学阳性率较高，对判断肿瘤的良恶性有帮助。但对气管肿瘤部位、范围、侵犯程度则需要其他检查手段来明确。

（二）X射线检查

X射线诊断以空气对比摄片和气管断层为最好。侧位片对颈段气管暴露较好，隆突部额面断层片能较好地显示胸段的气管全貌。如气管腔内有软组织阴影，管壁增厚，管腔狭窄可初步做出诊断。

（三）CT检查

CT检查在诊断气管肿瘤的累及范围、浸润深度、蔓延方向及有无淋巴结转移等方面较胸片有优势。气管恶性肿瘤常表现在气管及支气管腔内、外生长，CT表现为沿气管生长的不规则形突起的软组织块影，多呈菜花状，并可沿气管环状生长而导致环行狭窄。肿瘤与主动脉或食管间的脂肪间隙消失，是表明纵隔已受侵犯的CT征象。纵隔及肺门淋巴结增大，提示气管肿瘤存在转移的可能。

（四）纤维支气管镜检查

纤支镜检查是诊断气管肿瘤最有效的手段，它既可在直视下获得细胞学及组织学诊断，又能对肿瘤的范围、部位做出定位。对气管肿瘤有较严重气管梗阻、有出血病史或在检查中发现肿瘤表面血管丰富者应慎做活检及刷检，以免出现意外。

四、治疗

对局限于气管的早期恶性肿瘤的治疗以外科为主，手术可达到切除病变，解除气道梗阻，重建气道的作用。手术方式以气管环状切除端端吻合最为常用，某医院共实施气管手术近500例，其中气管恶性肿瘤400例，并创新设计了隆突主支气管切除，多段支气管隆突成形术及气管和隆突切除、分叉人工气管置换等 20 多种新术式。因此，对患者一般情况较好，能够耐受手术者，应首选手术治疗；对病变范围广泛，难于手术的患者采用以放疗为主的治疗，同时辅以化疗，可取得较好的疗效。内科姑息性治疗还包括经气管镜内电烧、激光等治疗；近年来，镍钛记忆合金气管内支架为部分晚期无法手术或有手术禁忌的患者提供了新的治疗方法，具有快速、方便的特点，能够为进一步治疗赢得时间。

五、预后

气管鳞癌肿瘤完整切除术后 3 年生存率为 24.4%。也有报道，气管鳞癌伴局部淋巴结转移者生存率为 25%，气管切端阳性者生存率为 20%，对切除端阳性患者术后加用放疗可达到延长生存时间的目的。单纯放疗的中位生存期为 10 个月左右。腺样囊性癌生长相对缓慢，如手术能够完全切除，切端和淋巴结阴性术后 1 年生存率可达 85%，治愈率为 75%，但术后有较多的复发和转移。淋巴结阳性者术后 1 年生存率稍低 84%，而单纯放疗的一年生存率仅为 25%，因此，如有可能应采用手术治疗。气管腺癌较其他类型气管肿瘤更易出现局部转移侵犯纵隔，手术完全切除者 1 年生存率约半数。而单纯放疗者预后较差。气管类癌好发于气管下端 1/3 段，以无气管软骨的膜部多见。切除不完全者，术后易复发。肿瘤能够完全切除者多能长期生存。黏液表皮样癌预后相对较好，完整切除者多能长期生存。

（孔　晶）

第二节　肺　　癌

一、肺癌的病因

（一）吸烟

吸烟已被公认是肺癌最重要的危险因素。吸烟是人们常见的一种生活习惯。在有些发达国家和地区，由于控烟工作开展良好，人群吸烟率已明显下降。但还有很多国家特别是发展中国家，吸烟率仍维持很高水平，甚至还在增长。

1.影响肺癌危险性的吸烟因素

（1）吸烟年限、吸烟强度：吸烟年限长短是影响肺癌危险性的最主要的吸烟因素。吸烟年限由吸烟者开始吸烟的年龄与吸烟者目前的年龄或者开始吸烟的年龄与戒烟时的年龄确定。吸烟年限愈长，则肺癌的危险性愈高。肺癌危险性也随每天吸烟支数增加而上升。吸烟强度不仅取决于每天吸烟支数，还受吸入深度、每支烟吸入次数等影响。

（2）戒烟：与持续吸烟者比较，戒烟者随戒烟年数增加，肺癌危险性会明显下降，但由吸烟引起的致肺癌效应不会完全消失。

（3）烟草的不同制品、卷烟的不同类型：不少流行病学研究报道，吸不同烟草制品所致肺癌危险性不同，吸卷烟者肺癌危险性最高，仅抽雪茄或烟斗者危险性较低。长期吸带过滤嘴或低焦油卷烟者其肺癌危险性比长期吸不带过滤嘴或高焦油卷烟者低。自 20 世纪中叶起，卷烟生产方法有所变化，采用混合烟叶，生产带过滤嘴的卷烟以及应用能降低卷烟的尼古丁和焦油含量的其他各种方法，但这些生产上的变化对吸烟者暴露于致癌物的实际变化情况的影响较难评定。原因是采用混合烟叶可以增加烟草特有的亚硝胺；吸烟者为了保持其惯有的尼古丁吸入水平，在吸带过滤嘴或低焦油卷烟时会代偿性地改变其原来的吸烟行为，如深吸或增加每支卷烟的吸入次数；特别是大多数吸烟者在其一生中不是只吸一种类型的卷烟，使得难以评价这些变化的后果。同时吸带过滤嘴香烟导致肺癌病例类型发生变化：鳞癌、小细胞癌的发病率下降而腺癌的发病率上升。

2.与其他危险因素的协同作用

当吸烟者暴露于其他的职业或环境因素时，吸烟与其他危险因素的联合致癌效应可能大于吸烟与其他因素各自单独作用时合并的效应，这时可认为吸烟和其他因素有致癌的协同作用。认识因素间致癌的协同作用对肿瘤预防是很重要的。

迄今还仅对吸烟和少数几个职业危险因素的致肺癌协同作用进行了比较系统的研究和评价。对石棉暴露、吸烟和肺癌间关系的流行病学研究先后曾多次进行评述，结果都认为吸烟与石棉暴露两个危险因素间的作用不是单纯相加的，即两个因素的作用不是相互独立的，两者间有一定的协同作用，但仍不能确定其协同作用是否符合相乘模型。曾对工作在金属冶炼厂和金属矿山暴露于砷的 6 个职业人群资料评价砷暴露、吸烟与肺癌间的关系，结果发现砷暴露和吸烟的致肺癌联合效应始终大于两个因素的作用相互独立时用相加模型所表明的效应。上述职业因素与吸烟间存在致肺癌协同作用，即职业因素暴露者同时吸烟可使致肺癌效应明显放大，大于两个因素单独作用时合并的效应，说明在吸烟人群中预防职业性肺癌时不能仅限于采取职业防护措施，同时还要加强控制吸烟的措施。

(二)空气污染

1.室内空气污染

室内空气污染的来源和种类甚多，目前研究较多且与人群生活关系较密切的有环境烟草烟雾、固体燃料（煤以及木柴、秸秆等生物燃料）燃烧产生的烟气、高温下的食用油油烟和室内氡气等与肺癌的关系。

(1)环境烟草烟雾：环境烟草烟雾是由吸烟者呼出的主流香烟烟雾以及香烟熏烧时释放的、且为周围空气稀释的侧流烟雾所组成的混合物，它含有尼古丁、致癌物和毒素。香烟侧流烟雾的组成成分与主流烟雾相似，但侧流烟雾中各成分的相对含量和绝对量与主流烟雾中有所不同。侧流烟雾中许多成分已知是有遗传毒性和致癌性的化学物质，其中包括国际癌症研究中心认定的 1 类致癌物（苯、镉、2-萘胺、镍、铬、砷和 4-联苯胺）以及 2A 类致癌物（甲醛、1，3-丁二烯和苯并芘）和 2B 类致癌物（乙醛、异戊二烯、邻苯二酚、丙烯腈、苯乙烯、NNN、NNK、铅）。

国际癌症研究中心在其 1986 年出版的《吸烟》中就已提出，根据已知主流烟雾和侧流烟雾的成分、被动吸烟时吸入的物质的组成以及在暴露于致癌物时观察到的剂量效应关系，可以得出被动吸烟能使人类恶性肿瘤危险性有一定程度升高的结论。在《吸烟》专集发表后的三十余年中，在许多国家又发表了大量关于从不吸烟者暴露于吸烟配偶的二手烟雾与肺癌危险性关系的流行病学研究，其中大多数研究都报道肺癌危险性增加，尤其是在暴露较严重的情况下。对这些研究进行的综合分析发现，不吸烟妻子暴露于吸烟丈夫的二手烟雾与其肺癌危险性间存在统计上显著且一致的联系性，危险性随暴露程度增加而升高，肺癌超额危险性约为 20%，调整各种混杂因素后也是如此。除了在家中暴露于吸烟配偶的二手烟雾外，在工作场所也存在暴露的情况。暴露于环境烟草烟雾的年限与肺癌危险性间存在很强的相关关系。

可的宁是尼古丁的代谢产物，是目前测定环境烟草烟雾近期暴露状况的最合适的生物标志物。在二手烟雾暴露者的尿中可的宁的水平往往升高。在暴露者中还发现芳香胺血红蛋白加合物和多环芳烃白蛋白加合物的浓度比不暴露者高。吸烟母亲的胎儿脐带血中蛋白加合物的浓度与母亲血中的浓度有关，前者的浓度低一些。检测尿的生物标志物时，发现环境烟草烟雾暴露者中烟草特有的致癌物 NNK 的代谢产物的水平总是升高的，尿中这些代谢产物的水平为吸烟者的 1%～5%。非吸烟者摄入烟草特有的致癌物 NNK 的资料是反映二手烟雾与肺癌发生间有因果联系的辅助证明。此外，在人群中还发现被动吸烟与尿内致变物的浓度有联系，有些研究发现尿致变性与尿可的宁浓度有相关关系。曾发现，暴露于二手烟雾的儿童中姐妹染色单体交换水平升高。暴露于环境烟草烟雾的非吸烟者发生的肺肿瘤含有 *P*53 和*K-ras*突变，与吸烟者肿瘤中发现的情况相似。在体外和体内实验系统中都发现侧流烟雾、环境烟草烟雾或其凝聚物具有遗传毒性。根据上述种种证据，都足以作出环境烟草烟雾对人类具有致癌性的结论。

(2)固体燃料烟气：全球(主要是发展中国家和地区)有许多人在使用固体燃料作为家庭烹饪或取暖的燃料，因而使人群经常暴露于燃烧这些燃料时产生的烟气，家庭中女性和儿童的暴露状况往往尤为严重。人群的暴露水平受燃料的种类、炉灶状况、房屋结构、室内通风状况以及当地气候条件等多种因素的影响，因此，在不同条件下取得的研究结果是可能不同的，推论时宜谨慎。

家庭燃烧煤和木柴时一般有 10%～30%的燃料碳转化成燃烧不完全的气相和固相产物，这些产物中已发现有数百种化合物，包括已知对人类可能有致癌性的苯、甲醛和苯并芘等在内的半挥发和不挥发的有机化合物。煤比木柴含有更多的硫、砷、矽、氟和铅等污染物，燃烧时这些污染物及其氧化物释放出来污染空气。在大多数使用固体燃料的地方，微细颗粒物的污染水平每立方米一般可达数百微克，在烹饪时每立方米甚至可达数千微克。

高温下用食用油炒、煎、炸食物是中国和世界上华人中常见的烹调方法。已知吸烟是肺癌发生的主要原因，但在非吸烟的中国女性中肺癌发病率比较高，在被食用油油烟污染的空气中存在可能使人类致癌的物质。肺癌危险性还随烹饪时室内油烟严重程度上升，也随眼睛刺激的频度升高。在多因素分析中，经调整通风状况变量后，烹饪时厨房内烟雾程度、食用油种类、煎炒频度均对肺癌危险性有独立的效应。肺癌危险性随每月炒菜次数增加而升高。肺癌危险性还随开始烹饪年龄提前、每天烹饪餐数增加以及烹饪年限增加而上升。

铀矿井下职业暴露于氡及其子体已知是致肺癌的，当累计暴露达 50～100 个工作水平月时，此时肺癌超额危险性是显著的。然而，居室内由建筑材料、高本底等引起的氡及其子体的浓度通常远低于铀矿井下，这时与肺癌的关系并不十分明确。

2.室外大气污染

在人口稠密的城市空气中发现含有多种已知对人类的致癌物，如苯并芘和苯等有机化合物、砷和铬等无机化合物以放射性核素，这些物质以能吸附有机化合物的碳粒、氧化剂、气溶胶状的硫酸等极为复杂的混合物的形式存在。燃烧煤、石油等矿物燃料生产能源或应用于交通运输是产生上述各种物质污染城市空气的主要来源。居住在排放污染物的局部污染点源附近的居民经常暴露于已知或可疑的致癌物，如燃烧矿物燃料的发电厂排放苯并芘等多环有机物、铬和镍等金属、氡和铀等放射性核素，非铁金属冶炼厂排放无机砷、其他金属以及二氧化硫，城市固体废物焚烧炉排放铅和镉等重金属、多环芳烃、二噁英等有机化合物以及酸性气体等。

(三)职业因素

肺癌是职业癌中最重要的一种。据估计，美国男性肺癌的 15%和女性肺癌的 5%可由职业因素解释。已有充分的证据认为是致肺癌职业因素的有石棉、氯甲甲醚和二氯甲醚、砷的无机化合物、铬化合物、镍及其化合物、铍及其化合物、镉及其化合物、煤炼焦过程(煤焦炉、煤气干流甑、煤气发生炉)、煤焦油沥青挥发物(涂屋顶材料、铝还原厂、烟囱清扫物)、铸造工人、赤铁矿、芥子气、油漆工人、电离辐射(放射性矿或氡)和硫酸烟雾等。可能致肺癌的工业材料有氯乙烯、氯甲苯、硫代甲烷、丙烯腈、切削油、柴油烟气、甲醛、玻璃纤维及其他人造纤维、滑石粉、镭、二氧化硅(结晶体)。还有一些职业致肺癌的因果关系尚不肯定,需要进一步查明这些职业中的致癌物,并通过前瞻性研究判定可能存在的剂量效应关系。这些职业包括农业工人、暴露于农药的工人、氯苯甲酰生产厂、水泥工人、化学师或化学工人、煤矿工、暴露于干洗溶剂的工人、屠宰和肉品加工工人、油漆生产工人、电焊工、铅管工、印刷工、橡胶企业工作区、炼钢工人及面包师傅等。

然而,与吸烟相比,职业因素对整个人群肺癌发病率的作用很小,但值得我们警惕的是,职业因素与吸烟等一些非职业危险因素有很强的协同致肺癌作用。如吸烟与暴露于石棉的协同作用近似于相乘模型或介于相加与相乘模型之间。铀矿工电离辐射暴露与吸烟间存在相乘或弱于相乘的协同作用。氡子体照射与吸烟的联合作用与相乘模型一致,但是联合作用的相对危险度最大可能是介于相乘和相加之间。吸烟与砷对肺癌的发生显示联合效应,其强度介于相加与相乘之间。我国云锡矿工肺癌,职业暴露如氡子体、砷和粉尘等与一些非职业危险因素,如吸烟、慢性支气管炎、文化程度以及部分营养素摄入不足也有一定的协同作用。由此可见,在职业性肺癌的调查研究和防治实践中,不能只重视职业因素而忽略吸烟等生活方式在肺癌发生中的重要作用。

(四)电离辐射

大剂量电离辐射可引起肺癌,不同射线产生的效应也不相同,如日本广岛释放的是中子和α射线,前者患肺癌的危险性高于后者。美国1978年报道一般人群中和电离辐射的来源49.6%来自自然界,44.6%为医疗照射,来自X线诊断的电离辐射可占36.7%。

(五)饮食与营养

动物试验证明维生素A及其衍生物β胡萝卜素能够抑制化学致癌物诱发的肿瘤。有研究表明,摄取食物中维生素A能作为抗氧化剂直接抑制甲基胆蒽、苯并芘和亚硝酸铵的致癌作用和抑制某些致癌物和DNA的结合,拮抗促癌物的作用,因此可直接干扰癌变过程。美国纽约和芝加哥开展的前瞻性人群观察结果表明食物中天然维生素A类、β胡萝卜素的摄入量与十几年后癌症的发生呈负相关,其中与肺癌的相关性最为明显。

(六)其他

美国癌症学会将结核病列为肺癌发病因素之一。有结核病史,尤其是结核瘢痕者,男性患肺癌的危险是正常人群的5倍,女性患肺癌的危险是正常人群的10倍。有结核病史肺癌的主要组织学类型是腺癌。

二、肺癌的临床表现

肺癌的临床表现与其发生的部位、大小、类型、发展的阶段、有无并发症或转移有密切关系。有5%～15%的患者于发现肺癌时无症状。主要症状包括以下几个方面。

(一)由原发肿瘤引起的症状

1.咳嗽

咳嗽为常见的早期现象,肿瘤在气管内可有刺激性干咳或少量黏液痰。肺泡癌可有大量黏液痰。肿瘤引起远端支气管狭窄，咳嗽加重，多为持续性，且呈高音调金属音，是一种特征性的阻塞性咳嗽。当有继发感染时，痰量增加，且呈黏液脓性。

2.咯血

由于癌组织血管丰富常引起咯血。以中央型肺癌多见，多为痰中带血或间断血痰，常不易引起患者重视而延误早期诊断。如侵蚀大血管，可引起大咯血。

3.喘鸣

由于肿瘤引起支气管部分阻塞，约有 2%的患者可引起局限性喘鸣。

4.胸闷、气急

肿瘤引起支气管狭窄，特别是中央型肺癌；或肿瘤转移到肺门淋巴结，肿大的淋巴结压迫支气管或隆突；或转移至胸膜，发生大量胸腔积液；或转移至心包，发生胸闷、气促。如果原有慢性阻塞性肺疾病，或合并有自发性气胸，胸闷、气促更为严重。

5.体重下降、消瘦

体重下降为肿瘤的常见症状之一，肿瘤发展到晚期，由于肿瘤和消耗的原因，并有感染、疼痛所致的食欲减退，可表现为消瘦或恶病质。

6.发热

一般，肿瘤可因坏死引起发热，多数发热的原因是肿瘤引起的继发性肺炎所致，抗生素药物治疗疗效不佳。

（二）肿瘤局部扩散引起的症状

1.胸痛

约有 30%的肿瘤直接侵犯胸膜、肋骨和胸壁，可引起不同程度的胸痛。若肿瘤位于胸膜附近时，则产生不规律的钝痛或隐痛，疼痛于呼吸、咳嗽时加重。肋骨、脊柱受侵犯时，则有压痛点，而与呼吸、咳嗽无关。肿瘤压迫肋间神经，胸痛可累及其分布区。

2.呼吸困难

肿瘤压迫大气道，可出现吸气性呼吸困难。

3.咽下困难

癌侵犯或压迫食管可引起咽下困难，尚可引起支气管-食管瘘，出现进食或饮水时呛咳，并可导致肺部感染。

4.声音嘶哑

癌直接压迫或转移至纵隔的淋巴结肿大后压迫喉返神经（多见于左侧），可发生声音嘶哑。

5.上腔静脉压迫综合征

癌侵犯纵隔，压迫上腔静脉时，上腔静脉回流受阻，产生头面部、颈部和上肢水肿及胸前部淤血和静脉曲张，可引起头痛和头昏或眩晕。

6.Horner 综合征

位于肺尖部的肺癌称肺上沟癌（Pancoast 癌），可压迫颈部交感神经，引起病侧眼睑下垂、瞳孔缩小和眼球内陷，同侧额部与胸壁无汗或少汗。也常有肿瘤压迫臂丛造成以腋下为主、向上肢内侧放射的烧灼样疼痛，在夜间尤甚。

（三）转移引起的症状

1.肺癌转移至脑、中枢神经系统

肺癌转移至脑、中枢神经系统可发生头痛、呕吐、眩晕、复视、共济失调、脑神经麻痹以及一侧肢体无力甚至偏瘫等神经系统症状。严重时,可出现颅内压增高的症状。

2.肺癌转移至骨骼

肺癌转移至骨骼,特别是肋骨、脊柱骨和骨盆时,则有局部疼痛和压痛。

3.肺癌转移至肝

肺癌转移至肝时,可有厌食、肝区疼痛、肝大、黄疸和腹水等。

4.肺癌转移至淋巴结

锁骨上淋巴结常是肺癌转移的部位,可以毫无症状,患者自己发现而来就诊。典型的多位于前斜角肌区,固定而坚硬,逐渐增大、增多,可以融合,多无痛感。皮下转移时可触及皮下结节。

(四)肺外表现

肺外表现包括内分泌、神经肌肉、结缔组织、血液系统和血管的异常改变,又称副癌综合征。有下列几种表现。

1.肥大性肺性骨关节病

肥大性肺性骨关节病常见于肺癌,也见于局限性胸膜间皮瘤和肺转移癌(胸腺、子宫和前列腺的转移)。多侵犯上下肢长骨远端,发生杵状指(趾)和肥大性骨关节病。前者具有发生快、指端疼痛及甲床周围环绕红晕的特点。两者常同时存在,多见于鳞癌。切除肺癌后,症状可减轻或消失,肿瘤复发又可出现。

2.分泌促性腺激素

分泌促性腺激素可引起男性乳房发育,常伴有肥大性肺性骨关节病。

3.分泌促肾上腺皮质激素样物

分泌促肾上腺皮质激素样物可引起库欣综合征,表现为肌力减弱、水肿、高血压和尿糖增高等。

4.分泌抗利尿激素

分泌抗利尿激素可引起稀释性低钠血症,表现为食欲不佳、恶心、呕吐、乏力、嗜睡和定向障碍等水中毒症状,称抗利尿激素分泌失调综合征。

5.神经肌肉综合征

其包括小脑皮质变性、脊髓小脑变性、周围神经病变、重症肌无力和肌病等。发生原因不明确。这些症状与肿瘤的部位和有无转移有关。它可以发生于肿瘤出现前数年,也可作为一症状与肿瘤同时发生;在手术切除后仍可发生,或原有的症状无改变。它可发生于各型肺癌,但多见于小细胞未分化癌。

6.高钙血症

肺癌可因转移而致骨骼破坏,或由异生性甲状腺样激素引起。高血钙可与呕吐、恶心、嗜睡、烦渴、多尿和精神紊乱等症状同时发生,多见于鳞癌。肺癌手术切除,血钙可恢复正常,肿瘤复发又可引起血钙增高。

此外,在燕麦细胞癌和腺癌中还可见因 5-羟色胺的分泌过多造成的类癌综合征,表现为伴哮鸣的支气管痉挛、阵发性心动过速、水样腹泻和皮肤潮红等,还可有黑色棘皮症及皮肌炎、掌跖皮肤过度角化症和硬皮症,以及栓塞性静脉炎、非细菌性栓塞性心内膜炎、血小板减少性紫癜和毛细血管病性渗血性贫血等肺外表现。

三、肺癌的诊断与分期

(一)诊断

1.病史和体格检查

明确患者的病史,并进行全面的体格检查。

2.无创性检查

(1)胸部X线:因其简便易行、经济有效,目前仍是肺癌初诊时最基本的检查方法,是早期发现肺癌的一个重要手段,也是术后随访的方法之一。

(2)胸部CT:目前,已成为估计肺癌胸内侵犯程度及范围的常规检查方法,尤其在肺癌的分期上更有其无可替代的作用。低剂量螺旋胸部CT可以有效地发现早期肺癌,CT引导下经胸肺肿物穿刺活检是重要的获取细胞学、组织学诊断的技术。

(3)B型超声:因为含气肺组织不是超声的理想介质,且超声对肺部肿块的良恶性鉴别缺乏特异性,故超声检查在肺癌诊断中较少应用。主要用于诊断腹部重要器官以及腹腔、腹膜后淋巴结有无转移,也用于双侧锁骨上窝淋巴结的检查;对于邻近胸壁的肺内病变或胸壁病变,可鉴别其囊、实性及进行超声引导下穿刺活检;超声还常用于胸腔积液抽取定位。

(4)MRI:较CT检查更容易鉴别实质性肿块与血管的关系,MRI检查对肺癌的临床分期有一定价值,特别适用于判断脊柱、肋骨以及颅脑有无转移。

(5)骨扫描:骨扫描是判断肺癌骨转移的常规检查。当骨扫描检查提示骨可疑转移时,应对可疑部位进行MRI、骨X线片检查加以验证。

(6)PET-CT:主要用于排除纵隔淋巴结和远处转移,但因价格高,且约有20%的假阴性和假阳性,目前还不能广泛应用。

3.内镜检查

(1)纤维支气管镜:纤维支气管镜检查技术是诊断肺癌最常用的方法,包括纤维支气管镜直视下刷检、活检以及支气管灌洗获取细胞学和组织学诊断。上述几种方法联合应用可以提高检出的阳性率。

(2)经纤维支气管镜引导透壁穿刺纵隔淋巴结活检术(trans bronchial needle aspiration,TBNA)和纤维超声支气管镜引导透壁淋巴结穿刺活检术(endo bronchial ultrasound guided trans bronchial needle aspiration,EBUS-TBNA):TBNA有助于治疗前肺癌TNM分期的精确N_2分期。但不作为常规推荐的检查方法,有条件的医院应当积极开展。EBUS-TBNA更能就肺癌N_1和N_2的精确病理诊断提供安全可靠的支持。

(3)纵隔镜:作为确诊肺癌和评估N分期的有效方法,纵隔镜是目前临床评价肺癌纵隔淋巴结状态的金标准。尽管CT、MRI以及近年应用于临床的PET-CT能够对肺癌治疗前的N分期提供极有价值的证据,但仍然不能取代纵隔镜的诊断价值。

(4)胸腔镜:胸腔镜可以准确地进行肺癌的诊断和分期,对于经纤维支气管镜和经胸壁肺肿物穿刺针吸活检术等检查方法无法取得病理标本的早期肺癌,尤其是肺部微小结节病变行胸腔镜下病灶切除,可以明确诊断。对于中晚期肺癌,胸腔镜下可以行淋巴结、胸膜和心包的活检,胸腔积液及心包积液的细胞学检查,为制定治疗方案提供可靠依据。

4.肿瘤标志物

肺癌相关的血清肿瘤标志物包括CEA、CA125、Cyfra21-1、CA153和SCC等,SCLC具有神经内分泌特点，与促胃液素释放肽前体(ProGRP)、神经元特异性烯醇化酶(NSE)、肌酸激酶 BB(CK-BB)以及嗜铬蛋白 A(CGA)等相关。但这些标志物的敏感性和特异性均不高，因此在肺癌的筛查、诊断中的价值有限，目前主要是作为监测治疗反应和早期复发的辅助指标。

5.其他检查技术

(1)痰细胞学：痰细胞学检查是目前诊断肺癌简单方便的无创伤性诊断方法之一，连续三天留取清晨深咳后的痰液进行痰细胞学涂片检查可以获得细胞学诊断。60%～80%的中央型肺癌和 15%～20%的外周型肺癌患者，可以通过重复的痰细胞学检查得到阳性结果。

(2)经胸壁肺内肿物穿刺针吸活检术(trans thoracic needle aspiration，TTNA)：TTNA 可以在 CT 或 B 超引导下进行，在诊断周围型肺癌的敏感度和特异性上均较高。

(3)胸腔穿刺术：当胸腔积液原因不明时，可以进行胸腔穿刺以获得细胞学诊断，并可以明确肺癌的分期。

(4)胸膜活检术：当胸腔积液穿刺未发现细胞学阳性结果时，胸膜活检可以提高阳性检出率。

(5)浅表淋巴结活检术：对于肺部占位病变或已明确诊断为肺癌的患者，如果伴有浅表淋巴结肿大，应当常规进行浅表淋巴结活检，以获得病理学诊断、明确分期并指导治疗。

(二)分期

1.非小细胞肺癌

目前非小细胞肺癌(non-small cell lung cancer，NSCLC)的 TNM 分期采用国际肺癌研究协会2017 年第八版分期标准(表 5-1、表 5-2)。

表 5-1　肺癌 TNM 分期中 T、N、M 的定义

分期		标准
原发肿瘤(T)		
T_x		原发肿瘤大小无法测量；或痰脱落细胞、支气管灌洗液中找到癌细胞，但影像学检查和支气管镜检查未发现肿瘤
T_0		没有原发肿瘤的证据
T_{is}		原位癌
T_1		肿瘤最大直径≤3 cm，局限于肺和脏层胸膜内；支气管镜见肿瘤可侵及叶支气管，未侵及主支气管
	T_{1a}	肿瘤最大径≤1 cm；任何大小的表浅扩散型肿瘤，但局限于气管壁或近端主支气管壁
	T_{1b}	肿瘤最大径>1 cm，≤2 cm
	T_{1c}	肿瘤最大径>2 cm，≤3 cm
T_2		
	T_{2a}	具有以下任何一种情况：①肿瘤最大径>3 cm，≤4 cm；②侵及主支气管但未侵犯隆突；③累及脏层胸膜；④伴有部分或全肺阻塞性肺炎或肺不张
	T_{2b}	肿瘤最大径>4 cm，≤5 cm
T_3		肿瘤最大径>5 cm，≤7 cm；或直接侵犯以下任何一个器官：胸壁、心包、膈神经；原发肿瘤同一肺叶转移性结节
T_4		肿瘤最大径>7 cm；或侵犯以下任何一个器官：纵隔、膈肌、心脏、大血管、喉返神经、隆突、气管、食管、椎体；原发肿瘤同侧不同肺叶转移性结节
区域淋巴结(N)		
N_x		区域淋巴结无法评估

续表

分期		标准
N_0		无区域淋巴结转移
N_1		同侧支气管周围和/或同侧肺门淋巴结以及肺内淋巴结转移，包括原发肿瘤直接侵犯累及
N_2		同侧纵隔和/或隆突下淋巴结转移
N_3		对侧纵隔和/或对侧肺门、同侧或对侧前斜角肌及锁骨上淋巴结转移
远处转移(M)		
M_x		远处转移无法评估
M_0		无远处转移
M_1		
	M_{1a}	对侧肺叶出现转移性结节；胸膜播散（恶性胸腔积液、心包积液或胸膜结节）
	M_{1b}	远处单个器官单发转移
	M_{1c}	远处单个或多个器官多发转移

表 5-2 2017 年肺癌第八版 TNM 分期

分期	N_0	N_1	N_2	N_3
T_{1a}	ⅠA1	ⅡB	ⅢA	ⅢB
T_{1b}	ⅠA2	ⅡB	ⅢA	ⅢB
T_{1c}	ⅠA3	ⅡB	ⅢA	ⅢB
T_{2a}	ⅠB	ⅡB	ⅢA	ⅢB
T_{2b}	ⅡA	ⅡB	ⅢA	ⅢB
T_3	ⅡB	ⅢA	ⅢB	ⅢC
T_4	ⅢA	ⅢA	ⅢB	ⅢC
M_{1a}	ⅣA	ⅣA	ⅣA	ⅣA
M_{1b}	ⅣA	ⅣA	ⅣA	ⅣA
M_{1c}	ⅣB	ⅣB	ⅣB	ⅣB

2.小细胞肺癌

对于接受非手术治疗的小细胞肺癌患者采用美国退伍军人肺癌协会的局限期和广泛期分期方法，对于接受外科手术的患者采用国际肺癌研究协会 2017 年第八版分期标准。VALG 将局限期定义为病变局限于一侧胸腔、可被包括于单个可耐受的放射野里，广泛期为病变超出同一侧胸腔，包括恶性胸腔、心包积液及远处转移。目前，国内常用的局限期定义为病变局限于一侧胸腔、纵隔、前斜角肌及锁骨上淋巴结，但不能有明显的上腔静脉压迫、声带麻痹和胸腔积液。

四、肺癌的外科治疗

当今，外科手术仍是肺癌治疗的首选疗法，它是唯一可能治愈肺癌的方法。多年来经过肺癌多中心随机对照研究，将肺癌外科治疗推向更科学、更合理的治疗阶段。

肺癌临床分期是决定治疗方法的基础，只有正确分期才能合理选择正确的治疗方案。2017 年国际抗癌联盟颁布了第八版肺癌 TNM 分期标准，并推广实施。根据第八版肺癌分期标准，最适合手术治疗的肺癌是Ⅰ期、Ⅱ期和部分ⅢA期(如 $T_{3\sim4}N_1M_0$)NSCLC;ⅢB期和Ⅳ期肺癌不建议手术治疗。大多数学者认为,肺癌的绝对手术适应证是 $T_{1\sim3}N_{0\sim1}M_0$期的病变;相对适应证是部分 $T_4N_{0\sim1}M_0$期的病变;对于包括 $T_3N_2M_0$以后分期的病变,是否手术争议较大。

目前,非小细胞肺癌(non-small-cell lung cancer,NSCLC)手术方式主要包括 VATS 及开胸手术。肺叶切除伴淋巴结清扫术为目前广泛认可的标准手术方法。手术适应证主要根据患者自身情况及尽可能精确的临床和/或病理分期决定,目前公认的标准为肺癌 TNM 分期中较早期如Ⅰ、Ⅱ期及部分ⅢA期的患者。值得关注的是,近年来随着微创治疗理念的不断深入、外科手术器械的不断改进及麻醉手术设施和技术的完善,肺癌外科治疗更趋普及,肺癌手术适应证较前明显扩大。

由于不同医院胸外科发展水平不一,手术者对各种手术方式的熟悉程度存在差异,肺癌手术方式的选择方面尚无统一标准。随着早期病变特别是 GGO 病变的逐渐增多,多数胸外科医师认为 VATS 将逐渐成为胸外科手术的主角,传统开胸手术将成为其补充,目前的实际工作中也证明了这一点,2015 年全国胸外科肺癌手术中,微创手术比例达到了 73.7%,这一比例也显著高于欧美同期水平。目前多数学者认为 VATS 适用于肿瘤直径不超 5 cm 及部分未侵犯肺部大血管和叶支气管起始部的中心型肺癌。对于部分老年患者,因心肺功能较差不能耐受常规开胸手术或常规检查未能明确病理诊断者,VATS 姑息性肿瘤切除或肺取材活检术可作为理想的选择。有报道 VATS 用于大肿瘤的肺叶切除是可行的,但目前此类相关文献报道较少,很多术者对此仍持怀疑态度。不过,相信随着手术经验、技巧的积累,相关手术器械的改进,VATS 用于大于 5 cm 肿瘤的手术切除将不再是难题。

我国目前就诊的患者中,局部晚期肺癌仍占有一定的比例,特别是北方和偏远地区,巨大肿瘤时有发现,有学者认为,对部分侵犯心脏大血管的局部晚期肺癌患者行手术根治切除,同样能获得较好的近期和远期疗效。

局部晚期非小细胞肺癌(LANSCLC)由于其手术根治切除率低和术后远期效果差,传统上多被视为外科禁忌证。肺癌的扩大手术治疗是指在常规手术基础上切除原发肿瘤及其相邻器官,如胸壁、膈肌、脊柱,以及纵隔器官,如气管、食管、隆突、心包、心房、大血管(包括无名静脉、上腔静脉、肺动静脉干、胸主动脉)等的受侵部分,同时加以修复、重建或置换。经过对此类患者的严格筛选,这类非常规手术可以完全切除肿瘤,并已得到越来越普遍的认同,特别是在结合多学科综合治疗基础上引起了广泛的重视。可查及的文献普遍存在病例数少、综合治疗手段缺乏计划性和可比性,且大多为回顾性分析,多数是术者的实践积累总结,因此治疗结果参差不齐。虽然 LANSCLC 的扩大手术治疗是肺癌外科研究最活跃的领域,但 LANSCLC 手术并非适合所有患者,要达到理想的治疗效果,如何恰当的选择手术指征是关键,但是目前并没有统一标准。因此,开展符合循证医学规范的随机、多中心、对照研究正是这种发展的必然要求。除了患者自身因素外,术者所在医院的设备和条件是否具备完成扩大切除重建手术、术者是否具备相应的理论知识和手术技能,也是影响此类患者外科疗效的关键因素。

五、肺癌的化疗

(一)非小细胞肺癌(NSCLC)

1.早期 NSCLC

在局限性(Ⅰ～Ⅲ期)NSCLC 患者中手术切除仍然是首选治疗方法。辅助化疗在Ⅱ～Ⅲ期患者中使用的证据很广泛，已成为完全切除Ⅱ～Ⅲ期 NSCLC 患者的标准治疗方法。与辅助治疗相比，将新辅助治疗＋手术与单独手术相比的研究要少得多。随着一系列临床研究结果的公布，辅助治疗和新辅助治疗在肺癌治疗中的地位逐步确立。

(1)辅助化疗：1995 年 NSCLC 协作组进行 1 394 例 NSCLC 患者的荟萃分析，结果显示，与单纯手术组相比，手术加铂类为基础的化疗组 5 年生存率延长 5%，虽然两组间总生存期(overal survival，OS)的差异均无统计学意义，但提示术后含铂双药化疗可能有效。2008 年 NSCLC 顺铂辅助协作组(LACE)的荟萃分析纳入 5 项临床研究，共 4 584 例 NSCLC 患者。研究提示化疗组 OS 显著延长，死亡风险下降 11%，5 年生存获益增加 5.4%。进一步进行亚组分析显示，与对照组相比，术后行长春瑞滨＋顺铂方案的Ⅲ期 NSCLC 患者生存获益最大(5 年生存率提高 14.7%)，其次是Ⅱ期(5 年生存率提高 11.6%)，Ⅰ期生存无显著获益(5 年生存率提高 1.8%)。LACE 荟萃分析还表明，化疗效果与性别、年龄、组织学、手术类型、计划放疗或计划的顺铂总剂量之间没有关联。2010 年 NSCLC 协作组荟萃分析包括了 26 项随机研究，共纳入 8 447 例 NSCLC 患者，结果发现，与单纯手术组相比，手术加化疗组 5 年生存率提高 4%。这些研究的结果均提示：辅助化疗可改善完全切除的Ⅱ期和Ⅲ期疾病患者的生存率。同时，也为完全切除术后的ⅠA 期 NSCLC 不需辅助化疗提供了证据。

CALGB9633 临床试验是第一个针对ⅠB 期 NSCLC 患者的临床研究，研究共纳入 344 例ⅠB 期NSCLC 患者，随机分为辅助化疗组和对照组，化疗组方案为紫杉醇 200 mg/m^2，卡铂 AUC=6，21 天为 1 个周期，共 4 个周期。两组生存没有显著差异，特别是对于肿瘤＜4 cm 的患者，辅助化疗并不能改善生存。

JBR10 试验是第一项对入组患者完全采用第三代化疗方案的临床试验，研究纳入 482 例ⅠB 期(T2N0)或Ⅱ期(T1N1 或 T2N1)NSCLC，随机分为辅助化疗组和对照组，辅助化疗组：顺铂 50 mg/m^2 d1、d8，28 天为 1 个周期，共 4 个周期，长春瑞滨 25 mg/m^2 d1，7 天为 1 个周期，共 16 个周期。针对ⅠB 期患者进行分析显示，观察组和术后辅助化疗组的总生存率并无显著统计学差异。因此，现有证据均提示对于Ⅰ期 NSCLC 患者，不推荐进行辅助化疗。

目前，非小细胞肺癌术后辅助治疗中国胸外科专家共识(2018 版)推荐Ⅰ～ⅢA 期行完全手术切除的 NSCLC：①Ⅰ期，不需要辅助化疗(1A 级证据)；②ⅡA 期，不常规推荐辅助化疗，术后综合评估包括与肿瘤内科专家会诊，评估辅助化疗对于每个患者的效益和风险，在做出建议时，还要考虑肿瘤分期以外的其他因素，包括组织病理学特征和基因改变等。当有证据支持，专家组有统一认识，利大于弊，可考虑给予辅助化疗(2B 级证据)；③ⅡB～ⅢA 期，常规辅助化疗(1A 级证据)。

(2)新辅助化疗：虽然有很好的证据支持对于可手术的肺癌患者进行辅助化疗，随着各项临床研究结果的回报和更新，也需要对于化疗的给药时间进行进一步探索。

NVALT2 是一项多中心，随机对照的临床研究，入组来自英国、荷兰、德国和比利时等 70 个中心的 519 名患者，随机分组为单独进行手术(单纯手术组)和新辅助化疗＋手术(新辅助化疗组)。研究结果显示新辅助化疗是可行的，有良好的 49%反应率，并且对术后并发症发生率没有影响。然而，两组之间的总生存率依然相似。

SWOG9900 试验也对于单纯手术和新辅助化疗＋手术进行了比较，研究共入组 354 名患者，两组之间的无病生存率(DFS)无统计学差异，新辅助化疗＋手术组中位总生存期(OS)显著延长，该试验在证据公布后早期结束，证明新辅助治疗可使生存受益。

CHEST 研究比较手术前新辅助吉西他滨＋顺铂与单纯手术治疗ⅠB～ⅢA 期 NSCLC 患者。研究结果显示：3 年 DFS 提高了 5.1%，3 年 OS 提高 7.8%，ⅡB/ⅢA 亚组的 DFS 和 OS 都有显著提高。CHEST 是唯一获得阳性结果的新辅助化疗的Ⅲ期研究，提示ⅡB/ⅢA 期患者新辅助化疗获益更大。然而，像 SWOG 9900 一样，它也提前关闭，计划 700 名患者招募不到一半。

NATCH 研究是一项随机Ⅲ期临床研究，入组 624 例Ⅰ～ⅢA 期(T_3N_1)患者随机分为共有三组：①新辅助化疗（紫杉醇/顺铂）＋手术（201 例）；②单独手术（212 例）；③手术＋辅助化疗（211 例）。结果显示新辅助化疗组中 97%的患者能开始计划的化疗，而辅助化疗组只有 66.2%。然而 5 年无病生存期（DFS）在新辅助化疗组、辅助化疗组和单独手术组分别为 38.3%、36.6%和 34.1%，虽显示出一定的趋势，但差异没有统计学意义。NATCH 试验表明，90%接受新辅助化疗的患者接受了三个周期的化疗，这增加了新辅助治疗增加接受化疗的患者百分比而不影响接受手术百分比的论点。但该研究因大部分为Ⅰ期患者以及存在设计缺陷而受到批评。

IFCT0002 研究旨在探讨完全术前化疗组（所有化疗周期均在术前进行）和围术期化疗组之间的生存差异，共入组 528 例ⅠA～Ⅱ期可切除的 NSCLC 患者，随机分为术前化疗序贯手术组（完全术前化疗组）和术前化疗序贯手术、再序贯化疗组（围术期组）。完全术前化疗组和围术期化疗组的 3 年总生存率分别为 67.8%和 68.6%。术前完成全部化疗计划的患者依从性更高，但是两组的生存并无差异。在亚组分析方面，IFCT0002 也给我们带来了一定的提示：不同的组织学类型生存分析显示，鳞癌患者 3 年生存率术前化疗组 68.1%，围术期组 77.2%，而非鳞癌患者术前化疗 67.7%，围术期组 61.6%，但无统计学差异。

2014 年由非小细胞肺癌（NSCLC）Meta 分析协作组进行的一项荟萃分析汇总了 15 项随机试验的结果，包括 10 项研究仅为新辅助化疗，5 项研究包含新辅助化疗和辅助化疗。这些试验将新辅助化疗＋手术与单纯手术进行比较，共纳入 2 385 名患者。结果是术前化疗对生存率有显著影响，相对死亡风险降低 13%，5 年总生存率增加 5%，无复发生存率（RFS）和远处复发时间均显著延长，没有特定的患者亚组（包括年龄和阶段）受益于术前化疗，在分析中无法评估毒性效应，新辅助治疗需要更广泛的证据基础才能作为标准治疗方案引入。

CSLC0501（NCT00321334）是一项多中心、随机对照、Ⅲ期临床研究，旨在比较根治性手术切除的ⅠB～ⅢA 期 NSCLC 患者接受 3 个周期多西他赛＋卡铂方案的新辅助化疗或辅助化疗的疗效差异，2018 年 ASCO 年会报告了 CSLC0501 试验的最新结果。CSLC0501 研究从 13 个医疗机构筛选出 214 例ⅠB～ⅢA 期 NSCLC 患者，其中 198 例患者被随机分组：97 例患者行新辅助化疗（N 组），101 例患者行辅助化疗（A 组），给予术前或术后化疗（多西他赛 75 mg/m^2，卡铂 AUC＝5，每 3 周为一个周期，共 3 周期）。ⅠB 期、Ⅱ期和ⅢA 期患者分别占 32.5%、40.6%和 26.9%。N 组有 100%的患者进行新辅助化疗，A 组中 87.4%的患者完成了辅助化疗。N 组和 A 组的 3 年 DFS 分别为 40.2% *vs*. 53.4%，5 年 DFS 为 29.9% *vs*. 47.9%，中位无病生存期（DFS）为 2.1 年 *vs*. 4.8 年，中位生存期分别为 4.2 年 *vs*. 7.1 年。术前化疗较术后辅助化疗组依从性更好，但却有约 15%的患者未能接受手术。本研究的结果澄清了术前和术后化疗的优劣，对于指导临床实践有较大的意义。

鉴于术后辅助化疗相比术前辅助治疗有 DFS 和 OS 上的优势，对于早期非小细胞肺癌，推荐直接手术后再评价是否适合接受术后辅助化疗。而术前新辅助化疗则可用于预后差（肿瘤较大或者局部晚期）的患者，有可能增加这部分患者接受根治性治疗的机会。

2.晚期 NSCLC

化疗是目前晚期无驱动基因突变 NSCLC 患者主要的治疗选择，但化疗研究进展缓慢，迫使研究者必须寻找化疗以外的治疗手段，抗血管生成药物以及免疫治疗药物显示出巨大的治疗潜力。

(1)一线化疗：早在 1995 年，就有研究报道化疗优于最佳支持治疗，其中，化疗可使一年生存率由 5%升高到 15%，因此，化疗对于 NSCLC 有着重要价值。ECOG1594 研究中首次比较了以铂类为基础的不同的化疗方案(吉西他滨联合顺铂，多西他赛联合顺铂，紫杉醇联合卡铂，紫杉醇联合顺铂)，结果表明四种方案在 ORR、中位生存期(MST)和 1 年生存率方面无明显差异，没有哪种方案明显优于其他方案。而 SWOG9505 以及 ILCP 试验也得到相同的结论，其中紫杉醇联合卡铂方案显示出较低的毒副反应。

白蛋白结合型紫杉醇利用独特的纳米技术使疏水性紫杉醇与白蛋白结合，一方面可以增加紫杉醇的药物递送和生物利用度，另一方面避免了有机溶剂引起的超敏/毒性反应，同时不需要激素预处理。白蛋白结合型紫杉醇的全球注册Ⅲ期临床研究 CA031 研究证实，与传统紫杉醇/卡铂方案相比白蛋白结合型紫杉醇/卡铂方案能显著提高客观缓解率，达到研究的主要终点，同时发现鳞癌亚组的患者表现出更大的获益。基于 CA031 研究的结果，美国 FDA 于 2012 年批准白蛋白结合型紫杉醇联合卡铂用于晚期 NSCLC 的一线治疗，同时 NCCN 指南 1 类证据推荐白蛋白结合型紫杉醇联合卡铂用于晚期 NSCLC 的一线治疗。

CTONG1002 研究是一项白蛋白结合型紫杉醇联合卡铂对比吉西他滨联合卡铂作为晚期肺鳞癌一线治疗的随机对照Ⅱ期临床研究。该研究共纳入 127 例未经治疗的晚期肺鳞癌患者，1∶1随机分为两组，实验组共 62 例患者接受白蛋白结合型紫杉醇(135 mg/m^2 d1，8)联合卡铂(AUC 5，d1)治疗(Nab-P/C 组)，对照组 65 例患者接受吉西他滨(1 250 mg/m^2 d1，8)联合卡铂(AUC5，d1)治疗(GC 组)，均为 21 天为 1 个周期，最多治疗 6 个周期，主要研究终点为客观缓解率(ORR)。结果显示白蛋白结合型紫杉醇联合卡铂组 ORR 达到 42%，较对照组 ORR 有提升但未达统计学差异。中位 PFS 和 OS 在两组中无显著性差异。两组治疗方案总体安全性良好，两个周期后白蛋白结合型紫杉醇联合卡铂组剂量降低的比例显著低于对照组。本研究同时进行了生活质量评估，试验结局指数(TOI)量表显示，生活质量改善 Nab-P/C 组显著优于 G/C 组，白蛋白结合型紫杉醇联合卡铂组较对照组生活质量得到显著改善。CTONG1002 研究在中国人群重复了 CA031 的研究结果，验证了白蛋白结合型紫杉醇/卡铂方案在肺鳞癌治疗中良好的疗效和安全性，同时优化了给药方案，135 mg/m^2 d1，8 的给药方案更便于临床应用。基于此研究结果《中国临床肿瘤学会(CSCO)原发性肺癌诊疗指南 2019》将白蛋白结合型紫杉醇联合卡铂用于晚期肺鳞癌的一线治疗纳入Ⅲ级推荐(2B 类证据)。

JMDB 研究是一项前瞻随机、双盲、全球多中心晚期 NSCLC 一线治疗的Ⅲ期临床研究，对 1 725 例NSCLC 患者随机分组后分别采取培美曲塞＋顺铂或吉西他滨＋顺铂方案化疗，通过病理分型分析发现培美曲塞组在腺癌及大细胞癌患者中有显著的生存优势，而在鳞癌患者中，培美曲塞＋顺铂组的生存期反而比吉西他滨＋顺铂的生存期短。因此，肺癌的组织分型成为治疗方案的一个选择标准：培美曲塞对于改善肺腺癌患者的总生存更有利，而吉西他滨对于改善鳞癌患者的总生存更有利。

晚期/复发肺鳞癌Ⅲ期随机临床研究 WJOG5208L，多西他赛联合奈达铂和多西他赛联合顺铂的疗效进行比较，研究结果显示，两者的中位 OS 分别为 13.6 个月和 11.4 个月，中位 PFS 同样更长。

白蛋白紫杉醇联合卡铂也是一线治疗晚期 NSCLC 的有效方案。晚期肺鳞癌患者的Ⅲ期临床研究结果:总有效率方面,白蛋白紫杉醇联合卡铂方案比较紫杉醇联合卡铂方案疗效更优,但是二者具有相似性。在 2014 年 ASCO 会议上也证实了此观点,在肺鳞癌的一线治疗中白蛋白紫杉醇与卡铂联合组的客观缓解率优于吉西他滨与卡铂联合组。

抗体-药物偶联物(ADC)由抗体、细胞毒性药物及偶联链三部分组成,兼具了抗体的高特异性和细胞毒素对肿瘤的高毒性,是一种定点靶向癌细胞的强效抗癌药物。不仅能够消除单克隆抗体在临床单独给药时而出现的疗效局限性,还能够降低药物对机体正常细胞的影响。Vintafolide 是一种由叶酸与去乙酰基长春碱单酰肼组成的结合物,作为一种叶酸受体(FR)的配体,是一种新的靶向治 FR 表达的 ADC。TARGET 研究比较了 Vintafolide 单药、Vintafolide 联合多西他赛和多西他赛单药治疗 FR 表达的晚期 NSCLC 患者,Vintafolide 联合多西他赛组的中位 PFS 优于多西他赛单药组。ADC 药物利用抗体独特的靶向性,经药物特异性运输到肿瘤部位,为肿瘤的精准治疗提供了有效武器。

(2)二线治疗:晚期 NSCLC 治疗以改善生活质量、延长患者生存期为主要目标。一线化疗后出现病情进展,因对机体状态较好的患者进行二线化疗。虽然晚期肺癌的治疗目前有多个新药,在二线全身治疗的应用中报道有效率通常不到 10%。2016 年中国原发性肺癌诊疗专家共识推荐二线治疗药物包括培美曲塞、多西他赛、EGFR-TKIs 等。推荐培美曲塞用于非鳞 NSCLC,推荐多西他赛、吉西他滨或厄洛替尼用于晚期 NSCLC 二、三线治疗。有研究显示培美曲塞在非鳞 NSCLC 的二线化疗优于多西他赛。根据 CTONG0806、DELTA、TAILOR 研究结果提示在 EGFR 基因突变阴性患者中,首选化疗而不是 TKIs 作为二线治疗。

2015 年的 TCOG0701 CATS 研究是日本的一项随机Ⅲ期临床研究,对比ⅢB/Ⅵ期 NSCLC 二线使用替吉奥联合顺铂和多西他赛联合顺铂方案的疗效,研究结果显示,S-1 联合顺铂治疗的中位 OS 优于多西他赛联合顺铂,S-1 联合顺铂对于晚期 NSCLC 患者较多西他赛联合顺铂表现出更好的耐受性。

(3)维持治疗:是患者完成标准的几个周期联合化疗同时疾病得到控制(SD、CR、PR)后再接受化疗,理论基础源于假说,即尽早使用非交叉抑制药物可以在耐药产生前增加杀伤肿瘤细胞的同时延长了治疗时间。目前常用的 NSCLC 维持治疗药物有培美曲塞、多西他赛、EGFR TKI、贝伐珠单抗和西妥昔单抗。

晚期 NSCLC 的一项研究化疗选择紫杉醇+卡铂与吉西他滨+卡铂后吉西他滨维持,结果显示:二者中位 PFS 为 4.6 个月和 3.5 个月,中位 OS 为 15 个月和 14.8 个月,两者生存率和总体反应均无显著差异。因吉西他滨耐受性好推荐用于维持治疗。

PARAMOUNT 试验旨在研究在初治ⅢB/Ⅳ期非鳞 NSCLC 患者在培美曲塞联合顺铂方案诱导化疗后使用培美曲塞维持治疗的效果。在这项双盲、安慰剂对照的临床试验中,939 例患者接受了 4 个疗程的培美曲塞(500 mg/m^2,d1,21 天为 1 个周期)加顺铂(75 mg/m^2,d1,21 天为 1 个周期)诱导化疗。对诱导化疗后疾病未进展,且 ECOG 体能状态(PS)评分为 0~1 分的 539 例受试者进行随机,并根据疾病分期、PS 评分以及诱导化疗疗效进行分层,按 2∶1 比例将受试者随机分入培美曲塞(500 mg/m^2,d1,q3w)+支持治疗组(维持治疗组)与安慰剂+支持治疗组(对照组),治疗持续至疾病进展。研究结果显示,培美曲塞持续治疗组有 PFS 获益,且显著延长了 OS,培美曲塞是唯一在维持治疗中取 OS 获益的化疗药物。

(4)化疗与抗血管药物：抗血管生成药物治疗并不直接作用于肿瘤细胞本身，而是作用于肿瘤微环境，从而发挥抗肿瘤的作用，因此，无论患者的基因突变状态如何，抗血管生成药物治疗均是可供选择的治疗手段。基于近年来对抗血管生成药物治疗 NSCLC 的研究进展，目前，抗血管生成药物在 NSCLC 的化疗中已占据重要地位。

目前认为，主要有 3 条信号转导通路对于血管的生成进行调控：①血管内皮生长因子(vascular endothelial growth factor，VEGF)；②血小板源性生长因子(platelet-derived growth factor，PDGF)；③成纤维细胞生长因子(fibroblast growth factor，FGF)及其受体。并且，这 3 条信号转导通路对刺激血管新生和细胞增殖具有协同作用。肿瘤微环境缺氧可诱导包括 VEGF、PDGF、FGF 等多种血管生成相关因子的表达，其中，VEGF-A 为主要的促血管生成因子，其主要的功能性受体为 VEGFR-2。有研究发现，肿瘤高密度微血管和循环高表达 VEGF-A 与非鳞状 NSCLC 的预后差密切相关。基于上述机制，目前应用于临床的抗血管生成药物主要为针对 VEGF 及其受体的单克隆抗体以及针对其他肿瘤血管生成相关因子介导的小分子酪氨酸激酶抑制药(tyrosine kinase inhibitor，TKI)。

(二)小细胞肺癌(SCLC)

小细胞肺癌占肺癌总数的 10%～15%，属于支气管肺神经内分泌癌，其发病与吸烟密切相关。SCLC 倍增时间短，增殖指数高，早期易发生转移，未接受治疗的患者常在 2～4 个月内死亡，尽管初治患者对化疗较敏感，但很容易产生耐药性和复发，且对二线化疗药物相对不敏感，预后较差。小细胞肺癌的患者在确诊时 30%～40%处于局限期，60%～70%处于广泛期。

1.一线治疗

环磷酰胺是第一个临床研究证实可以在肺癌(包括 SCLC 和 NSCLC)患者中带来显著生存获益的细胞毒性药物，后续一系列研究发现，蒽环类药物、长春碱类药物、依托泊苷、异环磷酰胺、顺铂、卡铂等细胞毒性药物治疗 SCLC 有效。在这些细胞毒性药物单药治疗 SCLC 的临床研究中，鬼臼毒素类(依托泊苷)的有效率较高。

McIllmurray 等首次报道了多种细胞毒性药物联合治疗 SCLC 的疗效，该研究入组了103 例初治 SCLC 患者，分为依托泊苷单药组、环磷酰胺＋阿霉素＋长春新碱(CAV)方案组，两组患者的完全缓解率(CRR)分别为 7%和 23%，由于后续治疗中患者交叉入组，两组患者生存期无差异。后续研究报道，CAV 方案或环磷酰胺＋表柔比星＋长春新碱(CEV)方案在广泛期 SCLC 患者中的 CRR 为 14%，总缓解率为 57%，中位生存期为 26 周。在局限期 SCLC 患者中 CRR 为 41%，总缓解率为 75%，中位生存期为 52 周。鉴于依托泊苷较高的有效率，有研究者尝试(CAVE 联合依托泊苷)CAV 方案治疗 SCLC，但并没有带来明显生存获益，同时明显增加了血液学毒性。因此，直到 20 世纪 80 年代中期，CAV 仍是 SCLC 一线诱导化疗的标准方案。

鉴于基础研究发现铂类药物治疗 SCLC 有效，同时发现依托泊苷和铂类药物有协同作用，研究者设计了依托泊苷/顺铂(EP)方案。随后的Ⅲ期临床研究结果显示，在局限期 SCLC 患者中，EP 方案的 2 年和 5 年生存率优于 CEV 方案。对于广泛期 SCLC 患者，EP 方案同样可以带来生存获益，但生存率与 CEV 方案比较无差异。后续的一系列研究亦证实了 EP 方案的有效性，于是 EP 方案越来越广泛地应用于 SCLC 的一线化疗。

由于 EP 方案中顺铂的毒副作用，研究者尝试用卡铂代替顺铂。2012 年发表的 COCIS 荟萃分析纳入了 4 项 SCLC 铂类治疗的随机临床研究，结果显示，EP 方案和 EC 方案两组患者的有效率、中位无进展生存期和中位总生存期均无差异。毒副作用方面，卡铂的血液学毒性更重，而顺铂的非血液学毒性如恶心、呕吐、神经毒性、肾毒性等较重。此研究提示顺铂和卡铂二者的疗效相似，临床医师可以根据患者的年龄、一般状况、伴随疾病及骨髓储备功能等选择合适的药物。

随着新的化疗药物的问世，研究者设计了一系列新的联合化疗方案，探索其治疗 SCLC 的疗效。来自日本的 JCOG 9511 研究纳入 230 例初治的广泛期 SCLC 患者，分为伊立替康＋顺铂(CPT-11＋DDP，IP)方案组和 EP 方案组。结果显示，两组患者的 ORR 分别为 84.4% *vs.*67.5%，中位生存期分别为 12.8 个月 *vs.* 9.4 个月。该研究证明 IP 方案作为一线化疗可以给广泛期 SCLC 患者带来生存获益。但后续来自北美的两项关于 IP 方案的临床研究却未能证明 IP 方案优于 EP 方案，研究者推测这可能与亚洲人群和高加索人群的药物基因组学差异性有关。

贝洛替康(belotecan)是新型的喜树碱类细胞毒性药物，其作用机制主要是抑制拓扑异构酶Ⅰ。在Ⅱ期临床研究中，单药一线化疗治疗 SCLC 有较好疗效，总缓解率为 53.2%，至疾病进展时间为 4.6 个月，中位生存期达 10.4 个月。随后的Ⅱ期临床研究发现，贝洛替康联合顺铂取得大于 70%的总缓解率和大于 10 个月的中位生存期。

氨柔吡星是人工合成的蒽环类细胞毒性药物，其作用机制是抑制拓扑异构酶Ⅱ，临床前研究发现其活性代谢产物易于在肿瘤细胞内富集。一系列Ⅰ期/Ⅱ期临床研究证明其单药或与铂类药物联合治疗 SCLC 有效。

2.维持治疗

由于多数 SCLC 患者在初治有效后很快复发，研究者对其维持治疗进行了一系列探索。研究者先后尝试用拓扑替康、依托泊苷、伊立替康等细胞毒性药物以及贝伐单抗、伊马替尼、坦西莫司等靶向药物做维持治疗，遗憾的是均未取得理想效果。近期一项荟萃分析纳入 21 项关于 SCLC 维持治疗的临床研究，入组 3688 例患者，结果显示，维持治疗未能显著延长无进展生存期和总生存期。

3.复发/进展后治疗

一线化疗后复发或进展的 SCLC 尚无标准治疗方案。数项临床研究发现，初始治疗的疗效和应答时间是后续治疗效果的预测指标。通常认为一线接受含铂方案治疗结束 3 个月以内复发或进展者提示铂类耐药，3 个月内未复发或进展的患者提示铂类敏感，再次使用含铂的联合化疗方案或许能够带来获益，6 个月以上复发或进展的患者可以再次使用初始治疗方案。

在复发的 SCLC 患者二线化疗中，尽管含铂的联合化疗方案疗效优于单药方案，但联合化疗所产生的毒副作用可能会导致患者在生存期上并无明显获益。一项Ⅲ期临床研究证实，拓扑替康联合最佳支持治疗组总生存期、生活质量及症状的改善均明显优于单用最佳支持治疗组。另一项Ⅲ期临床研究对比了拓扑替康和 CAV 方案治疗复发的 SCLC 的疗效，两个方案有效率分别为 24.3%和 18.3%，中位生存期分别为 25.0 周 *vs.* 24.7 周，均未提示显著差别。其他证实复发后治疗有效的药物还包括喜树碱类药物、紫杉类药物、氨柔吡星、伊立替康、吉西他滨和长春瑞滨等。

4.抗血管药物

(1)贝伐单抗(bevacizumab)：血管内皮生长因子(VEGF)在 SCLC 患者中高表达，可能与肿瘤侵袭、血管生成相关，这为抗血管生成抑制剂治疗 SCLC 患者提供了理论依据。一项入组了 205 例广泛期 SCLC 患者的Ⅲ期临床试验，将患者分为 A 组(依托泊苷＋顺铂)和 B 组(贝伐单抗＋依托泊苷＋顺铂)，A 组患者用药 6 个周期，B 组用药 6 个周期后继续使用贝伐单抗维持治疗至疾病进展。A 组和 B 组的 ORR 分别为 55.3% *vs.* 58.4%，中位 PFS 分别为 5.7 个月 *vs.* 6.7 个月，中位 OS 分别为 8.9 个月 *vs*. 9.8 个月，生存率分别为 25% *vs*. 37%。研究结果显示，贝伐单抗＋依托泊苷＋顺铂治疗可以显著提高患者的 PFS，但并不能显著改善 OS。可以在广泛期 SCLC 患者中探索应用抗血管生成抑制剂，尤其是用于维持治疗时。

(2)舒尼替尼：是一种多靶点抗血管生成抑制剂，目前已应用于肾癌、胃肠间质瘤、胰腺神经内分泌癌的治疗。一项入组了 85 例广泛期 SCLC 患者的Ⅱ期临床研究，评价了舒尼替尼用于依托泊苷＋顺铂化疗后维持治疗的疗效，结果显示中位 PFS 显著提高，OS 无显著差异。另外一项Ⅱ期临床研究，评价了舒尼替尼在 SCLC 患者二线治疗中的疗效，也没有达到期望的结果。

除了舒尼替尼之外，其他抗血管生成抑制剂如帕唑帕尼、阿柏西普、沙利度胺、索拉非尼等也在 SCLC 患者中进行了Ⅰ/Ⅱ/Ⅲ期临床试验，但都没有显示出理想的疗效。

5.抗体-药物耦联物(ADC)

(1)戈沙妥珠单抗(IMMU-132)：SN-38 是临床中伊立替康的一种活性代谢产物，但是由于其在临床中具有较高的毒性以及较低的溶解度等原因，其在临床中并不能对患者直接使用。TROP-2 则是一种糖蛋白，其能够在多种肿瘤细胞表面存在过度表达的情况，包括乳腺癌、结肠癌、肺癌等。IMMU-132 就是临床中抗 TROP-2 单克隆抗体和 SN38 所构成的一种抗体偶药物耦联物，其就是利用 TROP-2 进行表达识别，然后将药物输送至肿瘤细胞进行治疗。在临床研究中显示，该药物在一线含铂方案治疗失败的患者以及二线拓扑替康治疗失败的转移性小细胞肺癌患者中均有较好的临床效果。

(2)普罗米昔单抗：CD56 是在大多数 SCLC 上均有高度表达的一种细胞表面标记物，因此临床中将其视为治疗恶性肿瘤的治疗靶点之一。普罗米昔单抗就是临床中一种新型的抗 CD56 抗体，具有高亲和性、内在化以及肿瘤特异性等特点，在相关研究中发现使用二硫键能够将其与 DNA 烷化剂双卡霉素实现共轭，在临床中具有较好的治疗效果。

六、肺癌的靶向治疗

(一)非小细胞肺癌(NSCLC)

1.早期 NSCLC

对于可手术切除的 NSCLC 患者，完全性手术切除联合术后辅助放化疗仍然是主要的治疗模式。精准治疗的时代已经到来，能否将不良反应轻，且在晚期患者疗效得到证实的靶向治疗用于术后患者甚至于术前新辅助治疗，使患者获得更长期的生存获益，为了解决这个问题，国内外专家对此做出了大量的临床试验来寻找术后辅助靶向治疗的答案，包括一系列的前瞻性及回顾性研究。

新辅助靶向治疗：Ⅱ期 EVAN 和Ⅲ期 ADJUVANT 的阳性结果相互印证，为辅助靶向治疗策略奠定了基础。在新辅助治疗领域能否按图索骥，将 TKI 的应用向前线推进，这是一个非常受关注的问题。

CTONG1103 是第一项对比 EGFR-TKI 和双药化疗用于ⅢA/N_2期 NSCLC 新辅助治疗的Ⅱ期随机对照研究。CTONG1103 研究共纳入来自中国 17 个中心的 386 名患者，其中 72 名 N_2 期患者 1∶1 随机分成两组，一组接受 EGFRTKI 厄罗替尼治疗 2 周期(42 天)，另一组采用传统的吉西他滨＋顺铂化疗方案治疗 2 周期(42 天)，然后进行疗效评估。如果患者手术可切除则再行手术，术后再行厄洛替尼治疗 1 年或 GC 方案辅助治疗 2 个周期。研究结果显示：厄洛替尼组的有效率优于双药化疗组，而且在完全切除率、淋巴结降期率等指标也具有一定优势，厄洛替尼较化疗组有更多患者进行了手术。而厄洛替尼组相比双药化疗组 DFS 也显著提高。此外，厄洛替尼的安全性优于化疗，未发生 3/4 级毒性事件与意外不良事件。

经过多年在肺癌术后靶向治疗的探索，目前 EVAN 和 ADJUVANT 研究为术后辅助治疗提供了最高级别的证据，这两项结果直接影响了国内指南的制定，CSCO 指南更新会议上，已经作为Ⅰ类证据推荐ⅢA/N_2期患者术后的辅助治疗。但对于术后靶向治疗，目前仍然面临着争议与挑战，包括 OS 数据尚不成熟，需要最终 OS 数据为临床决策提供更高级别的循证依据。而术后靶向治疗时长的选择，是 2 年还是更久，一线给予靶向治疗后，若出现耐药或者进展之后的治疗的选择，这些问题仍需积极探索。新辅助靶向治疗方面，虽然 CTONG1103 研究首次证明了新辅助靶向治疗较新辅助化疗有多项指标的改善，但新辅助靶向治疗的效果并未完全达到预期，其 54.1%的 ORR 低于 TKI 在Ⅳ期疾病中约 70%的预期疗效，只有 13%的患者达到了主要病理缓解，其中的原因尚未明确。另外，新辅助靶向治疗 42 天的持续时间是否足够，是否因此影响 ORR 及病理缓解率越需要进一步的探索。

2.晚期 NSCLC

个体化靶向治疗已逐渐成为肺癌临床标准治疗中举足轻重的组成部分，与传统化疗相比，靶向治疗采用分子病理诊断和靶向药物治疗，而对晚期肺癌活组织检查组织的突变基因检测结果正逐渐成为对患者进行常规和最佳个体化治疗的重要依据。目前，小分子靶向药物已经成为有驱动基因突变患者标准的一线治疗药物。

(1)*EGFR* 敏感突变 NSCLC：EGFR-TKI 为 NSCLC 靶向治疗研究揭开了序幕。EGFR-TKI 通过竞争 EGFR 细胞内激酶的催化位点，从而阻断 EGFR 激酶的活性，干扰细胞的异常增殖，最终促进凋亡。*EGFR* 基因突变以 19 外显子缺失和 21 外显子 *L*858*R* 位点突变常见，占白种人的 10%～20%，亚裔人群的 48%，多见于无吸烟史、较年轻的女性患者。

1)一代 TKI(厄洛替尼、吉非替尼、埃克替尼)：IPASS 研究是一项随机、开放、平行、多中心、Ⅲ期临床试验，旨在比较晚期 NSCLC 患者中吉非替尼与含铂双药化疗的疗效，研究共纳入了 1 217 例来自东亚地区初治的、非吸烟或既往少量吸烟的、晚期肺腺癌患者(ⅢB/Ⅳ期)，随机分为两组，一组接受吉非替尼(n =609 例)，另一组接受紫杉醇＋卡铂方案化疗(n =608 例)。在所有纳入研究的 1 217 例患者中，437 例患者通过基因检测方法(ARMS-PCR)评估 EGFR 突变情况，检测结果显示 261 例患者检测有 *EGFR* 基因突变，其中 140 例为 EGFR19 外显子缺失突变，111 例为 EGFR21 外显子 *L*858*R* 突变，而基因突变患者在两组间分布无显著差异。研究结果显示吉非替尼能够显著降低 EGFR 突变阳性患者 52%疾病进展风险，同时显著延长 PFS，而在 EGFR 突变阴性患者或者 EGFR 突变情况未知的患者，吉非替尼无法实现 PFS 的获益。除了显著的有效性外，吉非替尼在不良反应的发生率也显著小于常规化疗。之后的 OPTIMA 研究中再次证实厄洛替尼的效果。

2015 年发表在 Clinical Oncology 的一项 meta 分析结果显示，吉非替尼、厄洛替尼、阿法替尼用于 EGFR 突变亚型患者的一线靶向治疗相比化疗有明显的优势，且不良反应更少、症状控制更佳。多项研究表明，对比野生型，*EGFR* 突变亚型在多变量分析中显示一线治疗选择对 OS 没有影响，19 外显子缺失突变对比外显子 21 点突变有更长 OS。*EGFR* 突变亚型有助于确定最适宜治疗方案，同时考虑到临床获益、生活质量、安全性以及错失 EGFR-TKI 使用时机存在风险，一线优先选择 EGFR-TKI 治疗。

CTONG0901 是一项前瞻性的Ⅲ期临床研究，头对头比较厄洛替尼与吉非替尼在 *EGFR*

(19 外显子或 21 外显子)突变的晚期非小细胞肺癌中的安全性和有效性，主要终点中位 PFS 为 10.4 个月 *vs.*13.0 个月，无显著差异。无论 *EGFR*19 外显子或 21 外显子突变，厄洛替尼都没有比吉非替尼显示更好的有效率和生存获益，两者都有类似的毒性。而且无论是厄洛替尼组还是吉非替尼组，19 外显子突变患者的 ORR 和 OS 明显优于 21 外显子突变患者。

CONVINCE 是一项多中心、随机、开放、平行对照、Ⅲ期临床研究，旨在 *EGFR* 突变阳性晚期 NSCLC 腺癌患者中比较埃克替尼单药与培美曲塞＋顺铂一线化疗后培美曲塞维持治疗的疗效与安全性。研究纳入 285 例 *EGFR*19 外显子和/或 21 外显子突变的ⅢB/Ⅳ期肺腺癌患者，随机入组埃克替尼单药组和化疗组，埃克替尼组 ORR 显著高于培美曲塞＋顺铂化疗组，埃克替尼组中位 PFS 也同样长于化疗组。且埃克替尼组与化疗组相比，不良反应发生率显著降低。CONVINCE 研究首次证实，埃克替尼一线治疗 *EGFR* 突变阳性肺腺癌的疗效优于化疗＋单药维持。无论是独立评审的 PFS，还是研究者评估的 PFS，埃克替尼均显著优于一线化疗，且安全性更佳。CONVINCE 研究表明，埃克替尼作为一线治疗 *EGFR* 突变晚期 NSCLC 的安全性和疗效均优于化疗＋单药维持，该研究结果奠定了 EGFR-TKI 治疗 *EGFR* 突变阳性 NSCLC 的一线治疗地位。

ICOGEN 研究比较了吉非替尼和埃克替尼治疗晚期 NSCLC 的效果，在 PFS 方面，埃克替尼并不劣于吉非替尼，中位 PFS 分别为 4.6 个月 *vs.*3.4 个月。并且与吉非替尼组的患者相比，接受埃克替尼患者的药物相关不良反应减少。此研究结果证明埃克替尼治疗晚期 NSCLC 效果并不比吉非替尼差，并且在一定程度上其药物不良反应优于吉非替尼。

2)二代 TKI(阿法替尼、达克替尼)：随着研究的不断深入，阿法替尼作为第二代 EGFR-TKI 登上历史舞台。在两项Ⅲ期临床研究 LUX Lung3 和 LUX Lung6 研究中发现，比较阿法替尼对比标准化疗在一线治疗 EGFR 突变晚期 NSCLC 中的疗效，阿法替尼组均显著提高了 PFS。两项研究汇总分析的结果显示，阿法替尼组比标准化疗组，在 19 外显子缺失突变的患者中能够显著延长 OS。

一代、二代 EGFR-TKI 之间也进行头对头比较。一项ⅡB 期 LUX Lung7 研究比较二代阿法替尼与一代吉非替尼在 EGFR 突变患者中的疗效，结果显示中位 PFS，中位随访 42.6 个月后更新 OS 数据显示阿法替尼与吉非替尼中位 OS 分别为 27.9 个月和 24.5 个月，均无疗效差异，亚组分析两组在 19、21 突变中 OS 相近。

LUX-Lung8 主要比较晚期鳞癌对不同靶向药物的疗效，研究对比了阿法替尼和厄洛替尼用于含铂化疗失败后晚期鳞癌患者二线治疗的效果，研究结果提示阿法替尼相比厄洛替尼更适合作为晚期鳞癌患者的二线治疗方案。

ARCHER1050 研究是一项国际、多中心、Ⅲ期临床研究，旨在比较二代 TKI 达克替尼与吉非替尼在 EGFR 突变晚期非小细胞肺癌一线治疗中的疗效，达克替尼组显著改善 PFS，ARCHER1050 研究显著提高 PFS 至 14.7 个月，该研究支持达克替尼作为一线治疗的有效性。ARCHER1050 研究 24 个月无进展生存率达克替尼(30.6%)高于 LUX Lung7 研究阿法替尼(17.6%)。两研究显示在 19 外显子缺失突变、21 外显子 *L858R* 突变 2 个亚组之间在无进展生存率和客观反应率方面没有显著疗效差异。

3)三代 TKI(奥希替尼)：一线 EGFR TKI 一般在 9～12 个月后出现耐药，有理论指出 EGFR-TKI 继发耐药分为 4 类，包括：①EGFR 通路的二次突变，如 *T790M* 突变(可同时合并 EGFR 扩增)，其他少见突变如 *L747*、*D761Y* 等；②旁路激活或下游通路的激活，如 c-MET 扩增、

HER2 扩增及 *BRAF* 突变；③组织学转化，如 EGFR-TKI 敏感的非小细胞肺癌在治疗过程中向小细胞肺癌转化，或者上皮细胞向间叶细胞转化（EMT）；④肿瘤异质性：多种 TKI 耐药机制共同存在如 *T790* 突变与 MET 扩增。其中，*T790M* 突变占耐药原因的主导地位，50%～60%的耐药机制是 *EGFR20* 号外显子第 790 位点上的苏氨酸为蛋氨酸所取代（790M），从而改变 ATP 的亲和性，导致 EGFR-TKI 不能有效阻断信号通路而产生耐药。

针对 *T790M* 突变有多个三代 EGFR-TKI 药物正在研究。其中，奥西替尼是第三代口服、不可逆的选择性 EGFR 突变抑制剂，对 EGFR-TKI 耐药合并 *T790M* 突变的患者有明显疗效。

2017 年 WCLC 公布了奥希替尼Ⅲ期临床试验 AURA3 的数据，对比了奥希替尼和含铂双药联合化疗治疗经一线 EGFR-TKI 治疗后病情进展的 NSCLC 的随机Ⅲ期临床研究，结果显示奥希替尼组较含铂双药化疗组中位 PFS 明显延长，ORR 也明显优于化疗组 71%和 31%。在 EGFR-T790M 阳性耐药突变的晚期 NSCLC 患者中，奥希替尼展现了绝对的优越性。

FLAURA 研究是一项随机、双盲的Ⅲ期临床研究，一项共纳入 30 个国家 556 名初治的ⅢB/Ⅳ期EGFR 突变阳性 NSCLC 患者，研究结果显示，相比标准一线治疗（一代 TKIs），奥希替尼用于 *EGFR*19 外显子缺失和 21 外显子 *L*858*R* 突变的 NSCLC 患者的一线治疗，中位 PFS 可达 18.9 个月，而标准治疗组仅为 10.2 个月。此外，对于脑转移患者，奥希替尼相比标准治疗显示出显著优势，中位 PFS 为 15.2 个月 *vs*. 9.6 个月。总体安全性和标准治疗相当。OS 数据目前尚未成熟，预计于 2019 年下半年公布。以上结果提示三代 TKI 药物奥希替尼除用于耐药后的二线治疗，也可应用于 EGFR 突变患者的一线治疗。2019 年 NCCN 指南将奥希替尼列为 EGFR 突变阳性 NSCLC 患者首选推荐药物。

2018 年 10 月 19 日公布的一项真实世界回顾性研究，旨在研究在一线阿法替尼治疗后使用奥希替尼，对于 EGFR-T790M 突变阳性的 NSCLC 患者的疗效。研究结果表明，在一线阿法替尼治疗后再使用奥希替尼的中位 PFS 为 27.6 个月。2 年与 2.5 年生存率分别为 78.9%和 68.8%。虽然奥希替尼是一线治疗的一种有效手段，但它缺乏后续 TKI 治疗选择。因此，许多患者在奥希替尼治疗失败后只能接受化疗。该试验结果表明，在阿法替尼治疗失效后使用奥希替尼的治疗顺序有望为大量患者带来持续的临床获益，延长无化疗治疗期。

4）三代 TKI 耐药后：三代 TKI 带来明显的获益的同时，肿瘤耐药问题仍未解决，研究表明 EGFR 酪氨酸激酶结构域 *C797S* 突变是针对第三代靶向 *T790M* 突变不可逆 EGFR 抑制剂的主要耐药机制。研究发现 EAI045 在 *EGFR* 突变中具有最高的选择性抑制作用，并在二聚化缺陷型 *EGFR* 突变体中显著活跃，西妥昔单抗可通过阻止 EGF 配体结合而阻断 EGFR 二聚化，EAI045 和西妥昔单抗的联合治疗在携带 *L858R/T790M/C797S* 的 EGFR 突变的小鼠模型中肿瘤明显缩小。EAI045 代表第一个四代 EGFR-TKI 药物用于克服 *T790M* 和 *C797S* 突变，但目前的研究仅处于临床前阶段。此外 *C797S* 突变不是第三代 EGFR-TKI 耐药的唯一机制，EAI045 并没有完全克服这些耐药问题，第四代 EGFR-TKI 还有很长的路要走。

（2）*EGFR* 非经典突变 NSCLC：伴随 NGS 方法在临床应用的普及，传统方法无法检测的突变将越来越多地被检出。LUX-Lung2/3/6 研究接受阿法替尼治疗的 600 例患者中，75 例（12%）患者携带非经典突变，这些非经典突变治疗的研究也在进行中。

中国回顾性分析发现在 1 837 例 *EGFR* 阳性患者中，非经典突变有 218 例（12%），主要包括 20 外显子插入（31%）、*G*719*X* 点突变（21%）、*L858R* 复合型突变（17%）、*T790M* 复合型突变（14%）以及其他突变（17%）。相比 EGFR 常见突变，男性（55.1% *vs*.44.4%）和吸烟（30.7% *vs*.24.3%）

的患者更容易出现少见突变。一代 EGFR-TKIs 对非经典突变的疗效明显低于经典突变。一代 EGFR-TKI 对于 *G719X*、*20ins*、*L861Q*、*19del* /*L*858*R* + *T*790*M*、*19del* 或 *L*858*R* + 其他、*19del* + *L858R*、其他的 PFS 分别为 5.98 个月、2.00 个月、8.90 个月、1.94 个月、9.79 个月、9.53 个月、3.78 个月。有临床研究显示，在 1 402 例 *EGFR* 突变中，外显子 18 突变（包括 *G*719*X*、*E*709*X* 和 *Del*18）占 3.2%，携带 *G*719*X* 突变的肺癌患者对阿法替尼的应答率（80%）高于一代 TKI（35%～56%）。LUX-Lung2，3 和 6 临床研究结果表明阿法替尼治疗 EGFR 非经典治疗：*G*719*X*、*L*861*Q*、*S*768*I* 位点突变治疗的 PFS 分别为 13.8 个月、8.2 个月、14.7 个月。2018 年1 月12 日，FDA 批准阿法替尼用于治疗具有非耐药性 EGFR 罕见突变的转移性非小细胞肺癌（NSCLC）患者的治疗。

EGFR Exon20 插入位点具有位阻结合区，易导致一代 EGFR-TKI 耐药，且对 EGFR TKIs 均不敏感。2017 年 WCLC 报道了一项关于 Poziotinib 的Ⅱ期临床研究，Poziotinib 是一个专门针对 20 插入突变设计的小分子 TKI，其治疗 Exon20 突变患者 73%（8/11）可达 PR。

2018 年 ASCO 会议报道 TAK-788（AP32788）的Ⅰ期临床试验，TAK-788 是抗活化 EGFR 和 HER2 突变活性（包括外显子 20 插入）的强效选择性药物，结果是 TAK-788 治疗 EGFR 外显子 20 插入患者有抗肿瘤活性，且安全性特点与其他 EGFR-TKI 相似。

（3）基于 EGFR-TKI 为基础联合治疗。

1）EGFR-TKI 联合化疗：EGFR-TKI 单药治疗对 EGFR 突变的 NSCLC 已经取得较好治疗效果，但疗效仍有限，为了能让患者在 EGFR-TKI 治疗的基础上更大地临床获益，目前基于 EGFR-TKI 联合治疗的几项临床研究已经取得了令人满意的结果。

EGFR-TKI 联合化疗最早的Ⅱ期临床研究 NEJ005，该研究入组 80 例未经治疗的 EGFR 突变的 NSCLC 患者，随机分为同期和顺序交替吉非替尼和卡铂＋培美曲塞联合治疗，最后的结果显示在同期组和顺序交替组的中位 PFS 分别为 18.3 个月和 15.3 个月，且同期组有更好的 OS，观察到的不良事件是可逆的，没有出现致命的间质性肺疾病。

基于此研究结果进行了Ⅲ期随机对照研究 NEJ009，对比了吉非替尼联合培美曲塞＋卡铂对比吉非替尼单药治疗 EGFR 突变晚期 NSCLC 患者的疗效。该研究在日本 47 个研究中心共入组 345 例晚期 EGFR 突变 NSCLC 患者，随机按照 1∶1 接受吉非替尼联合化疗（联合组）或吉非替尼单药治疗（单药组）。联合组患者在初始治疗阶段每天口服吉非替尼 250 mg 一次，同时接受 4～6 周期培美曲塞＋卡铂化疗，疾病没有进展的患者进入维持治疗阶段，每天口服吉非替尼一次，每 21 天静脉滴注培美曲塞，直至疾病进展。单药组的患者则每天口服吉非替尼 250 mg 一次直至疾病进展，当患者疾病进展则接受含铂化疗。联合组的客观缓解率、中位无进展生存期、中位总生存期都显著优于单药组。

FASTACT2 研究是一项对比化疗联合或交替厄洛替尼和单纯化疗一线治疗晚期 NSCLC 的随机对照的Ⅲ期临床研究，入组 451 例未经治疗的ⅢB/Ⅳ期 NSCLC 患者，随机 1∶1 入组联合治疗组（吉西他滨＋顺铂/卡铂＋联合或交替厄洛替尼治疗）和单纯化疗组（吉西他滨＋顺铂/卡铂）。研究结果显示在 EGFR 突变阳性 NSCLC 患者中联合治疗组对比单纯化疗组中位 PFS 和中位 OS 均显著优于单纯化疗。

JMIT 研究是一项随机对照Ⅱ期临床研究，对比吉非替尼同步联合培美曲塞和吉非替尼单药一线治疗 EGFR 突变阳性的晚期 NSCLC 亚洲患者。研究结果显示，吉非替尼联合组显示中位 PFS 显著优于吉非替尼单药组，联合组在不同 EGFR 突变类型的人群中均显示 PFS 获益，

ORR 相似，且在 *EGFR*19 外显子缺失突变的患者敏感性更高，两组的总体生存数据尚不成熟，在安全性方面，联合用药组有更多 3 级或更严重的不良反应，但是毒性是常见的和可控的。

2)EGFR-TKI 联合抗血管药物：有研究表明，*EGFR* 的表达与 *VEGF* 的表达呈一定的正相关，两种药物联合使用(A＋T)可能增加疗效。①贝伐珠单抗：Be Ta 研究是一项国际、多中心、双盲、随机、安慰剂对照Ⅲ期临床研究，入组经过非选择性化疗后二线治疗的患者，按照 1∶1 随机分组经接受厄洛替尼加贝伐珠单抗(联合治疗组，A＋T 模式)或厄洛替尼加安慰剂(对照组)进行治疗，联合治疗组和对照组分别入组 319 例和 317 例。研究结果显示两组总生存没有差异，联合治疗组的 PFS 似乎比对照组的更长，客观反应率也更高，提示 A＋T 模式可能存在临床获益。BELIEF 就是一项国际性多中心、单臂、Ⅱ期临床研究，旨在探索厄洛替尼联合贝伐珠单抗治疗有活性 *EGFR* 突变，伴和不伴有 *T790M* 突变的晚期 NSCLC 患者的疗效。研究共入组 109 例患者，其中 *T790M* 阳性组 37 例，*T790M* 阴性组 72 例。研究结果显示：厄洛替尼联合贝伐珠单抗治疗组患者中位 PFS 为 13.8 个月，其中 *T790M* 阳性突变患者中位 PFS 达到 16.0 个月。BELIEF 研究结果为 *EGFR* 突变阳性 NSCLC 患者使用 A＋T 模式治疗提供进一步的证据。日本的 JO25567 研究是首个用来评估厄洛替尼联合贝伐珠单抗一线治疗 *EGFR* 突变阳性 NSCLC 患者的前瞻性、多中心、随机对照Ⅱ期临床研究。研究以ⅢB～Ⅳ期或复发的 *EGFR* 突变阳性、未接受过化疗、非鳞 NSCLC 患者为研究对象，使用贝伐珠单抗(15 mg/kg，静脉注射，每 3 周 1 次)联合厄洛替尼(150 mg，每天 1 次)或厄洛替尼单药(150 mg，每天 1 次)进行治疗。一线接受厄洛替尼联合贝伐珠单抗或单药厄洛替尼治疗，两组分别为 75 例和 77 例患者。截至 2017 年 10 月 31 日，联合治疗组和单药组的中位 OS 没有统计学差异。两组中位 PFS 联合治疗组较单药组延长了 6.3 个月。这样的结果提示我们 A＋T 模式能够延长一线 EGFR-TKI 的有效时间，但一线治疗存在 PFS 优势的情况下，最终没有取得总生存的获益的原因，值得我们深思。NEJ026 是一项比较伐单抗＋厄洛替尼和厄洛替尼Ⅲ期研究，研究纳入ⅢB～Ⅳ期或复发的 *EGFR* 突变阳性、未接受过化疗、非鳞 NSCLC 患者。比较贝伐单抗联合厄洛替尼与厄洛替尼单药治 *EGFR* 突变的晚期 NSCLC 患者，结果显示联合治疗组可以提高疗效，且毒性耐受。JO25567 和 NEJ026 两个研究基本已经坐实一线 A＋T 治疗模式的 PFS 获益，提示 TKI 联合抗血管药物是一个非常具有潜力的一线治疗策略。*EGFR* 突变阳性 NSCLC 的一线治疗是否需要联合抗血管或者化疗等常规治疗手段，从目前缓解率、退缩深度以及 PFS 数据来看，联合抗血管或者化疗获益的主要机制是更大限度降低肿瘤负荷和异质性储备，从而延长缓解时间，即延缓耐药的发生来延长 PFS，此外联合化疗也能够增加缓解人群(使一部分无效的变成有效，比如对 TKI 原发耐药的患者)。尽管一线 PFS 数据结果喜人，但仍需确认 OS 的获益，因为化疗和抗血管都属于耐药后的常规治疗选择，将后备手段往前提，会减少一个挽救措施，同时相当于延长了后备手段的使用时间，考虑治疗成本和毒性的增加，叠加的治疗理应要能改变肿瘤的生物学行为从而延长总生存，因此应该使用 OS 作为主要终点，越来越多的证据显示，后续治疗的交叉不是解释 OS 不能获益的主要原因，如果一种治疗方式能够明显改变肿瘤的生物学进程，一线治疗对 OS 是起到决定性作用的。因此，目前来看，只有化疗在将 OS 作为主要终点的Ⅲ期研究中取得了阳性结果(NEJ009)，而抗血管则未证实能够改善 OS。联合治疗有非常广阔的空间，期待更多研究结果的报道和循证医学证据的支持，让多样化的药物和使用策略使我们的治疗变得更加丰满。②重组人血管内皮抑制素(endostar，恩度)：2016 年 JCO 发表了一篇单中心、单臂的小样本临床研究，探讨埃克替尼联合恩度治疗在 EGFR 突变晚期 NSCLC 患者中的初步疗效及安全性，研究的主要终点为 24 周客观有效率(ORR),次要终点为安全性,研究结果表明埃克替尼联合恩度治疗 24 周 ORR 为 60%,且安全性良好,未出现 3 级及以上的不良反应。国内的一项回顾性研究显示,重组人血管内皮抑制素与吉非替尼联合治疗一线吉非替尼失败但存在 *T790M* 突变阴性或耐药突变未知的晚期 NSCLC 患者,病例数为 20 例,本研究的中位 PFS 结果是 4.2 个月,中位 OS 为 8 个月。综上所述,TKI+恩度治疗模式仍需进行更多临床研究来确定疗效。

(4)ALK 融合基因阳性 NSCLC:人类 2 号染色体短臂倒位,重排为 EML4-ALK 融合基因,造成棘皮动物微管相关蛋白样 4(EML4)编码蛋白 N-末端部分融合至间变淋巴瘤激酶(ALK)的细胞内酪氨酸激酶结构域,导致异常酪氨酸激酶表达,促进肿瘤细胞的增殖侵袭。在 NSCLC 患者中 ALK 基因突变的存在通常与 *EGFR/KRAS* 基因突变互斥(少数情况下存在双驱动基因共存),ALK 融合基因阳性患者的临床病理特征通常为年轻患者、既往不/轻度吸烟、腺癌(印戒细胞型或腺泡型)。

1)第一代 ALK-TKI:克唑替尼(crizotinib)是一种小分子多靶点口服 TKI,可对 ALK、ROS-1 融合蛋白等产生剂量依赖性抑制作用。在Ⅰ期研究(PROFILE1001)中,克唑替尼在 ALK 阳性 NSCLC 患者中有明显的生存获益,在接受克唑替尼一线治疗的 24 例患者(16%)的 PFS 为 18.3 个月,6 个月和 12 个月的 OS 率分别为 87.9% 和 74.8%,且大多数患者有放射学证据显示肿瘤缩小。在接下来的Ⅱ期研究(PROFILE1005)研究中,PFS 和 OS 均有明显改善。在Ⅲ期临床研究(PROFILE1007)中,347 例接受铂类化疗方案或铂类化疗方案进展的 ALK 阳性 NSCLC 患者被随机分配接受克唑替尼或二线化疗。克唑替尼组 ORR 为 65%,而化疗组 ORR 为 20%,克唑替尼组显著优于化疗组。在进一步的Ⅲ期临床研究(PROFILE 1014)中,将 343 例未接受化疗的晚期 ALK 阳性 NSCLC 患者随机分配至克唑替尼组或培美曲塞+铂类化疗组。与前期试验数据一致,克唑替尼组较化疗组的中位 PFS 为 10.9 个月 *vs*. 7.0 个月,ORR 为 74% *vs*. 45%,但 OS 无显著差异。克唑替尼是第一种用于临床的 ALK 抑制剂,对于 ALK 阳性的晚期 NSCLC 患者,该药无论是用作一线治疗还是二线治疗,对结局的改善都明显优于化疗,但仍有许多患者对克唑替尼产生耐药,这就使二代 ALK 抑制剂治疗成为重要的考虑。

2)第二代 ALK-TKI:①色瑞替尼是一种口服 ALK 抑制剂,其效价是克唑替尼的 20 倍。2014 年 FDA 批准色瑞替尼用于克唑替尼耐药或者无法耐受的患者。ASCEND 研究主要评估色瑞替尼的有效性和安全性。ASCEND-1 为一项开放的Ⅰ期研究,招募 246 例 ALK 阳性的 NSCLC 患者,分别对克唑替尼未治疗组和克唑替尼已治疗组出现疾病进展的患者加用色瑞替尼,色瑞替尼对两组的患者均显示出高度有效性。未接受克唑替尼治疗组较已接受克唑替尼治疗组的患者中位 PFS 为 18.4 个月 *vs*.6.9 个月。ASCEND-2 为一项Ⅱ期研究,招募 140 例 ALK 阳性的 NSCLC 经前期化疗或克唑替尼治疗出现疾病进展的患者,主要研究终点 ORR 为 38.6%,中位 PFS 为 5.7 个月。ASCEND-3 为另一项开放性Ⅱ期研究,根据是否合并脑转移,将 124 例患者分为两组,分别接受色瑞替尼治疗,结果显示合并脑转移组较无脑转移组 ORR 为,中位 PFS 为 10.8 个月 *vs*. 11.1 个月。ASCEND-4 是一项Ⅲ期多中心研究,376 例未经治疗的晚期 ALK 阳性的 NSCLC 患者被随机分至色瑞替尼组或化疗组,色瑞替尼组较化疗组 PFS 有显著改善。ASCEND-5 为一项随机的开放性Ⅲ期临床研究,比较色瑞替尼和化疗对既往接受克唑替尼或化疗治疗且进展的 ALK 阳性 NSCLC 患者的有效性,在这项研究中色瑞替尼组相比化疗组中位 PFS 和 ORR,中位 OS 为 18.1 个月 *vs*. 20.1 个月。②阿来替尼(alectinib)是一种高度选择性的第二代 ATP 竞争性 ALK-TKI,其对 *L1196M* 突变及克唑替尼相关耐药突变具有明显的抑制作用。在美国进行的Ⅰ/Ⅱ期、Ⅱ期研究证实阿来替尼(600 mg,每天 2 次)显示出良好的临床活性。J-ALEX 为一项Ⅲ期临床研究,招募 207 例之前未使用过克唑替尼的日本 ALK 阳性 NSCLC 患者,随机分配至阿来替尼组或克唑替尼组,研究结果表明阿来替尼组中位 PFS 显著延长,艾乐替尼的耐受性更好。ALEX 研究是一项全球性、多中心、随机,开放性Ⅲ期临床研究,入组 303 例患者,随机分配至一线治疗采用阿来替尼(600 mg,每天 2 次)或克唑替尼组(250 mg,每天 2 次),研究结果显示,阿来替尼组中位 PFS 显著延长。ALESIA 研究是一项针对亚裔的研究,从全方位来评估阿来替尼在亚洲 ALK 阳性 NSCLC 患者人群中的疗效,这是一项随机、开放的Ⅲ期研究,该研究从 3 个亚洲国家(中国、韩国和泰国)共入组 187 例患者,克唑替尼组和阿来替尼组分别入组了 62 和 125 例患者,研究结果显示,阿来替尼组的 PFS 显著更优,研究者评估的和克唑替尼组阿来替尼组的中位 PFS 分别为 11.1 个月和尚未达到,ORR 方面克唑替尼组和阿来替尼组分别为 77.4%和 91.2%。亚组分析中,合并颅内转移患者克唑替尼组和阿来替尼组的 ORR 分别为 21.7%和 72.7%。ALESIA 研究进一步确立了阿来替尼作为 ALK 阳性晚期 NSCLC 患者的一线治疗地位。但目前,J-ALEX、ALEX 和 ALESIA 研究的 OS 数据均尚未成熟,让我们拭目以待。③布加替尼(brigatinib)是新一代口服 ALK 抑制剂,用于治疗 ALK 阳性且克唑替尼治疗进展后的 NSCLC 患者,于 2017 年 4 月美国 FDA 加速审批通过上市,在临床前的研究中除了证实针对 ALK 抗性突变体的广泛活性之外,与克唑替尼相比,布加替尼还能显著延长 ALK 依赖性原位脑肿瘤模型中的存活时间并降低肿瘤负荷。Ⅰ/Ⅱ期研究显示,在先前暴露于克唑替尼的晚期 ALK 阳性 NSCLC 的患者中,ORR 为 72%,中位 PFS 为 13.2 个月。ALTA 是一项Ⅱ期临床试验,入组曾接受克唑替尼治疗的 222 名 ALK 阳性 NSCLC 患者,222 名患者按 1∶1 随机接受布加替尼(A 组:90 mg,每天 1 次)或(B 组:90 mg,每天 1 次,7 天+180 mg 每天 1 次)。A 组相比 B 组 ORR 为 46% *vs.* 54%,中位 PFS 为 8.8 个月 *vs.* 11.1 个月。研究结果表明,在 ALK 阳性、基线脑转移 NSCLC 患者中,布加替尼显示出明显的颅内缓解和持久的中位 PFS。克唑替尼与布格替尼的头对头比较正在进行中(NCT02737501,ALTA-1L 试验),期待更新的研究成果。④恩沙替尼(X-396)是一种 ALK 抑制剂,主要用于治疗 ALK 融合突变阳性非小细胞肺癌。体外细胞学研究中,相比一代 ALK 抑制剂克唑替尼,在抑制 ALK 阳性肺癌细胞系的生长能力方面,恩沙替尼是克唑替尼的 10 倍。对于导致克唑替尼耐药的 *L1196M* 和 *C1156Y* 突变,恩沙替尼也表现出较强的抑制活性。盐酸恩沙替尼(X-396)用于此前接受过克唑替尼治疗后进展的或者对克唑替尼不耐受的间变性淋巴瘤激酶(ALK)阳性的局部晚期或转移性非小细胞肺癌(NSCLC)患者的药品注册申请获得国家药品监督管理局受理。盐酸恩沙替尼申报药品注册依据的是“评价 X-396 胶囊治疗克唑替尼耐药的 ALK 阳性非小细胞肺癌患者疗效和安全性的Ⅱ期单臂、多中心临床研究”,研究是由广州中山大学肿瘤医院张力教授带领的团队开展的,研究结果显示盐酸恩沙替尼对克唑替尼耐药的 ALK 阳性非小细胞肺癌患者有良好的疗效和安全性。在疗效性方面,恩沙替尼整体 ORR 为 52%,疾病控制率为 93%,颅内 ORR 为 70%,颅内病灶控制率达 98%,整体疗效和颅内疗效均显示出良好的持续性结果。综上所述,作为一种新型强效、高选择性的新一代 ALK 抑制剂,盐酸恩沙替尼治疗克唑替尼耐药的 ALK 阳性非小细胞肺癌患者具有良好的疗效和安全性,可为中国 ALK 阳性的 NSCLC 患者带来一种新的有效的治疗选择。

3)第三代 ALK-TKI:劳拉替尼(lorlatinib)是一种高度选择性的 ALK 和 ROS-1 抑制剂,研究表明,劳拉替尼是对所有临床相关的克唑替尼、色瑞替尼和阿来替尼耐药的 ALK 突变最有效的抑制剂。一项多中心I期临床试验评估劳拉替尼治疗 ALK 阳性 NSCLC 患者的安全性和疗效，41 例ALK 阳性 NSCLC 患者中 ORR 和中位 PFS 均有所改善，其中接受过两种或更多 TKI 的患者中，ORR 为 42%，中位 PFS 为 9.2 个月，接受过一次 ALK-TKI 的患者中位 PFS 为 13.5 个月。

(5)少见驱动基因突变靶点。①ROS-1 染色体易位：ROS-1 是一种跨膜受体酪氨酸激酶，编码 ROS-1 的原癌基因 *c-ros* 所在染色体的易位可以激活 ROS-1 激酶活性。ROS-1 融合基因在 NSCLC 患者中阳性比率较低，占 1%～2%。ROS-1 融合基因患者与 ALK 融合基因患者具有相似的临床病理特征：无吸烟史、年轻、腺癌。相比 ALK 突变，ROS-1 患者使用克唑替尼的反应持续时间更长。对于 ROS-1 融合突变，克唑替尼的有效率为 72%，无进展生存期为 19.2 个月。②MET过表达：MET 是一种酪氨酸激酶受体，其过度激活与肿瘤发生、发展、预后与转归密切相关，酪氨酸激酶的过度激活，导致其下游信号途径的激活，最终导致细胞的转化、增殖和抵抗细胞凋亡、促进细胞存活、引起肿瘤转移、血管生成及上皮-间充质转化(EMT)等。约 7% NSCLC 患者可出现 MET 的过表达。研究数据表明克唑替尼治疗 MET 过表达的非小细胞肺癌可有 33% 的反应率。而对于 MET 高度过表达的患者反应率为 67%。capmatinib(INC280)临床前数据证实 capmatinib 联合一代、三代 TKI 药物治疗 EGFR 突变联合 MET 突变/扩增 NSCLC 患者有效。下面是一篇Ⅱ期的试验报道，介绍 EGFR 突变联合 MET 突变/扩增的 NSCLC 患者经 EGFR-TKI药物治疗失败后，接受 capmatinib 联合吉非替尼治疗的疗效和安全性。按照 MET 基因扩增数和 MET 蛋白过表达数将患者分为 GCN＜4、4≤GCN＜6、6≤GCN、IHC0、IHC1、IHC2、IHC3 组。患者接受吉非替尼 250 mg 一天 1 次＋capmatinib 400 mg 一天 2 次。总体疾病控制率为 73%，总体有效率(ORR)为 29%，中位缓解时间为 5.6 个月。其中 MET 基因扩增≥6 组的有效率最高，为 47%，中位 PFS 为 5.49 个月。最常见的不良反应(≥20%)有：恶心(28%)，外周水肿(22%)，食欲下降(21%)，和皮疹(20%)。29%的患者出现 3/4 级的不良反应，主要包括淀粉酶和脂肪酶水平的提高。③*HER-2* 基因突变：*HER-2* 基因异常在 NSCLC 表现为突变、扩增和蛋白过表达三种形式。*HER-2* 基因突变在 NSCLC 中的发生率为 2%～4%，多数突变类型为 20 外显子的插入突变。HER-2 蛋白过表达在 NSCLC 中发生率约 59%，其中免疫组织化学(2＋/3＋)的比率为 5%～20%(在肺腺癌中可达 30%)。患者的临床病理特点包括：女性、非吸烟者、腺癌。与乳腺癌不同，NSCLC 中*HER-2* 蛋白过表达与 HER-2 基因扩增无明显关系，很多免疫组织化学检测阳性(＋＋)的 NSCLC 患者中，*HER-2* FISH 检测无扩增。此外，*HER-2* 突变与*HER-2* 扩增或蛋白过表达亦无明显关系。一项纳入 103 例*HER-2* 基因扩增或蛋白过表达的临床研究提示部分 HER-2 IHC2，3 ＋/FISH-的患者或许能从含曲妥珠单抗/拉帕替尼的治疗中获益。另外一项纳入 65 例*HER-2* 突变肺癌患者的研究显示，曲妥珠单抗联合化疗和阿法替尼单药治疗的 DCR 分别是 96%和 100%，但是拉帕替尼和 masatinib 无效。④RAS-RAF-MAPK 信号通路异常：RAS 家族包括 *KRAS*、*NRAS* 和 *HRAS*，属于 GTP 结合蛋白，具有 GTP 酶活性。*KRAS* 突变大约见于 25%的肺腺癌和 5%的肺鳞癌，更多见于吸烟者。*KRAS* 突变在肺腺癌患者中占 25%；但目前为止，靶向 *KRAS* 基因的临床试验结果均不理想。近期研究表明，应用多西他赛联合 MEK 抑制剂司美替尼相比多西他赛单药的临床结局无显著差异。RAS 下游信号靶点 BRAF 突变亦多见于有吸烟史的人群，在肺腺癌中突变率约 6%，在肺鳞癌中突变率约 4%，常见的突变位点包括 *V600E*、*D594G*、*L596R*、*G465V* 等。BRAF 能编码丝氨酸/苏氨酸蛋白激酶，通过磷酸化 MEK 和激活下游的 ERK 信号通路介导肿瘤发生发展。目前 BRAF 抑制剂有达拉菲尼和威罗菲尼。在Ⅰ/Ⅱ期研究中，达拉菲尼用于经治的*BRAFV600E* 基因突变的 NSCLC 患者，ORR 达 54%，且最长缓解持续 49 周，耐受性良好。另一项纳入 78 例 *BRAFV600E* 突变 NSCLC 患者的临床研究中，达拉非尼单药的总体应答率(ORR)达 32%。在一项随机研究中，口服 MEK 抑制剂司美替尼联合化疗用于经治的 *KRAS* 突变非小细胞肺癌患者，与单纯化疗相比，患者有效率提高，PFS 延长。⑤RET 易位：RET 受体由原癌基因 *c-ret* 编码，是一种酪氨酸激酶受体，包括胞外结构域、跨膜区和胞内结构域。RET 蛋白的主要配体属于胶质源性神经营养因子(GDNF)家族，包括 GDNF、neurturin 和 persephin。RET 受体是细胞表面复合物的一部分，其与 GDNF 家族受体 α 的共受体连接，从而与 GDNF 家族成员结合。RET 受体与配体结合后，通过形成 RET-同型二聚体而激活激酶结构域，导致胞内结构域自身磷酸化，进而激活下游 *RAS/RAF/MEK/ERK*、*PI3K/AKT*、*JNK* 等信号通路。*RET* 基因可以与 *CCDC6*、*KIF5B*、*NCOA4* 和 *TRIM33* 等基因易位融合，在肺腺癌患者中发生率约为 1%。在年轻、不吸烟的患者中，RET 基因突变比率可达 7%～17%。目前临床上 RET 抑制剂包括卡博替尼、凡德他尼、舒尼替尼、普纳替尼和瑞戈非尼等。

(二)小细胞肺癌(SCLC)

靶向治疗已经在非小细胞肺癌领域取得突破性的进展，在 SCLC 领域也开展了许多相关临床试验，虽然大多数的结果都是阴性的，但是相关临床试验的研究结果给未来 SCLC 的治疗带来了希望。

1.受体酪氨酸激酶抑制剂

一项关于特异性小分子受体酪氨酸激酶抑制剂伊马替尼的Ⅱ期临床研究，纳入的复发性 SCLC 患者中大约有 70%的患者高表达 c-Kit 基因，但是伊马替尼并没有得出阳性结论。同样，表皮生长因子受体酪氨酸激酶抑制剂厄洛替尼、吉非替尼、阿法替尼和胰岛素样生长因子-1 受体酪氨酸激酶抑制剂 linsitinib 也不能显著提高 SCLC 患者的 OS 和 PFS。

目前，我们正在等待人源化单克隆抗体 cixutumumab 和 dalotuzumab 的Ⅱ期临床试验结果。安罗替尼是一种新型小分子多靶点受体酪氨酸激酶抑制剂，能有效抑制血管内皮细胞生长因子受体、血小板衍生生长因子受体、成纤维细胞生长因子受体以及 c-Kit 受体的激酶活性，已被我国药监局批准用于非小细胞肺癌的三线治疗。一项安罗替尼用于 SCLC 三线治疗的Ⅱ期临床试验结果是阳性的，但研究结果尚未正式发布。

2.Notch 信号通路抑制剂

Notch 信号通路在肿瘤细胞自我更新、增殖、分化方面具有重要作用，抑制 Notch 信号通路可以有效抑制肿瘤的生长和转移。Deltalike ligand-3(DLL3)作为 Notch 受体的重要配体，在 SCLC 中高表达，目前已作为药物靶点进入研究。rovalpituzumabtesirine(Rova-T)是一种 DLL3 蛋白抑制剂。一项关于 Rova-T 治疗 SCLC 患者的Ⅰ期临床试验结果令人欣喜，该研究入组了 74 例晚期复发的 SCLC 患者，其中可进行评估的患者 60 例，研究结果显示，Rova-T 二线治疗 DLL3 表达阳性 SCLC 患者的 ORR 为 40%，临床获益(clinical benefit rate，CBR)为 73%。Rova-T 三线治疗 DLL3 表达阳性 SCLC 患者的 ORR 为 38%，CBR 为 77%，说明 Rova-T 在 SCLC 的二、三线治疗中有很好的疗效。2016 年，世界肺癌大会更新了该项研究结果，60 例患者的中位 PFS 为 2.8 个月，中位 OS 为 4.6 个月，1 年生存率为 18%。在 DLL3 阳性表达≥50%的 26 例患者中，10 例获得缓解，中位 PFS 为 4.3 个月，中位 OS 为 5.8 个月，1 年生存率为 29%。2018 年 ASCO 公布了一项 Rova-T 的Ⅱ期临床研究结果，该研究入组 199 例复发性 SCLC 患者，结果表明 Rova-T 在 SCLC 的三线治疗中有较好的中位 PFS 和中位 OS。Rova-T 作为标准依托泊苷+顺铂方案化疗后维持治疗的Ⅲ期临床试验正在进行中。

3.信号通路抑制剂 Hedgehog(Hh)

信号通路在胚胎发育过程中有重要作用。研究发现,Hh 信号通路分子 Smo 蛋白在*RB1* 和 *TP53* 基因突变的小鼠中可以促进 SCLC 的形成,而降低 Smo 则可以抑制肿瘤形成。通过给予小鼠 Hh 信号通路抑制剂可以减少 SCLC 的复发,说明 SCLC 对 Hh 信号通路抑制剂敏感。目前,Hh 信号通路抑制剂 LDE225+依托泊苷+顺铂治疗进展期 SCLC 正在进行Ⅰ期临床试验。

4.抗凋亡蛋白抑制剂(Bcl-2 抑制剂)

Bcl-2 基因是最常见的抗凋亡靶点之一,在 SCLC 肿瘤组织中高表达。Bcl-2 抑制剂可以通过与抗凋亡蛋白竞争性的结合,从而释放凋亡蛋白,发挥诱导细胞凋亡的作用。目前,Bcl-2 抑制剂 ABT263 用于治疗 SCLC 患者的Ⅱ期临床试验没有看到期望的结果,另一种 Bcl-2 抑制剂 APG1252 正在进行Ⅰ期临床试验。

5.极光激酶 A 抑制剂

极光激酶 A 是极光激酶家族成员,为丝氨酸/苏氨酸激酶,是有丝分裂调节因子。alisertib 是一种极光激酶 A 抑制剂,研究发现其在 SCLC 模型中有抗肿瘤作用。一项入组 178 例 SCLC 患者的Ⅱ期临床试验结果显示,alisertib 与紫杉醇联合治疗晚期 SCLC 患者的 ORR 为 21%。

6.PARP 抑制剂

PARP 是 DNA 损伤应答(DDR)过程中的一种关键酶,在该过程中具有十分重要的作用。而采用 PARP 抑制剂就是能够将 DNA 上的 PARP1 捕获,实现阻止多聚 ADP 核糖链和 PARP1 在 DNA 中释放的过程,从而对 DNA 的修复造成明显的影响。

随着临床研究和临床技术的不断发展,靶向药物治疗得到了极大的发展,虽然目前临床中的相关研究仍然具有一定的局限性,但也为 SCLC 患者带来了新的希望,期待更多的研究和探索指导临床 SCLC 治疗。

七、肺癌的免疫治疗

(一)免疫检查点 PD-1/PD-L1 抑制剂在非小细胞肺癌(NSCLC)治疗中的应用

肺癌是美国及全世界癌症相关死亡的主要原因。超过 80% 的肺癌属于非小细胞肺癌(NSCLC)。靶向治疗可用于分子学清晰的 NSCLC 患者,如表皮生长因子受体(*EGFR*)基因突变和间变性淋巴瘤激酶(ALK)基因重组 NSCLC;对于不携带靶基因的 NSCLC 可以应用化疗或免疫治疗等系统治疗,从而改善生存和提高生活质量。

1.影响初始治疗选择的因素

晚期 NSCLC 患者的治疗是姑息性的,旨在尽可能延长生存期和提高生活质量,同时尽量减小治疗相关的不良反应。NSCLC 临床治疗中,常规进行基因检测,明确分子病理分型,根据分子病理制定治疗方案。对于无驱动基因突变的 NSCLC 常使用针对程序性死亡受体 1(PD-1)或其配体(PD-L1)的免疫检测点分子抑制剂。治疗选择的影响因素包括:PD-L1 表达水平、疾病分期和分子病理学结果。

2.免疫检查点抑制剂在 NSCLC 治疗中的应用

人类免疫检查点抑制剂可以抑制 PD-1 受体或 PD-L1,增加机体抗肿瘤免疫。PD-1 受体在激活的细胞毒 T 细胞表面表达。和靶向治疗及细胞毒治疗相比,免疫检查点抑制剂常常会表现出延迟的临床获益。免疫检查点抑制剂单药治疗或免疫治疗联合化疗不推荐用于有禁忌证的

NSCLC 患者，如活动性或既往有自身免疫性疾病，正在应用免疫抑制剂，或携带有驱动基因。免疫检查点抑制剂可以选择性用于一线治疗也可用于后续治疗。

越来越多的证据表明，化疗的抗肿瘤活性不仅通过细胞毒性作用介导，而且还通过调节免疫作用介导，包括促进肿瘤抗原释放启动免疫，增强肿瘤抗原的交叉提呈以及调节免疫细胞亚群，如减少调节性 T 细胞(Treg)或髓系来源的抑制性细胞(MDSC)。抗 PD-1/PD-L1 抗体通过阻断 PD-1/PD-L1 信号通路恢复 T 细胞活性来杀伤肿瘤细胞，提示化疗与 PD-1/PD-L1 抗体治疗具有协同抗肿瘤作用。白蛋白结合型紫杉醇的多项研究数据展示了高的客观缓解率，更有利于肿瘤抗原的充分释放，另一方面白蛋白结合型紫杉醇不需要激素的预处理，避免了对免疫反应的抑制，基于以上优势，多项免疫联合化疗的临床研究选择白蛋白结合型紫杉醇未配伍化疗方案。而免疫治疗和化疗及抗血管生成药物的联合应用，双免疫的联合治疗，免疫检查点抑制剂在新辅助治疗中的应用也取得了显著的进展。

目前批准用于肺癌的免疫检查点抑制剂包括：①PD-1 抑制剂，包括纳武利尤单抗和帕博利珠单抗；②PD-L1 抑制剂，包括阿特珠单抗和得瓦卢单抗。

我国自主研发的 PD-1 抑制剂有信迪利单抗和卡瑞利珠单抗。在肺癌中的研究应用也在进行中，并在 2019 年 ASCO 和 WCLC 陆续有 PFS 和 OS 数据的公布。

帕博利珠单抗被批准一线单药用于 PD-L1 表达阳性大于 50%，并且不携带驱动基因 *EGFR* 突变或 *ALK* 基因重排的患者。并且在最新版的 NCCN 治疗指南推荐对于 PD-L1 表达阳性(1%～49%)，*EGFR* 突变阴性、无 ALK 基因重排或基因突变情况不明的转移性非小细胞肺癌，无论病理类型的均可推荐帕博利珠单抗的单药治疗，作为 2B 类证据推荐.对于初治不携带 EGFR 基因突变或 ALK 基因重排的非小细胞肺癌，无论 PD-L1 表达情况如何，均推荐免疫治疗(帕博利珠单抗或阿特珠单抗联合贝伐单抗)联合化疗。德瓦鲁单抗推荐用于不可手术的Ⅲ期 NSCLC 经同步放化疗后无疾病进展患者的免疫维持治疗，属于Ⅰ类推荐。而帕博利珠单抗推荐用于转移性 NSCLC，PD-L1 表达大于 1%的患者的序贯治疗。纳武利尤单抗或阿特珠单抗选择性用于转移性 NSCLC 患者的序贯治疗，无论 PD-L1 表达情况如何。在二线治疗，PD-1 或 PD-L1 抑制剂单药治疗在携带 EGFR 突变或 ALK 重排患者，无论 PD-L1 表达情况如何，疗效均有限。另外，在患者接受 PD-1/PD-L1 抑制剂治疗之后，无论是否接受了化疗，如果疾病出现进展，并没有证据表明换用另外一种免疫抑制剂能给患者带来获益。

免疫治疗和抗血管生成的互相协同作用也逐步被认识。肿瘤按免疫原性的高低被分为“冷肿瘤”和“热肿瘤”，其实是指有免疫源性的肿瘤(热肿瘤)和无免疫源性的肿瘤(冷肿瘤)。热肿瘤：典型特征指肿瘤组织标本中能看到在癌细胞的周围和附近，有较多的免疫细胞聚集：比如，T 细胞、B 细胞、巨噬细胞等；当然这些免疫细胞，并不都是能够识别并杀伤肿瘤的免疫细胞，有些免疫细胞失去了肿瘤的识别能力。冷肿瘤：那就是肿瘤组织中没有或者只有很少的免疫细胞。并且免疫 T 细胞不能识别肿瘤并被微环境的组分排除。肿瘤细胞内部和周围的微环境中含有血管和特殊的免疫细胞(包括骨髓来源的抑制细胞和调节性 T 细胞)。这些调节性 T 细胞通过分泌阻碍 T 细胞进入肿瘤的细胞因子等免疫抑制化学信使来降低正常免疫反应，形成“免疫沙漠”。研究发现热肿瘤几乎都是突变多的肿瘤，因此，产生的抗原较多，容易被免疫细胞发现，因此使用免疫治疗效果较好，而冷肿瘤单独使用免疫治疗，疗效是不佳的。调节血管生成的分子可以以至少三种方式影响免疫细胞及其与肿瘤的相互作用：由免疫细胞表达的同源受体时的直接作用；诱导内皮细胞蛋白质表达变化时的间接作用；通过促进血管正常化或减少新血管生成来实现间接的物理效应。

血管生成调节因子以三种已有的方式对免疫系统产生影响：①VEGF 可以增加调节性 T(Treg)细胞增殖和归巢至肿瘤组织，抑制树突细胞成熟和 CD8＋T 细胞增殖和功能，并导致 T 细胞衰竭。血管生成素 2(ANG2)可以与巨噬细胞和单核细胞结合，导致免疫抑制。HGF 以及 PDGFAB 可以与树突细胞结合，从而抑制它们的成熟。HGF 还可以与 T 细胞结合并抑制效应 T 细胞功能。因而，抑制 VEGF 可以直接改善免疫抑制状态。②通过调节黏附分子的表达允许某些免疫抑制细胞进入肿瘤组织(例如，稳定 1 介导的 Treg 细胞运输)，并且可以阻断某些效应细胞向肿瘤的浸润(例如，细胞间粘附分子 1)(ICAM1)下调导致自然杀伤(NK)细胞和 T 细胞运输抑制。③抑制血管内皮细胞可改善免疫细胞的进入，调节肿瘤免疫状态。血管正常化可导致间接的物理效应，从而导致缺氧减少和免疫细胞浸润增加。在低水平的 VEGF 阻断后，曲折的肿瘤脉管系统变得瞬时正常化，具有更规则的血管和周细胞覆盖。ANG2 阻断导致血管正常化延长，其特征在于内皮细胞-细胞接触和周细胞覆盖的稳定性增加以及扩增血管分支减少。

同时也有研究显示，在免疫治疗研究中，T 细胞的数量和活性发生了改变，肿瘤血管也趋向正常化。也就是说，肿瘤内效应 T 细胞的增加和激活促进了血管和肿瘤微环境(tumor microenvironment，TME)的重塑，趋向正常化。表明免疫细胞的激活又能反过来促进血管正常化，因此二者形成了一项正反馈的循环机制。在起始阶段，免疫抑制细胞的出现和效应 T 细胞功能的失活形成了一个免疫抑制的 TME。而在免疫检查点抑制剂激活了效应 T 细胞功能后，就能促进肿瘤血管正常化，促进 T 细胞对肿瘤细胞的浸润，改善 TME，削弱免疫抑制，进而又促进更多的肿瘤血管正常化。由此可见，只需在上述机制的链条中克服部分关键阻碍，便有望形成良性循环，达到疾病控制和客观缓解的状态。目前来看，首要操作应是改善 TME，也就是使血管正常化和激活免疫系统。

3.用于 NSCLC 的 PD-1/PD-L1 抑制剂

(1)nivolumab(纳武利尤单抗，欧迪沃)：NCCN 推荐转移性非鳞癌或鳞癌 NSCLC 患者若既往一线未接受 PD-1/PD-L1 抑制剂治疗，在一线治疗中或一线治疗结束后出现进展的患者应用纳武利尤单抗单药治疗。

对于转移性非鳞癌 NSCLC 患者，推荐纳武利尤单抗用于序贯治疗是基于Ⅲ期临床研究 CheckMate-057 的结果。在此研究中，患者接受纳武利尤单抗治疗，中位总生存为 12.2 个月，优于多西他赛化疗组的 9.4 个月。中位治疗反应时间为 17.2 个月，而化疗组为 5.6 个月。18 个月总生存，纳武利尤单抗治疗组为 39%，化疗组为 23%。3～5 级治疗毒性在免疫治疗组为 10%，而化疗组为 54%。PD-L1 表达为 1%～10%或更高的患者有更长的总生存，为 17～19 个月，而化疗组为 8～9 个月。PD-L1 表达阴性的患者免疫治疗组和化疗组的总生存没有显著区别。但免疫治疗组患者有更长的治疗反应时间和更少的副反应。

为更好为非鳞癌 NSCLC 制定治疗决策，FDA 批准 PD-L1 表达检测为伴随诊断。对即将接受纳武利尤单抗治疗的患者不强制进行 PD-L1 检测，但是可以提供更多有效的信息。吸烟患者或曾吸烟患者对免疫检查点抑制剂的治疗反应更佳。

基于 CheckMate-017 的结果，NCCN 治疗指南推荐在一线治疗中或治疗后进展的转移性肺鳞癌患者应用纳武利尤单抗做序贯治疗。CheckMate-017 研究中纳武利尤单抗组的中位总生存时间为 9.2 个月，而多西他赛化疗组为 6.0 个月。纳武利尤单抗组治疗总反应率为 20%，而化疗组仅为 9%。在鳞癌患者，PD-L1 表达状态与纳武利尤单抗疗效没有相关性。在免疫治疗组，有更低的3～4度治疗相关毒性，约7%。而化疗组3～4度治疗相关毒性为55%。纳武利尤单抗组无治疗相关死亡。多西他赛化疗组有3例治疗相关死亡。在CheckMate-057和CheckMate-017研究的后续研究中发现2年总生存和治疗反应时间在纳武利尤单抗治疗组均明显优于化疗组。晚期非鳞癌NSCLC患者接受纳武利尤单抗治疗的2年总生存为29%，多西他赛组为16%晚期鳞癌患者2年总生存在23%多西他赛组为8%纳武利尤单抗组有更低的3～4度治疗相关毒性。

免疫治疗相关毒性反应如肺炎，在纳武利尤单抗组似乎更高。发生免疫相关不良反应的患者根据不良反应的严重程度可以静脉应用大剂量糖皮质激素。对于发生严重或威胁生命的免疫性肺炎患者需要永久停用纳武利尤单抗。

一项Ⅲ期临床试验将转移性鳞癌或非鳞癌NSCLC，TMB≥10 mut/mb，患者分为三个治疗组，患者分别应用双免疫-纳武利尤单抗联合ipilimumab治疗，纳武利尤单抗单药治疗或接受化疗。一年PFS在双免疫治疗组为42.6%，而化疗组为13.2%。中位PFS时间双免疫治疗组为7.2个月，化疗组为5.5个月。双免疫治疗组客观缓解率为45.3%。化疗组为26.9%。两组的3～4度治疗相关性毒性分别为31%和36%。免疫单药治疗组和化疗组的中位PFS时间无显著差异，分别为4.2个月和5.6个月。而亚组分析发现TMB-H患者免疫治疗单药组PFS为9.7个月，而化疗组为5.8个月。因此肿瘤突变负荷TMB检测被列为伴随诊断。NCCN指南推荐高TMB患者应用纳武利尤单抗治疗，可联合ipilimumab。

(2)帕博利珠单抗(pembrolizumab，可瑞达)。

1)用于一线治疗。人类免疫检查点抑制剂通过抑制PD-1受体或PD-L1来增加机体的抗肿瘤免疫。PD-1受体表达于激活的细胞毒T细胞表面。帕博利珠单抗可以抑制PD-1受体。一项Ⅲ期临床研究(Keynote-024)对比了帕博利珠单抗单药治疗和标准含铂两药方案作为一线治疗，入选人群为进展期非鳞癌或鳞癌肺癌患者，PD-L1表达大于50%或更高，不携带EGFR突变或ALK融合基因。6个月总生存帕博利珠单抗治疗组为80.2%，而化疗组为72.4%。治疗反应率在帕博利珠单抗治疗组也明显高于化疗组，分别为44.8%和27.8%。3～5级治疗相关副反应在帕博利珠单抗治疗组低于化疗组，分别为26.6%和53.3%。正是基于此项研究，NCCN指南推荐帕博利珠单抗用于PD-L1表达高于50%进展期非小细胞肺癌的一线治疗，在应用帕博利珠单抗做一线治疗之前要求进行PD-L1表达的检测。另外一项Ⅲ期随机研究(Keynote-042)对比了帕博利珠单抗单药治疗对比含铂两药联合方案用于进展期鳞癌或非鳞癌的NSCLC一线治疗，患者不携带EGFR突变基因或ALK融合基因，PD-L1表达大于1%。亚组分析发现，在PD-L1表达为1%～49%阳性的患者，两组的总生存相似，帕博利珠单抗单药组为13.4个月，而化疗组为12.1个月。在PD-L1表达高于50%的亚组，帕博利珠单抗单药组优于化疗组，分别为20.0个月和12.2个月。KEYNOTE-407研究是一项帕博利珠单抗联合(白蛋白结合型)紫杉醇+卡铂对比单纯(白蛋白结合型)紫杉醇+卡铂一线治疗晚期肺鳞癌的Ⅲ期研究，结果显示联合治疗组较单纯化疗组PFS和OS得到显著延长，亚组分析结果提示，帕博利珠单抗联合白蛋白结合型紫杉醇/卡铂获得更多的OS获益，基于此研究结果NCCN指南Ⅰ类推荐帕博利珠单抗联合(白蛋白结合型)紫杉醇+卡铂方案用于晚期肺鳞癌的一线治疗。

作为Ⅰ类推荐，NCCN推荐帕博利珠单抗一线用于进展期鳞癌或非鳞癌NSCLC并且PD-L1表达高于50%阳性，不携带EGFR突变/ALK重排或基因突变情况不明的患者。在这组选择性人群推荐帕博利珠单抗单药治疗，无须联合化疗。一线单药帕博利珠单抗治疗进展的患者后续应用含铂方案的联合化疗。在NCCN2019第4版更新中，作为ⅡB类证据，推荐不能耐受或不愿接受含铂两药联合方案化疗，PD-L1 表达 1%～49%阳性，无免疫治疗禁忌的进展期鳞癌或非鳞癌 NSCLC，不携带 EGFR 突变或 ALK 融合基因的患者一线应用帕博利珠单抗单药治疗。尽管 PD-L1 免疫组化检测还不是一个十分理想的伴随诊断，但在一线免疫治疗之前，NCCN 依然推荐进行 PD-L1 检测。而不同的 PD-L1 检测试剂盒的结果可能存在偏颇，不同的药物根据临床试验推荐应用不同的试剂盒。推荐在一线应用免疫治疗之前进行 PD-L1 表达的评估，同时应进行基因测序分析，肿瘤突变负荷及微卫星不稳定的检测。如果患者取得组织标本较为困难或存在风险，尽管外周血基因检测的准确性及敏感率同组织检测存在一定差距，也可应用外周血进行基因检测。

2）NCCN 推荐非鳞癌 NSCLC 联合应用帕博利珠单抗/卡铂（或顺铂）/培美曲塞联合治疗：对于没有免疫治疗禁忌的进展期非鳞癌 NSCLC，不携带 EGFR 敏感突变/ALK 基因重排/或基因突变状况不明，无论 PD-L1 表达情况如何，均推荐免疫治疗联合含铂方案的化疗。并推荐帕博利珠单抗/培美曲塞维持治疗。如果免疫治疗联合化疗失败的患者，二线推荐多西紫杉醇，培美曲塞或吉西他滨单药化疗。对于转移性肺鳞癌，PD-L1 表达 1～49%阳性患者，推荐应用卡铂/紫杉醇（或白蛋白紫杉醇）/帕博利珠单抗作为一线治疗。此推荐基于Ⅲ期随机对照研究，（Keynote-407），为Ⅰ类推荐。此研究中免疫联合化疗组的治疗总有效率为 58.3%，而化疗组为 35%。后续研究发现，仅有 35%的患者 PD-L1 表达阳性率 TPS 低于 1%。

3）帕博利珠单抗在续贯治疗中的应用：基于一项Ⅱ/Ⅲ期临床试验（Keynote-010），对于一线未接受 PD-1/PD-L1 治疗的转移性非鳞癌或鳞癌 NSCLC，PD-L1 表达大于 1%，在一线含铂两药方案化疗后进展的患者，NCCN 推荐应用帕博利珠单抗单药治疗。Keynote-010 研究纳入一线治疗后进展的非鳞癌及鳞癌 NSCLC，PD-L1 表达大于 1%，大部分患者为既往吸烟或吸烟者。患者随机进入三组，帕博利珠单抗 2 mg/kg 组，帕博利珠单抗 10 mg/kg 组，及多西他赛治疗组 75 mg/m^2，每三周方案。中位总生存在帕博利珠单抗低剂量组为 10.4 个月，高剂量组为 12.7 个月，多西他赛化疗组为 8.5 个月。帕博利珠单抗两个剂量组总生存均显著优于多西他赛化疗组。亚组分析发现在 PD-L1 表达大于 50%的患者，帕博利珠单抗显示出更长的生存获益。3～5 级治疗相关毒性的发生率在免疫治疗组明显低于化疗组。

（3）阿特珠单抗（atezolizumab）——PD-L1 抑制剂：阿特珠单抗是一个单克隆抗体结合至 PD-L1 并阻断 PD-L1 与 PD-1 和 B7.1 受体的相互作用。发挥对 PD-L1/PD-1 介导的免疫反应的抑制作用，包括抗肿瘤免疫反应的活化和诱导抗体依赖细胞细胞毒性。在同源小鼠肿瘤模型中，阻断 PD-L1 活性导致肿瘤生长减低。

1）阿特珠单抗的一线应用：基于 IMpover150 研究，NCCN 推荐阿特珠单抗/贝伐珠单抗联合化疗（卡铂/紫杉醇）用于转移性非鳞癌的 NSCLC 患者的一线治疗。患者 EGFR 敏感突变阴性，ALK 基因重排阴性或状态不明，不论 PD-L1 表达状态如何。之后序贯阿特珠单抗，或贝伐珠单抗或阿特珠单抗/贝伐珠单抗中位总生存为 19.2 个月，而化疗联合贝伐单抗组为 14.7 个月，死亡风险为 0.78。PFS 在含阿特珠单抗治疗组有明显延长，8.3 个月，而化疗联合贝伐珠单抗组为 6.8 个月，HR 为 0.62。部分 EGFR 突变或 ALK 重排的患者经 TKI 治疗后进展或不能耐受 TKIs 治疗的患者也纳入了此研究。和化疗组相比，化疗联合阿特珠单抗组 PFS 也有延长，分别为 6.1 个月和 9.7 个月；HR 为 0.59。IMpower130 研究是一项阿特珠单抗联合白蛋白结合型紫杉醇＋卡铂对比白蛋白结合型紫杉醇＋卡铂一线治疗晚期非鳞 NSCLC 的Ⅲ期临床研究，结果显示联合治疗组较单纯化疗组 PFS 和 OS 得到显著延长，该治疗方案目前获得了 EMA 的批准。

2)阿特珠单抗在续贯治疗中的应用:OAK 研究评估了在转移性 NSCLC 系统治疗后进展的患者,应用阿特珠单抗或多西他赛作为后续治疗的疗效。在阿特珠单抗治疗组比多西他赛化疗组总生存有明显延长,分别为 15.6 个月及 11.2 个月,HR 为 0.73。在肺鳞癌组总生存仅有轻度延长,8.9 个月和 7.7 个月,HR 为 0.73。治疗相关毒性反应在阿特珠单抗治疗组低于化疗组。

(4)卡瑞利珠单抗的研究进展:在 2019 年 WCLC 会议上,吴一龙教授公布了卡瑞利珠单抗单用治疗不同 PD-L1 表达水平的二线以上 NSCLC 的Ⅱ期伞式研究。纳入标准包括:ⅢB/Ⅳ期 NSCLC;ECOG PS 评分:0～1 分;至少一处可测量病灶;EGFR/ALK 突变阴性患者在接受以铂类为基础的双药化疗过程中或之后出现疾病进展;EGFR/ALK 突变阳性、既往接受 TKI 治疗后疾病进展且肿瘤 PD-L1 表达≥50%的患者。主要研究终点—ORR 达到了 18.5%。次要研究终点-中位 PFS 达到了 3.2 个月。在经治的晚期 NSCLC 患者中,无论 PD-L1 表达水平如何,与二线化疗的既往数据相比,卡瑞利珠单抗在 ORR、PFS 和 OS 上都有所提高;PD-L1 表达水平越高,卡瑞利珠单抗疗效越好。PD-L1≥25%的患者获益最显著,PD-L1＜1%的患者其疗效与二线单药化疗相当;并且卡瑞利珠单抗具有良好的耐受性。对于具有 EGFR 基因突变或 ALK 基因融合的患者,即使 PD-L1＞50%,也可能无法从卡瑞利珠单抗治疗中获益;卡瑞利珠单抗同样在局部晚期 NSCLC 的一线治疗中给患者带来获益。卡瑞利珠单抗联合化疗一线治疗 EGFR/ALK野生型晚期非鳞 NSCLC 的随机Ⅲ期研究在 2019 年 WCLC 上进行了数据更新。一线治疗晚期非鳞 NSCLC 患者治疗组合对照组 PFS 分别为 11.3 和 8.3 月。治疗总反应率 ORR 分别为 60.0% *vs*. 39.1%。在总生存,治疗组尚未达到,对照组为 20.9 个月。未观察到新的安全性问题。

(5)信迪利单抗在 NSCLC 新辅助治疗中的应用:2019 年 ASCO 公布了信迪利单抗注射液联合化疗一线治疗晚期 NSCLC 的Ⅰ期临床试验的数据。信迪利单抗在一线治疗安全有效,另外两项Ⅲ期肺鳞癌及非鳞 NSCLC 的临床试验正在进行中。中国医学科学院肿瘤医院的研究团队在 PD-1 单抗的新辅助治疗研究也进行了数据披露。肺鳞癌患者接受信迪利单抗的新辅助治疗后,耐受良好,取得了 45.5%的主要病理缓解。PET-CT 提示原发灶的 SUV 摄取有明显减低。更多的 PD-1 单抗在新辅助治疗和辅助治疗中的应用研究正在进行中。

4.治疗持续时间

通常建议我们会持续使用 PD-1/PD-L1 抑制剂至疾病进展或发生不可耐受的毒性反应,但治疗 2 年后也可停药。对于初始方案包含基于铂类化疗的患者,我们通常会给予 4～6 个周期的化疗治疗。

这一方法是基于促使美国 FDA 批准 PD-1/PD-L1 抑制剂使用的随机临床试验结果,这些试验中各药物都持续使用到疾病进展。根据 PD-1/PD-L1 抑制剂可能的疗效持续时间、持续的毒性风险,以及长期治疗的高成本,还需要进一步临床试验评估长期持续给药的替代方案。

5.PD-1/PD-L1 抑制剂耐药的处理

PD-1/PD-L1 抑制剂耐药患者管理的相关数据正在逐步增加。一般而言,应用免疫检查点抑制剂治疗时疾病进展的患者可采用化疗,之前未使用化疗者采用含铂类的二联化疗,接受过化疗者采用单药化疗。然而,如果是在最后一次 PD-1 或 PD-L1 抑制剂治疗后数月或数年才出现进展,则可能尝试重新开始此类治疗。

如果患者 PD-1/PD-L1 抑制剂治疗获得初始缓解后,又发生局限于 1 个或 2 个部位的进展("寡进展"),则进展部位可局部治疗(即放疗、热消融或手术),同时继续 PD-1、PD-L1 抑制剂进行全身治疗，这或许可替代全身性补救治疗，但应注意其支持数据有限。一项回顾性分析纳入了26 例对 PD-1/PD-L1 抑制剂治疗获得性耐药的患者，其中 88%的患者发生了局限于 1 个或 2 个部位的疾病复发。15 例患者(58%)接受了寡进展部位的局部治疗，但未启用全身性补救治疗；11 例患者在局部治疗后继续接受各自的 PD-1/PD-L1 抑制剂治疗。这 15 例患者的 2 年生存率是 92%。

6.生物标志物的局限性

虽然多项试验显示肿瘤表达 PD-L1 时，检测点抑制剂的疗效可能更好，但这既不能保证此类药物用于 PD-L1 高表达肿瘤一定有效，也不能说明其对 PD-L1 阴性肿瘤绝对无效。肿瘤内和不同部位肿瘤间的 PD-L1 表达水平可能存在一定异质性，并且肿瘤的 PD-L1 表达水平可随治疗疗效情况发生改变。然而，根据上述 KEYNOTE-024 试验数据，我们推荐对所有新诊断 NSCLC 患者都常规行 PD-L1 检测，以便决定一线治疗是否使用帕博利珠单抗单药治疗。

检测点抑制剂试验目前正在评估另一个指标肿瘤突变负荷，但尚未确定其临床效用。

7.类固醇对免疫疗法疗效的影响

主要来自黑素瘤免疫疗法研究的现有数据表明，采用类固醇皮质激素治疗免疫相关不良事件并不会影响免疫治疗疗效。但有证据显示，基线使用相当于≥10mg 泼尼松的皮质类固醇时，免疫疗法结局较差。目前还不清楚这些患者结局不太好是与长期应用皮质类固醇的免疫抑制作用直接相关，还是仅仅反映了存在需要使用类固醇不良因素，如有症状的脑转移、体重减轻、严重乏力或其他因素。虽然还需要更大型的验证性研究，但我们建议开始免疫治疗时使用皮质类固醇要保守且谨慎，除非有相应的治疗指征，如脑转移。

一项回顾性研究纳入 640 例采用 PD-L1 阻滞剂单药治疗晚期 NSCLC 的患者，多变量分析显示，接受相当于≥10 mg/d 泼尼松的泼尼松皮质类固醇的患者中，OS 和 PFS 更差。

(二)小细胞肺癌免疫治疗进展

小细胞肺癌(SCLC)，约占肺癌的 15%～20%。早期已发生血行转移，恶性度高，发展快。往往确诊时已为中晚期。治疗近数十年来是以化疗为主的综合治疗模式。一线含铂方案化疗敏感，但很快出现复发和转移。复治 SCLC 化疗效果差，预后不佳。近数十年小细胞肺癌的研究在不断探索中。2012 年 SCLC 全序列基因检测结果发布，发现很多潜在治疗靶点，但靶向治疗研究一直未有突破性进展。而小细胞肺癌应用免疫检查点抑制剂取得一定进展。

1.小细胞肺癌三线应用免疫检查点抑制剂

近年来，有研究中发现 SCLC 具有高突变负荷，提示 SCLC 纳武利尤单抗单药治疗的 ORR 为 10%，mPFS 为 1.4 个月，联合 ipilimumab 治疗可将 ORR 提高至 19%～23%。后续随机队列研究显示单药和联合方案治疗的 ORR 分别为 12%和 21%。研究同时报道了三线接受纳武利尤单抗单药治疗患者的疗效，ORR 为 11.9%，mDOR 为 17.9 个月。基于这一数据，2018 年 8 月 FDA 批准纳武利尤单抗晚期 SCLC 三线治疗。

帕博利珠单抗也在复发性 SCLC 中进行了 2 项研究。KEYNOTE-028 研究是一项 IB 期研究，纳入了 24 例复发性广泛期 SCLC。后续一项Ⅱ期研究纳入了 107 例经治 SCLC，对 PD-L1 表达状态没有选择。帕博利珠单抗单药治疗 ORR 为 19.3%，mPFS 为 2.0 个月，mOS 为 7.7 个月。基于汇总分析结果，近日，美国 FDA 批准帕博利珠单抗用于晚期 SCLC 三线治疗。

从上述研究可知，SCLC 治疗临床上存在未被满足的巨大需求，虽然纳武利尤单抗治疗 SCLC 的Ⅲ期临床研究结果以失败告终，但 NCCN 指南仍将纳武利尤单抗作为三线治疗推荐写入指南；而帕博利珠单抗获批用于 SCLC 三线治疗，也仅是基于Ⅱ期研究数据。

2.免疫治疗在 SCLC 二线治疗的探索

临床上很多 SCLC 患者并没有机会接受三线治疗，因此更早线免疫治疗探索更具吸引力。在 SCLC 二线治疗上，也进行了相关免疫治疗研究，但结果令人失望。CheckMate 331 是一项随机Ⅲ期研究，入组了 568 例含铂双药化疗进展后的患者，1∶1 随机分配接受纳武利尤单抗或研究者选择的化疗(拓扑替康或氨柔比星)，结果显示，纳武利尤单抗并不能延长患者的 OS，mOS 分别为 7.5 个月和 8.4 个月；ORR(13.7% *vs.* 16.5%)；PFS(1.4 个月 *vs.* 3.8 个月)，对比显示化疗组在数值上更优。

在 SCLC 维持治疗的探索中，鉴于复发性 SCLC 对大多数治疗耐药，有研究用于维持治疗，但结果亦令人失望。一线单臂Ⅱ期研究入组了 45 例一线 EP 方案治疗后取得缓解或疾病稳定的患者，给予帕博利珠单抗维持治疗，研究既定的 PFS 为 3.0 个月，但观察到的 PFS 仅 1.4 个月。另一项更大型的Ⅲ期研究 CheckMate 451 显示出相似的结果。研究未达到主要终点，纳武利尤单抗＋伊匹木单抗组和安慰剂组的 mOS 分别为 9.2 个月和 9.6 个月。这两项研究显示，SCLC 免疫维持治疗并未取得阳性结果。

3.免疫治疗在 SCLC 一线治疗的探索

虽然免疫治疗用于二线和维持治疗均未取得阳性结果，但其在一线治疗的研究引发了大家的关注。最初的研究探索了化疗联合抗 CTLA-4 单抗，但取得阴性结果。该研究评估了伊匹木单抗联合紫杉醇卡铂对比安慰剂联合化疗用于 SCLC 一线治疗，但联合方案并未改善 PFS(伊匹木单抗组 vs 安慰剂组分别为 3.9 个月 *vs.* 5.2 个月)或 OS(9.1 个月 *vs.* 9.9 个月)。后续一项伊匹木单抗联合 EP 方案的Ⅲ期研究也取得了阴性结果，联合治疗并未改善 OS 和 PFS。

在 2018 年世界肺癌大会(WCLC)上，阿特珠单抗联合化疗一线治疗广泛期 SCLC 的 IMpower133 研究结果重磅发布并在新英格兰医学杂志同步发表。

IMpower133 研究是一项全球、随机、安慰剂对照的双盲研究，纳入 403 例初治广泛期 SCLC 患者。所有患者接受 4 个周期的 EC 化疗，并随机分配接受联合阿特珠单抗或安慰剂治疗，在完成 4 个周期联合治疗后，分别给予阿特珠单抗或安慰剂维持治疗，直至疾病进展或未再获得临床获益。分层因素包括性别、ECOG PS 评分、脑转移状态。主要共同终点为 OS 和研究者评估的 PFS。

(1)IMpower 133 研究设计：阿特珠单抗＋EP 组和安慰剂＋EP 组分别入组了 201 例和 202 例患者，两组患者的基线特征均衡。中位随访 13.9 个月后，IMpower133 研究达到主要终点，与标准化疗相比，阿特珠单抗联合化疗中位 OS 延长了 2 个月，降低 30%的死亡风险；12 个月的 OS 率两组分别为 51.7% *vs.* 38.2%。

(2)阿特珠单抗联合组对比 EP 组显著延长 OS：亚组分析均观察到与总体人群一致的结果。中位无进展生存时间分析显示出相似的结果，由 4.3 个月延长到 5.2 个月，降低 23%的疾病进展风险，6 个月的 PFS 率两组分别为 30.9%和 22.4%；12 个月的 PFS 率，两组分别为 12.6% *vs.* 5.4%。阿特珠单抗＋ EP 组和安慰剂＋ EP 组的 CR 率分别为 2.5%和 1%；PR 率分别为 60.2% *vs.* 64.4%。DOR 在阿特珠单抗＋ EP 组比安慰剂＋EP 组显著更优，分别为 4.2 *vs.* 3.9 个月。安全性分析显示，两组 AE 的发生率相当。

正是根据这项研究，2019 年第一版的 NCCN SCLC 临床指南已经将阿特珠单抗联合化疗作为广泛期 SCLC 一线治疗的Ⅰ类推荐，且作为优选推荐方案。

(冯　倩)

第三节　肺部转移瘤

肿瘤远处转移是恶性肿瘤的主要特征之一。肺脏有着丰富的毛细血管网，承接来自右心的全部血流，并且由于肺循环的低压、低流速的特点，使得肺成为恶性肿瘤最常见的转移部位之一。此外肿瘤还可以通过淋巴道或直接侵犯等多种方式转移到肺，尸检发现 20%～54%死于恶性肿瘤患者发生了肺转移，但仅有部分患者在生前被发现（表 5-3）。血供丰富的恶性肿瘤更容易发生肺部转移，如肾癌、骨肉瘤、绒毛膜癌、黑色素瘤、睾丸肿瘤、睾丸畸胎瘤、甲状腺癌等。大多数肺部转移瘤来自常见的肿瘤，如乳腺癌、结直肠癌、前列腺癌、支气管癌、头颈部癌和肾癌。

表 5-3　原发恶性肿瘤肺内转移情况

原发肿瘤	临床发现(%)	尸检发现(%)
黑色素瘤	5	66～80
睾丸生殖细胞瘤	12	70～80
骨肉瘤	15	75
甲状腺瘤	7	65
肾癌	20	50～75
头颈部肿瘤	5	15～40
乳腺癌	4	60
支气管肺癌	30	40
结肠直肠癌	<5	25～40
前列腺癌	5	15～50
膀胱癌	7	25～30
子宫癌	<1	30～40
子宫颈癌	<5	20～30
胰腺癌	<1	25～40
食管癌	<1	20～35
胃癌	<	20～35
卵巢癌	5	10～25
肝细胞瘤	<1	20～60

一、转移途径

恶性肿瘤肺部转移的途径有 4 种：血行转移、淋巴道转移、直接侵犯和气道转移。血行转移是恶性肿瘤肺部转移的主要方式。肺部有着丰富的毛细血管网，并且位于整个循环系统的中心环节，来自原发病灶的肿瘤栓子，经过静脉系统、肺动脉，很易被肺脏捕获，在适宜的微环境下肿瘤细胞发生增殖，形成转移肿瘤。经血行转移的肿瘤多位于肺野外带以及下肺野等毛细血管丰富的部位,以多发转移病灶多见,少数情况下为孤立病灶。

经淋巴道转移在肺转移瘤中相对少见,肿瘤栓子首先通过血流转移到肺毛细血管,继而侵犯肺外周的淋巴组织,并沿淋巴管播散,临床上表现为肺淋巴管癌病,常见于乳腺癌、肺癌、胃癌、胰腺癌或前列腺癌的转移。原发肿瘤也可以先转移到肺门或纵隔淋巴结,再沿淋巴道逆行播散到肺,这种转移方式少见。

发生在肺脏周围的肿瘤皆有可能通过直接侵犯的方式转移到肺,如起源于胸壁的软组织肉瘤、起源于纵隔的原发瘤、食管癌、乳腺癌、贲门癌、肝癌、后腹膜肉瘤等。恶性肿瘤经气道转移罕见,理论上头颈部肿瘤、上消化道肿瘤以及气管肿瘤有可能通过这种方式转移,但临床上很难证实。

二、临床表现

90%的肺转移瘤患者有已知的原发肿瘤或原发肿瘤的症状,但 80%～95%肺部转移瘤本身没有症状。当肿瘤巨大、阻塞气道或出现胸腔积液时会出现呼吸困难。突然出现的呼吸困难与胸腔积液突然增加、气胸或肿瘤内出血有关。气道转移瘤在肺部转移肿瘤中非常罕见,临床上表现为喘鸣、咯血、呼吸困难等症状,常见于乳腺癌、黑色素瘤等。肿瘤侵犯胸壁可以出现胸痛。个别患者在发现肺部转移瘤时没有原发肿瘤的症状,应积极寻找原发肿瘤,特别是胰腺癌、胆管癌等容易漏诊的肿瘤。淋巴管癌病的患者主要表现为进行性加重的呼吸困难和干咳、发绀,一般无杵状指,肺部体征轻微,常有细湿啰音。

三、影像学检查

常规的胸部 X 线摄影(chest X-ray,CXR)是发现肺部转移瘤的首选方法,胸部 CT 较 CXR 的敏感性高,其分辨率是 3 mm,而 CXR 仅能发现 7 mm 以上的病变,尤其是肺尖、近胸壁和纵隔的病变更容易漏诊。但 CT 扫描费用较高,特异性较 CXR 没有增加。如果 CXR 发现肺部有多发的转移灶,没有必要再进行 CT 检查,但以下情况应进行 CT 检查:CXR 正常、没有发生其他部位转移的畸胎瘤、骨肉瘤;CXR 发现肺内孤立性转移灶或打算进行手术切除的肺部转移瘤。对于高度危险的肿瘤,如骨和软组织肉瘤、睾丸畸胎瘤、绒毛膜癌等,应 3～6 个月复查胸部 CT,连续随访 2 年。

肺部转移瘤通常表现为多发结节影,由于发生转移的时间不同,结节常大小不等,直径 3～15 mm,或者更大,同样大小的结节,提示是同一时间发生,结节位于肺野外带,尤其是下肺野。<2 cm 的结节常常是圆形的,边界清楚。较大的病灶尤其是转移性腺癌,边缘不规则,有时呈分叶状。4%的转移瘤有空洞,常见于鳞癌,上肺的空洞性病变比下肺多见,但多发性空洞性病变可能是良性病变,如 Wegener 肉芽肿。出血性转移灶表现为肿瘤周围的晕征,常见于绒毛膜癌,有时也见于血管肿瘤,如血管肉瘤或肾细胞癌。

肺部转移瘤的单发结节影少见,占所有单发结节影的 2%～10%。容易形成单发结节的肿瘤包括结肠癌、骨肉瘤、肾癌、睾丸癌、乳腺癌、恶性黑色素瘤等。结肠癌尤其是来源直肠乙状结肠的结肠癌,占孤立性肺部转移瘤的 1/3。

肺淋巴管癌病主要表现为弥漫的网索状、颗粒状或结节状阴影,支气管壁增厚,动脉轮廓模糊,CXR 可见 KerleyB 线。20%～40%的患者有肺门及纵隔淋巴结肿大,30%～50%的患者有胸腔积液或心包积液。但 CXR 检查难以发现早期的肺淋巴管癌病,在早期诊断肺淋巴管癌病方面高分辨 CT 有更大优势。

FDG-PET 用于鉴别肺部良恶性病变的特异性较 CT 和 CXR 高，PET 检查能够提供更多的信息。但 PET 的分辨率不高，直径＜1 cm 的病变显像不佳，一些肉芽肿和炎症病变也可能出现假阳性结果。近年来 CT 与 PET 联合应用的 CT-PET 技术已在临床广泛应用，明显提高了恶性肿瘤诊断和鉴别诊断的敏感性和特异性，但目前此项检查的费用较高。

四、组织学检查

由于转移瘤主要位于胸膜下，因此经胸针吸活检是组织学检查最常用的方法。其诊断肺部恶性病变的敏感性为 86.1%，特异性 98.8%，但对肺淋巴管癌病的诊断价值有限。气胸是最常见的并发症，发生率为 24.5%，但需要插管的仅 6.8%。其他并发症包括出血、空气栓塞、针道转移较少见。

气管镜检查可以采用多种手段获取组织标本，如经支气管镜肺活检、气管镜引导下针吸活检、刷检、肺泡灌洗等。对于外周病变，支气管检查的阳性率不到 50%，但淋巴管癌病的诊断率较高。

电视胸腔镜可以取代开胸肺活检用于肺转移瘤的诊断，并可同时进行手术治疗，并发症少，诊断特异性高。

此外，经食管超声引导下的纵隔淋巴结针吸活检、纵隔镜下纵隔淋巴结活检对于诊断肺部转移瘤也有一定的参考价值。

五、治疗

手术是肺部转移瘤首选的治疗方法，和不能手术的患者相比，能够手术切除的肺部转移瘤患者的长期生存率明显改善，在满足手术条件的患者中(不论肿瘤类型)，预计超过 1/3 的患者能获得长期生存(＞5 年)。接受肺转移瘤切除术的患者应满足以下条件：没有肺外转移灶(如果有肺外转移灶，这些转移灶应能够接受手术或其他方法的治疗)；患者的机体状态能够耐受手术；转移病灶能够完全切除，并能合理地保护残存的正常肺组织；原发肿瘤能被完全控制或切除。

手术方式主要包括胸骨正中切开术、胸廓切开术、横断胸骨双侧胸廓切开术和胸腔镜手术(VATS)，各种手术方式的优劣见表 5-4。手术以剔除术为主，病灶切除时使肺膨胀，尽可能保留肺组织，应避免肺叶或全肺切除术。

表 5-4　转移瘤切除术比较

手术方式	优点	缺点
胸骨正中切开术	行双侧胸腔探查，疼痛轻	不利于肺门后病灶，左肺下叶病灶的切除。胸骨放疗是胸骨正中切开术的绝对禁忌证
胸廓切开术	标准手术方式，暴露好	只能暴露一侧胸腔，疼痛明显；双侧胸腔探查多需分期手术
横断胸骨双侧胸廓切开术	可以行双侧胸腔探查，改进下叶暴露，便于探查纵隔病变及胸腔的情况	切断了乳内动脉，痛苦增加
胸腔镜手术(VATS)	胸膜表面显示清楚，疼痛轻，住院时间短和恢复快，并发症很少	不能触诊肺脏，无法发现从肺表面不能看见的或 CT 未能查出的病变，可能增加住院费用

肺部转移瘤即使在完全切除后仍有一半的患者会复发，中位复发时间是10个月，再手术患者的预后明显好于未手术患者，5年、10年生存率分别为44%、29%及34%、25%。目前再发肺转移瘤的手术适应证仍无明确的定论，一般认为对于年龄较轻、一般状况较好的患者，如果再发肺转移较为局限，原发肿瘤的恶性程度较低，原发肿瘤已被控制且无其他部位的远处转移，心肺功能能耐受手术的情况下可以考虑再次手术治疗。

肺转移瘤患者手术本身的并发症较低，手术死亡率为0～4%。能够手术的肺转移瘤患者总的5年生存率可以达到24%～68%，但不同组织类型的肿瘤预后有很大的差异，手术后预后较好的肿瘤为畸胎瘤、绒毛膜癌、睾丸癌，其次是肾癌、大肠癌和子宫癌等，预后较差的是肝癌和恶性黑色素瘤。转移灶切除是否完全对预后也有影响，完全切除患者的5年、10年生存率分别为36%和26%，而不完全切除者则分别为22%和16%。无瘤间期(disease-free interval，DFI)是指原发肿瘤切除至肺转移出现的时间，DFI越长，预后越好。肿瘤倍增时间(tumor-doubling time，TDT)反映的是转移瘤的发展速率，TDT也是患者预后的重要预测指标，TDT越长，预后越好，如果TDT≤60天则不应进行手术治疗。

除手术以外，对化疗敏感的肿瘤或不能手术的肺部转移瘤仍应进行全身化疗，如霍奇金淋巴瘤和非霍奇金淋巴瘤、生殖细胞肿瘤对化疗非常敏感，乳腺癌、前列腺癌和卵巢癌对全身化疗也有较好的反应。软组织肉瘤对化疗不敏感，但联合转移瘤切除术仍能改善患者的预后。除全身化疗外，对于不能手术的患者可以考虑局部栓塞和化疗，由于肿瘤局部药物浓度较高，在减轻化疗引起的全身反应的同时，可以提高治疗局部肿瘤的疗效。

放疗对于肺转移瘤患者的长期生存没有益处，对于气道阻塞的患者，放疗可以作为姑息性治疗方法。

（冯　倩）

第四节　纵隔肿瘤

一、胸腺瘤

胸腺来源有第3、第4腮囊，正常时位于前上纵隔，青春期后，胸腺多逐渐退化。胸腺瘤以及畸胎类肿瘤和神经源性肿瘤为三种最常见的纵隔肿瘤。国内一组467例原发性纵隔肿瘤报道中，胸腺瘤占114例，仅次于畸胎(124例)和神经源性肿瘤(116例)。胸腺瘤在组织学可分成上皮细胞型、淋巴细胞型、梭形细胞型和混合型。胸腺肿瘤的良、恶性可通过大体标本中有无侵犯邻近结构来决定。胸腺瘤良性的较多，多数良性肿瘤有完整包膜。胸腺类癌亦有报道。

多数胸腺瘤患者年龄在40岁以上，男性略多于女性。半数以上的患者无症状，往往在体检时发现。如肿瘤压迫邻近器官，可出现咳嗽、胸痛、气急、吞咽困难等症状。另外，胸腺瘤与重症肌无力关系密切。重症肌无力为一种自身免疫性疾病，与胸腺的某些改变有关，可出现眼睑下垂，表情缺乏，咀嚼肌无力，行走困难等症状。休息时多无症状，活动后症状加剧，可累及任何骨骼肌。少数胸腺瘤患者还可伴有单纯红细胞再生障碍性贫血、库欣综合征、低丙种球蛋白血症，主要表现为IgG、IgA水平低下，并伴细胞免疫功能低下，临床可出现反复感染。恶性胸腺瘤可致上腔静脉综合征、胸腔积液、心包积液等。胸腺类癌罕见，源于胸腺组织中的胃肠嗜银细胞，临床上除有胸痛、气急、咳嗽等症状外，还可能出现甲状旁腺增生和胃泌素瘤综合征以及库欣综合征，并有向胸膜、肋骨和淋巴结转移的倾向。

X线检查可见胸腺瘤多位于前纵隔，一般在心脏与升主动脉连接处。少数可发生于中纵隔甚至后纵隔。肿瘤呈圆形或类圆形阴影，可呈分叶状，密度均匀，可有钙化。良性肿瘤边缘清晰光滑。恶性肿瘤由于包膜不完整，边缘多毛糙不规则，分叶明显，可侵犯邻近组织，并可见胸腔积液，心包积液等征象。CT扫描有助于胸腺肿瘤的定位诊断，尤其当恶性肿瘤侵犯邻近器官时，CT能清晰地显示。

胸腺瘤应与畸胎瘤相鉴别，二者同为前纵隔肿瘤。一般认为胸腺瘤位置略高于畸胎瘤，但也有学者认为二者位置无差异。畸胎瘤发病年龄较轻，多在儿童和青春期发病，而胸腺瘤患者的年龄一般在40岁以上。如患者主诉咳出毛发，或X线胸片发现瘤内有骨状阴影或牙齿影，可确定为畸胎瘤。如伴有重症肌无力，则为胸腺瘤。

治疗首选手术切除。恶性胸腺瘤术后应给予化疗和/或放疗。良性者预后好，恶性胸腺瘤预后较差。预后还与患者是否存在重症肌无力等特殊疾病有关。

二、畸胎瘤

畸胎瘤也是最常见的纵隔肿瘤之一。根据其结构可分为3种类型：上皮样囊肿、皮样囊肿和畸胎瘤。上皮样囊肿是反衬以鳞状细胞的囊肿；皮样囊肿有鳞状上皮内衬，含有皮肤附件成分，毛发和皮脂物质；畸胎瘤可为实性或囊性，含有2个或3个胚层的成分。但组织学研究发现，无论何种类型往往存在一个胚层以上的成分，故可统称为畸胎瘤或畸胎类肿瘤，分成囊性畸胎瘤和实质性畸胎瘤。

畸胎瘤来源于脱离了最初组织原始影响的细胞。这些细胞来自第3、第4腮裂和腮囊。畸胎瘤在组织学上可含有三个胚层的多种组织。外胚层组织包括表皮、毛发、皮脂腺、牙齿、胆固醇结晶、神经组织；中胚层组织包括肌肉、骨、软骨、血管、结缔组织；内胚层组织包括胸腺、甲状腺、支气管上皮、肠上皮、肝等。大多数畸胎类肿瘤为良性。

畸胎瘤可发生于各种年龄，但多数为40岁以下的青年和儿童，男、女均可患病。成年患者多无症状，儿童患者多有症状。症状多为肿瘤压迫邻近组织所致，可有咳嗽、声音嘶哑、上腔静脉综合征，继发性右心室增大等。囊性肿瘤感染时，可波及邻近组织。若肿瘤穿破支气管，可咳出毛发、油脂物质，还可能引起支气管哮喘反复发作。穿入胸膜腔，可发生脓胸。穿入心包，可致心脏压塞。以心包积液为主要表现者亦有报道。少数患者可伴小睾丸综合征。

X线和CT扫描显示肿瘤多位于前纵隔，常不对称，少数向两侧突出。偶可位于后纵隔，甚至侵及食管，经食管裂孔进入上腹部。肿瘤呈圆形或类圆形，边缘清晰，可呈分叶状，密度不均匀，边缘可钙化，肿瘤内有时可见骨状影或齿状影。肿瘤如有恶变、继发感染或出血，可在短期内明显增大。

治疗方法为手术切除。恶性畸胎瘤常可复发和扩散，且对化疗和放疗不敏感，预后差。

三、胸内甲状腺块

胸内甲状腺块包括假性胸内甲状腺肿瘤和真性胸内甲状腺肿瘤。假性胸内甲状腺肿瘤为颈部甲状腺在胸腔内的延伸；真性胸内甲状腺肿瘤为先天性，与颈部甲状腺无关，其血供直接来自纵隔内血管，临床上较少见。胸内甲状腺肿块的病理类型包括单纯甲状腺肿、甲状腺腺瘤和甲状腺癌。

胸内甲状腺肿块多发生于女性，男、女患者的比例约为 1∶2，年龄都在 40 岁以上，一般病史较长。肿瘤逐渐增大产生压迫症状，出现咳嗽、吞咽困难、声音嘶哑、呼吸困难，甚至严重的呼吸困难，需气管切开挽救。甲状腺癌偶可引起肺上沟瘤综合征的表现。甲状腺功能亢进的症状很少见。

X 线及 CT 检查显示肿块位于前上纵隔，多偏右侧，少数位于左侧或向双侧突出，一般在气管前方，偶见于后纵隔。假性胸内甲状腺肿块上端与颈部软组织影相连，边缘清晰，可为分叶状，气管、食管可受压移位。透视下可见肿块随吞咽活动而上下移动。真性胸内甲状腺位置变化较多。超声检查、^{131}I 扫描、经皮穿刺检查等亦有助于诊断。手术切除是首选的治疗措施。

四、甲状旁腺腺瘤

甲状旁腺腺瘤是一种少见的纵隔肿瘤，多位于前纵隔。常伴甲状旁腺功能亢进而引起高钙血症。绝大多数可经颈部手术切除。

五、淋巴瘤

淋巴瘤是在网状内皮系统和淋巴系统产生的一组异质性的肿瘤。主要有霍奇金病与非霍奇金淋巴瘤两种类型。

根据组织病理学，霍奇金病可分为 4 类。①淋巴细胞为主型：有很多淋巴细胞和少数 R-S 细胞；②混合细胞型：有中等量 R-S 细胞并有混合型浸润物；③结节硬化型：除有浓密的纤维组织围绕霍奇金组织的结节之外，其他一般如混合细胞型；④淋巴细胞消减型：无多少淋巴细胞，有很多 R-S 细胞，同时有弥散性纤维化。

美国国立癌症研究所将非霍奇金淋巴瘤分类为以下几型。①低度恶性或预后良好的淋巴瘤：分化良好的弥散型；分化不良的淋巴细胞性结节型；结节混合型；②中度恶性或预后中等的淋巴瘤：结节组织细胞型；弥散分化不良淋巴细胞型；淋巴细胞型及弥散混合型；③高度恶性或预后不良的淋巴瘤：弥散型组织细胞型淋巴瘤（弥散型大细胞核裂和无核裂细胞，以及免疫母细胞型）；未分化的弥散型（伯基特或非伯基特型）；淋巴母细胞 T 细胞淋巴瘤；④杂型淋巴瘤：混合淋巴瘤、蕈样肉芽肿病、真正的组织型、其他的以及不能分类的类别。引起淋巴瘤的病因尚未明确，但有迹象表明可能与某些病毒感染有关；⑤纵隔淋巴结可能是淋巴瘤的原发部位，亦可能是全身淋巴瘤的一部分。霍奇金病和非霍奇金淋巴瘤的临床表现相似，主要为肿瘤压迫引起的症状，如咳嗽、胸痛、呼吸困难等，同时可伴有颈部和全身淋巴结进行性、无痛性肿大。全身症状有瘙痒、发热、乏力、贫血等。X 线和 CT 扫描显示肿瘤多位于中纵隔、肿块影像一侧或双侧凸出，呈分叶状，可有肺部浸润和肺不张，可伴胸腔积液，骨转移时胸骨、肋骨、脊柱等可有骨质破坏及病理性骨折。经皮纵隔淋巴结穿刺活检、纵隔镜检查以及颈部淋巴结活检可明确诊断和组织学类型。治疗以化疗和放疗为主。

六、神经源性肿瘤

神经源性肿瘤是最常见的纵隔肿瘤之一，占纵隔肿瘤的 20％左右，无明显性别差异，儿童和成人均可发生。其中成人 20％～30％，儿童 50％为恶性神经源性肿瘤。

根据神经源性肿瘤的不同来源和性质，可分类为以下几种。

（一）源于神经鞘

1.良性

神经鞘瘤，神经纤维瘤。

2.恶性

恶性神经鞘瘤即神经源性肉瘤。

（二）源于自主神经节

1.良性

神经节瘤。

2.恶性

成神经细胞瘤即成交感神经细胞瘤，未完全分化的神经节瘤。

（三）源于副神经节系统

1.来源于交感神经

（1）良性：嗜铬细胞瘤。

（2）恶性：恶性嗜铬细胞瘤。

2.来源于副交感神经

（1）良性：非嗜铬性副神经节瘤即化学感受器瘤。

（2）恶性：恶性副神经节瘤。

神经源性肿瘤几乎都位于脊柱旁沟，沿着交感干，或与脊髓或肋间神经有关联。少数神经源性肿瘤可位于中纵隔，其发生与迷走神经或膈神经有关。

患者一般无症状，多在常规胸部X线检查时发现。肿瘤压迫周围组织，可产生胸痛、咳嗽、气急、吞咽困难和Horner征等临床表现，有些肿瘤压迫脊髓可致肢体麻痹。源于自主神经的肿瘤和嗜铬细胞瘤可产生儿茶酚胺，并可引起腹泻、腹部膨胀，高血压，出汗，皮肤潮红等症状。尿中香草苦杏仁酸（VMA）可升高。

X线胸片示后纵隔脊柱旁圆形或类圆形块影或呈“哑铃状”，边缘清晰，密度均匀，可呈分叶状，少数有钙化。如肿瘤压迫椎体或肋骨，可致骨质缺损。治疗以手术为主。

七、支气管囊肿

支气管囊肿可位于肺实质和纵隔中。囊肿表层为复层纤毛柱状上皮、黏液腺、软骨和平滑肌，腔内有乳状黏液，一般无症状。幼儿气管或隆凸部位的囊肿压迫气管、支气管时，可有咳嗽、呼吸困难和哮鸣等表现。如囊肿与支气管相通，继发感染时，可出现发热、脓痰和咯血等表现。

X线检查见病变多位于中纵隔，圆形或卵圆形，密度均匀、较实质性肿块略低，边缘光滑，常呈分叶状。与支气管相通时，囊肿内可出现气液平面。食管钡餐检查可见食管在隆凸水平有压迹。CT密度分辨能力强，对诊断支气管囊肿有意义。明确诊断后，应手术治疗。

八、心包囊肿

心包囊肿是纵隔中最常见的先天性囊肿。因原始心包板不能融合或胚胎胸膜的异常折叠而成，少数与心包相连。囊的外壁由结缔组织膜和少许弹性纤维、肌肉纤维组成，内壁为间皮细胞，上有血管分布。囊内含透明淡黄色液体。患者临床症状少，无特异性。

X 线示囊肿位于前纵隔，多数在右心膈角前方，呈圆形或卵圆形，密度均匀，边缘光整。CT 扫描有助于明确诊断，MRI 有血液流空效应，可分辨心脏与囊肿。治疗以手术为主。

九、脂肪肿瘤

纵隔脂肪肿瘤少见，多为良性，即脂肪瘤，可发生于纵隔内任何部位，但以前纵隔为多见。一般无症状。X 线检查显示肿瘤密度较低，由于柔软的脂肪组织受重力影响，在不同体位下形态可不同。CT 密度分辨力强，对诊断脂肪瘤有帮助。

纵隔脂肪肉瘤罕见，可单发或多发。一般在手术后方能确诊。

十、囊性水瘤

纵隔囊性水瘤多为颈部囊性水瘤的延伸，也可单独存在于纵隔。多位于前纵隔。囊内含有澄清黄色或暗棕色液体。诊断一般需通过手术确定。

十一、其他纵隔肿瘤

其他纵隔肿瘤如纤维瘤、平滑肌瘤、血管瘤等均很少见。一般需经手术后病理检查才能诊断。

（孔　晶）

第六章 消化系统肿瘤的诊疗

第一节 食 管 癌

一、病理学

(一)食管癌的组织学发生

食管癌的发生是由多种因素刺激,经过多基因参与和多阶段发展而逐渐形成的。致癌因素导致食管黏膜的慢性炎症改变。这种改变逐渐积累,导致不典型增生,由食管黏膜上皮的基底层细胞开始出现异型,细胞核大、深染,细胞形状不一,排列混乱。这种改变可以向深层扩展,也可逐渐向中表层扩展,最后弥漫至上皮质的全层而形成原位癌,从原位癌再逐渐发展成早期浸润癌,最后发展成中晚期食管癌。

临床上常常把食管癌分为早期与中晚期食管癌。早期食管癌包括原位癌、黏膜内癌、早期浸润癌。黏膜内癌是指局限于黏膜固有层以内没有侵及黏膜肌层的早期癌。早期浸润癌是指浅表性或微小浸润性癌,已侵出黏膜固有层,到达黏膜下层,但还没有侵及肌层,淋巴结没有转移。

中晚期食管癌是指侵及肌层或侵达纤维膜外,甚至周围器官,伴有局部淋巴结或远处转移。

(二)食管癌的大体形态和分类

1.早期食管癌

(1)肉眼大体分型:早期食管癌病变微小浅表,还没有形成明显的肿块和大的溃疡,具体分型为隐伏型、糜烂型、斑块型和乳头型。隐伏型只是表现为黏膜色泽发红,厚薄与正常黏膜一致。糜烂型的特点是黏膜轻度糜烂,略有凹陷或轻度糜烂。边缘不规则,与正常黏膜分界较清楚。斑块型的病变处食管黏膜增厚并轻微隆起,表面有颗粒样改变。与周围食管黏膜分界清楚。乳头型病变处黏膜呈乳头样或息肉样隆起,突向管腔内。

(2)显微镜下表现:早期食管癌显微镜下分为 3 型,即原位癌(上皮内癌)、黏膜内癌和黏膜下早期浸润癌。①原位癌(上皮内癌):是指食管黏膜上皮全层发生癌变,但基底膜完整。食管黏膜可以增厚,也可以变薄。显微镜下依据细胞形态和组织学特点分为大细胞原位癌和小细胞原位癌。大细胞原位癌的黏膜常为增厚改变,常见于乳头型和斑块型。其细胞体积增大,细胞核也增大,核染色质增粗、深染,细胞排列紊乱,极向性消失,核分裂象增多。小细胞原位癌的黏膜常变薄，常见于糜烂型。细胞体积变小，胞质少、核深染，细胞排列紊乱。②黏膜内癌：是指位于基底膜附件的癌细胞群穿透基底膜，呈条索状或雨滴状生长，但尚未侵透黏膜肌层。③黏膜下早期浸润癌：是指癌细胞群穿透黏膜肌层到达黏膜下层，但尚未累及食管肌层。

2.中晚期食管癌

依据食管造影特点和大体观察的结果，中晚期食管癌可以分为髓质型、菌伞型、溃疡型、缩窄型、腔内型5型。

(1)髓质型：食管癌组织常累及大部分食管壁，并向管壁内生长，致使食管壁增厚，常可见软组织影。

(2)菌伞型：癌组织常只累及食管的一部分，呈蘑菇瓣状外翻凸向食管腔内。肿瘤组织明显高出食管壁，表面常有深浅不一的溃疡，溃疡表面常覆盖食物残渣和炎性坏死组织组成的灰白苔。病变处食管腔梗阻不明显，病变以上食管扩张也不明显。

(3)溃疡型：癌组织常累及管壁的一部分，并形成一个较深的溃疡。溃疡表面突起于周围的食管壁组织。溃疡表面常覆盖食物残渣和炎性渗出物。

(4)缩窄型：癌组织常累及食管壁的全周，使食管壁呈明显的管状狭窄，食管镜检查时常不能见到明显癌组织结节，但管腔狭窄明显，内镜常不能通过。病变以上食管腔扩张明显。

(5)腔内型：癌组织呈长条状和息肉状突出于食管腔内，有较宽和较长的基底与食管壁相连，肿物表面常有浅溃疡。病变虽大，但管腔梗阻不严重，病变以上管腔扩张不明显。

(三)食管癌的组织学分型

1.鳞状细胞癌

鳞状细胞癌是我国最为常见的病理类型。依据癌细胞分化程度，鳞状细胞癌可分为Ⅰ级(高分化)、Ⅱ级(中分化)、Ⅲ级(低分化)。Ⅰ级鳞状细胞癌为高分化鳞癌，其细胞分化良好，细胞体积较大，呈圆形或多角形，胞质丰富，有明显的角化和细胞桥，核分裂象少。Ⅱ级鳞状细胞癌为中分化鳞癌，细胞大小不一，多形性明显。偶见细胞桥。核分裂象较常见。Ⅲ级鳞状细胞癌为低分化鳞癌，癌细胞体积较小，胞质不多，核分裂象常见。角化和细胞桥少见。

2.腺癌

腺癌食管腺癌在我国少见，发病率较低。分为管状腺癌和食管腺样囊性癌两种。腺癌又分为高分化腺癌(Ⅰ级)、中分化腺癌(Ⅱ级)、低分化腺癌(Ⅲ级)。高分化腺癌中可见较完整的腺腔，黏液分泌较旺盛。中分化腺癌有大小不等和形态不规则的腺腔结构，部分呈实性或巢状。核分裂象较多见。低分化腺癌细胞形态大小不一，核大深染，核分裂象多见，不规则的腺体结构偶见。食管腺样囊性癌又称圆柱瘤，发生于食管的极少见。镜下见癌细胞似基底细胞排列，结构多样，有的呈管状囊性，内含黏液。

3.黏液表皮样癌

黏液表皮样癌极少见。常来源于腺体导管。瘤体中可见较多腺腔样结构。由多角形类似于鳞状上皮细胞构成腺腔的底部，由柱状细胞构成腺腔表面。

4.基底细胞样鳞状细胞癌

癌组织主要由基底样细胞组成。细胞呈方形。胞质少，呈嗜碱性。核大深染。核分裂象多见。

5.腺棘癌

癌组织由腺癌样成分和分化较好的鳞状上皮成分组成。临床预后一般较好。

6.腺鳞癌

腺鳞癌由腺癌成分与鳞癌成分组成。两种成分混合形成癌组织。腺癌成分中黏液染色呈阳性。

7.食管小细胞癌

癌细胞体积小，圆形，胞质少，核深染，呈明显浸润性生长，易出现血液和淋巴结转移。

8.食管大细胞未分化癌

癌细胞较大，胞质较少，核大深染，核分裂象多见。

二、临床表现

食管黏膜的鳞状细胞癌变后，逐渐增长，最后形成肿块，阻塞管道，致使食物通过困难，产生一系列食管癌症状。早期可出现咽下哽噎感、胸骨后和剑突下疼痛、食物滞留感和异物感、咽喉部干燥和紧缩感，少数患者可有胸骨后闷胀不适、胸前痛和嗳气等症状。后期可出现咽下困难、食物反流、声音嘶哑、气急和干咳等症状。早期体征可缺如，晚期则可出现消瘦、贫血、营养不良、失水或恶病质等体征。当癌肿转移时，可触及肿大而坚硬的浅表淋巴结，或肿大而有结节的肝脏。

三、辅助检查

辅助检查主要有X线钡餐检查、纤维食管胃镜检查、食管黏膜脱落细胞学检查、食管CT扫描检查、应用甲苯胺蓝或碘体内染色内镜检查法等。X线造影检查对绝大部分到医院就诊的食管癌患者，均可获得较正确的诊断。内镜检查，由纤维内镜到电子内镜，特别对上消化道癌(食管和胃)的检查和诊断是最佳选择。它的优点是可以直接观察到黏膜上的病变及其整个形态表现，而又可取活组织，进行病理检查，取得“金标准”的诊断。如果直接采用内镜检查，可以代替X线造影，一步到位地完成食管癌的检查和诊断的全过程。

四、诊断

对有吞咽不适和/或异物感，尤其是进行性吞咽困难者，特别是在食管癌高发区，应想到本病的可能性，可作食管吞钡检查、食管镜或胃镜检查以及细胞学检查。主要诊断依据如下所示。

(一)症状

早期食管癌有咽下食物哽噎感，胸骨后针刺样疼痛或食管内异物感，典型症状是进行性吞咽困难。

(二)体征

早期无体征，晚期消瘦、脱水。

(三)食管吞钡X线检查

食管吞钡X线检查可见食管黏膜破坏、管腔狭窄、龛影和充盈缺损。

(四)食管脱落细胞检查

早期阳性率可达90%。

(五)食管镜检查

食管镜检查可见管腔狭窄、黏膜破坏。

除病史和症状外，主要依据食管钡餐造影和食管镜检查，可以明确诊断。纤维食管镜已经广泛用于食管癌的诊断。食管镜检查与脱落细胞学检查相结合，是食管癌理想的诊断方法。

五、治疗

(一)放疗

1.适应证

局部区域性食管癌，一般情况较好，无出血和穿孔倾向.

2.禁忌证

恶病质、食管穿孔、食管活动性出血或短期内曾有食管大出血者，同时合并有无法控制的严重内科疾病。

3.放疗前的注意事项

放疗前应注意控制局部炎症，纠正患者营养状况，治疗重要内科夹杂症.放疗中应保持患者的营养供给，防止食物梗阻，进食后应多喝水，防止食物在病灶处贮留，导致或加重局部炎症，影响放疗的敏感性。

4.剂量和剂量分割

(1)单纯常规分割放疗：为每天照射 1 次，每次 1.8～2.0 Gy，每周照射 5～6 次，总剂量(60～70 Gy)/(6～8 周)。

(2)后程加速超分割放疗：先大野常规分割放疗，1.8 Gy/次，1 次/天，总剂量为 41.4 Gy/23 次；随后缩野照射，1.5 Gy/次，2 次/天，间隔时间 6 小时或 6 小时以上，总剂量为 27 Gy/18 次。

(3)同期放疗及化疗时的放疗：放疗为 1.8 Gy/次，1 次/天，总剂量为 50.4 Gy/(28 次・38 天)(在放疗的第 1 天开始进行同期化疗)，此剂量在欧美和西方国家多用。

(二)化疗

化疗主要用于姑息治疗或作为以手术和/或放疗为主的综合治疗的一种辅助方法。近来的研究表明，放疗同期联合化疗能显著提高放疗的疗效，而且随着新的药物(或新的联合方案)的发现，化疗在食管 癌治疗中的地位越来越重要。

1.适应证及禁忌证

(1)适应证：对于早期患者，同手术或放疗联合应用；对于晚期患者，用于姑息治疗(最好同其他方法联合应用)；对小细胞癌，应同手术或放疗联合应用。

(2)禁忌证：骨髓再生障碍、恶病质以及脑、心、肝、肾有严重病变且没有控制者。

2.常规用药

(1)紫杉醇＋DDP：紫杉醇 175 mg/m^2，静脉注射，第 1 天；DDP 40 mg/m^2，静脉注射，第 2 天、第 3 天，3 周重复。

中国医学科学院肿瘤医院用该方案治疗了 30 例晚期食管癌患者，有效率为 57%。Gaast 等治疗了 31 例晚期食管癌患者，有效率 55%，耐受性好。

(2)TPE：紫杉醇 75 mg/m^2，静脉注射，第 1 天；DDP 20 mg/m^2，静脉注射，第 1～5 天；5-FU 1 000 mg/m^2，静脉注射，第 1～5 天，3 周重复。

(3)Son 等治疗 61 例食管癌，有效率 48%，中位缓解期。5.7 个月，中位生存期 10.8 个月，但毒副反应重，46%患者需减量化疗。

(4)L-OHP＋LV＋5-FU：L-OHP 85 mg/m^2，静脉注射，第 1 天；LV 500 mg/m^2或 400 mg/m^2，静脉注射，第 1～2 天；5-FU 600 mg/m^2，静脉滴注(22 小时持续)，第 1～2 天。Mauer 等报道，34 例

食管癌的有效率为40%,中位有效时间为4.6个月。

(三)免疫治疗

1.预测PD-1/PD-L1单抗疗效的生物标志物

PD-1/PD-L1的表达:PD-L1可在多种肿瘤中表达,在肺癌中有27%~50%表达PD-L1,在黑色素瘤中约为76%。有研究报道,通过免疫组化方法检测胃、食管癌的手术标本,约有12%的患者在肿瘤细胞膜上表达PD-L1,在细胞基质表达的约为44%。该研究还发现 $CD8^+$ T细胞的密集程度与PD-L1的表达水平有一定的正相关性,提示获得性免疫可能发挥着一定的作用。结合多项研究数据发现,食管癌中PD-L1的表达水平约在40%,腺癌与鳞癌的表达水平未见明显差异。

PD-L1的表达是否与食管癌的预后相关。在肺癌、乳腺癌、肾细胞癌等多种其他肿瘤的相关报道中,多数研究提示PD-L1高表达与较差的预后相关。在食管癌中也有类似研究,认为PD-L1表达水平与食管癌的生存预后存在相关性,但令人困惑的是,在食管癌中,这些研究的结果大相径庭。2016年一项来自浙江省肿瘤医院的研究探索了PD-L1表达水平与食管鳞癌预后的相关性,该研究检测了536例术后未行辅助治疗的食管鳞癌标本中PD-L1的表达水平。结果发现PD-L1表达与较长的无病生存期(disease free survival,DFS)相关,提示PD-L1表达是良好的预后因素。一项日本的研究也取得了类似的结果,发现PD-L1表达的食管鳞癌有着较长的总生存期(overall survival,OS)。但也有许多同类的研究得出相反的结论,提示PD-L1表达是生存预后的不良因素;在2016年,分别有来自日本、韩国和中国台湾的研究发现PD-L1表达与食管鳞癌预后不良相关。在食管腺癌中,2011年一项来自德国的研究,同样提示PD-L1表达水平越高,生存期越短。鉴于目前发表的结果存在诸多不一致,关于PD-L1表达与食管癌预后的相关性无法得出确切的结论。

非小细胞肺癌的系列研究显示PD-L1的表达与否和表达水平与免疫检查点抑制剂的疗效存在相关性,食管癌中是否存在相似的情况。结合最新报道的CheckMate-032研究,Nivolumab单药在PD-L1阳性的胃食管癌患者中客观缓解率(objective response rate,ORR)为19%~22%,在PD-L1未选择患者中的ORR为10%~17%。PD-L1的表达在食管癌中似乎亦有一定的疗效预测价值,但由于样本量小,尚需进一步开展研究才能回答这个问题。

2.肿瘤突变负荷(Tumor mutation burden,TMB)

肿瘤突变负荷是指全外显子中,肿瘤基因组去除胚系突变后的体细胞突变数量。一般以一份肿瘤样本中,所评估基因的外显子编码区每兆碱基中发生置换和插入/缺失突变的总数来表示。2013年,Nature杂志中报道将超过100个突变/Mb定义为高TMB。TMB越高,肿瘤表达的新抗原越多,被免疫系统识别的概率也就越大。因此,高TBM的肿瘤对免疫治疗的敏感性较好。TMB可作为横跨多个肿瘤进行横向分析的生物标志物,并且可以量化。2017年,AACR会议上报告了一项Ⅲ期回顾性研究,用TMB计数作为标志物对CheckMate-026研究进行再分析。结果显示,相比PD-L1,选择TMB计数作为nivolumab治疗NSCLC的预测标志物,能更好地区分获益人群;TMB的高表达与免疫治疗的临床疗效呈正相关。

食管癌的TMB相比肺癌、黑色素瘤稍低,但仍属于高TMB,提示免疫治疗在食管癌中前景可观。在未来的研究中,值得开展相关分析,以明确TMB在食管癌免疫治疗中的预测价值。

3.免疫检查点抑制剂

(1)CTLA-4单抗:目前CTLA-4单抗主要有tremelimumab和Ipilimumab,开展的临床研

究都是针对食管腺癌。

Tremelimumab：是第一个在食管腺癌和胃食管交界癌（gastroesophageal junction，GEJ）中开展临床研究的免疫检查点抑制剂。2010 年，Ralph 等报道了一项Ⅱ期单臂临床研究，评价 tremelimumab 二线治疗转移性胃癌/食管腺癌的疗效和安全性。共入组 18 例患者，15 例曾接受过一线化疗，3 例曾接受二线治疗。用法为每 3 个月给予 1 次 15 mg/kg 的 tremelimumab，直至出现症状性疾病进展。结果 1 例患者在 8 个疗程后（25.4 个月时）达到部分缓解（partial response，PR），随访 32.7 个月时患者仍情况良好。4 例患者达到稳定（stable disease，SD）。尽管全组患者中位至疾病进展时间（mTTP）仅为 2.83 个月，中位总生存（mOS）4.83 个月，但 1/3 的患者在 12 个月时仍然存活。3 级毒性反应分别包括 2 例皮疹和 3 例腹泻，与药物已知毒性一致。结果提示 tremelimumab 治疗未经选择的转移性胃癌/食管腺癌总体疗效欠佳，但部分亚组人群可能获益。

Ipilimumab：是另一种 CTLA-4 单抗。2016 年，ASCO 会议上报道了一项Ⅱ期随机对照研究（NCT01585987），在氟尿嘧啶联合铂类双药一线治疗失败的晚期胃癌/食管腺癌中比较 Ipilimumab维持治疗和最佳支持治疗（BSC）。该研究共纳入 57 例患者，主要研究终点是免疫相关的无进展生存期（Immunerelated Progression-free Survival，irPFS）。Ipilimumab 维持治疗组 irPFS 并未获益（ipi 为 2.9 个月，BSC 为 4.9 个月，HR＝1.44，P＝0.097），两组患者中位 OS 相当（12.7 个月 *vs*12.1 个月），ipilimumab 组对 BSC 组的毒性也较高（72％*vs*56％）。该研究未达到预期观察终点，显示一线治疗后 ipilimumab 维持并不能带来 PFS 和 OS 的延长。从初步数据来看，CTLA-4 单抗的单药治疗，无论是 tremelimumab 还是 Ipilimumab 均未在食管癌和胃食管交界癌中取得令人满意的效果，目前在开展的与 CTLA-4 单抗相关的临床研究主要采取与 PD-1/PD-L1单抗联合。

（2）PD-1/PD-L1 单抗：Pembrolizumab：是目前最有代表性的 PD-1 单抗之一。Doi 等在 2016 年 ASCO 会议上初步报道了一项还在进行中的多中心、Ⅰb 期临床研究（KEYNOTE-028），评价 pembrolizumab 治疗晚期实体瘤的疗效。该研究初步公布了 pembrolizumab 在治疗 PD-L1 表达阳性，同时未接受过或曾接受化疗失败的食管腺、鳞癌患者的疗效与安全性数据。共入组 23 例 PD-L1 阳性（PD-L1 表达水平＞1％）食管癌患者接受 pembrolizumab 治疗。中期数据分析显示客观缓解率（overall response rate，ORR）为 30％（95％CI，13％～53％），均为 PR，SD 为 9％（95％CI，1％～28％），中位 PFS 仍未达到（5.5～11.8 个月）。初步结果提示 pembrolizumab 对食管癌（EC/GEJ）有较好的抗肿瘤活性且安全性良好。Pembrolizumab 对比单药化疗二线治疗晚期食管癌（EC/GEJ）的大型、Ⅲ期随机对照研究已在进行中（KEYNOTE-181）（NCT02564263）。

KEYNOTE-012 是一项单臂、Ⅱ期探索性研究，pembrolizumab 治疗一线化疗后进展的晚期 GC/GEJ，入组了 39 例患者，接受 Pembrolizumab 200 mg Q3W 治疗。研究结果 ORR 为 22％，中位 PFS 为1.9 个月，中位 OS 为 11.4 个月。表明 pembrolizumab 在 GEJ 腺癌中有一定的抗肿瘤活性，毒性可控。目前仍有多项临床研究正在进行：KEYNOTE-059 研究是一项Ⅱ期临床研究，pembrolizumab 单药或联合化疗一线治疗 HER2 阴性的晚期 GC/GEJ 腺癌（（NCT02335411）；前期结果显示联合治疗存在一定的毒副反应，但程度可控；后期研究还会对 PD-L1 阳性患者用 pembrolizumab 单药治疗并观察疗效。KEYNOTE-061 研究则是对比 pembrolizumab 和紫杉醇二线治疗既往氟尿嘧啶和顺铂治疗失败的 GC/GEJ 的Ⅲ期随机对照研究

(NCT02370498)。另有一项Ⅲ期随机临床研究(KEYNOTE-062)(NCT02494583)正在进行中,比较 pembrolizumab 单药或联合化疗一线治疗 PD-L1+/HER2-的晚期 GC/GEJ 腺癌患者。这些研究结果将会全面评估 pembrolizumab 在食管腺癌中的疗效。

截至目前,还有一些 PD-L1 单抗如 MEDI4736 (durvalumab)治疗食管癌的临床研究报道,入组 16 例患者,其中 4 例达到 PR(NCT02639065)。其他免疫检查点抑制剂,如 mogamulizumab、MPDL3280A (atezolizumab)、国产的 SHR-1210 在食管癌中初显成效,相关研究正在进行中。

4.免疫检查点抑制剂的联合治疗

(1)免疫联合免疫:已报道的相关研究显示免疫检查点抑制剂对食管癌具有较好的应用前景,但是单药治疗的疗效似乎有一定的局限性。CTLA-4 单抗和 PD-1 单抗能通过不同环节和互补的分子机制增强 T 细胞的抗肿瘤效能;两者联合的治疗模式在黑色素瘤、非小细胞肺癌已经有成功的经验。在食管癌,联合治疗的唯一数据来自 CheckMate-032 研究,这项研究探讨西方人群中 nivolumab±ipilimumab 在实体瘤中的疗效和安全性(NCT01928394))。在 2017 年 ASCO 年会上对该研究数据进行了更新。共入组160 例多线治疗后的 GC/EC/GEJ 患者,59 例接受 nivolumab 单药 3mg/kg Q2W(N3 组),49 例接受 nivolumab 1mg/kg + ipilimumab 3mg/kg Q3W(N1+I3 组),52 例接受 nivolumab 3mg/kg+ipilimumab 1mg/kg Q3W(N3+I1 组)。研究结果显示 N3 组、N1+I3 组和 N3+I1 组患者的 ORR 分别为 12%、24%和 8%。在 PD-L1 表达≥1%的患者中,N3 组、N1+I3 组和 N3+I1 组患者的 ORR 分别为 19%、40%和 23%。在 PD-L1 表达<1%的患者中,三组患者的 ORR 分别为 12%、22%和 0。在安全性方面,3～4 度治疗相关不良反应发生率≥10%,主要包括腹泻、ALT 升高和 AST 升高。研究证明在西方人群中,对于多线治疗后 GC/EC/GEJ 患者来说,nivolumab± ipilimumab 可以产生持久的反应,并延长生存,这和在 ONO-12 研究中观察到的亚洲人群的临床疗效基本一致。这些数据支持在晚期胃/食管/胃食管结合部癌患者中开展进一步的 nivolumab±ipilimumab 的相关研究。同时,nivolumab 联合 mogamulizumab 治疗晚期食管癌的临床试验(NCT02946671)亦在进行中。

(2)免疫联合化疗:目前报道的有 KEYNOTE-059 和 KEYNOTE-062 两项临床研究。KEYNOTE-059 是探索 pembrolizumab 单药或联合化疗对一线 HER2 阴性的晚期 GC/GEJ 腺癌的Ⅱ期研究。入组患者分为三组,两组为 pembrolizumab 单药,另一组为 pembrolizumab 联合 5-FU/希罗达+6 周期顺铂。KEYNOTE-062 则是探索 pembrolizumab 单药或联合化疗在一线治疗 PD-L1+HER2 的晚期 GC/GEJ 腺癌的Ⅲ期随机对照研究。研究分 3 组,其中 2 组分别为 pembrolizumab 单药,5-FU+顺铂+安慰剂,另一组为 5-FU+顺铂+pembrolizumab。这两项临床试验目前均在进行中,期待免疫联合化疗带来阳性的结果。

(四)食管癌的靶向治疗

1.小分子表皮生长因子受体酪氨酸激酶抑制剂(EGFRTKI)的研究

EGFR-TKI 药物在食管癌二线治疗中的应用已有大型Ⅲ期随机对照研究发布结果。一项Ⅲ期、平行、随机、安慰剂对照试验(COG 研究)共纳入 450 例一线化疗失败的晚期食管癌患者(鳞癌占 24%,腺癌占 76%),按照 1∶1 的比例随机分为吉非替尼治疗组(500 mg/d)和安慰剂组。两组的 OS 并无差异(3.73 个月 *vs*3.67 个月,$P=0.29$),但是吉非替尼组的 PFS 较安慰剂组的略有延长,且有统计学意义(1.57 个月 *vs*1.17 个月,$P=0.02$)。最常见的 3/4 度不良反应有乏力(11%*vs*6%)和腹泻(6%*vs*1%)。这一Ⅲ期临床研究在非选择人群中OS没有达到有统计学意义,但是吉非替尼治疗组显示出了较安慰剂组更长的PFS,同时在吉非替尼治疗的个别患者中观察到了起效迅速以及长期的疾病缓解,提示具有某种特征的患者可能是吉非替尼治疗的潜在获益人群。

基于COG研究的结果和提示,该团队对EGFR信号通路和药物疗效治疗的关系进行了深入研究,并于近期发布了结果。该研究将COG研究中的肿瘤标本采用免疫荧光杂交(fluorescent in situ hybridization,FISH)方法检测EGFR基因拷贝数(copy number gain,CNG),并将基因扩增和高多倍体定义为EGFR-FISH阳性。最终可检测的有效病例为295例,其中EGFR-FISH阳性比例为20%(n=59),且在该人群中接受吉非替尼治疗患者的中位OS较安慰剂显著延长(HR=0.59;P=0.05),特别是在基因扩增的人群中(7.2%),OS的获益最多(HR=0.21;P=0.006)。而在EGFR-FISH阴性的人群中,接受吉非替尼或安慰剂治疗的中位OS是相似的(HR=0.90;P=0.46)。同时分析发现EGFR,KRAS,BRAF以及PIK3CA突变与否,吉非替尼组和安慰剂组的中位OS均无差异。

中国医学科学院肿瘤医院报道了一项埃克替尼治疗化疗失败后、EGFR过表达(免疫组化+++)或EGFR基因扩增的54例晚期食管鳞癌的Ⅱ期、多中心研究,主要研究终点为独立评估的ORR,结果显示有效率为16.7%(n=9),其中1例获得完全缓解(CR),疾病控制率为46.3%,中位PFS和OS分别为52天和153天。主要不良反应为1/2度的皮疹和腹泻。进一步分析发现,EGFR过表达并同时伴基因扩增的患者ORR进一步提高到23.5%,且有效的9例患者中有7例为分化差的肿瘤,提示伴有EGFR基因扩增和肿瘤低分化的患者可能是埃克替尼治疗的潜在获益人群。

2.程序性死亡受体(programmed death-1,PD-1)通路抑制剂作为二线治疗

以Pembrolizumab和Nivolumab为代表的PD-1抑制剂已被证实在黑色素瘤、非小细胞肺癌、肾癌及头颈部鳞癌具有令人鼓舞的疗效,并被美国食品药品监督管理局批准上市。2016年,ASCO GI会议上一项口头报告介绍了日本KYNOTE-028研究(MK-3475)的最新进展。该Ⅰb期研究对90例标准治疗失败或不耐受的晚期食管癌患者进行了PD-L1表达的筛选,在83例可评估患者中PD-L1阳性者有37人(44.6%)。Pembrolizumab单药治疗剂量为10 mg/kg,每2周重复1次。截至2015年11月4日,共23例PD-L1阳性患者接受了治疗,其中鳞癌17例(74%)、腺癌5例、黏液腺癌1例,中位随访7.1个月,ORR为30%(其中PR7例,无CR),SD 2例,PD 13例。在7例PR患者中,5例为鳞癌(5/17=29%),2例为腺癌(2/5=40%),52%的患者显示了不同程度的肿瘤缩小。共4例患者(17%)发生了3度不良反应,包括食欲下降、淋巴细胞减少、肝损伤与痒疹,无治疗相关的死亡和治疗中止。

一项来自日本的单臂Ⅱ期研究报道了将Nivolumab用于经氟尿嘧啶类/铂类/紫杉类药物治疗失败或不可耐受的晚期食管鳞癌患者的疗效和安全性,64例可评估疗效。独立评估后的ORR为17%,其中1例获得CR,中位PFS和OS分别为1.5个月和2.3个月。最常见的3/4级不良事件包括4度呼吸困难和低钠血症(2%)、3度肺部感染(8%)、3度厌食(3%)、3度血肌酐升高(3%)和3度脱水(3%);严重不良事件(serious adverse events,SAE)包括肺部感染(6%)、严重脱水(3%)、间质性肺炎(3%)等;无治疗相关死亡。

中国医学科学院肿瘤医院在2017 ASCO年会上报道了一项抗PD-1抗体SHR-1210治疗58例晚期实体瘤的Ⅰ期研究结果,入组患者接受了3个不同剂量的治疗:60 mg、200 mg、

400 mg，均每 2 周重复。其中纳入食管鳞癌 29 例，10 例评价为 PR，ORR 为 34.5%。全组未观察到剂量限制性毒性，最常见的不良事件如下：毛细血管瘤（79.3%）、甲状腺功能异常（29.3%）、瘙痒（19.0%）、转氨酶升高（13.8%）、胆红素升高（12.1%）、乏力（12.1%）等，均为 1/2 级不良事件。另观察到 4 例与药物相关的 SAE，包括 3 级慢阻肺急性加重、3 级肌酐蛋白 I 升高、4 级血小板减少和 4 级中性粒细胞减少。

（孔　晶）

第二节　胃　　癌

胃癌是指发生在胃上皮组织的恶性肿瘤，是消化道恶性肿瘤中最多见的癌肿。胃癌的发病率在不同国家，不同地区差异很大。日本、智利、芬兰等为高发国家，而美国、新西兰、澳大利亚等国家则发病较低，两者发病率可相差 10 倍以上。我国也属胃癌高发区，其中以西北地区最高，东北及内蒙古次之，华北华东又次之，中南及西南最低。胃癌是我国常见的恶性肿瘤之一，在我国其发病率居各类肿瘤的首位。胃癌的发生部位一般以胃窦部最多见，约占半数，其次为贲门区，胃体较少，广泛分布者更少。根据上海、北京等城市 1 686 例的统计，胃癌的好发部位依次为胃窦 58%、贲门 20%、胃体 15%、全胃或大部分胃 7%。

临床早期 70%以上毫无症状，中晚期出现上腹部疼痛、消化道出血、穿孔、幽门梗阻、消瘦、乏力、代谢障碍以及癌肿扩散转移而引起的相应症状。胃癌可发生于任何年龄，但以 40～60 岁居多，男女发病率之比为(3.2～3.6)∶1。其发病原因不明，可能与多种因素，如生活习惯、饮食种类、环境因素、遗传素质及精神因素等有关，也与慢性胃炎、胃息肉、胃黏膜异形增生和肠上皮化生、手术后残胃，以及长期幽门螺杆菌(Hp)感染等有一定的关系。由于胃癌在我国极为常见，危害性大，所以了解有关胃癌的基本知识对胃癌防治具有十分重要的意义。

胃癌是一种严重威胁人民生命健康的疾病，据统计每年约有 17 万人死于胃癌，几乎接近全部恶性肿瘤死亡人数的 1/4，且每年还有 2 万以上新的胃癌患者产生，死亡率居恶性肿瘤之首位。胃癌具有起病隐匿的特点，早期多无症状或仅有轻微症状而漏诊。有些患者服用止痛药、抗溃疡药或饮食调节后疼痛减轻或缓解，因而往往被忽视而未做进一步检查。随着病情的进展，胃部症状渐转明显出现上腹部疼痛、食欲缺乏、消瘦、体重减轻和贫血等。后期常有癌肿转移、出现腹部肿块、左锁骨上淋巴结肿大、黑便、腹水及严重营养不良等。早期胃癌诊治的 5 年、10 年生存率分别可达到 95%和 90%。因此，要十分警惕胃癌的早期症状，正确选择合理的检查方法，以提高早期胃癌检出率，避免延误诊治。

一、病因

随着多年来临床研究的进展，可以认为胃癌的发生可能是环境中某些致癌因素和抑癌作用的复杂作用，与胃黏膜组织损伤和修复的病理变化过程中相互作用，细胞受到致癌物的攻击，并受到人体营养状况、免疫状态以及精神因素等作用的影响，经过较长时间的发展过程而逐渐发展成癌。从有关研究胃癌的发病因素来看，胃癌的发病因素是复杂的，难以用单一的或简单的因素来解释，很可能是多种因素综合作用的结果。至今，胃癌的病因仍处于探索阶段，许多问题尚待进一步研究探讨。但通过大量的流行病学调查和实验研究，已积累了大量资料。根据这些资料证实，胃癌可能与多种因素如生活习惯、饮食种类、环境因素、遗传素质及精神因素等有关，也与慢性胃炎、胃息肉、胃黏膜异形增生和肠上皮化生、手术后残胃以及长期幽门螺杆菌(Hp)感染等有一定的关系，是以下因素相互作用的结果。

(一)饮食因素

胃是重要的消化器官，又是首先与食物长期接触的脏器。因此，在研究胃癌发病因素时首先注意到饮食因素。近30年来，胃癌发达国家中的发病率明显下降趋势，多数国家死亡率下降达40%以上。分析这些国家发病率下降主要原因与饮食因素有关。其共同的特点是食物的贮藏、保存方法有明显的变化，减少了以往的烟熏等食物贮存，改变为冷冻保鲜贮存方法，食物的保鲜度有很大提高；盐的摄入量持久地下降，以及牛奶、奶制品、新鲜蔬菜、水果、肉类及鱼类的进食量有较显著的增加。减少了致癌性的多环烃类化合物的摄入。高浓度盐饮食能破坏胃黏膜保护层，有利于致癌物与胃黏膜直接接触。而牛奶及乳制品对胃黏膜有保护作用，水果、新鲜蔬菜中的大量维生素C又能阻断胃内致癌亚硝胺的合成，由于饮食组成中减少了引起胃癌的危险因素，增加了保护因素，从而导致胃癌发病率的下降。葱、蒜等含藻类的食物对胃有保护作用，食大蒜后可使胃的泌酸功能增加，胃内亚硝酸盐的含量及霉菌或细菌的检出率均有明显下降。

(二)地理环境因素

世界各国对胃癌流行病学方面的调查表明，不同地区和种族的胃癌发病率存在明显差异。这些差异可能与遗传和环境因素有关。有些资料说明胃癌多发于高纬度地区，距离赤道越远的国家，胃癌的发病率越高。也有资料认为其发病与沿海因素有关。这里有不同饮食习惯的因素，也应考虑地球化学因素以及环境中存在致癌物质的可能。

全国胃癌综合考察流行病学组曾调查国内胃癌高发地区，如祁连山内流河系的河西走廊、黄河上游、长江下游、闽江口、木兰溪下游及太行山南段等地，发现除太行山南段为变质岩外，其余为火山岩、高泥炭，局部或其一侧有深大断层，水中Ca/SO_4比值小，而镍、硒和钴含量高。考察组还调查胃癌低发地区，如长江上游和珠江水系等地，发现该区为石灰岩地带，无深大断层，水中Ca/SO_4比值大，镍、硒和钴含量低。已知火山岩中含有3,4苯并芘，有的竟高达5.4～6.1 μg/kg，泥炭中有机氮等亚硝胺前体含量较高，使胃黏膜易发生损伤。此外，硒和钴可引起胃损害，镍可促进3,4苯并芘的致癌作用。以上地理环境因素是否为形成国内这些胃癌高发地区的原因，值得进一步探索。

(三)社会经济因素

根据调查研究，发现胃癌的发生与社会经济状况有关，经济收入低的阶层死亡率高。我国胃癌综合考察结果表明，与进食霉菌粮呈正相关。

(四)胃部疾病因素

胃部疾病及全身健康状况大量调查表明，胃癌的发生与慢性萎缩性胃炎，尤其是伴有胃黏膜异型增生以及肠上皮化生者密切相关。且与胃溃疡特别是经久不愈的溃疡有关。另外与胃息肉、胃部手术后、胃部细菌感染等有关。据报道，萎缩性胃炎的癌变率为6%～10%，胃溃疡的癌变率为1.96%，胃息肉的癌变率约为5%。还有报道称，恶性贫血的患者比一般患胃癌的机会要高5倍。

根据纤维胃镜检查所见的黏膜形态，慢性胃炎可以分为浅表性、萎缩性和肥厚性3种。现已公认萎缩性胃炎是胃癌的一种前期病变，尤与胃息肉或肠腺化生同时存在时可能性更大。浅表性胃炎可以治愈，但也有可能逐渐转变为萎缩性胃炎。肥厚性胃炎与胃癌发病的关系不大。萎缩性胃炎颇难治愈，其组织有再生趋向，有时形成息肉，有时发生癌变。长期随访追踪可发现萎缩性胃炎发生癌变者达10%左右。

关于胃溃疡能否癌变的问题，一直存在着不同意见的争论。不少人认为多数癌的发生与溃疡无关。但从临床或病理学的研究中可以看到，胃溃疡与胃癌的发生存有一定关系。国内报道胃溃疡的癌变率为5%～10%，尤其是胃溃疡病史较长和中年以上的患者并发癌变的机会较大，溃疡边缘部的黏膜上皮或腺体受胃液侵蚀而发生糜烂，在反复破坏和再生的慢性刺激下转化成癌。胃大部切除术后残胃癌的发病率远较一般人群中为高，近已受到临床工作者的重视。

任何胃良性肿瘤都有恶变可能。而上皮性的腺瘤或息肉的恶变机会更多。在直径>2 cm的息肉中，癌的发生率增高。有材料报道经X线诊断为胃息肉的患者中，20%伴有某种恶性变；在胃息肉切除标本中，见14%的多发性息肉有恶变，9%的单发息肉有恶变，这说明一切经X线诊断为胃息肉的病例均不要轻易放过。

胃黏膜的肠上皮化生系指胃的固有黏膜上皮转变为小肠上皮细胞的现象，轻的仅在幽门部有少数肠上皮细胞，重的受侵范围广泛，黏膜全层变厚，甚至胃体部也有肠假绒毛形成。肠腺化生的病变可能代表有害物质刺激胃黏膜后所引起的不典型增生(又称间变)。如刺激持续存在，则化生状态也可继续存在；若能经过适当治疗，化生状态可以恢复正常或完全消失，因此轻度的胃黏膜肠腺化生不能视为一种癌前期病变。有时化生的肠腺上皮超过正常限度的增生变化，这种异形上皮的不典型增生发展严重时，如Ⅲ级间变，可以视为癌前期病变。

(五)精神神经因素

大量研究证明，受过重大创伤和生闷气者胃癌的发病率相对较高，迟缓、呆板、淡漠或急躁不安者危险性相对略低，而开朗、乐观、活泼者危险性最低。

(六)遗传因素

胃癌的发生与遗传有关，有着明显的家庭聚集现象。临床工作者都曾遇到一个家族中两个以上的成员患有胃癌的情况，这种好发胃癌的倾向虽然非常少见，但至少提示了有遗传因素的可能性。有资料报道胃癌患者的亲属中胃癌的发病率要比对照组高4倍。在遗传因素中，不少学者注意到血型的关系。有人统计，A型者的胃癌发病率要比其他血型的人高20%。但也有一些报告认为不同血型者的胃癌发生率并无差异。近年来有人研究胃癌的发病与HLA的关系，尚待进一步做出结论。

(七)化学因素

与胃癌病因有关的因素中，化学因素占有重要地位，可能的化学致癌物主要是N-亚硝基化合物，其他还有多环芳香烃类化合物等。某些微量元素可影响机体某些代谢环节、影响机体生理机能，而对肿瘤起着促进或抑制作用。真菌与真菌毒素的致癌作用以及与人体肿瘤病因关系，近年来也有很多研究报道，对胃癌病因来说，既有黄曲霉素等真菌毒素的致癌作用，又有染色曲霉等真菌在形成致癌物前体以及在N-亚硝基化合物合成中所起的促进作用。

1.N-亚硝基化合物

国内外大多数学者认为N-亚硝基化合物可能是引起胃癌的主要化学致癌物。N-亚硝基化合物是亚硝酸盐与仲胺或仲酰胺反应形成的化合物。亚硝酸盐与仲胺反应形成的化合物为N-亚硝基胺(简称N-亚硝胺或亚硝胺)，亚硝酸盐与仲酰胺反应形成的化合物为N-亚硝基酰胺(简称N-亚硝酸胺或亚硝酸胺)，二者总称N-亚硝基化合物，也称亚硝胺类化合物。其中-R可为各种烷基、芳香基或功能团。因-R结构的不同，N-亚硝基化合物可以有多种。目前已在动物实验中做过实验的N-亚硝基化合物有300多种，其中确有致癌性的占75%，是当今公认环境中最重要的致癌物之一，对胃癌的病因可能有重要作用。

N-亚硝基胺经活化致癌，N-亚硝基酰胺直接致癌，N-亚硝基胺不具活性，在机体中可经代谢活化。它只能在代谢活跃的组织中致癌。N-亚硝基酰胺不需活化即可致癌。它在生理pH的条件下不稳定，分解后产生与N-亚硝基胺经活化产生的相同的中间体而具致癌性。N-亚硝基酰胺可以任意分布在所有组织中，并以相等程度分布，因此能在许多不同的器官中引起肿瘤。其致癌剂量远远小于芳香胺及偶氮染料。如给大鼠N-二乙基亚硝基胺每天少于0.1 mg/kg，即可出现食管癌及鼻腔癌。不少N-亚硝基化合物只要大剂量一次攻击即可致癌。而且无论是口服、静脉注射、肌内注射、皮下注射或局部涂抹，都可引起器官或组织癌变。已发现N-亚硝基化合物都有致癌性，致癌的器官很多，其中包括胃、肝、肺、肾、食管、喉头、膀胱、鼻腔、舌、卵巢、睾丸、气管、神经系统、皮肤等。

不同化学结构的N-亚硝基化合物有特异的合物，若 $R_1=R_2$，除少数例外，一般都引起肝癌。若 $R_1 \neq R_2$，特别是一个-R为甲基，易引起胃癌、食管不同器官组织又可以激活某种N-亚硝基化合物的酶存在以及与不同结构的N-亚硝基化合物在机体内的代谢途径有关。

许多N-亚硝基化合物既能溶于水又能溶于脂肪，因此它们在机体内活动范围广，致癌范围也广。并且能与其他癌物产生协同作用。

N-亚硝基化合物除有上述致癌特点外，N-亚硝基化合物及其前体在空气、土壤、水、植物及多种饮食中广泛存在，并且还可以在机体内合成。因此，其致癌作用较为重要，是目前公认的可以引起人类癌症最重要的一类化合物。

2.多环芳香烃(polycyclic aromatic hydrocarbons，PAH)

分子中含有两个或两个以上苯环结构的化合物，是最早被认识的化学致癌物。早在1775年英国外科医师Pott就提出打扫烟囱的童工，成年后多发阴囊癌，其原因就是燃煤烟尘颗粒穿过衣服擦入阴囊皮肤所致，实际上就是煤炭中的多环芳香烃所致。多环芳香烃也是最早在动物实验中获得成功的化学致癌物。在20世纪50年代以前多环芳香烃曾被认为是最主要的致癌因素，50年代后各种不同类型的致癌物中之一类。但从总的来说，它在致癌物中仍然有很重要的地位，因为至今它仍然是数量最多的一类致癌物，而且分布极广。空气、土壤、水体及植物中都有其存在，甚至在深达地层下50米的石灰石中也分离出了3,4-苯并芘。在自然界，它主要存在于煤、石油、焦油和沥青中。也可以由含碳氢元素的化合物不完全燃烧产生。汽车、飞机及各种机动车辆所排出的废气中和香烟的烟雾中均含有多种致癌性多环芳香烃。露天焚烧(失火、烧荒)可以产生多种多环芳香烃致癌物。烟熏、烘烤及焙焦的食品均可受到多环芳香烃的污染。目前已发现的致癌性多环芳香烃及其致癌性的衍生物已达400多种。

3.霉菌毒素

通过流行病学调查，发现我国胃癌高发区粮食及食品的真菌污染相当严重。高发区慢性胃病患者空腹胃液真菌的检出率也明显高于胃癌低发区。在胃内检出的优势产生真菌中杂色曲霉占第一位，并与胃内亚硝酸盐含量及慢性胃炎病变的严重程度呈正相关。

4.微量元素

人或其他生物体内存在着几十种化学元素，有些是生命活动中必需的物质基础。它们在生物体内分布不是均一的。在各个器官、组织或体液中的含量虽因不同情况个体间有差异，但平均正常值基本处于同一水平。正常情况下，生物体一般是量出为入，缺则取之，多则排之，只有在病态时，某些元素在生物体内的含量或分布可能出现不同程度的变化。这种变化可能是致癌的原因，也可能是病理变化的结果。近年临床及动物实验证明，肿瘤的发生和发展过程中伴有体内某些元素的代谢异常。例如，某些恶性肿瘤患者血液中铜含量升高、锌含量降低及体内硒缺乏等。一些恶性肿瘤患者体内某些元素代谢的异常可能是致癌的因素。也可能是继发的结果。国际癌症研究机构的一个工作小组通过对实验性和流行病学资料的研究，建议将所有致癌化学物质分为3类：第一类包括23种物质和7种产品，它们对人体致癌性已肯定，其中有微量元素砷、铬及其化合物；第二类包括对人体可能具有致癌危险的物质，如微量元素镍、铍、镉等金属；铅的致癌结论不一，被列为第3类。另外，在动物致癌或致突变试验中，发现其他微量元素（如钴、铁、锰、铅、钛和锌等）的化合物也有致癌或促癌或致突变的作用。

二、扩散转移

（一）直接播散

直接播散是胃癌扩散的主要方式之一。浸润型胃癌可沿黏膜或浆膜直接向胃壁内、食管或十二指肠扩展。癌肿一旦侵及浆膜，即容易向周围邻近器官或组织如肝、胰、脾、横结肠、空肠、膈肌、大网膜及腹壁等浸润。癌细胞脱落时也可种植于腹腔、盆腔、卵巢与直肠膀胱陷窝等处。

（二）淋巴结转移

淋巴结转移占胃癌转移的70%，胃下部癌肿常转移至幽门下、胃下及腹腔动脉旁等淋巴结，而上部癌肿常转移至胰旁、贲门旁、胃上等淋巴结。晚期癌可能转移至主动脉周围及膈上淋巴结。由于腹腔淋巴结与胸导管直接交通，故可转移至左锁骨上淋巴结。

（三）血行转移

部分患者外周血中可发现癌细胞，可通过门静脉转移至肝脏，并可达肺、骨、肾、脑、脑膜、脾和皮肤等处。

（四）种植转移

当胃癌侵至浆膜外后，癌细胞可自浆膜面脱落，种植于腹膜及其他脏器的浆膜面，形成多数转移性结节，此种情况多见于黏液癌，具有诊断意义的是直肠前陷凹的腹膜种植转移，可经直肠指检摸到肿块。

（五）卵巢转移

胃癌有易向卵巢转移的特点，目前原因不明，临床上因卵巢肿瘤做手术切除，病理检查发现为胃癌转移者，比较多见，此种转移瘤又名 Krukenberg 瘤。其转移途径除种植外，也可能是经血行或淋巴逆流所致。

三、临床表现

（一）症状

1.早期胃癌

70%以上无明显症状，随着病情的发展，可逐渐出现非特异性的、类同于胃炎或胃溃疡的症状，包括上腹部饱胀不适或隐痛、泛酸、嗳气、恶心，偶有呕吐、食欲减退、消化不良及黑便等。日本有一组查检检出的早期胃癌，60%左右的病例并无任何主诉。国内93例早期胃癌分析中85%的患者有一种或一种以上的主诉，如胃病史、上腹痛、反酸、嗳气及黑便。

2.进展期胃癌也称中晚期肺癌

症状见胃区疼痛，常为咬啮性，与进食无明显关系，也有类似消化性溃疡疼痛，进食后可以缓解。上腹部饱胀感、沉重感、厌食、腹痛、恶心、呕吐、腹泻、消瘦、贫血、水肿和发热等。贲门癌主要表现为剑突下不适，疼痛或胸骨后疼痛，伴进食梗阻感或吞咽困难；胃底及贲门下区癌常无明显症状，直至肿瘤巨大而发生坏死溃破引起上消化道出血时才引起注意，或因肿瘤浸润延伸到贲门口引起吞咽困难后予重视；胃体部癌以膨胀型较多见，疼痛不适出现较晚；胃窦小弯侧以溃疡型癌最多见，故上腹部疼痛的症状出现较早，当肿瘤延及幽门口时，则可引起恶心、呕吐等幽门梗阻症状。癌肿扩散转移可引起腹水、肝大、黄疸及肺、脑、心、前列腺、卵巢和骨髓等的转移而出现相应症状。

(二)体征

绝大多数胃癌患者无明显体征，部分患者有上腹部轻度压痛。位于幽门窦或胃体的进展期胃癌有时可扪及肿块，肿块常呈结节状，质硬。当肿瘤向邻近脏器或组织浸润时，肿块常固定而不能推动，提示手术切除之可能性较小。在女性患者中，于中下腹扪及可推动的肿块时，常提示为 Krukenberg 瘤可能。当胃癌发生肝转移时，有时能在肿大的肝脏中触及结节块状物。当肝十二指肠韧带、胰十二指肠后淋巴结转移或原发灶直接浸润压迫胆总管时，可以发生梗阻性黄疸。有幽门梗阻者上腹部可见扩张之胃型，并可闻及震水声。胃癌通过圆韧带转移至脐部时在脐孔处可扪及质硬之结节；通过胸导管转移可出现左锁骨上淋巴结肿大。晚期胃癌有盆腔种植时，直肠指检于膀胱(子宫)直肠窝内可扪及结节。有腹膜转移时可出现腹水。小肠或系膜转移使肠腔缩窄可导致部分或完全性肠梗阻。癌肿穿孔导致弥漫性腹膜炎时出现腹壁板样僵硬、腹部压痛等腹膜刺激症状，亦可浸润邻近腔道脏器而形成内瘘。如胃结肠瘘者食后即排出不消化食物。凡此种种症状和体征，大多提示肿瘤已届晚期，往往已丧失了治愈机会。

(三)常见并发症临床表现

当并发消化道出血，可出现头晕、心悸、柏油样大便、呕吐咖啡色物；胃癌腹腔转移使胆总管受压时，可出现黄疸，大便陶土色；合并幽门梗阻，可出现呕吐，上腹部见扩张之胃型、闻及震水声；癌肿穿孔致弥漫性腹膜炎，可出现腹肌板样僵硬、腹部压痛等腹膜刺激征；形成胃肠瘘管，见排出不消化食物。

四、检查与诊断

对于胃癌的检查和诊断，化验仅仅是一种辅助手段。虽然各种生化指标有着各自的临床意义，但还必须结合胃癌的其他特殊检查，如 X 线钡餐检查、内镜检查、组织活检以及病史、体征等，综合分析才能得出正确的诊断结果。千万不要在没有细胞病理学诊断依据时，只见到某项指标轻度改变，就判断为胃癌，造成患者不必要的心理负担。

胃癌的检查方法比较多，一般首选内镜检查，其次是 X 线气钡双重对比造影检查。而 B 超和 CT 只用作胃癌转移病灶的检查。内镜和 X 线检查相比较各有所长，可以互为补充，提高胃癌诊断的准确率。内镜检查准确率高，能够发现许多早期胃癌，可以澄清 X 线检查的可疑发现，但对于浸润型进展期胃癌，由于病变主要在胃壁内浸润扩展，胃黏膜的改变不明显，不如 X 线钡餐检查准确。

(一)化验检查

胃癌主要化验检查如下。

1.粪便潜血试验

粪便潜血试验是指在消化道出血量很少时，肉眼不能见到粪便中带血，而通过实验室方法能检测出粪便中是否有血的一种化验。正常参考值为阴性。粪便潜血试验对消化道出血的诊断有重要价值，现常作为消化道恶性肿瘤早期诊断的一个筛选指标。在患胃癌时，往往粪便潜血试验持续呈阳性，而消化道溃疡性出血时，间断呈阳性。因此，此试验可作为良、恶性疾病的一种鉴别诊断方法。但值得注意的是，潜血阳性还见于钩虫病、肠结核、溃疡性结肠炎和结肠息肉等疾病。另外，摄入大量维生素C以及可引起胃肠出血的药物，如阿司匹林、皮质类固醇、非类固醇抗炎药，也可造成化学法潜血试验假阳性。

2.血清肿瘤标志物的检查

(1)癌胚抗原：CEA最初发现于结肠癌及正常胎儿消化道内皮细胞中。血清CEA升高，常见于消化道癌症，也可见于其他系统疾病；此外，吸烟对血清中CEA的水平也有影响。因此，其单独应用于诊断的特异性和准确性不高，常与其他肿瘤标志物的检测联合应用。正常参考值血清CEA低于5 ng/mL（纳克/毫升）。血清CEA升高可见于胃癌患者中，阳性率约为35%。因其特异性不高，常与癌抗原CA19-9一起联检，用于鉴别胃的良、恶性肿瘤。可用于对病情的监测。一般情况下，病情好转时血清CEA浓度下降，病情恶化时升高。术前测定血中CEA水平，可帮助判断胃癌患者的预后。胃癌患者术前血清CEA浓度高于5 ng/mL，与低于5 ng/mL患者相比，其术后生存率要差。对于术前CEA浓度高的患者，术后CEA水平监测还可作为早期预测肿瘤复发和化疗反应的指标。

(2)癌抗原：CA19-9是一种与胰腺癌、胆囊癌、结肠癌和胃癌等相关的肿瘤标志物，又称胃肠道相关癌抗原。正常参考值血清CA19-9低于37 U/mL(单位/毫升)。CA19-9常与CEA一起用于鉴别胃的良、恶性肿瘤。部分胃癌患者血清CA19-9会升高，其阳性率约为55%。可用于判断疗效。术后血清CA19-9降至正常范围者，说明手术疗效好；姑息手术者及有癌组织残留者术后测定值亦下降，但未达正常。术后复发者血清CA19-9的值一般会再次升高。因此，测定血清CA19-9对胃癌病情监测有积极意义，可作为判断胃癌疗效和复发的参考指标。

3.血沉

血沉的全称为“红细胞沉降率”，是指红细胞在一定条件下的沉降速度，它可帮助判断某些疾病发展和预后。一般来说，凡体内有感染或组织坏死，抑或疾病向不良性进展，血沉会加快。所以，血沉快并不特指某个疾病。正常参考值(魏氏法)为：男0～15 mm/h；女0～20 mm/h。约有2/3的胃癌患者血沉会加快。因此，血沉可作为胃癌诊断中的辅助指标。

(二)内镜检查

纤维胃镜和电子胃镜的发明和应用，是胃部疾病诊断方法的一个划时代的进步，与X线检查共同成为胃癌早期诊断的最有效方法，胃镜除了能明确诊断疾病外，还可为某些病症提供良好的治疗方法。内镜检查是利用光纤的特性，光线可在光纤内前进而不会流失，且光纤可随意弯曲，将光线送到消化道内，再将反射出的影像送出，供医师诊断。胃癌依其侵犯范围与程度在内视镜上有许多不同的变化，有经验的医师根据病灶是靠外观形状变化做出诊断，区别是良、恶性的病灶，必要时可立即采用活检工具直接取得，做病理化验。

根据临床经验，可把高发病年龄段(30岁以上)并有下列情况者列入检查对象或定期复查胃镜：近期有上腹隐痛不适，食欲缺乏，特别是直系亲属中有明确胃癌病史者；有明确的消化性溃疡，但腹痛规律消失或溃疡治疗效果不明显者；萎缩性胃炎特别是有中度以上腺上皮化生或不典型增生者；胃息肉病史者，或曾因各种原因做胃大部切除术后达5年以上者；原因不明的消瘦、食欲缺乏、贫血等，特别是有呕血、大便潜血试验持续阳性超过2周者。

但许多人害怕做胃镜检查，一般在检查前要向咽部喷射2～3次局麻药物(利多卡因)，以减轻检查时咽部的反应。在检查时为了将胃腔充盈使黏膜显示清楚，往往要向胃内注气，患者有可能会有轻度腹胀，但很快就会消失。检查结束后有的人可能会有咽部不适感或轻微疼痛，几小时后就会消失。极少数可能引起下列并发症。①吸入性肺炎：咽部麻醉后口内分泌物或返流的胃内液体流入气管所致；②穿孔：可能因食管和胃原有畸形或病变、狭窄、憩室等在检查前未被发现而导致穿孔；③出血：原有病变如癌肿或凝血机制障碍在行活检后有可能引起出血，大的胃息肉摘除后其残端可能出血；④麻醉药物过敏：大多选用利多卡因麻醉，罕见有过敏者；⑤心脏病患者可出现短暂的心律失常、ST-T改变等。有的由于紧张可使血压升高，心率加快。必要时可服以镇静剂，一般检查都可顺利进行。

胃镜检查有以下禁忌证：①严重休克者；②重度心脏病者；③严重呼吸功能障碍；④严重的食管、贲门梗阻；脊柱或纵隔严重畸形；⑤可疑胃穿孔者；⑥精神不正常，不能配合检查者。

胃镜检查方法有其独特的优越性，一方面可以发现其他检查方法不能确诊的早期胃癌，确定胃癌的肉眼类型，还可追踪观察胃癌前期状态和病变，又能鉴别良性与恶性溃疡。胃镜还可以进行自动化的胃内形色摄影和录像、电影等动态观察，并可保存记录。其突出的优点如下：①直接观察胃内情况，一目了然为最大特点，比较小的胃癌也能发现，还能在放大情况下观察；②胃镜除了直接观察判断肿瘤的大小和形状外，还能取小块胃黏膜组织做病理检查确定是否是肿瘤以及肿瘤的类型。并可通过胃镜取胃液行胃黏膜脱落细胞学检查，以发现胃癌细胞；③胃镜采用数千束光导纤维，镜体细而柔软，采用冷光源，灯光无任何热作用，对胃黏膜无损伤；④胃镜弯曲度极大，视野广阔而且清楚，几乎无盲区，能够仔细观察胃内每一处的情况，因此，系目前各种检查手段中确诊率最高的一种；⑤检查的同时可行治疗，胃镜检查时可喷止血药物止血，还能在胃镜下用微波、激光、电凝等方法切除胃息肉及微小胃癌，避免开腹手术之苦。

(三)X线钡餐检查

X线钡餐检查是诊断胃癌的主要方法，阳性率可达90%以上，可以观察胃的形态和黏膜的变化、蠕动障碍、排空时间等。肿块型癌主要表现为突向胃腔的不规则充盈缺损。溃疡型胃癌主要表现为位于胃轮廓内的龛影，溃疡直径通常>2.5 cm，外围并见新月形暗影，边缘不齐，附近黏膜皱襞粗乱、中断或消失。浸润型癌主要表现为胃壁僵硬、黏膜皱襞蠕动消失，胃腔缩窄而不光滑，钡剂排出快。如整个胃受累则呈“革袋状胃”。近年来由于X线检查方法改进，使用双重摄影法等，可以观察到黏膜皱襞间隙所存在的微细病变，因而能够发现多数的早期胃癌。早期胃癌的X线表现，有以下几种类型。

1.隆起型

可见到小的穿凿性影和息肉样充盈缺损像，有时还能看到带蒂肿瘤的蒂。凡隆起的直径在2 cm以上，充盈缺损的外形不整齐，黏膜面呈不规则的颗粒状，或在突起的黏膜表面中央有类似溃疡的凹陷区，均应考虑为癌。

2.平坦型

黏膜表面不规则和粗糙，边缘不规则，凹凸不平呈结节状，出现大小、形状、轮廓与分布皆不规则的斑点。此型甚易漏诊，且须注意与正常的胃小区及增殖的胃黏膜相区别。

3.凹陷型

常需与良性溃疡鉴别，癌溃疡的龛影形状不规则，凹陷的边缘有很浅的黏膜破坏区，此黏膜破坏区可能很宽，也可能较窄，包围于溃疡的周围。

(四)超声检查

由于超声检查可清楚地显示胃壁的层次和结构，近年来被用于胃部病变的检测和分期已逐渐增多。特别是内镜超声的发展，并因其在鉴别早期胃癌和进展期胃癌及判断胃周淋巴结累及情况等方面的优点，使胃癌超声检查更受到重视。

1.经腹B超检查

胃B超检查通常采用常规空腹检查和充液检查两种方法。受检查在空腹时行常规检查以了解胃内情况和腹内其他脏器的情况，胃内充液超声检查方法，可检测胃内息肉、胃壁浸润和黏膜下病变，特别适合于胃硬癌检查。

(1)贲门癌声像图特征：在肝超声窗后方，可见贲门壁增厚，呈低回声或等回声，挤压内腔；横切面可见一侧壁增厚致使中心腔强回声偏移；饮水后可见贲门壁呈块状、结节蕈伞状、条带状增厚，并向腔内隆起，黏膜层不平整或增粗。肿瘤侵及管壁全周，则可见前后壁增厚，内腔狭窄，横断切面呈靶环征。超声对贲门癌的显示率可达90.4%。

(2)胃癌声像图特征：在X线和内镜的提示下，除平坦型早期黏膜癌以外，超声一般可显示出胃癌病灶。其特征为：胃壁不同程度增厚，自黏膜层向腔内隆起；肿瘤病灶形态不规整，局限型与周围正常胃壁分界清晰，浸润型病变较广泛，晚期胃癌呈假肾征，胃充盈后呈面包圈征；肿瘤呈低回声或等回声，较大的肿瘤回声可增强不均；肿瘤局部黏膜模糊、不平整、胃壁层次结构不规则、不清晰或消失；胃壁蠕动减缓或消失，为局部僵硬之表现；合并溃疡则可见肿瘤表面回声增粗增强，呈火山口样凹陷。

肝和淋巴结转移的诊断：胃癌肝转移的典型声像图为“牛眼征”或“同心圆”结构，为多发圆形或类圆形，边界较清晰，周围有一较宽的晕带，约占半数；余半数为类圆形强回声或低回声多灶结节。超声对上腹部淋巴结的显示率与部位、大小有关。在良好的显示条件下，超声能显示贲门旁、小弯侧、幽门上、肝动脉、腹腔动脉、脾门、脾动脉、肝十二指韧带、胰后、腹主动脉周围淋巴结。大小达0.7 cm以上一般能得以显示。转移淋巴结多呈低回声，边界较清晰，呈单发或多发融合状。较大的淋巴结可呈不规则形，内部见强而不均匀的回声多为转移淋巴结内变性、坏死的表现。

2.超声波内镜检查(EUS)

超声内镜可清晰地显示胃癌的五层结构，根据肿瘤在各层中的位置和回声类型，可估价胃癌的浸润深度，另外对诊断器官周围区域性淋巴结转移有重要意义。近年来国外广泛开展的早期胃癌非手术治疗，如腹腔镜治疗、内镜治疗等，都较重视EUS检查的结果。

早期胃癌的声像图因不同类型而异，平坦型癌黏膜增厚，呈低回声区、凹陷型癌黏膜层有部分缺损，可侵及黏膜下层。进展期胃癌的声像图有如下表现：大面积局限性增厚伴中央区凹陷，第一、二、三层回声带消失，见于溃疡型癌；胃壁增厚及肌层不规则低回声带，见于硬性癌；黏膜下层为低回声带的肿瘤所遮断，见于侵及深层的进展型癌；清楚的腔外圆形强回声团块，可能为转移的淋巴结，或在胃壁周围发现光滑的圆形成卵圆形结构，且内部回声较周围组织为低，则认为是转移性淋巴结；第四、五层、回声带辨认不清，常为腔外组织受侵。超声内镜对判断临床分期有一定帮助，但不能区别肿瘤周围的炎症浸润及肿瘤浸润，更不能判断是否有远处转移。

(五)CT 检查

由于早期胃癌局限于胃黏膜层和黏膜下层,通常较小,而且与胃壁密度差别不大,所以,CT对早期胃癌的诊断受到一定的限制,故不作为胃癌诊断的首选方法。CT 对中晚期胃癌的肿块常能发现,并能确定浸润范围,弥补了胃镜和钡餐检查的不足。其特点是:对胃癌的浸润深度和范围能明确了解;确定是否侵及邻近器官和有无附近大的淋巴结转移;确定有无肝、肺、脑等处转移;显示胃外肿物压迫胃的情况;CT 检查结果可为临床分期提供依据,结合胃镜或钡餐检查对确定手术方案有参考价值。

五、治疗

胃癌是我国最常见的恶性肿瘤,治疗方法主要有手术治疗,放射治疗、化疗和中医药治疗。虽然胃癌治疗至今仍以手术为主,但由于诊断水平的限制,我国早期胃癌占其手术治疗总数平均仅占 10%左右,早期胃癌单纯手术治愈率只有 20%～40%,术后 2 年内有 50%～60%发生转移;四分之三患者就诊时已属进展期胃癌,一部分失去手术治疗机会,一部分患者即使能够接受手术做根治性切除,其术后 5 年生存率仅 30%～40%左右。因此,对失去手术切除机会、术后复发或转移患者应选择以下内科治疗。

(一)化疗

1.术后化疗

胃癌根治术后患者的 5 年生存率不高,为提高生存率,理论上术后应对患者进行辅助治疗。但长期以来,临床研究并未证实辅助治疗能够延长胃癌患者的生存期(OS)。针对以前公布的辅助化疗随机临床研究进行的荟萃分析也显示,辅助化疗并不能延长患者的生存期。综观以往试验,由于入组的患者数相对较少、使用的化疗方案不强、试验组和对照组患者的选择有偏倚等因素,可能影响了研究的准确性。而西方国家最近完成的研究中,除少数认为术后辅助化疗比单纯手术有临近统计学意义的延长患者的生存期外,绝大多数研究的结论仍然是辅助化疗不能显著延长患者的生存期。在美国 INT 0116 的Ⅲ期临床研究中。556 例胃癌或胃食道腺癌患者,被随机分为根治性手术后接受氟尿嘧啶(5-FU)联合亚叶酸钙(LV)加放疗的辅助治疗组和仅接受根治性手术的对照组,结果显示,术后辅助放疗及化疗组的中位生存期为 36 个月,明显长于对照组(27 个月,$P=0.005$);术后辅助放疗及化疗组的无病生存期(DFS)为 30 个月,也明显长于对照组(19 个月,$P<0.001$)。因此,美国把辅助放疗及化疗推荐为胃癌根治术后的标准治疗方案。但是,国内外不少学者对此研究的结论持有疑义,认为胃癌术后的局部复发与手术的方式、切除的范围以及手术的技巧关系密切。此研究的设计要求所有患者行 D2 手术,但试验中仅 10%的患者接受了 D2 手术,因此,术后放疗及化疗中的放疗对仅接受 D0 或 D1 手术的患者获益更大,而对接受 D2 手术者的获益可能较小。所以,学者们认为,INT 0116 研究仅能证明术后放疗及化疗对接受 D0 或 D1 手术的患者有益。在英国的MAGIC试验中,有 68%的患者接受了 D2 手术,结果显示,接受围术期放疗及化疗患者的 5 年生存率为 36%,仍然明显高于单纯手术组患者的 23%($P<0.001$)。目前,无论是东方还是西方国家的学者均普遍认同单纯手术并非是可切除胃癌的标准治疗,但术后是否行辅助治疗,仍建议按照美国国家癌症综合网(NCCN)的指导原则,依据患者的一般状况、术前和术后分期以及手术的方式来做决定。

与西方的研究相比,亚洲国家的研究结果更趋于认同胃癌的辅助治疗。这可能与东西方患者中近端和远端胃癌所占的比例不同、患者的早期诊断率不同、术前分期不同以及手术淋巴结的清扫程度不同有关。最近，日本的一项入组 1 059 例患者的随机Ⅲ期临床试验（ACTS-GC）中，比较了 D2 术后Ⅱ和Ⅲ期胃癌患者接受 S1 辅助化疗组与不做化疗的对照组患者的生存情况，结果显示，S1 组患者的 3 年生存率为 80.5%，明显高于对照组（70.1%，$P=0.0024$），而且辅助化疗组患者的死亡风险降低了 32%。

2.术前化疗

在消化道肿瘤中，局部晚期胃癌的术前新辅助化疗较早引起人们的关注。从理论上说，术前化疗能降低腹膜转移的风险，降低分期，增加 R0 切除率。一些Ⅱ期临床试验表明，术前化疗的有效率为31%～70%，化疗后的 R0 切除率为 40%～100%，从而延长了患者的生存期。但是，以上结论还有待于Ⅲ期临床研究的证实。

对于手术不能切除的局部晚期胃癌，如果患者年轻，一般状况较好，建议应选择较为强烈的化疗方案。一旦治疗有效，肿瘤就变成可手术切除。为了创造这种可切除的机会，选择强烈化疗，承担一定的化疗毒性风险是值得的。由于胃癌根治术后上消化道生理功能的改变，使患者在很长一段时间内体质难以恢复，辅助化疗不能如期实施。因此，应把握好术前化疗的机会，严密监控化疗的过程和效果，一旦有效，应适当增加化疗的周期数，以尽量杀灭全身微小病灶，以期延长术后的 DFS 甚至生存期。当然，术前化疗有效后，也不能因过分追求最佳的化疗疗效，过度化疗，延误最佳的手术时机。掌控新辅助化疗的周期数要因人而异，因疗效而异，虽然尚无循证医学的证据，但一般不要超过 4 个周期，而对于认为能达到 R0 切除者，术前化疗更应适可而止。

3.晚期胃癌的解救治疗

对于不能手术的晚期胃癌，应以全身化疗为主。与最佳支持治疗比较，化疗能够改善部分患者的生活质量，延长生存期，但效果仍然有限。胃癌治疗可选择的化疗药物有 5-FU、多柔比星（ADM）、表柔比星（EPI）、顺铂（PDD）、依托泊苷（VP-16）、丝裂霉素（MMC）等，但单药应用的有效率不高。联合方案中 FAMTX（5-FU＋ADM＋MTX）、ELF（VP-16＋5-FU＋LV）、CF（PDD＋5-FU）和 ECF（EPI＋PDD＋5-FU）是以往治疗晚期胃癌常用的方案，但并不是公认的标准方案。ECF 方案的有效率较高，中位肿瘤进展时间（TTP）和 OS 较长，与 FAMTX 方案比较，其毒性较小，因此，欧洲学者常将 ECF 方案作为晚期胃癌治疗的参考方案。临床上常用的 CF 方案的有效率也在 40%左右，中位生存期达 8～10 个月。因此，多数学者都将 CF 和 ECF 方案作为晚期胃癌治疗的参考方案。

紫杉醇（PTX）、多西紫杉醇（DTX）、草酸铂、伊立替康（CPT-11）等新的细胞毒药物已经用于晚期胃癌的治疗。相关临床研究显示，PTX 一线治疗的有效率为 20%，PCF（PTX＋PDD＋5-FU）方案治疗的有效率为 50%，生存期为 8～11 个月；DTX 治疗的有效率为 17%～24%，DCF（DTX＋PDD＋5-FU）方案治疗的有效率为 56%，生存期为 9～10 个月。另外，V325 研究的终期结果表明，DCF 方案优于 CF 方案，DCF 方案的有效率（37%）高于 CF（25%，$P=0.01$），TTP（5.6 个月比 3.7 个月，$P=0.0004$）和生存期（9.2 个月比 8.6 个月，$P=0.02$）也长于 CF，因此认为，DCF 方案可以作为晚期胃癌的一线治疗方案。但是 DTX 的血液和非血液学毒性是制约其临床应用的主要因素。探索适合中国胃癌患者的最适剂量，将是临床医师要解决的问题。草酸铂作为第 3 代铂类药，与 PDD 不完全交叉耐药，与 5-FU 也有协同作用。FOLFOX6 方案（5-FU＋LV＋草酸铂）治疗胃癌治疗的有效率达 50%。CPT-11 与 PDD 或与 5-FU＋CF 联合应用的有效率分别为 34%和 26%，患者的中位 OS 分别为 10.7 和 6.9 个月。目前，口服 5-FU 衍生物以其方便、有效和低毒性的优点而令人关注，其中，卡培他滨或 S1 单药的有效率在 24%～

30%；与 PDD 联合的有效率>50%，中位 TTP >6 个月，中位 OS>10 个月。

分子靶向药物联合化疗多为小样本的Ⅱ期临床试验，其中，靶向 EGFR 的西妥昔单抗与化疗联合一线治疗晚期胃癌的疗效在 44%～65%，但其并不能明显延长患者的 OS。另外，有关靶向 Her-2/neu 的曲妥珠单抗的个别报道，也显示了曲妥珠单抗较好的疗效。正在进行的Ⅲ期 ToGA 试验中比较了曲妥珠单抗联合化疗与单纯化疗的效果，但尚未得出结论。靶向血管内皮生长因子(VGFR)的贝伐单抗与化疗联合一线治疗晚期胃癌的有效率约为 65%，患者的中位生存期为 12.3 个月。国际多中心的临床研究也正在评价贝伐单抗联合化疗与单纯化疗的效果。从目前的结果看，虽然分子靶向药物治疗胃癌的毒性不大，但费用较高，疗效尚不确定，临床效果尚需要更多的数据来评价。

一些新的化疗药物与以往的药物作用机制不同，无交叉耐药，毒性无明显的重叠，因此有可能取代老一代的药物，或与老药联合。即便如此，目前晚期胃癌一线化疗的有效率仅为 30%～50%。化疗获益后，即使继续原方案化疗，中位 TTP 也仅为 4～6 个月。因此，化疗获益后的继续化疗，只能起到巩固和维持疗效的作用。在加拿大进行的一项对 212 名肿瘤内科医师关于晚期胃癌化疗效果看法的调查结果显示，仅 41%的医师认为化疗能延长患者的生存期，仅 59%的医师认为化疗能改善患者的生活质量。据文献报道，传统方案化疗对患者生存期的延长比最佳支持治疗仅多 4 个月，而以新化疗药物如 CPT-11，PTX 和 DTX 为主的方案，对生存期的延长比最佳支持治疗仅多 6 个月。一般说来，三药联合的化疗方案，如 ECF、DCF、PCF 和 FAMTX 等属于较为强烈的化疗方案；而单药或两药联合的化疗，如 PF(PTX＋5-FU)、CPT-11＋5-FU 和卡培他滨等是属于非强烈的方案。Meta 分析表明，三药联合的生存优势明显，如以蒽环类药物联合 PDD 和 5-FU 的三药方案与 PDD 和 5-FU 联合的两药方案比较，患者的生存期增加了 2 个月。但是含 PDD，EPI 或 DTX 的化疗方案，毒性相对较大。目前，晚期胃癌的临床治疗重点主要为以下两个方面：①控制肿瘤生长，提高患者生活质量，使患者与肿瘤共存。因此，在治疗方案的选择上，既要考虑个体患者的身体状况、经济状况，又要考虑所选方案的有效率、毒性的种类和程度，权衡疗效和毒性的利弊；②探索新的治疗方案，以达到增效减毒的作用。如 REAL-2 的Ⅲ期临床研究就是以标准的 ECF 方案作为对照，通过 2×2 的设计，综合权衡疗效和毒性后，得出以草酸铂替代顺铂、卡培他滨替代5-FU后组成的 EOX 方案效果最佳的结论。

胃癌治疗的理想模式是个体化治疗，包括个体化地选择药物的种类、剂量以及治疗期限等。最近，英国皇家 Mamden 医院对一组可以手术切除的食管癌、食管和胃连接处癌患者，进行了术前基因表达图谱与术前化疗及手术后预后的分析研究。35 例患者术前接受内镜取肿瘤组织作基因图谱分析，通过术前化疗，其中有 25 例接受了手术治疗。初步的结果显示，根据基因图谱预测预后好和预后差的两组患者的生存期差异有统计学意义($P<0.001$)，表明药物基因组学或蛋白质组学的研究是实现真正意义上胃癌个体化治疗的重要手段。

(二)放疗

胃癌对放疗不甚敏感，尤其是印戒细胞癌和黏液腺癌，不过，未分化、低分化、管状腺癌和乳头状腺癌还是有一定的敏感性。放疗包括术前、术中、术后放疗，主要采用钴或直线加速器产生 γ 射线进行外照射，多提倡术前及术中放疗。由于胃部的位置非常靠近其他重要的器官，在进行胃癌的放射治疗时，很难不会对其他的器官造成不良反应。在这种情况下，胃癌的放射治疗有严格的适应证与禁忌证，同时应在胃癌的放射治疗过程中服用中药来保护周围脏器。

适应证：未分化癌，低分化癌，管状腺癌、乳头状腺癌；癌灶小而浅在，直径在 6 cm 以下，最大不超过 10 cm;肿瘤侵犯未超过浆膜面,淋巴结转移在第二组以内,无周围脏器、组织受累。

禁忌证:因黏液腺癌和印戒细胞癌对放射治疗无效,故应视为禁忌证。其他禁忌证还包括癌灶直径>10 cm,溃疡深且广泛;肿瘤侵犯至浆膜面以外,有周围脏器转移。

从以上分析我们可以看出,放射治疗适用于胃癌早期,不适用于已有转移的中晚期。

1.术前、术中放疗

指对某些进展期胃癌,临床上可摸到肿块,为提高切除率而进行的术前局部照射。Smalley 等总结了胃的解剖特点和术后复发的类型,并提供了详细的放射治疗推荐方案。北京报道了一项Ⅲ期临床试验,360 例患者随机接受术前放疗再手术或单纯手术。两组患者的切除率为 89.5%和 79.4%($P<0.01$)。两组术后病理 T_2 分期为 12.9%和 4.5%($P<0.01$),T4 分期为 40.3%和 51.3%($P<0.05$),淋巴结转移分别为 64.3%和 84.9%($P<0.001$)。两组患者 5 年及 10 年的生存率分别为 30%对 20%,20%对 13%($P=0.009$)。这些数据提示术前放疗可以提高局部控制率和生存率。Skoropad 等报道,78 例可手术切除的胃癌患者随机接受单纯手术,或术前放疗(20 Gy/5 次)后再手术及术中放疗(20 Gy)。研究发现,对于有淋巴结侵犯及肿瘤侵出胃壁的患者,接受术前及术中放疗组的生存期显著优于单纯手术组。两组间在死亡率上无显著差异,提示术前放疗安全可行。关于术前放疗的大型临床研究资料有限,有待进一步的研究。

2.术后放疗及化疗

术后单纯放疗多数学者认为无效。有文献显示,术后单纯放疗未能提高生存率。术后放疗及化疗的设想合理,放疗可控制术后易发生的局部复发,化疗可以进行全身治疗,同时化疗能够起到放疗增敏的作用。5-FU是一个最常用于与放疗联合的化疗药物,与单纯放疗相比,前者能够提高胃肠道肿瘤患者的生存期。

为了彻底了解放疗及化疗在胃癌术后辅助治疗中的疗效,INT0116 试验于 1991 年被启动。研究中共入组 603 例患者。其中 85%有淋巴结转移,68%为 T_3 或 T_4 期病变。患者随机分为术后同步放疗及化疗组和单纯手术组($n=281$ 和 275)。单纯手术组接受胃癌根治性切除术,同步放疗及化疗组在根治性切除术后接受如下治疗:第 1 周期化疗,每天给予 5-FU 425 mg/m^2 和 CF 20 mg/m^2,连续用 5 天;4 周后再进行同步放疗及化疗,放疗总剂量为 45 Gy,分 25 次给予,每周 5 次,共 5 周。放疗范围包括瘤床、区域淋巴结和切缘上下各 2 cm。在放疗最初 4 天及最后 3 天连续给予上述化疗,放疗完全结束后 1 个月再给予以上化疗方案 2 周期。结果显示联合化放疗组的无病复发时间明显延长(30 个月 *vs* 19 个月 $P<0.001$),中位生存期明显延长(35 个月 *vs* 26 个月 $P=0.006$),3 年无复发生存率(48% *vs* 31%)和总生存率(50% *vs* 41%,$P=0.005$)均有提高。最常见 3～4 级的毒性反应为骨髓抑制(54%),胃肠道反应(33%),流感样症状(9%),感染(6%)和神经毒性(4%)。

无疑,INT0116 试验正式确立了放疗及化疗在胃癌术后辅助治疗中的地位。但是,该试验仍存在不少争议,焦点主要集中在以下几个方面。

其一,关于淋巴结的清扫范围。INT0116 中每例患者都要求进行胃癌 D2 淋巴结清扫术,但实际上仅 10%的手术达到该标准,36%为胃癌 D1 手术,54%为胃癌 D0 手术(即未将 N1 淋巴结完全清扫)。因而很多学者认为,术后放疗及化疗生存率提高可能是因为弥补了手术的不完全性,并由此提出胃癌 D2 淋巴结清扫后是否有必要接受辅助放疗及化疗的疑问。Hundahl 等在回顾性研究中收集了 INT0116 试验的完整手术资料,分层分析结果显示,术后放疗及化疗对提高胃癌 D0 或 D1 手术患者的生存率有益,而对胃癌 D2 手术后的患者并无帮助。然而,INT0116

试验中接受胃癌 D2 手术的患者极少，较小的样本量使分析结果缺乏说服力。Lim 等给予291 例 D2 手术的胃癌患者 INT0116 治疗方案，结果显示 5 年生存率和局部控制率比美国 INT0116 的研究结果更好。Oblak 等分析 123 例接受 INT0116 治疗方案的患者，其中 107 例行根治性(R0)切除，其 2 年局部控制率、无病生存率、总体生存率分别达 86%、65%和 73%。但上述两项研究缺乏对照组。生存率和局部控制率的提高是由于手术(D2 或 R0)、放疗及化疗或二者共同作用还不能肯定。韩国的一项多中心的观察性研究比较了 544 例 D2 术后接受放疗及化疗的胃癌患者与同期 446 例仅接受 D2 术胃癌患者的复发率和生存率。结果表明放疗及化疗组的中位总生存、无复发生存时间明显优于单纯手术组，分别为 95.3 个月对 62.6 个月($P=0.020$)，75.6 个月对 52.7 个月($P=0.016$)。二者的 5 年总体生存率、无复发生存率分别为57.1%对 51.0%($P=0.019\ 8$)，54.5%对47.9%($P=0.016\ 1$)，且放疗及化疗组的死亡风险降低了 20%。认为胃癌 D2 术后辅以放疗及化疗能提高生存率，减少复发。

第二个争议为，INT0116 试验方案的安全性，即术后放疗及化疗的毒性反应也受到关注。试验进行中近 75%的患者出现了>3 级的毒性反应，另有 17%的患者因毒性反应未能完成全部疗程。术后放疗及化疗是否安全？是什么因素使患者的耐受性下降？Tormo 和 Hughes 的两个临床研究认为 INT0116 的放疗及化疗方案是安全的，毒性反应可以接受。在 INT0116 试验中，放疗方法多为传统的前后野照射，射野计划很少基于 CT 定位。而现在采用的放疗方法常为多野照射，且使用 CT 进行放疗计划，这些措施必将减轻正常组织的毒性反应。

此外，一个争议为，INT0116 试验使用的化疗药物为静脉推注的 5-FU，之后的分析发现，5-FU 的使用并没有减少腹腔外的复发(放疗及化疗组及单纯手术组的腹腔外的复发率分别为 14%和 12%)。这就提示放疗及化疗带来的生存益处是由于放疗提高了局控率的结果。

在某种程度上，5-FU 充当了放疗增敏的角色而并未起到全身化疗的效果。当然，INT0116 试验设计于 20 世纪 80 年代，在当时静脉推注 5-FU 还是一个标准治疗。然而，单药 5-FU 在胃癌中的有效率太低，目前出现了很多有效率更高的化疗方案，可以作为更好的放疗增敏剂，及用于全身治疗。

同步放疗及化疗中是否有更好的化疗方案取代 FL/LV 方案，Leong 等在放疗同步 5-FU 输注治疗的前后使用 ECF 方案用于胃癌的辅助治疗，并采用多野放疗。3 或 4 级毒性反应发生率分别为 38%、15%，主要毒性表现为骨髓抑制(3～4 级发生率为 23%)，胃肠道反应(3 级发生率为 19%)。Fuehs 等在一个含 ECF 方案的同步放疗及化疗研究也观察到相似的毒性反应，3～4 级的粒细胞减少及胃肠道反应分别为 29%、29%。目前，一个大型的Ⅲ期临床研究(Trial 80101)正在进行。该研究将根治性胃癌切除术的患者随机分为两组，术后的辅助治疗分别 FU/LV+放疗(45 GY)/输注的5-FU+FU/LV方案及 ECF+放疗(45 GY)/输注的 5-FU+ECF。其结果值得期待。

(三)生物治疗

随着分子生物学、细胞生物学和免疫学等研究的进展，胃癌的治疗已形成了除以手术治疗为主，辅以放疗、化疗外，还包括生物治疗在内的综合治疗。

胃癌生物治疗主要基于以下几个方面：①给予免疫调节剂、细胞因子或效应细胞，调动或重建受损免疫系统。增强机体抗癌能力并提高对放、化疗的耐受；②通过各种手段。促进癌细胞特异抗原表达、递呈或对免疫杀伤的敏感性，增强机体抗癌的攻击靶向力与杀伤效率；③对癌细胞生物学行为进行调节，抑制其增殖、浸润和转移，促进其分化或死亡。

代表性的治疗方法有单细胞因子和多细胞因子疗法，IL-2/LAK疗法、TIL/IL-2疗法、单细胞抗体导向抗胃癌疗法、胃癌疫苗、主动性特异性免疫疗法及基因治疗。

1.免疫调节剂治疗

对免疫功能抑制程度较轻，一般状态较好者有一定疗效。具有代表性的免疫调节剂有卡介苗、K-432、短小棒状杆菌菌苗、左旋咪唑以及多糖类中的云芝多糖、香菇多糖等。能够非特异性提高胃癌患者单核-巨噬细胞活性与细胞因子产生，调动机体免疫系统，促进残存癌细胞的清除，减少复发与转移，支持进一步的放、化疗。

2.单克隆抗体及其交联物导向治疗

该疗法将单克隆抗体与化疗药物、毒素或放射性核素相偶联，利用抗体对癌细胞的特殊亲和力。定向杀伤癌细胞，适用于清除亚临床病灶或术后微小残存病灶，减少胃癌复发和转移。用于胃癌治疗研究的抗体主要针对其癌相关抗原或与细胞生物学行为相关的抗原。如癌胚抗原(CEA)、细胞膜转铁蛋白受体(TFR)、细胞膜表面Fas蛋白、与细胞恶性转化相关的表皮生长因子受体(EGFR)以及与癌组织血管形成密切相关的血管内皮生长因子(VEGF)及其受体等。但胃癌专一特异性抗体尚未发现。

目前，该疗法临床应用并不令人满意，原因可能有：鼠源性抗体，选择性不高及异源蛋白拮抗；胃癌抗原免疫性弱。异质性强致使单抗导向力降低；抗体半衰期短，与药物交联的稳定性及其生物活性间存在相互影响；抗体转运生理屏障与循环抗原封闭等。近年应用基因工程开发的人-鼠嵌合抗体、人源性单克隆抗体、单链抗体和双特异抗体等可显著提高对癌细胞的导向与亲和力。其临床效果尚有待观察。

3.细胞因子治疗

该方法适用于免疫功能损害较严重，外源性免疫调节剂已很难刺激机体产生免疫应答的患者。用于胃癌治疗的基因重组细胞因子主要有；白细胞介素-2(IL-2)、干扰素-α(IFN-α)。肿瘤坏死因子-α(TNF-α)、粒细胞集落刺激因子(G-CSF)、粒-巨噬细胞集落刺激因子(GM-CSF)。临床上多将细胞因子与放、化疗及其他生物疗法联用；也可在瘤内或区域内给药，以减轻毒副作用。细胞因子治疗研究目前多集中在：现有临床方案的改进；细胞因子结构的改良(分子修饰，提高生物活性、降低毒性)；通过分子生物学技术，构造出癌特异性抗体-细胞因子融合蛋白或细胞因子基因转移等。

4.肿瘤疫苗

免疫治疗是生物治疗的主要组成部分之一。肿瘤疫苗是肿瘤特异性的主动免疫治疗，其诱导的机体特异性主动免疫应答，增强机体抗肿瘤能力的作用在动物试验中取得了肯定，许多肿瘤疫苗已进入临床试验研究，显示出良好的前景。对于胃癌的免疫研究，将有助于胃癌综合治疗的实施、消灭残癌、预防复发与转移、提高患者的生活质量和生存率。胃癌的肿瘤疫苗主要有以下几种。

(1)肿瘤抗原肽疫苗：近年来，应用肿瘤相关抗原(TAA)或肿瘤特异性抗原进行主动免疫治疗的研究发展较快。由于免疫效应细胞识别的是由抗原呈递细胞吞噬、并经MHC分子呈递的肽段，因此免疫活性肽的发现为肿瘤主动免疫治疗提供了新的思路，出现了以不同抗原肽为靶点的肿瘤疫苗。

(2)胚胎抗原疫苗：癌胚抗原(CEA)是最早发现的TAA，属胚胎性癌蛋白，也是与胃癌相关的研究最多的TAA。Zaremba等对CEA肽联CAP1的部分氨基酸残基进行替换得到

CAP1-6D,其不仅能在体外致敏 CEA 特异的细胞毒性 T 淋巴细胞(CTL),在体内也能诱导 CEA 特异的 CTL,目前部分 CEA 疫苗已进入Ⅰ期临床试验。曾有研究表明:在胃癌组织中分别可在胞核,胞质中识别到特异性对抗黑色素瘤抗原基因(MAGE 基因)蛋白的单克隆抗体 77B 和 57B,且 MAGE 可在大多胃癌患者中发现,故其可作为特异性免疫治疗胃癌的靶基因。但亦有报道认为 MAGE 基因多发生于进展期胃癌的晚期,在肿瘤免疫治疗中的价值值得再考虑。国内也有报道,多为混合性多价疫苗。邵莹等研究发现,应用 MAGE-3-HLA-A2 肿瘤肽疫苗可诱导产生对表达 MAGE-3 胃癌细胞特异性 CTL,这种 CTL 对胃癌细胞杀伤力很强,具有临床应用价值。

(3)其他肿瘤抗原肽疫苗:应用肿瘤细胞裂解产物经生物化学方法可以提取出肿瘤细胞的特异性抗原肽,目前这方面的研究较多。Nabeta 等从胃癌提纯了一种肿瘤抗原,称为 F4.2(一种肽),经体内、外试验证实:应用 F4.2 肿瘤肽疫苗可以诱导产生抗胃癌的特异性 CTL 细胞,有望作为一种 HLA-A31 结合性肽疫苗用于胃癌治疗。

(4)独特型抗体疫苗:抗独特型抗体(AID)具有模拟抗原及免疫调节的双重作用,同时能克服机体免疫抑制,打破免疫耐受,故能代替肿瘤抗原诱发特异性主动免疫。目前学者已成功构建了拟用于胃癌治疗的抗独特型抗体。何凤田等应用噬菌体抗体库技术成功地将胃癌单克隆抗体 MG7 改造成抗独特型抗体的单链可变区片段(SeFv),因为抗独特型抗体的 SeFv 组成及功能域的排序理想足以模拟初始抗原来激发机体的抗肿瘤免疫反应,所以其研究为应用抗独特型抗体 ScFv 治疗胃癌创造了条件。抗独特型抗体在实际应用中也存在一些问题,如肿瘤抗原决定簇出现变化时会影响抗独特型抗体疫苗的效果;大量有效抗独特型抗体的制备过程还存在一定困难以及若使用人单抗则可出现人体杂交瘤细胞不稳定、产量低等现象。这些均需通过进一步的研究解决。

(5)病毒修饰的肿瘤细胞疫苗:德国癌症中心研究开发了新城鸡瘟病毒(NDV)修饰的自体肿瘤疫苗,是目前研究较多的一种病毒修饰肿瘤细胞疫苗。主要方法是将 NDV 病毒转染肿瘤细胞,待其增生后灭活作为疫苗皮下注射。现该治疗方法在全世界范围内多中心多种癌症的临床治疗研究中取得了良好的效果,在胃癌也有应用,疗效亦较满意。

(6)树突细胞(DC)肿瘤疫苗:树突细胞(DCs)即是体内最有效的专业抗原提呈细胞,也是抗原特异性免疫应答的始动者,具有摄取、加工、呈递抗原至 T 淋巴细胞的能力,表达高水平的 MHCⅠ,Ⅱ和 CD80,CD86 等共刺激分子,在免疫应答中起关键作用。以 DCs 为基础的各种疫苗在胃癌免疫治疗中取得了很大的成就。

临床采用外周血单个核细胞及自体肿瘤抗原在体外制备 DCs 疫苗,采用临床随机对照研究将50 例胃癌术后患者随机分为两组,对照组予以常规化疗;疫苗治疗组常规化疗 2 周后进行 DCs 疫苗皮下注射,每周1 次,共 4 次。在治疗前后相应各时相点采取患者外周血检测白细胞介素-12(IL-12)、IL-4 及干扰素 γ(IFNγ)的水平。结果疫苗治疗组患者 DCs 注射前及注射后 2 周、4 周和 8 周的外周血 IL12 的水平分别为(37±4)pg/mL,(68±6)pg/mL,(96±12)pg/mL 和(59±9)pg/mL;IFNγ 的水平分别为(61±12)pg/mL,(134±19)pg/mL,(145±20)pg/mL 和(111±15)pg/mL;IL4 的水平分别为(55±7)pg/mL,(49±6)pg/mL,(46±5)pg/mL 和(50±8)pg/mL。而常规治疗组患者外周血 IL-12,IFN-γ 及 IL-4 的水平分别为(39±7)pg/mL,(45±9) pg/mL,(44±10) pg/mL,(44 ± 6) pg/mL;(63±10)pg/mL,(61±13)pg/mL,(62 ±11)pg/mL,(61±7)pg/mL;(52 ± 11) pg/mL,(55 ± 9) pg/mL,(53 ± 10) pg/mL,

(55±8)pg/mL。疫苗治疗组患者外周血 IL-12 及 IFN-γ 水平在疫苗治疗后明显提高,与同期正常对照组相比差异有显著意义($P<0.05$)。结论 DCs 疫苗可提高胃癌患者术后外周血 IL-12 的水平,并促进 T 细胞向 Th_1 方向发展,临床应用无明显不良应。

Sadanaga 等用负载 MAGE-3 肽的自身 DCs 治疗 12 例胃肠道肿瘤(胃癌 6 例),患者临床表现均有改观。其中 7 例患者的肿瘤标记物表达下降,3 例患者肿瘤有消退现象,未发现毒副作用,表明用 DCs 负载肿瘤 MAGE-3 治疗胃肠道肿瘤安全有效。目前,DC 作为体内最强的抗原呈递细胞,是肿瘤治疗的研究热点,以 DCs 为中心的肿瘤疫苗是否能给胃癌生物治疗开辟新途径尚需深入研究,尤其是更深入的临床应用研究,相信 DC 肿瘤疫苗必将给胃癌的治疗带来新的曙光。

(7)DNA 疫苗。目前,一项国家自然科学基金资助项目—构建以胃癌 MG7-Ag 模拟表位为基础的 DNA 疫苗,在第四军医大学西京医院全军消化病研究所完成。这项研究成果为胃癌的免疫治疗提供了一条新途径。胃癌 MG7-Ag 是西京医院全军消化病研究所发现的一种特异性较好的胃癌标记物,并已初步证实可以诱导抗肿瘤免疫。研究人员希望能利用 PADRE 高效辅助作用的 DNA 疫苗制备容易,诱导免疫持久、广谱的特点,研制出一种新型的胃癌疫苗应用于胃癌免疫治疗。

(四)营养治疗

恶性肿瘤患者多存在营养不良。营养不良既是癌症的并发症,又是使其恶化造成患者死亡的主要原因之一,因此,癌症患者需要营养支持以改善其生活质量。其基本方法有胃肠内营养及胃肠外营养两种。全胃及近端切除术后患者术后经肠内营养支持治疗方便、有效、安全、可靠。能改善术后患者的营养状态,在临床上有很好的应用价值。

肠内营养制剂有管饲混合奶及要素饮食两种。由于管饲混合奶渗透压及黏度高,需要肠道消化液消化。不适合术后早期肠内营养支持。要素饮食具有营养全面,易于吸收、无须消化、残渣少、黏度低及 pH 适中等特点。临床应用要素饮食过程中,未出现由于营养制剂所导致的水、电解质失衡及肠痉挛等。说明术后应用要素膳进行肠内营养治疗是一种安全、可靠的方法。因而术后早期肠内营养的制剂以要素膳为首选。

关于肠内营养开始时间及滴速的选择,Nachlas 等认为胃肠道术后短期功能障碍主要局限于胃、结肠麻痹,其中胃麻痹 1~2 天,结肠麻痹 3~5 天,而小肠功能术后多保持正常。近年来,有不少学者提倡术后早期(24 小时后)即开始肠内营养。临床采用术后 48 小时后滴入生理盐水 200 mL,如无不良反应,即于术后 72 小时开始逐渐增加滴入总量、速度及浓度直至达到需要量。由于术后患者处于应激状态,患者在大手术后的急性期内分解代谢旺盛,机体自身的保护性反应使机体动员体内的蛋白质、脂肪贮存来满足急性期代谢需要。因而,此时机体的代谢状况较混乱,不宜过早给予肠内营养支持。术后 72 小时开始为佳,这与山中英治的观点一致。

肠内营养滴注速度以 30 mL/h 的滴速开始,以后逐渐增加至 100~125 mL/h,此后维持这一速度。根据患者的耐受情况,逐步增加灌注量。全组患者在营养治疗过程中虽早期出现轻度腹胀,在继续滴注过程中腹胀均逐渐减轻,且未出现较严重的腹泻。因此,我们认为术后短期进行肠内营养治疗时,滴入速度及浓度应遵循循序渐进的原则,只要使用得当,多可取得较满意的效果。

(五)中西医结合治疗

采用化疗与中药扶正抗癌冲剂治疗Ⅲ~Ⅳ期胃癌患者,术后 5 年生存率达 73.8%,中位生存期为(54.8±3.18)个月,明显高于单纯化疗。通过中西医结合达到治疗胃癌的最佳疗效。

(孔 晶)

第三节 原发性肝癌

原发性肝癌(简称肝癌)高发于非洲东南部和亚洲,发病率已超过50/10万人。最近的流行病学调查结果显示,即使在西方国家,其发病率和病死率均有所增加。我国是肝癌的高发区,与低发区相比,其发病年龄较轻且病情进展较快。导致肝癌的主要危险因素包括乙型肝炎病毒感染、长期接触黄曲霉毒素、饮水污染、酒精性肝硬化等(表6-1)。

表6-1 导致原发性肝癌的危险因素

危险因素	观察事项
慢性肝损伤	在北美与南美的肝癌患者中,22%~60%与之有关
肝硬化	在亚洲和非洲的肝癌患者中,60%~90%与之有关
慢性乙型肝炎感染	增加发生肝癌的机会;在全世界肝癌患者中,20%~90%有持续性病毒感染
黄曲霉毒素	与非洲和亚洲的肝癌病因学有关
乙醇中毒	与肝癌病因有关,但两者关系不及酒精摄取与口腔、喉、食管等癌的关系密切,可能是乙型肝炎病毒的促癌物
慢性胆汁外流梗阻	非洲患者20%与之有关,并在日本病例中证实
男性	大多数肝癌病例见于男性,提示与内分泌有关

我国很多年前就提出改水(饮用深井水代替塘水)、防霉(改吃面粉、大米代替玉米)、和防肝炎(乙肝疫苗接种)等预防措施。同时开展普查,争取早期发现、早期诊断、早期治疗。其后,在治疗上强调综合治疗原则,早期手术切除或肝移植、中晚期也尽量采取动脉栓塞、局部消融、化疗及生物治疗等措施,使治愈率不断提高。我国肝癌研究水平已达到国际领先地位。

一、病理和病理分型

(一)病理

1.大体分型

(1)巨块型:多见。

(2)结节型:多见。

(3)弥漫型:少见。

2.组织学分型

(1)肝细胞型:多见,约占90%。

(2)肝胆管型:较少见且预后较好。

(3)混合型:较少见。

(二)临床分型

1.单纯型

临床和化验均无明显肝硬化表现。

2.硬化型

临床和化验均有明显肝硬化表现。

3.炎症型

病情发展快,伴有持续性癌性高热或谷丙转氨酶持续增高1倍以上。

二、分期

(一)临床分期

Ⅰ期:无明显肝癌症状和体征。

Ⅱ期:超过Ⅰ期标准而无Ⅲ期证据。

Ⅲ期:有明确恶病质、黄疸、腹水或肝外转移之一。

(二)TNM分期

1.原发肿瘤(T)

T0:无原发肿瘤。

T1:≤2 cm之孤立结节,无血管侵犯。

T2:≤2 cm之孤立结节,血管侵犯;或多个局限于一叶≤2 cm结节,未侵犯血管,或单个>2 cm结节,无血管侵犯。

T3:>2 cm孤立结节,侵犯血管;或多个≤2 cm结节局限一叶,侵犯血管;或一叶内多个>2 cm结节,有或无血管侵犯。

T4:多个结节,超出一叶;或侵犯门静脉主支或肝静脉。

2.淋巴结(N)

N0:无局部淋巴结转移。

N1:有局部淋巴结转移。

3.远处转移(M)

M0:无远处转移。

M1:有远处转移。

(三)肝硬化Child-Pugh分级

肝硬化Child-Pugh分级见表6-2。

表6-2 肝硬化的Child-Pugh分级

项目	A级	B级	C级
血清总胆红素	<2	2~3	>3
清蛋白	>3.5	2.8~3.5	<2.8
腹水	无	轻度,可控制	顽固性腹水
肝性脑病	无	轻度	重度
凝血酶原时间	<4秒	4~6秒	>6秒
延长	(<1.7)*	(1.7~2.2)	(>2.2)

注:*国际标准化比值(INR)。

三、诊断

肝癌早期缺乏特异性症状,除普查外,难以发现,待查出肝区疼、腹块、腹胀、消瘦、黄疸等症状时，则多属中晚期，90%患者已失去手术切除可能。肿瘤标记物甲胎蛋白（AFP）检测，其阳性率为60%。超声显像、CT、MRI、肝动脉造影及PET等相继问世，对定位、定性有极大的帮助。但确诊肝癌的国际标准仍需细胞学或病理诊断。

肝癌在高发区和低发区的临床症状有所不同，其特点见表6-3。

表6-3　原发性肝癌的临床特点

临床表现	高发区	低发区
症状持续时间	通常短，尤其在年轻黑人	可能无症状
腹部疼痛或不适	70%～90%	59%～70%
厌食与消瘦	常见	常见
继发于肿瘤破裂出血	10%～20%	<10%
肝硬化	60%～80%	60%～80%
肝硬化进展为肝癌	50%以上	5%～10%
肝硬化类型	多数为大结节型	多数为小结节型
AFP>400 ng/mL	70%～85%	30%～60%

四、治疗

（一）综合治疗原则

综合治疗原则见图6-1。

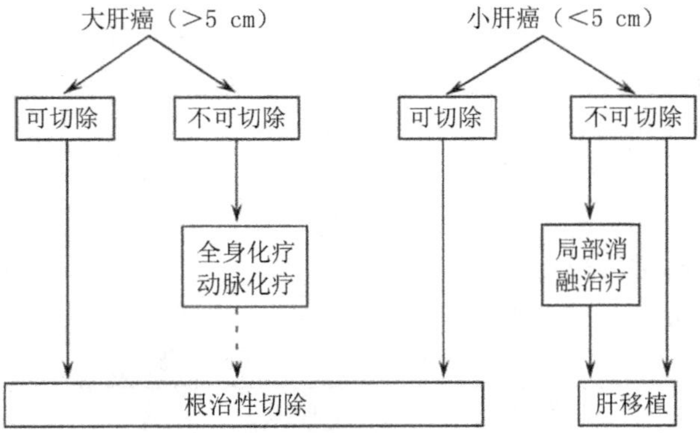

图6-1　临床肿瘤学会推荐原发性肝癌治疗策略

1. Ⅰ期

尽可能手术切除，因故不能切除者可行肝移植或局部非切除手术疗法。术后酌情加辅助化疗。

2. Ⅱ期

手术（切除或非切除）和/或放疗、动脉内给药等综合治疗。选择病例行二期手术切除。

3. Ⅲ期

以生物靶向或中医药物治疗为主，Child-Pugh分级A-B级可行全身化疗。

（二）手术治疗

肝癌主要治疗手段为手术切除，早期术后1年、3年及5年生存率分别为80%～92%、

61%～86%和41%～75%。但90%肝癌患者因肿瘤较大或肝硬化而失去手术机会，对于因肿瘤偏大而不能切除者，可先使用局部治疗，如肝动脉插管化疗加栓塞，待肿瘤缩小后争取二期切除，5年生存可达30%～50%。因肝硬化严重而不能切除的小肝癌，如单个肿瘤大小2～5 cm或多个肿瘤之和<3 cm者，可选择肝移植，术后5年生存可达78%～80%。非切除的姑息性治疗，5年生存不到10%。

(三)放疗

正常肝脏细胞对放射线敏感，而肝癌细胞则有一定敏感性，需>4 000 cGy才可能得到较好的局部控制，近年来改进放射技术，如采用χ刀、适形及调强等方法，可取得较好的近期效果。同位素钇-90动脉内靶向放疗也正在临床观察中。

(四)局部消融疗法

近年来，无水乙醇局部注射、射频消融、微波固化、激光消融等疗法已广泛用于临床，可起到控制局部肿瘤、缓解症状等作用，但仅对肿瘤<5 cm的肝癌效果较好，可作为不能接受手术切除小肝癌的治疗选择。

(五)内科治疗

1.全身化疗

尽管多数临床常用的抗肿瘤药物均曾试用于肝癌的治疗，但有效的不多。比较常用的药物有5-Fu、ADM、DDP和MMC，大组临床报告部分缓解率均在20%以下。近年一些新药用于肝癌的治疗取得一定的疗效，如卡培他滨(CAP)单药有效率为13%、GEM为18%、CPT-11为7%。我国应用斑蝥制剂和三氧化二砷治疗肝癌也有一定的姑息作用，多数患者治后症状有所减轻。但总的来看，全身化疗对肝癌的疗效不理想，因此，只有在以下适应证时才考虑行全身化疗：肝外转移；肝局部病变无法行手术、局部消融疗法或肝动脉内插管栓塞化疗；门静脉主干癌栓；一般状况KPS>70；肝功能指标总胆红素小于正常上限、清蛋白>30 g/L、INR<1.4。

2.联合化疗

联合化疗对肝癌的疗效有所提高(表6-4)，虽然尚不是很理想，但近年有病理达完全缓解的报道，例如，有学者报道，DDP+5-Fu+干扰素(IFN)方案连续4天给药治疗50例不能手术的肝癌患者，有效率为26%、中位生存时间为8.9个月、13例有效病例中9例变为可手术，并有3例术后病理证实达到完全缓解。

表6-4　联合化疗对原发性肝癌的疗效

报告人	方案	例数	部分缓解率(%)
Balkson	ADM+5-Fu	38	13
Uawasdi	MMC+5-Fu	13	38
Falkson	ADM+5-Fu+Me-CCNU	38	21
Bezwoda	ADM+VM-26+5-Fu	38	16
Patt	ADM+DDP+5-Fu+IFN	20	10
Leung	DDP+5-Fu+IFN	50	26
Noy	ADM+FUDR+IFN	20	10
Yeo	ADM+DDP+5-Fu+IFN	90	20

3.动脉化疗

由于肝癌对全身化疗不敏感，所以多数患者不适于全身化疗，而应尽可能通过动脉给药提高疗效。近20多年来由于介入影像技术的迅速发展，动脉内介入治疗已经形成了一个新的医学分支。经肝动脉导管化疗栓塞（TACE）或TACE加门静脉栓塞，使有效率大为提高，生存期也有改善，已被临床广泛应用，TACE不但用于晚期无法切除的患者，也用于术后或肝移植后的辅助治疗，或与射频消融等非手术疗法联合应用。其成功的基础在于除提高局部化疗药物浓度外，还在于其特殊的血供，肝肿瘤的血流90%～95%来自肝动脉，而正常肝组织则75%～80%来自门静脉，栓塞后将肿瘤主要血供阻断，使肿瘤坏死，而正常肝脏能够代偿不会导致肝功能异常。

全身化疗的结果对动脉化疗有参考价值，动脉化疗最常用的单药仍为ADM或表柔比星（EPI），联合有DDP＋ADM＋MMC、EPI＋MMC＋5-Fu、EPI＋羟喜树碱（HCPT）等方案。目前临床常用的栓塞剂包括超液化碘油、吸收性明胶海绵及海藻微球等。动脉注射的药物最好的剂型是颗粒，既有栓塞作用，又可持续化疗，实验证明动脉内输注DDP加微球后，肿瘤组织内药物浓度比单用DDP高4倍。

虽然TACE得到世界范围内的应用，但仍有值得进一步研究的课题，如动脉栓塞是否完全、最佳的药物联合及最佳的栓塞剂型等。有学者正在研究将ADM吸附或黏滞在磁微粒上然后从动脉注入，并在体外应用磁场将其固定在肝脏病变周围，一旦磁吸附的ADM被注射并滞留肿瘤所在区域后，便渗透出血管壁并进入周围组织，ADM即可脱离磁微粒，作用于肿瘤细胞，从而为肝癌患者提供更安全有效的治疗。

4.生物靶向治疗

早年采用白介素-2、IFN及肿瘤坏死因子等生物反应调节剂治疗肝癌，疗效不甚理想。近年由于靶向治疗药物的问世，已用于肝癌的临床研究。Schwartz等报道，抗血管生成药物贝伐单抗治疗12例肝癌患者，其中1例达部分缓解；反应停治疗肝癌客观有效率为5%。Philip等报道，上皮生长因子受体抑制剂埃罗替尼治疗肝癌客观有效率为10%。多靶点信号传导抑制剂索拉非尼Ⅱ期临床试验报告，对肝癌有效率为9%。我国自行研制的超短肽新药如酪丝亮肽、尿多酸肽已通过临床Ⅲ期试验证实对肝癌有一定的客观疗效，并能改善患者的生活质量。由上可见，靶向治疗无疑是肝癌全身治疗的新方向，如何与其他治疗手段联合应用值得进一步临床研究。

（张洪伟）

第四节 胆 管 癌

胆管癌是指原发于胆管上皮细胞的恶性肿瘤，按照部位分为肝内胆管癌、肝门区胆管癌和肝外胆管癌。胆管癌较少见，占胆道手术的0.3%～1.8%。在欧美胆囊癌为胆管癌的1.5～5.0倍，日本则胆管癌多于胆囊癌。发病男女之比为（1.5～3.0）∶1。发病年龄多为50～70岁，但也可见于年轻人。

胆管癌的病因尚不清楚，胆道慢性感染与其发病可能有关，包括中华分枝睾吸虫感染、幽门螺杆菌感染、胆结石等。另外，胆总管囊肿、溃疡性结肠炎等因素可能增加胆管癌发病的危险。

丙型肝炎病毒的感染可能与肝内胆管细胞癌有一定的关系。

一、临床表现

（一）症状

肝内胆管癌早期往往无症状，或仅仅表现为食欲缺乏、消瘦、低热、上腹不适。肝门区和肝外胆管癌则以胆道梗阻为主要表现，临床表现为黄疸、瘙痒、尿色加深、白陶土样便等。如合并胆结石及胆道感染，可有畏寒、发热等，且有阵发性腹痛及隐痛。

（二）体征

体格检查可见肝大、质硬。如为胆总管下端部，则可扪及肿大的胆囊。如肿瘤破溃出血，可有黑便或大便潜血试验阳性、贫血等表现。

二、诊断依据

应当结合患者的临床表现、实验室检查、影像学检查和组织病理学等进行胆管癌的诊断和鉴别诊断。

（一）实验室检查

1.胆红素

梗阻性黄疸表现为总胆红素升高，以直接胆红素升高为主。

2.肝功能

肝功能异常，以碱性磷酸酶和谷氨酰转肽酶升高为主。

3.肿瘤标志物

癌胚抗原和 CA19-9 等肿瘤糖链抗原升高，但特异性不强，升高的患者可作为肿瘤的动态监测指标。

（二）影像学检查

1.超声检查

B 超检查简便无损伤可反复使用，是首选检查方法。B 超检查可显示扩张的胆管梗阻的部位，由于胆管扩张发生在黄疸之前，B 超具有诊断早期胆管癌的价值。

2.CT 和 MRI

CT/MRI 扫描对胆管癌敏感性和特异性较高。增强 CT/MRI 可以发现肝内外胆管癌的大小、肝内转移、远处转移和周围淋巴结转移。磁共振胰胆管造影（magnetic resonance cholangio-pancreatography，MRCP）可帮助区分良恶性病变，了解肿瘤浸润程度、门脉受侵和淋巴结转移情况。

3.胆管造影

经皮穿刺肝胆管成像（percutaneous transhepatic cholangiography，PTC）是诊断肝门和肝外胆管癌的主要方法，它能显示胆管癌的位置和范围，确诊率可达 94%。PTC 和经内镜逆行胆胰管成像（encoscopic retrograde cholangio-pancreatography，ERCP），可显示梗阻远端胆管，显示肝内胆管和胆总管是否受侵犯，同时通过获得的引流液进行细胞学检查明确诊断。在诊断的同时，进行外引流和支架置入的内引流，解除局部梗阻、使黄疸消退，也为下一步的手术创造条件。

三、病理

(一)大体部位分类

在解剖学上根据癌发生的部位分为肝内胆管癌、肝门区胆管癌(位于左右肝管汇合部位,又称为 Klatskin 瘤)和肝外胆管癌。

(二)胆管癌的组织学类型

90%是腺癌。根据癌细胞的类型、分化程度及癌组织生长方式可分为以下 6 型:乳头状腺癌、高分化腺癌、低分化腺癌、未分化癌、印戒细胞癌和鳞状细胞癌。

肝内胆管癌的转移以肝内转移为主,常合并门脉癌栓。肝外胆管癌发生转移主要是沿胆管壁向上向下浸润直接扩散,肝门部淋巴结和腹腔其他部位的淋巴结转移,血行转移可见于晚期,一般较少。

四、分期

目前常用 AJCC 分期。

(一)肝内胆管癌

1.肝内胆管癌分期

肝内胆管癌分期见表 6-5。

表 6-5 肝内胆管癌分期

分期		描述
T 分期(原发肿瘤)		
T_x		原发肿瘤无法评价
T_0		无原发肿瘤的证据
T_{is}		原位癌,导管内癌
T_1		肝内单发肿瘤,没有侵犯血管
T_2		
	T_{2a}	单发肿瘤,侵犯血管
	T_{2b}	多发肿瘤,侵犯或未侵犯血管
T_3		肿瘤穿透脏腹膜,或直接侵犯肝外器官
T_4		肿瘤沿着肝内胆管周围广泛浸润
N 分期(区域淋巴结)		
N_0		无局部淋巴结转移
N_1		有局部淋巴结转移
M 分期(远处转移)		
M_0		无远处转移
M_1		有远处转移

2.肝内胆管癌分期标准

肝内胆管癌分期标准见表 6-6。

表 6-6　肝内胆管癌分期标准

分期	T	N	M
0	T_{is}	N_0	M_0
Ⅰ	T_1	N_0	M_0
Ⅱ	T_2	N_0	M_0
Ⅲ	T_3	N_0	M_0
$Ⅳ_A$	T_4或 T	N_0或 N_1	M_0或 M_0
$Ⅳ_B$	任何 T	任何 N	任何 M_1

(二)肝门区胆管癌

1.肝门区胆管癌分期

肝门区胆管癌分期见表 6-7。

表 6-7　肝门区胆管癌分期

分期	描述
T 分期(原发肿瘤)	
T_x	原发肿瘤无法评价
T_0	无原发肿瘤的证据
T_{is}	原位癌
T_1	肿瘤局限于胆管内,未侵及肌层或纤维层
T_2	
T_{2a}	肿瘤侵出胆管壁达到周围脂肪组织
T_{2b}	肿瘤侵犯邻近的肝脏实质
T_3	肿瘤侵犯门脉或者肝动脉的一侧分支
T_4	肿瘤直接侵犯门脉主干或者门脉的双侧分支;或者侵犯肝动脉;或者双侧二级胆管;或者肿瘤侵及单侧二级胆管和对侧门脉或者肝动脉
N 分期(区域淋巴结)	
N_0	无局部淋巴结转移
N_1	有局部淋巴结转移(包括沿着胆管、肝管、肝动脉和门脉周围的淋巴结)
N_2	转移到主动脉、下腔静脉、肠系膜上动脉和/或腹主动脉周围的淋巴结
M 分期(远处转移)	
M_0	无远处转移
M_1	有远处转移

2.肝门区胆管癌分期标准

肝门区胆管癌分期标准见表 6-8。

表 6-8　肝门区胆管癌分期标准

分期	T	N	M
0	T_{is}	N_0	M_0

续表

分期	T	N	M
Ⅰ	T_1	N_0	M_0
Ⅱ	$T_{2a\sim b}$	N_0	M_0
Ⅲ$_A$	T_3	N_0	M_0
Ⅲ$_B$	$T_{1\sim3}$	N_1	M_0
Ⅳ$_A$	T_4	$N_{0\sim1}$	M_0
Ⅳ$_B$	任何 T	N_2或任何 N	M_0任何 M_1

(三)肝外胆管癌

1.肝外胆管癌分期

肝外胆管癌分期见表 6-9。

表 6-9　肝外胆管癌分期

分期	标准
T 分期(原发肿瘤)	
T_x	原发肿瘤无法评价
T_0	无原发肿瘤的证据
T_{is}	原位癌
T_1	肿瘤局限于胆管内
T_2	肿瘤侵出胆管壁
T_3	肿瘤侵犯邻近的器官,包括胆囊、胰腺、十二指肠,但未累及腹主动脉和肠系膜上动脉
T_4	肿瘤侵犯到腹主动脉,或者肠系膜上动脉
N 分期(区域淋巴结)	
N_0	无局部淋巴结转移
N_1	有局部淋巴结转移
M 分期(远处转移)	
M_0	无远处转移
M_1	有远处转移

2.肝外胆管癌分期标准

肝外胆管癌分期标准见表 6-10。

表 6-10　肝外胆管癌分期标准

分期	T	N	M
0	T_{is}	N_0	M_0
Ⅰ$_A$	T_1	N_0	M_0
Ⅰ$_B$	T_2	N_0	M_0
Ⅱ$_A$	T_3	N_0	M_0
Ⅱ$_B$	$T_{1\sim3}$	N_1	M_0
Ⅲ	T_4	任何 N	任何 M_0

续表

分期	T	N	M
Ⅳ	任何 T	任何 N	任何 M_1

五、治疗原则

(一)化疗

1.辅助化疗或辅助放化疗

术后辅助化疗缺乏大规模的临床研究数据，2011 年美国国立综合癌症网络指南推荐肝内胆管癌术后切缘阴性的患者进行观察或者参加临床研究，切缘阳性者需要多学科综合讨论，可考虑二次手术、射频消融、化疗或者同步化放疗等治疗。肝门区和肝外胆管癌术后切缘阴性且淋巴结阴性的患者，可选择单纯观察、参加临床研究、辅助化疗或者同步化放疗；肝门区和肝外胆管癌 $T_2 \sim T_4$(肿瘤侵犯到胆管壁及以外)；或 N+；或 R1 切除的患者，术后需要多学科综合讨论进行个体化治疗，包括辅助化疗或者同步化放疗。胆管癌常用的辅助化疗为 5-FU 或者吉西他滨为主的方案。

2.晚期胆管癌的化疗

治疗以全身化疗为主，对一般情况较好的患者推荐联合化疗。2009 年英国多中心、随机对照Ⅲ期临床研究 UKABC-02 研究比较了吉西他滨单药与吉西他滨联合顺铂(GP)方案对晚期胆系肿瘤的疗效。324 例患者中位随访 6.1 个月的结果显示，GP 组与单药组的中位 OS 分别是 11.7 个月和 8.2 个月(HR＝0.68，P＝0.002)，GP 组死亡风险减低了 32%。GP 组与单药组的中位 PFS 分别是 8.5 个月和 6.5 个月(HR＝0.70，P＝0.003)。两组毒副作用相似，GP 组的中性粒细胞减少发生率稍高于单药组。GP 方案在延长生存期上显著优于吉西他滨单药化疗，目前成为晚期胆管癌的标准一线方案。其他常用的化疗方案还有：吉西他滨联合奥沙利铂、吉西他滨联合 5-FU/卡培他滨。对于一般状况差的患者，可选择单药 5-FU 或者吉西他滨化疗。在化疗联合靶向治疗方面，2011 年美国临床肿瘤学会韩国报道了 268 例局部晚期无法手术或者远处转移的胆管癌、胆囊癌和壶腹癌患者，随机进入吉西他滨联合奥沙利铂±厄洛替尼两组，结果发现，180 例胆管癌患者联合靶向治疗后 PFS 延长(5.9 个月 *vs* 3.0 个月)，结果有统计学意义。

(二)放疗

术后放疗对胆管癌有一定减少术后复发的作用，可采用 5-FU 进行同步化放疗。2011 年美国国立综合癌症网络指南推荐肝内胆管癌 R1 或者 R2 切除的患者可以选择术后 5-FU 同步放疗。肝外胆管癌术后无论切缘是否阳性，有无淋巴结转移均可选择术后 5-FU 同步化放疗。复发或者局部晚期胆囊癌可进行局部姑息放疗及 5-FU 同步化放疗。

(三)其他治疗

国外有研究报告晚期肝内胆管癌采取光动力治疗，可以联合支架植入术。

六、随访和监测

胆管癌患者术后每 3 个月随访 1 次，最长 6 个月进行癌胚抗原、CA199 检测和影像学检查。连续 2 年后，改为 6 个月随访 1 次，每 12 个月 1 次检查。

七、预后

胆管癌患者预后不良，5 年生存率低。文献报道 647 例肝内胆管癌术后 T_1、T_2、T_3 的 5 年总生存率分别为 35%、20%和 5%左右。

（左安华）

第五节 胰 腺 癌

胰腺癌是指发生在胰腺腺泡或导管腺上皮的恶性肿瘤，是消化系统恶性程度很高的一种肿瘤。胰腺癌被称为“癌中之王”，在国际医学界被列为“21 世纪顽固堡垒”，近年来其发病率呈明显上升趋势，大约每 10 年增加 15%。胰腺癌中最常见的是胰头癌，占 60%～80%，多发生在 40 岁以上，男性多于女性，比例为(2～4)∶1。胰腺癌起病隐匿，无特异症状，早期诊断困难，病情发展快，手术切除率低，手术并发症多，预后很差。但是随着影像学的发展，血清肿瘤标志物的检测，早期病例的发现以及手术操作的进步，手术切除率有所提高，手术并发症有所降低以及术后综合治疗措施的应用等，5 年生存率也有所提高。

尽管如此，现在胰腺癌的早期诊断率还很低，收治的患者中大多已进入中、晚期，治疗效果很差，胰腺癌仍然是对外科医师的一个挑战。如何发现早期小胰腺癌是研究的热点和努力方向。

一、发病率

多年前就有胰腺癌的报道。随着时间的推移，胰腺癌的发病率呈不断上升趋势，目前已占癌肿的第十位，是消化系统中常见的恶性肿瘤之一。在日本胰腺癌的发病率也有明显上升，男性上升 3 倍，女性上升 2.9 倍，近 200 年内已增加 5 倍。美国近 20 年来也增加 3 倍，每年大约有28 000新病例，在全部癌肿新增病例中占 2%。胰腺癌已占癌肿死亡原因的第五位(仅次于肺癌、大肠癌、乳腺癌和前列腺癌)，占全部癌肿死亡男性的 5%，女性的 6%。世界统计结果，芬兰、新西兰、日本、加拿大、美国和英国等为高发国家，而波多黎各、哥伦比亚、巴西、印度、科威特和中国香港地区等为低发国家或地区。世界部分国家或地区胰腺癌平均每年发病率为 5/10 万人。中国肿瘤防治办公室统计表明，我国部分城市的胰腺癌发病率平均为 5.1/10 万，已接近西方发达国家。

胰腺癌的发病率随着年龄而增加，以 40～70 岁为最常见，大约占总数的 87.6%。男性病例(67%)多于女性(33%)，男性与女性之比为(1.5～2.0)∶1，而 20 世纪 90 年代女性发病率也在不断上升，男女之比为 1∶1，可能与女性吸烟人数增加有关。

二、致病因素

虽然胰腺癌和壶腹部癌的具体发病原因至今尚不清楚；但是有些因素，尤其是与胰腺癌的发病有密切关系。

(一)吸烟

大样本调查研究结果表明,吸烟者胰腺癌的发病率比不吸烟者高1.5倍。随着吸烟量的增加,发病率也随之增高;若每天吸烟量多出1包,其发病率在女性高出2倍,而在男性则高出4倍。Robert M.Beazley也认为虽然胰腺癌的高危人群尚不能清楚确定,但是抽烟比不抽烟者的发病率高2.6倍。吸烟者的发病年龄也比不吸烟者提早10～15年。

(二)饮食

经调查显示胰腺癌的发病与长期摄入高热量饮食有关。多摄入富含脂肪和蛋白质食物、油炸食物和低膳食纤维食物,均可增加胰腺细胞的更新和胰腺细胞对致癌物质的敏感性,促进胰腺癌的发生。多摄入新鲜水果和蔬菜可减低致癌危险。

(三)糖尿病

统计胰腺癌患者中80%的病例患有糖尿病,而糖尿病患者中胰腺癌的发病率又比健康成人高出2～4倍,尤其是女性患者可更高,说明糖尿病可能是与胰腺癌发病因素有关。

(四)慢性胰腺炎

因为慢性炎症过程的反复刺激,可导致胰腺导管狭窄、梗阻,胰液潴留,小胰管上皮增生以致癌变。若有胰管结石、组织钙化,可能性就更大。

(五)胃切除手术或恶性贫血者

胃酸可抵抗致癌物质,缺乏胃酸者发病率可增加2～3倍。

(六)饮酒和咖啡

曾一度被少数研究认为与胰腺癌发病有关,但多数研究未能证实其有关系。

(七)遗传与基因突变

大多数胰腺癌的发病是散在性的,但是近代分子遗传学研究发现20%～50%病例有继承性遗传缺陷。在人类所有肿瘤中最常见的是抑癌基因*p53*和*p16*的突变。90%胰腺癌患者有*p16*基因突变,50%～75%有*p53*基因突变,50%有*DPC4*基因突变。

三、病理变化

(一)部位

常见于胰头颈部,占66%～70%;胰体尾部次之,占20%～25%;局限在尾部者占5%～10%;全胰仅占6%～8%。

(二)组织分类

大体肉眼检查这种肿瘤质硬、切面呈淡褐色。根据其组织来源分以下3类。

(1)胰管上皮细胞发生的胰腺导管癌:约占90%,主要是高、中、低分化腺癌,其次有鳞腺癌、巨细胞癌和黏液癌。

(2)由腺泡细胞发生的腺泡细胞癌:占4%。

(3)由胰岛细胞发生的胰岛细胞癌:罕见。

(三)转移和扩散

1.淋巴转移

胰腺内有丰富的毛细淋巴管网,由许多淋巴管网形成许多淋巴丛,由许多淋巴管丛发出许多集合淋巴管到达胰腺表面,然后伴着血管走行,沿不同方向进入各个局部淋巴结,最后汇入腹腔淋巴结主干。淋巴转移是胰腺癌早期最主要的转移途径。虽然直径仅为2 cm的小肿瘤,可能

50%的病例已有淋巴结转移。因其在早期即可发生转移,故是影响手术治疗效果的重要因素。

按胰腺淋巴引流和淋巴结的分布,胰腺癌的转移途径如下。

(1)胰头癌的淋巴转移。①第一站淋巴结:幽门下淋巴结→胰头前上淋巴结→胰头前下淋巴结→胰头后上淋巴结→胰头后下淋巴结→沿肠系膜上动脉根部周围淋巴结→肝总动脉周围淋巴结;②第二站淋巴结:腹腔干周围淋巴结→脾动脉根部淋巴结→肝动脉淋巴结→胆管淋巴结;③第三站淋巴结:腹主动脉周围淋巴结→胰下淋巴结。

(2)胰体尾癌的淋巴转移。①第一站淋巴结:肝总动脉和肝固有动脉周围淋巴结→腹腔干周围淋巴结→脾动脉周围淋巴结→脾门淋巴结→胰下动脉周围淋巴结;②第二站淋巴结:肠系膜根部淋巴结→结肠中动脉周围淋巴结→腹主动脉周围淋巴结。

2.直接浸润

虽然是早期胰腺癌,但癌细胞可早期穿出胰管向周围浸润;如胰头癌就可向胆总管末段浸润引起梗阻性黄疸;而胰体尾癌常可浸润到十二指肠空肠曲,对肠系膜上血管、腹腔干和脾门等处的直接浸润或形成后腹膜结缔组织块,致使手术切除困难。

3.沿神经束扩散

沿神经束扩散是胰腺癌特有的转移方式。最早癌细胞可直接侵及神经束膜进入束膜间隙沿着神经鞘蔓延,并向周围浸润扩散,随着肠系膜上动脉并行的神经丛和腹主动脉周围神经丛,向腹膜后浸润可出现腰背疼痛。

4.血行转移

胰腺癌晚期常通过胰腺丰富的血流,经门静脉扩散到肝脏,还可转移到肺、脑。

5.腹膜种植

常可在前上腹膜和双侧腹膜呈多发性、弥漫性、粟粒状或结节状种植。

四、临床表现

由于胰腺癌早期无特异性症状,常被误诊为胃病、肝病、胆道病等,使正确诊断延迟2~3个月,影响了疾病的预后,应引起警惕。以下是常见的症状和体征。

(一)临床症状

1.上腹疼痛

早期胰腺癌无特异症状,上腹不适或疼痛占70%~90%,胰腺疼痛常位于上腹部,表现为模糊不清而无特殊性,可能在餐后发生。1/4的患者可能发生背部放射痛,若固定于背部疼痛则要考虑胰腺体尾部癌肿,疼痛的程度可反映肿瘤大小和后腹膜组织被浸润情况。严重疼痛提示癌肿浸润内脏神经,病变已属中晚期。

2.体重减轻

胰腺癌患者常有体重减轻占70%~100%。可能由于多因素所致,如休息性能量消耗增加、食量减少热量降低和脂肪吸收障碍有关。后者乃因胰管阻塞致使胰腺外分泌功能不全所致。

3.黄疸

如癌肿发生在胰头部,肿瘤可直接压迫胆总管末段,则可早期出现梗阻性黄疸,占80%~90%,无痛性进行性黄疸是胰头癌和壶腹部癌的特征,尤其是后者可更早出现黄疸。胰腺体尾部癌肿亦可发生黄疸,往往提示已有广泛肝转移。

4.胰腺炎

临床上可见到少数胰腺癌患者，可发生急性或亚急性胰腺炎症状，此乃胰腺管被堵塞所致。此对无暴饮暴食和非胆源性者更应提高警惕，应做进一步检查。

5.浅表性血栓性静脉炎

不到 5%的胰腺癌患者，有反复发作的迁徙性血栓性浅静脉炎（Trousseau 征）的病史。这可能是由于肿瘤组织细胞阻塞胰管，导致胰蛋白酶进入血液循环，使凝血酶原转变为凝血酶，促进了血栓形成。

6.精神抑郁症

50%的胰腺癌患者，在做出癌症诊断之前有精神抑郁症。其发生率比其他腹部恶性肿瘤为高。此发现的原因不清，可能与胰腺癌的神经内分泌物质有关。这些物质影响着中枢神经系统。

7.其他

胰腺癌起始的模糊而无特异性症状还包括乏力、食欲缺乏、食量降低。大约 10%病例伴有不同程度的不规则性发热，可能为癌组织坏死和其代谢产物被吸收所致。一般均为低热，但亦可出现 38～39 ℃中、高热。后者若伴有畏寒或疼痛时，在有黄疸患者应排除是否有胆道感染。患者反映尿色不断加深、大便色淡发白，亦应引起注意是否胆管有阻塞。

（二）体征

除了临床上出现黄疸外，典型的体征如下。

1.胆囊肿大

如临床上有无痛性进行性黄疸，再加上右上腹扪到肿大的胆囊（Courvoisier 征），乃是典型的肝胰壶腹周围癌的体征，占少于 1/3 的病例。

2.脾大

至少有 30%～50%的患者可扪及肝大。中、晚期胰体尾部癌肿可压迫脾静脉或脾静脉血栓形成引起脾大。

3.腹部肿块

只有 5%～10%的胰头癌患者可能扪到右上腹部肿块，而胰腺体尾部癌肿有 20%患者可在上腹或左上腹扪到肿块。

五、诊断

胰腺癌隐蔽于腹膜后，早期又无特异性症状和体征，诊断较为困难。但对 40 岁以上的胰腺癌高危人群，若出现以下情况，应高度怀疑胰腺癌的可能，应尽早进行深入详细的检查，争取早期做出正确诊断：①梗阻性黄疸；②近期发生不能解释的体重减轻，超过原体重的 10%者；③不能解释的上腹部饱胀、不适和腰背疼痛；④模糊而不能解释的消化不良，X 线胃肠检查阴性者；⑤无家族史、无肥胖者而在近期发生糖尿病；⑥突然发生不能解释的腹泻；⑦特发性胰腺炎反复发作；⑧重度抽烟者。

（一）实验室检查

1.常规化验

除了梗阻性黄疸外，一般均在正常范围。高胆红素血症和碱性磷酸酶升高，或有氨基转移酶增高，或其他肝功能异常，均不能作为鉴别手段。血清淀粉酶和血清脂肪酶升高，亦只能鉴别胰腺炎。

2.肿瘤标志物

20年来有许多肿瘤标志物用于胰腺癌的诊断和术后随访。目前发现与胰腺癌相关肿瘤标志物有十多种，但至今为止尚未找出一种敏感性和特异性均令人满意的胰腺癌标志物。现在常用的胰腺癌标志物有CA19-9、CA50、CA242、CA72-4、CA125、CA153、CA494、POA、CEA、DUPAN-2、TPA、Span-1、CAM17-1、IAPP、PCAA等。

(1)CA19-9：为临床上最常用、最有价值的一种肿瘤相关抗原，是由单克隆抗体116NS19-9识别的涎酸化Lewis-a血型抗原，是目前公认的在各类标志物的血清学检测中阳性率最高的标志物。它的发展起始于1979年Koprowski等的研究，来自人类的结直肠癌细胞。虽然其来自结直肠癌，然而不同于CEA抗体，对检测胰腺癌最为敏感。一般认为CA19-9超过200 kU/L即有诊断价值。其敏感性可达90%(69%～90%)，准确性达80%，特异性也在90%左右。它可做随访监测预后和治疗效果，反映肿瘤有否复发，是判断预后的一种良好指标。因为正常胆管和胰管上皮中也存在着微量的CA19-9抗原，在慢性胰腺炎和胆管炎时，由于炎症刺激管壁增生、化生，使产生CA19-9细胞数量增加，特别是有黄疸时CA19-9也可明显升高，但随着炎症消退、黄疸解除而下降。

(2)CA50：1983年首先由Lindholm等报道，也是来自人类结直肠癌细胞，一种涎酸化糖类抗原，因此与CA19-9有交叉免疫性。有部分人群(大约为10%)不产生CA19-9，只产生CA50。故若CA19-9阴性时可监测CA50，其阳性率略低于CA19-9，敏感性为70%～80%，特异性为70%。CA50阳性也可见于大肠癌。

(3)CA242：一种肿瘤相关性糖链抗原，主要为胰腺癌所产生。其敏感性、特异性和准确性均略低于CA19-9，前者为70%，中者为90%，后者为80%。

(4)CA72-4：一种肿瘤相关糖蛋白抗原，若为阳性多见于低分化胰腺癌。其敏感性仅为38%～45%。对胰腺囊腺性肿瘤中的液体作CA72-4测定，可鉴别其良、恶性。

(5)CA125：1980年Bast报道主要是卵巢癌产生的一种肿瘤相关糖蛋白抗原，也可见于胰腺癌。在卵巢癌的诊断中，其特异性的阳性率为97%。该抗原在胰腺癌Ⅰ、Ⅱ期较低(48%)，Ⅲ、Ⅳ期较高(75%)，与肿瘤分期有关，对早期诊断无意义。

(6)CA494：是诊断胰腺癌特异性最高的一种肿瘤相关抗原，可达94%。其敏感性为90%与CA19-9相仿。糖尿病患者并不升高，对胰腺癌和胰腺炎的鉴别很有帮助。

(7)胰胚抗原(POA)：1974年Banwo等报道，主要存在于胎儿胰腺和胰腺癌组织中，其阳性率为56%～76%。在高分化胰腺癌中阳性率高，低分化胰腺癌的阳性率低。正常值低于9.0 kU/L。

(8)CEA：主要存在于大肠癌组织中，但也存在于胎儿消化道上皮组织中，故称为癌胚抗原。早在1965年由Gold等就作为结直肠癌细胞的标志物。其正常值(RIAs，放射免疫分析法)为低于2.5 μg/L，胰腺癌也可升高至20 μg以上，其阳性率可达70%，但欠缺特异性和低敏感性，限制了其在临床上的使用。测定血清CEA水平的结果与肿瘤大小、转移和扩散呈正相关。在肿瘤复发时也可升高，所以也可作为随访观察用。

(9)Dupan-2：1982年Metzar在Duke大学(DU)用胰腺癌患者(pancreas的简写pan-2)腹水中的癌细胞作为免疫原制出的单克隆抗原。正常值在150 kU/L以下。临床上以400 kU/L以上为阳性，其敏感性为47.7%，特异性为85.3%，准确性为74.1%。可用作随访检测。

(10)组织多肽抗原(TPA)：为癌胎儿蛋白，于1957年由瑞典Bjorklund所发现，存在于癌组织细胞膜和细胞质内，其阳性率可达 81%。血清正常值为(81±23)U/L，胰腺癌可高达(277±219)U/L。

(11)CAM17-1：一种 IgM 抗体，在胰腺组织中呈过度表达，对胰液中的黏蛋白有很高的特异性，达到 90%，其敏感性为 86%。

(12)胰岛淀粉样肽(IAPP)：胰腺癌细胞分泌出的一种可溶性 IAPP 释放因子，刺激胰岛细胞分泌 IAPP，可早期诊断胰腺癌。

(13)胰腺癌相关抗原(PACC)：主要存在于胰腺导管上皮细胞内，但在正常人的其他多种组织内也有。其正常值为 0.1～22.5 μg/mL，胰腺癌的阳性率为 67%。

(二)影像检查

1.X 线检查

(1)钡餐检查：主要通过钡餐显示胃十二指肠形态改变的间接征象，如胃十二指肠壁有外来性压痕；十二指肠框(降部、水平部)呈 C 形扩大，其内侧壁僵硬，框内有反“3”字征象。用十二指肠低张造影，可突显其表现，更有诊断价值。但是对早期胰头癌和早期胰体尾部癌则无明显改变。

(2)经皮肝穿刺胆管造影(PTC)：对梗阻性黄疸患者，其梗阻近端的胆管均有一定程度扩张。PTC 可显示梗阻的部位和梗阻端的形态，对判断病变的位置和性质很有价值。若为胰头癌则可见肝内、外胆管呈现明显扩张和胆囊肿大，梗阻末端形态呈偏心性的被压、不规则狭窄和充盈缺损，管壁僵硬等表现。由于梗阻性黄疸，胆管内压力很高，若单作 PTC 会发生胆漏和胆汁性腹膜炎，应置入导管作胆管内减压引流(PTCD)，可作为术前减黄用。

(3)内镜逆行胰胆管造影(ERCP)：通过内镜可观察十二指肠乳头情况，再经造影可显示胆管和主胰管情况。若为胰头癌除可见肝内外胆管扩张外，还可显示主胰管阻塞，若为胰体部癌则显示主胰管不规则狭窄和狭窄后扩张。对胰腺癌的早期诊断很有帮助，其敏感性和准确性均可达到 95%。通过 ERCP 还可收集胰液做细胞学检查和送做 CEA、POA、CA19-9 测定。对重度梗阻性黄疸患者，还可经内镜下放置鼻胆管引流或逆行置管内引流。ERCP 后有一定的并发症，如胆管炎和胰腺炎，虽然其发生率仅3%～4%，但应严密注意，给予抗生素等预防措施。

2.超声检查

(1)腹部 B 超：超声检查具有简便、易行、无创、廉价等优点，腹部 B 超是目前临床上对拟诊腹部疾病首选的检查方法。其缺点是易受胃肠胀气而影响探查结果。为获得最佳效果，提高准确性，尤其是对疑诊深位的胰腺疾病时，应做好查前准备。通常是在早晨空腹时或禁食 8 小时后做检查。必要时在检查前日服用轻泻剂，晨起排便后做检查。统计表明对直径超过 2 cm 的胰腺肿瘤，其敏感性和准确性可达 80%以上。也可发现直径<2 cm 肿瘤的报道。对胰头癌者还能见到肝内外胆管扩张、胆囊肿大、胆总管末端梗阻以及主胰管扩张等间接征象。

(2)内镜下超声(EUS)：将超声探头经内镜送入胃、十二指肠，在胃后壁和十二指肠内侧壁上探查胰腺，不受肥胖的腹壁和胃肠胀气的影响，其高频超声探头分辨率高。对胰头、胰体、胰尾肿瘤均能探到，其准确性可达到 90%。并可了解胰周是否有淋巴结转移，对胰腺癌分期也有帮助。

(3)胰管内超声(IDUS)：在内镜下，将高频超声微探头伸入胰管内进行探查，受外界影响最小。可准确地探查出胰腺实质内的小胰腺癌。对胰管良性或恶性狭窄的鉴别也有帮助。

(4)术中 B 超(IOUS)：这种检查可直接在胰腺表面做探查，不受胃肠胀气的影响。可发现胰腺内小肿瘤的存在，并可指导细针穿刺做细胞学检查(涂片或活检)。也可探查肝脏有否转移病灶，以及门静脉和肠系膜上静脉有否被浸润，对选择术式有重要参考价值。

3.电子计算机断层扫描(CT)

CT 是目前对胰腺疾病最常用和最主要的检查方法，可精确显示胰腺的轮廓和形态，及其与周围脏器的关系，了解有否淋巴结和肝脏转移，对胰腺癌诊断的准确性可达 95%。螺旋 CT 的分辨率更高，更可提高胰腺癌的诊断率。三维 CT 血管造影，可清晰显示腹腔及其分支和肠系膜上动脉的形态，了解血管有否被浸润，为提供术式选择作参考。

4.磁共振成像(MRI)和磁共振胰胆管成像(MRCP)

MRI 更具有良好的软组织对比度，能清晰地显示全胰腺的轮廓形态以及腺体内的异常影像。胰腺癌时 T_1 和 T_2 时间延迟，其 T_1 加权影像呈低信号，T_2 加权影像呈稍高信号。在被强化的胰腺组织可清晰显示出癌性病灶。MRI 对胰周血管和淋巴结有否浸润和转移的判断能力更好。

MRCP 是近年来发展起来的一种无创伤性胰胆管显像技术。可显示胆树和胰管全貌，反映出病变的位置、程度和原因，其准确性几乎达 100%。

5.胰管镜(PS)

即母子镜技术，先将十二指肠镜(即母镜)送到十二指肠降部找到乳头开口，再将一根 1～2 mm的子镜从其活检操作空间伸入直至胰管，由此即可观察胰管内情况，并通过套管做抽吸、活检等检查，发现早期胰腺癌和鉴别诊断。

6.血管造影

采用 Seldinger 法，经右侧股动脉穿刺插管至腹腔干和肠系膜上动脉进行选择性血管造影。若要超选择性地还可将造影导管伸入到肝动脉、胃十二指肠动脉、胰十二指肠下动脉或胰背动脉造影。分动脉期、毛细血管期、静脉期等 3 种时相，以观察胰腺和胰周的情况。胰腺癌是一种少血供的肿瘤，只能见到少血管区或缺血区表现，而其周围动脉和静脉呈现受压、移位、僵直、狭窄、中断以及有侧支循环等表现。因为血管造影是有创而操作比较复杂的检查方法，目前已较少使用；在许多情况下，无创或微创影像技术，如B 超、CT、MRA、ERCP 等已能满足临床诊断的要求。血管造影的目的主要是观察癌灶与周围血管的关系，确定血管有否被侵犯，作为术前评估和制定手术方案。

7.电子发射断层显像(PET)

这种显像技术是将极其微量的正电子核素示踪剂注射到人体内，由体外测量装置探测这些正电子核素在体内分布情况，再通过计算机断层显像方法，显示出人体全身主要脏器的生理代谢功能和结构。这些正电子核素都是构成人体的基本元素的超短半衰期核素或性质极其相似的核素，如碳(C)、氮(N)、氧(O)、氟(F)等。运载这些正电子核素的示踪剂是生命的基本物质，如葡萄糖、水、氨基酸；或是治疗疾病的常用药物，如抗癌药氟尿嘧啶等。因此，PET 具有多种不同功能的检查项目，临床应用非常广泛。因为 PET 显像是采用与生命代谢密切相关的示踪剂，所以每项 PET 显像结果实质上是反映了某种特定的代谢物(或药物)在人体内的动态变化。因此，PET 检查是一项代谢功能显像，是在分子水平上反映人体是否存在病理变化。对于胰腺癌来说就是利用其癌组织细胞内的糖代谢比正常组织和良性病变组织明显增加，采用葡萄糖的类似物——氟脱氧葡萄糖(FDG)进入癌组织细胞内聚集释放正电子，而被扫描显示出高密度断层图像。其敏感性和特异性可达 100%，对转移性淋巴结和肝转移灶也能良好显示，并可鉴别慢性胰腺炎。对糖尿病患者可能出现假阳性。

8.PET/CT 显像

PET/CT 是目前医学影像学最新的设备，将 CT 显像和 PET 显像两种不同成像原理的装置整合在一个系统工程中，通过一次的检查可完成两次的影像扫描，再由重建融合技术使其形成一幅叠加的PET/CT图像。可作全身扫描或局部扫描，这种图像既具有多层螺旋 CT 显示清晰的解剖结构和高分辨率的图像，弥补了 PET 的空间分辨率不足的缺点，又有 PET 的功能成像、灌注成像及时间——代谢四维成像的优势，显著地提高了螺旋 CT 的诊断价值，尤其是对肿瘤（如胰腺癌、转移癌）的早期诊断起到重要作用。

（三）细胞学检查

细胞学标本的来源主要是由细针穿刺活检：对于胰腺癌来说，一般不主张在术前经皮操作，以免发生穿刺道种植或播散。术中或在 B 超引导下进行穿刺活检，对确定癌肿有一定帮助。细胞学标本的另一来源是通过 ERCP 收集胰液，其阳性率 70％～80％。

（四）基因诊断

在肿瘤学的研究工作中，随着细胞分子生物学技术的发展，我们现在可以检测细胞的基因缺陷。细胞癌基因的前身是未被激活状态的基因，称为原癌基因，若被激活即成为癌基因。在正常细胞中有一种为使机体不易变癌的基因，称为抑癌基因。近年来已证实癌的发生与癌基因和抑癌基因有密切关系，即原癌基因被激活和抑癌基因失活所致。目前已知胰腺癌有很高的 K-ras 癌基因表达，而在正常胰腺组织和胰腺炎组织中无表达，因此可将 K-ras 基因突变作为胰腺癌的肿瘤标志物，从胰液、胆汁、血液、粪便、细针穿刺的肿瘤组织中测定，用作早期诊断和鉴别诊断手段，也可作为肿瘤复发的检测和预后的随访。

六、分期

胰腺癌和其他实体瘤一样，采用美国癌症联合委员会（AJCC）第 8 版 TNM 分期系统（表 6-11）。

表 6-11　胰腺癌 TNM 分期

标准	分期			
T(原发肿瘤)	M(远处转移)			
T_X 无法评估原发肿瘤	M_0 无远处转移			
T_0 无原发肿瘤的证据	M_1 远处转移			
T_{is}原位癌 *				
T_1肿最大径≤2 cm	分期			
T_{1a}肿瘤最大径≤0.5 cm	0 期	T_{is}	N_0	M_0
T_{1b}肿瘤最大径>0.5 cm 且≤1 cm	ⅠA 期	T_1	N_0	M_0
T_{1c}肿瘤最大径>1 cm 且≤2 cm	ⅡB 期	T_1	N_1	M_0
T_2肿瘤最大径>2 cm 且≤4 cm	Ⅲ期	T_1	N_2	M_0
T_3肿最径>4 cm	ⅠB 期	T_2	N_0	M_0
T_4肿瘤侵犯腹腔动脉、肠系膜上动脉和/或肝总动脉，无	ⅡB 期	T_2	N_1	M_0
论肿瘤大小	Ⅲ期	T_2	N_2	M_0
N(区域淋巴结)	ⅡA 期	T3	N0	M0

续表

标准	分期			
N_X无法评估区域淋巴结	ⅡB期	T_3	N1	M_0
N_0无区域淋巴结转移	Ⅲ期	T_3	N_2	M_0
N_1区域淋巴结转移数目介于1～3个	Ⅲ期	T_4	任何N	M_0
N_2区域淋巴结转移数目>4个	Ⅳ期	任何T	任何N	M_1

*包括Pan IN-Ⅲ。

术前CT检查对准确分期很有成效，MRI和内镜下超声波探查可进一步观察到肿瘤的大小范围、淋巴结的受累和原发肿瘤的来源(如肝胰壶腹癌或胰头癌)。更加准确地术前分期，对选择采用手术或非手术的姑息性治疗很重要。不少患者在剖腹探查才发现有小的肝脏转移和腹膜的种植而未做切除，因此，有些学者认为腹腔镜检查应作为术前分期的一部分。若见有远处转移，则应考虑非手术的姑息性治疗。但是否要常规使用腹腔镜检查仍有争论。

Hermreek的胰腺癌肉眼分期法，简单、明了、实用，对手术的术式选择和预后的判定很有帮助，也被广泛使用。Ⅰ期，病变局限在胰腺；Ⅱ期，病变已累及周围组织或脏器，如十二指肠、门静脉、胰周组织；Ⅲ期，已有区域淋巴结转移；Ⅳ期，已有远处转移。

七、治疗

对患者全身情况差，不能耐受手术者或患者晚期无法施行手术切除者，应给予非手术治疗。

(一)化疗

常用的药物是氟尿嘧啶、吉西他滨、奥沙利铂等。

(二)放疗

放疗分为单纯放疗、放疗及化疗联合治疗及立体定位的伽马刀治疗。

(三)免疫治疗

除了影响癌肿患者预后的共同因素：如肿瘤病期、大小、淋巴结转移程度、手术彻底性等以外，还有患者全身情况的差异，即免疫能力的差异因素。由于癌症患者均有不同程度免疫能力低下，所以近数年来常使用各种生物反应调节剂，以增加治疗效果。目前常用的有白介素-2(IL-2)、干扰素(IFN)、胸腺肽等。

(四)激素治疗

常用药物有雄激素(如丙酸睾丸酮)、他莫昔芬(他莫昔芬)、醋酸氯羟甲烯孕酮、LHRH类似物生长激素释放抑制因子类似物等。

(五)胆道介入治疗

对不能切除的胰头癌患者，因肿瘤压迫或侵犯胆总管可发生严重的梗阻性黄疸。可考虑施行经皮经肝穿刺胆道引流术(PTCD)以减轻黄疸肝损害和改善症状延长患者生命。

(六)中医中药治疗

其基本法则为：①整体观念；②治标和治本；③同病异治与异病同治；④扶正祛邪。

(左安华)

第六节　小肠恶性肿瘤

一、病理

(一)恶性淋巴瘤

主要有淋巴肉瘤、网织细胞肉瘤和霍奇金病三类,国内统计三类分别占 52.7%、36.5%和 10.8%。由于远端小肠有丰富的淋巴组织,故恶性淋巴瘤以回肠最为多见。约 40%的病例为多发,多发灶可能为转移性,也可能为多源性病变。恶性淋巴瘤大体上可分为扩张、缩窄、溃疡与息肉 4 种类型,以前两者多见。恶性淋巴瘤早期即可发生区域性淋巴转移,晚期可转移至肝、脑等器官,也可直接侵犯邻近器官。

(二)腺癌

小肠癌大体上可分为息肉型、溃疡型和缩窄型。按发生部位可分为十二指肠癌和空、回肠癌。十二指肠虽其长度不到小肠的 10%,但却占全部小肠癌的 33%～48%。十二指肠癌以十二指肠乳头为标志可进一步分为乳头上部癌(多为息肉型)、乳头周围癌(多为息肉型与溃疡型)和乳头下癌(多为缩窄型),由于癌的生长常引起十二指肠狭窄和梗阻性黄疸。镜下小肠癌主要为腺癌,少数为未分化癌与黏液癌,腺棘皮癌与鳞状细胞癌也有报道。小肠癌转移方式以淋巴、血行转移及局部浸润为主。常见受累组织为局部淋巴结、肝、胰、腹膜、卵巢和肺脏等。小肠癌 5 年生存率较低,据国内外二位学者统计分别为 29%和 60%。

(三)平滑肌肉瘤

平滑肌肉瘤和小肠平滑肌瘤一样,也分为肠内型、肠外型、肠壁间型和混合型 4 型,以肠内型、肠外型多见。瘤体直径在 8～25 cm,平均 9.5～10.0 cm。由于瘤体大、生长快往往伴有中心部坏死,肠黏膜由于坏死形成溃疡,可并发出血或穿孔,也有穿透至肿瘤中心形成脓腔。镜下见瘤细胞呈多形性,胞核大小不一、形态不规则,瘤细胞核质比例增大、胞质相对减少,有时可见怪形瘤巨细胞。因诊断不易,故手术时33%～39%的患者已有转移。转移方式以血行为主,也可见淋巴转移。常见的受侵器官有肝脏、腹腔、肿瘤邻近器官,肿瘤自发破裂也较多见。小肠平滑肌肉瘤术后 5 年生存率较低,仅为 20%～30%。

二、临床表现

进展期小肠恶性肿瘤也具有腹痛、肠梗阻、消化道出血、腹部包块与肠穿孔这五项主要临床表现。除此外,由于恶性肿瘤生物学特性所致,小肠恶性肿瘤还具有以下临床特点。

(一)消瘦、乏力

这是小肠恶性肿瘤最常见的临床表现之一。一般说来腺癌发展速度较快,上述症状出现得早且重,而恶性淋巴瘤患者则出现得相对晚一些。当患者出现消瘦、乏力、呕吐与腹痛等症状,而不能用其他消化系统疾病解释时,应怀疑小肠恶性肿瘤的可能并择法检查之。

(二)梗阻性黄疸

发生于十二指肠乳头周围的腺癌、恶性淋巴瘤或平滑肌肉瘤可压迫阻塞胆总管下端引起梗阻性黄疸。化验检查血清总胆红素值升高，以直接胆红素为主。

(三)腹部包块

与小肠良性肿瘤相比较，小肠恶性肿瘤的包块一般质地相对较硬，表面呈结节状，肉瘤长径较大可达 20 cm 以上，多伴有压痛，移动度较小或发现时已固定不动。

(四)肠梗阻、肠穿孔

十二指肠内恶性肿瘤由于肿瘤浸润可致高位小肠梗阻，致患者出现上腹痛、恶心与呕吐等。空、回肠梗阻主要原因为肠腔狭窄与肠套叠。肠梗阻临床表现与一般机械性肠梗阻无异。由于肿瘤生长速度快肠穿孔的发生率远较小肠良性肿瘤高。

(五)其他

过大的肿瘤偶可致瘤体破裂而引发急性腹膜炎与内出血。

三、诊断

(一)十二指肠恶性肿瘤的诊断

1.十二指肠低张造影

通过双重对比检查可较详细观察病灶。恶性淋巴瘤主要所见为黏膜增粗、紊乱或消失，肠管变形，宽窄不一，肠壁变硬、边缘不规则。腺癌多表现为龛影或充盈缺损。平滑肌肉瘤则表现为充盈缺损或外压性缺损。

2.十二指肠镜

恶性淋巴瘤可见局部或多发性浸润性黏膜下肿块，黏膜表面常有糜烂、出血或坏死，此时选择恰当部位活检阳性率可达 70%～80%。腺癌和平滑肌肉瘤也可见到溃疡、肿块等，也可进行活检。超声内镜还有助于观察黏膜下病变与周围组织器官受累及淋巴转移情况。

3.其他影像学检查

包括 B 超、CT 以及 MRI 等项检查。可用于观察：①梗阻性黄疸征象：主要有胆囊增大、肝内外胆管扩张以及主胰管扩张等梗阻性黄疸的间接影像；②消化道梗阻征象：梗阻以上肠管扩张、积气及积液等；③病变周围征象，可见有无周围脏器受累及淋巴结转移；④超声引导下肿块穿刺活检。

(二)空、回肠恶性肿瘤的诊断

诊断较难，常用方法包括小肠气钡造影、小肠镜检查及 B 超、CT 等，请参考小肠良性肿瘤诊断方法。

(三)小肠出血患者的诊断

诊断程序及方法与小肠良性肿瘤致出血患者相同，请参考前述内容。

四、治疗

(一)恶性淋巴瘤

手术仍为主要的治疗手段并可为术后进一步放、化疗创造条件。手术应切除病变肠段及所属淋巴结，断端距肿瘤边缘应在 10 cm 以上。位于十二指肠恶性淋巴瘤可行胰头十二指肠切除术。若手术时已属晚期无法切除，可行胃空肠吻合，也能改善患者生存质量延长寿命。术后可辅以病变区与区域淋巴结放疗。化疗对局部的有效性与放疗相似，医师可根据病变恶性程度、患者条件选择不同化疗方案。

(二)腺癌

十二指肠腺癌应行胰头十二指肠切除术，术式可采用传统的 Whipple 术式或保留幽门胰头十二指肠切除术，根治术后 5 年生存率可达 60%。对于癌肿较小的十二指肠乳头癌患者如患者为高龄体弱者也可行乳头局部切除术。空、回肠腺癌应切除病变及所属淋巴结，断端距肿块也应在 10 cm 以上。术后化疗与其他消化道癌大致相同。

(三)平滑肌肉瘤

平滑肌肉瘤对化疗和放疗均不敏感，治疗应以手术切除为主。切除范围多数作者认为距肿瘤 2～3 cm 即可，无须行淋巴结清扫术。位于十二指肠的平滑肌肉瘤若不宜行局部切除可行胰头十二指肠切除术。

除手术、放疗与化疗外，上述三种肿瘤均可辅以免疫治疗及中药治疗。

(左安华)

第七节　大　肠　癌

大肠癌包括结肠癌和直肠癌，是常见的恶性肿瘤。大肠的发病部位的发病率依次为直肠、乙状结肠、盲肠、升结肠、降结肠及横结肠，但近年来有向近端(右半结肠)发展的趋势。大肠癌发病率在世界各地差距很大，在北美、澳大利亚、新西兰、北欧、西欧各国，大肠癌占恶性肿瘤的第 1、2 位，年发病率高达(35～50)/10 万，如美国的康涅狄格州年发病率为 35.8/10 万；意大利男性年发病率为 64.8/10 万，女性为 58.5/10 万；在亚、非、南美等发展中国家发病率则低得多，如尼日利亚发病率为 3.4/10 万；中、日、韩原发病率较低的东亚国家，随着经济的迅速发展，近 30～40 年大肠癌发病率逐年上升，日本近年的发病率已达到欧美的水平。

和欧美等国家相比，我国大肠癌患者的发病年龄明显提前，中位年龄为 45 岁左右，较欧美等国提前 12～18 年；我国大肠癌中直肠癌多见，占大肠癌的 60%～75%(城市中结肠癌的比例已明显上升)，而欧美等国直肠癌约占 45%。

一、病因学

(一)高脂肪低纤维素饮食

过度摄取动物饱和脂肪，糖分吸收过快，从而增加胆汁分泌。纤维素的缺乏，可使食物中的胆固醇和胆汁酸代谢产物在肠道内通过速度减慢，实验证明这些产物能增加动物大肠中肿瘤的诱发率。高脂饮食引发大肠癌的机制还不清楚。但某些研究认为：①某些胆汁酸可与肠黏膜细胞相互作用，改变细胞的通透性，促进肠道对致癌物的吸收；②初级胆汁酸和次级胆汁酸增加某些多胺合成限速酶的活性；③胆汁酸能促进肠道上皮增生。流行病学的调查表明，大肠癌的病死率与人口平均脂肪和胆固醇摄入量密切相关，高发区人们每天食物中消耗的脂肪量在 120 g 以上。

(二)大肠炎症

慢性溃疡性结肠炎(Crohn 病)发生大肠癌的风险较正常人高 4～20 倍，出血性溃疡性结直肠突恶变风险性更大，病程超过 10 年者，有 50%发展为癌。

(三)大肠腺瘤

大肠腺瘤与大肠癌之间的基因变化相近:腺瘤的*ras*基因突变为63%,第5号染色体等位基因缺失为20%,第18号染色体等位基因缺失为47%,而癌则分别为47%、36%、73%。大肠腺瘤发病率较高,约占自然人群的10%。病理形态可分为管状腺瘤(占80%),绒毛状腺瘤(占4%~5%)及管状绒毛状腺瘤(混合型)(占10%~15%),恶变率分别为0.7%~10%、20%~40%及20%。

(四)遗传因素

APC综合征包括家族性结肠多发性腺瘤病(FAP)和Gardner综合征(结肠息肉、软组织肿瘤和骨瘤三联征)。FAP不治疗在40岁先后100%发生癌变,Gardner综合征的结肠息肉在10~15年后癌变。遗传性非息肉病性大肠癌约占全部大肠癌的10%。有大肠癌家族史者,死于大肠癌的风险比正常人高4倍。

(五)其他因素

血吸虫病、盆腔放射、环境因素(如土壤中缺钼)、吸烟等。

胆囊切除后的患者,大肠癌特别是右半结肠癌发生率明显增加。输尿管乙状结肠吻合术后,患者其大肠癌发生率比一般人群高100~500倍,多数发生于术后20年左右,肿瘤多生长在吻合口附近。

二、病理

(一)分布

一般以直肠为最多,约占大肠癌3/5,向上则逐段减少,到盲肠又增多。

(二)大体分型

1.早期大肠癌

(1)扁平型:多为黏膜内癌。

(2)息肉隆起型:多为黏膜内癌。

(3)扁平隆起型:多累及黏膜下层。

(4)扁平隆起溃疡型:累及黏膜下层。

2.中晚期大肠癌

(1)肿块型:预后较好。

(2)溃疡型:预后较差。

(3)浸润型:预后较差。

(三)组织学分类

(1)腺癌:占大肠癌中近4/5。

(2)黏液癌:占约1/5。

(3)未分化癌:占约2%。

(4)其他:鳞癌、鳞腺癌、小细胞癌等,均罕见。

三、临床病理分期

临床病理分期见表6-12、6-13、6-14。

表 6-12　AJCC/UICCTNM 定义

分期	标准
原发肿瘤(T)	
T_X	不能评估原发肿瘤
T_0	无原发肿瘤证据
T_{is}	原位癌(上皮内或黏膜内癌)
T_1	肿瘤侵犯黏膜下层
T_2	肿瘤侵犯肌层
T_3	肿瘤侵透肌层达浆膜下层或侵犯无腹膜覆盖的结肠旁或直肠旁组织
pT_3 选择性扩展	
pT_{3a}	微小侵犯:超出肌层边缘<1 mm
pT_{3b}	轻度侵犯:超出肌层边缘 1～5 mm
pT_{3c}	中度侵犯:超出肌层边缘 5～15 mm
pT_{3d}	广泛侵犯:超出肌层边缘>15 mm
T_4	肿瘤直接侵犯其他器官或结构(T4a)或穿破脏腹膜(T4b)
区域淋巴结(N)	
N_X	不能评估区域淋巴结
N_0	无区域淋巴结转移
N_1	1～3 个淋巴结转移
N_2	4 个以上淋巴结转移
远处转移(M)	
M_X	不能评估远处转移
M_0	无远处转移
M_1	有远处转移

表 6-13　AJCC/UICC 分期、MAC 分期与 Dukes 分期

分期	AJCC/UICC			MAC	Dukes
0	T_{is}	N_0	M_0	N/A	N/A
Ⅰ	T_1	N_0	M_0	A	A
	T_2	N_0	M_0	B1	A
ⅡA	T_3	N_0	M_0	B_2	B
ⅡB	T_4	N_0	M_0	B3 期	B
ⅢA	T_1～T_2	N_1	M_0	C1 期	C
ⅢB	T_3～T_4	N_1	M_0	C2、C3 期	C
ⅢC	任何 T	N_2	M_0	C1、C2、C3 期	C
Ⅳ	任何 T	任何 N	M_1	D 期	N/A

表 6-14 TNM 分期与大肠癌存活率的关系

TNM 分期	5 年存活率
0，Ⅰ期($T_{is}/1N_0M_0$)	>90%
Ⅰ期($T_{1/2}N_0M_0$)	85%～90%
ⅡA/B 期($T_{3/4}$N0M0)	70%～75%
ⅢA 期($T_{1/2}N_1M_0$)	77%～91%
ⅢB 期($T_{3/4}N_1M_0$)	54%～63%
ⅢC 期($T_4N_2M_0$)	26%～37%
Ⅳ期(M_1)	<5%

四、诊断

凡有大便规律改变、便血、腹痛等症状，应提高警惕，及时检查，以免延误；结肠癌以钡剂双重对比造影及纤维结肠镜检查为主，直肠则以肛门指诊最为简单实用，以上检查均可早期发现大肠癌；超声显像、CT、MRI 等检查，对了解肿瘤外侵、转移有很大帮助；CEA 测定为非特异性，但对大肠癌之阳性率达 70%左右，故更多地用于术后监测有否复发及转移。此外，CA19-9 亦可作为诊断和监测的肿瘤标志物。

近年来 PET 及 PET-CT 对 CEA、CA19-9 等持续升高而其他检查(包括 CT、MRI)无法发现病灶的患者有一定的帮助。

大肠癌的初治诊断分期，Ⅰ期占 15%，Ⅱ期占 20%～30%，Ⅲ期占 30%～40%，Ⅳ期占 20%～25%。所以 60%～70%的患者需要内科的治疗——辅助化疗或晚期肿瘤化疗。

五、治疗原则

(一)结肠癌

1.0 期

术后定期观察，不需要辅助治疗。

2.Ⅰ期

术后一般不需要辅助化疗，但有血管/淋巴管侵犯(脉管瘤栓)者应行辅助化疗。

3.Ⅱ期

有下列因素之一者应行术后辅助化疗。

(1)淋巴结取样不足<14 个(美国国家综合癌症网络指南标准)。

(2)T_4(ⅡB 期)。

(3)淋巴管/血管侵犯(脉管瘤栓)。

(4)病理分化程度差。

(5)分子生物学检测(免疫组化等)有预后不良因素。

(6)术前有穿孔和/或肠梗阻。

(7)患者要求辅助治疗。

4.Ⅲ期

术后常规行辅助化疗。

5.Ⅳ期

以全身化疗为主，必要时辅助以其他局部治疗手段。

(二)直肠癌

1.0 期

术后定期观察，不需要辅助治疗。

2.Ⅰ期

术后一般不需要辅助化疗，但有血管/淋巴管侵犯(脉管瘤栓)者应行术后辅助化疗，视情况亦可予同步放化疗或放疗。

3.ⅡA 期

有血管/淋巴管侵犯(脉管瘤栓)者应行术后同步放化疗或放疗，随后应行辅助化疗。分化差及分子生物学检测有预后不良因素者应行术后辅助化疗。

4.ⅡB 期及Ⅲ期

可应行术前同步放化疗或放疗，如术前未做者应行术后同步放化疗或放疗，术后常规行辅助化疗。

5.Ⅳ期

以全身化疗为主，必要时辅助以其他局部治疗手段。

(三)大肠癌肝转移

(1)所有可安全切除的肝转移均可手术，以此标准 20%肝转移患者可行手术。既往手术标准为 1～3 个单叶转移灶，切缘>1 cm，只有不到 10%的患者能手术。

(2)L-OHP 或 CPT-11 为主的化疗可使 15%～50%不能手术的肝转移患者得到手术的机会。L-OHP 或 CPT-11 为主的新辅助化疗(术前化疗)可增加根治性肝转移切除者的生存率。术前化疗有效可增加手术成功的机会。

(3)肝转移癌根治术后 5 年生存率为 15%～54%，平均为 20%～30%。

结肠癌术后辅助化疗一般手术后 2～8 周开始。用 Mayo Clinic 方案——5-Fu+LV 连续化疗 6 周期；用 FOLFOX 系列的双周方案连续化疗 10～12 周期。CAP 口服 14 天、休 7 天的 3 周方案，则连续用 8 周期。

目前大肠癌的治疗仍以外科治疗为主，术后总的 5 年生存率在 50%左右；病变限于黏膜下层，根治术后 5 年生存率可以 90%，如有淋巴结转移，则在 30%以下。所以除了争取早期诊断外，改进手术方法、加用放疗和/或化疗等综合治疗以提高手术切除率、减少复发和延长生存期是大肠癌治疗的重要研究方向。近年来结直肠癌的综合治疗研究较多，不少文献报道综合治疗组较单手术对照组无瘤生存期延长，5 年生存期提高。

六、晚期大肠癌的化疗

既往晚期大肠癌的化疗疗效较差，曾有 50 余种药物对大肠癌进行了试用，多数药物疗效均不理想，公认有效的药物主要为 5-Fu 及其衍生物。从 20 世纪 90 年代后期随着 L-OHP、CPT-11 等新药问世以来，晚期大肠癌的近期有效率及生存期均得到了显著的提高；近年来靶向治疗药物的出现，使晚期大肠癌的治疗上了一个新的台阶。下面我们分三个方面分述晚期大肠癌的化疗。对大肠癌有效的单药见表 6-15。

表 6-15 大肠癌单一药物化疗疗效

药物	例数	完全缓解+部分缓解(%)
5-Fu	339	17
FTL	147	22
MMC	274	18
CTX	96	18
CCNU	243	9
BCNU	197	12
MeCCNU	168	11
raltitrex	176	26
CPT-11	178	18
L-OHP	37	27
CAP	603	25.7
S1	100	37

(一)5-Fu 及 5-Fu 衍生物

5-Fu 自 1957 年应用于临床以来，40 余年一直是治疗大肠癌的主要药物，其单药有效率在 20%左右。70 年代以来，以 5-Fu 为核心进行了多方面的研究以期提高疗效，延长生存期。

1.5-Fu 衍生物的研究

自开始研制 5-Fu 的衍生物，有替加氟、双呋喃氟尿嘧啶、UFT、去氧氟尿苷(FTL)、卡莫氟(HCFu)等，其中 UFT 治疗大肠癌有效率(完全缓解+部分缓解)达 25%～66.7%，HCFu 国外报道有效率为 43%，国内临床试用疗效为 35%。上述药物单药有效率均较高，但不少学者认为这些药物的疗效应为 20%左右，并未明显优于 5-Fu。

后出现的 5-Fu 衍生物有 CAP 及 TS-1。其中临床应用广泛的为 CAP。

CAP 为选择性肿瘤内活化的 5-Fu 氨甲酸酯，口服经肝羧基酯酶脱羧为 5′-DFCR，经胞苷脱氨酶转化为 5′-DFUR，在肿瘤组织中经 TP 酶(胸苷酸磷酸化酶)催化，转化为 5-Fu，因 TP 酶在肿瘤组织中高于正常组织，所以 CAP 对肿瘤具有一定的选择性作用。

Hoffpm 等报道了他们进行的多中心、开放性、随机Ⅲ期临床试验治疗晚期大肠癌的结果，试验组为 CAP 1 250 mg/m^2，每天 2 次，第 1～14 天，21 天为一周期，对照组为 Mayo Clinic 方案：LV 20 mg/m^2静脉推注，随后 5-Fu 425 mg/m^2静脉推注，第 1～5 天，28 天为一周期。CAP 组有效率(完全缓解+部分缓解)为 25.7%，而 5-Fu/LV 组为 16.7%，$P<0.000\ 2$；在控制率方面两组差别明显为 47.8%，后者为 52.2%；CAP 组疾病进展时间为 4.6 月，总生存期为 12.9 月，而 5-Fu/LV 组疾病进展时间为 4.7 月，总生存期为 12.8 月，两组间无差别，3/4 度毒副作用：口腔炎和粒细胞减少，CAP 组明显低于 5-Fu/LV 组，而手足综合征则 CAP 组高于5-Fu/LV组。在有效率和耐受性方面 CAP 组优于 5-Fu/LV 的 Mayo Clinic 方案。对 5-Fu 耐药者，用 CAP 仍可能有效。

替吉奥是日本以替加氟为基础开发出来的新口服化疗药。以替加氟为主体，加入 CDHP 阻止 5-Fu 活化物降解，增强抗癌作用，再加入 OXO 保护胃黏膜，减少消化道反应，替吉奥中三者之比为 FTO∶CDHP∶OXO=1∶0.4∶1。TS-1 的用法为 80 $mg/(m^2 \cdot d)$，连服 14 天休 7 天，或连服 28 天休 14 天。在日本对晚期胃癌的研究较多(有效率为 25%～40%)。据文献报道在替吉奥一线治疗晚期大肠癌的 100 例患者中,有效率为 37%。

2.5-Fu 与生物反应调节剂

90 年代初以来,有学者对 96 例未经治疗的大肠癌患者用 5-Fu 加 α-IFN 进行临床试用,结果显示有效率为 26%～63%,总的中位有效率为 40%,生存期有报道一年生存 59%,亦有报道中位生存期 16、18 个月者。MD Aderson 癌中心报道用 5-Fu 加 γ-INF 治疗转移性结肠癌有效率为 10%。5-Fu 与 IFN 联合应用是否有意义,仍需进一步研究。

其他生物反应调节剂亦有与 5-Fu 联合应用的研究(如 IL-2),但疗效不理想。

3.CF 与 5-Fu

CF 可促使 5-Fu 的活性代谢产物 5-氟尿嘧啶脱氧核苷酸与胸苷酸合成酶(TS)共价形成三元复合物,从而加强 5-Fu 的抗癌作用。

Cohen 等(1993)综合 7 篇文献的结果,7 项研究用 5-Fu 加 CF 与单用 5-Fu 对照,随机分组观察晚期大肠癌的治疗结果,其中 6 篇文献报道 5-Fu 合用 CF 有效率和生存期均优于对照组。另据 meta analysis 的 9 个随机临床研究结果的分析,平均有效率为 23%。

近年来,世界范围内广泛应用 FuFA 方案,研究结果均证实 FuFA 较 5-Fu 单用明显提高疗效,5-Fu 治疗失败的病例用此方案仍可能有效;疗效提高的同时,毒性增加在可耐受范围内。FuFA 方案在不同的研究中有不同的剂量和用法,FA 的剂量有低剂量 20～80 mg/(m^2 · d)、中剂量 200 mg/(m^2 · d)和大剂量 500 mg/(m^2 · d),5-Fu 的剂量为 370～1 000 mg/(m^2 · d)不等。目前认为与 5-Fu 合用 FA 大剂量不一定优于中剂量,而毒性却有增加;亦有不少文献报道 FA 低剂量甚或口服低剂量 FA 亦逊于中高剂量的 FA。5-Fu 大剂量应用亦未肯定疗效好。目前 FA 与 5-Fu 常用剂量为中剂量,但两药合理剂量和用法的探索仍在进行。另外,不少文献报道 FuFA 虽较单用 5-Fu 疗效提高,但生存期未见明显改善,FuFA 能否改善生存期尚未得出一致结论。

4.5-Fu 持续静脉输注的研究

5-Fu 为细胞周期特异性药物(作用于 S 期),其作用有时间依赖性。近年不少研究采用药物泵对 5-Fu 实施长时间静脉输注(持续静脉输注),与 5-Fu 常规静脉输注对晚期大肠癌进行了对照研究,多数结果显示 5-Fu 持续静脉输注较常规静脉输注疗效高。

De Gramount 等对 448 例晚期大肠癌患者进行了随机分组对照研究,分为(A)FL 方案组:每 4 周第 1～5 天 5-Fu 425 mg/m^2 静脉推注,同时静脉推注 FA 20 mg/m^2;(B)LV 5-Fu 2 组:每 2 周第 1,2 天,FA 200 mg/m^2 静脉滴注 2 小时,然后 5-Fu 400 mg/m^2 静脉推注再加 5-Fu 600 mg/m^2 静脉持续给药 22 小时,两组治疗一直进行到疾病出现进展为止。A 组和 B 组的有效率(完全缓解+部分缓解)分别为 13.8%和 32.2%(P =0.000 2),疾病无进展时间分别为 21.6 周和 26.7 周(P =0.006 5),总生存期分别为 58 周和 61 周(P =0.23),Ⅲ～Ⅳ度毒性反应(包括骨髓抑制、腹泻、黏膜炎等)分别为 21.5%和 9.2%。结果显示每 2 周大剂量持续静脉输注 FA 与 5-Fu 2 天,比小剂量静脉推注 FA 和 5-Fu 疗效高,毒性低。

(二)CPT-11

CPT-11 是半合成的喜树碱(CPT)衍生物,为特异性的拓扑异构酶 I 抑制剂。在日本、美国等多家单位超过 300 例患者的Ⅱ期临床试验中,结果显示 CPT-11 一线和二线治疗晚期大肠癌的有效率分别为 15%～32%和 22%～25%。在法国的Ⅱ期临床试验中(CPT-11 350 mg/m^2,静脉滴注30分钟,每3周1次),178例可评价患者的有效率为18%(完全缓解4例,部分缓解28例),总中位缓解时间为9.1月(1.6~17个月),既往经5-Fu治疗者(130例)有效率为17.7%,其中5-Fu治疗失败者(62例)有效率为16.1%,初治者(48例)有效率为18.8%,结果显示CPT-11与5-Fu之间无交叉耐药性。

此外,HCPT已进行了一些临床适用和临床应用,剂量一般为10~20 mg/m^{2}每次,连用5天,21天为一周期。该药与5-Fu并用治疗晚期大肠癌取得了一定的疗效。

CPT-11其他的用法剂量有100 mg/m^{2}每周1次和150 mg/m^{2}每2周1次(日本);125 mg/m^{2}每周1次,连续4周,休息2周。

CPT-11毒副反应大,有腹泻、中性粒细胞减少,其他有呕吐、脱发、贫血、血小板减少等。腹泻为主要毒副反应之一,用高剂量氯苯呱酰胺治疗可缓解。

(三)L-OHP

L-OHP是第三代铂类抗癌药,化学名为左旋反式二氨环己烷草酸铂。L-OHP与DDP的抗癌谱不完全相同,对DDP治疗失败的大肠癌患者,仍可能对L-OHP治疗有效,该药与5-Fu合用有明显的协同作用。

L-OHP的毒性与DDP及卡铂均不同,Ⅲ~Ⅳ度消化道反应少见,骨髓抑制相对较轻(少数患者血小板下降明显),无耳及肾毒性,主要不良反应为累及神经末梢而致的外周感觉神经毒性,遇冷加重,有喉痉挛发生之可能(很少见),故忌冷饮、冷食。

L-OHP在欧洲与日本的Ⅰ、Ⅱ期临床研究表明,临床推荐剂量为130 mg/m^2,溶入5%葡萄糖溶液、静脉滴注2~6小时,1次/3周,或85 mg/m^2,静脉滴注2小时,1次/2周。

DiazRubio和Becouarn进行了2项多中心单药乐沙定一线治疗晚期大肠癌的研究(1998),2项研究共有62例可评价病例,总有效率为18%,无进展生存期为4个月,总生存期为13~14个月。Machover、DiazRubio及Lev进行了3项多中心单药乐沙定二线治疗5-Fu耐药的晚期大肠癌患者的研究,3项研究共包括134例患者,有效率在10%~11%,无进展生存期为4.6~4.8个月,总生存期为8.2~9个月。

(四)雷替曲塞

雷替曲塞为喹唑啉叶酸盐类似物,它直接而特异地抑制胸腺嘧啶核苷酸合成酶(TS),导致DNA修复与合成所需的三磷酸胸苷减少。雷替曲塞的用法为3 mg/m^2,静脉输注15分钟,每3周一次。

在国外Ⅱ期临床试验中,收治176例患者,客观缓解率26%(完全缓解4例,部分缓解41例),中位缓解期4.2个月,中位生存期9.6个月。随后进行的Ⅲ期临床随机分组对照试验收入439例患者,随机分为雷替曲塞和5-Fu/FA(5-Fu 425 mg/m^2,FA 20 mg/m^2,连用5天,4~5周重复)治疗组。其缓解率分别为20%和13%($P=0.059$),中位缓解期无明显差别。

Ⅲ期临床试验中,雷替曲塞组的毒性反应与5-Fu/FA组比较:在严重(Ⅲ~Ⅳ度)的中性粒细胞减少(10% *vs.* 26%)和黏膜炎(2%~22%)($P<0.001$)方面,雷替曲塞组明显较轻,而肝转氨升高(10%~0%)明显高于5-Fu/FA组,但此不良反应为自限性且无症状。其他如恶心、呕吐和腹泻等两组相近。

(五)联合化疗

90年代前的联合化疗疗效有一定的提高,5-Fu与亚硝脲类药物或MMC联合使用的有效率为30%~45%,但与单用5-Fu治疗比较生存期无明显改善。

有学者报道用 FIVB 方案[5-Fu 10 mg/(kg·d),第 1～5 天;达卡巴嗪3 mg/(kg·d),第 1/2 天;长春新碱(VCR) 0.025 mg/kg,第 1 天;卡莫司汀 1.5 mg/kg,第 1 天]治疗大肠癌 28 例,完全缓解+部分缓解达 42.8%(完全缓解 4 例,部分缓解 8 例)。Moertel(1975)用 MOF 方案[5-Fu 10 mg/kg,连用 5 天;每 5 周重复;司莫司汀(Me-CCNU) 130～175 mg/m^2,口服,每 10 周 1 次;VCR 1 mg/m^2,第 1 天,每 5 周 1 次]治疗大肠癌 39 例,有效率为 43.5%,比单用 5-Fu(有效率为 19.5%)疗效好($P<0.05$)。Beck 等(1984)用 5-Fu、MMC、VCR 及 MTX 联合化疗(每 4～5 周重复)治疗 53 例晚期大肠癌,有效率为 43.4%(完全缓解3 例,部分缓解20 例),有效者中位生存期 14.5 个月,无效者为 6 个月。Loehrer(1985)用 DDP+5-Fu 治疗38 例直肠癌,有效率为 29%。Cantrell 等(1987)用 DDP 20 mg/m^2,静脉滴注,每周1 次,5-Fu 300 mg/m^2,每天连续静脉滴注,12 周为 1 个疗程,治疗直肠癌 32 例,有效率为 63%(完全缓解5 例,部分缓解 15 例),中位缓解期 30 周。

90 年代随着 L-OHP、CPT-11 等新一代药物用于晚期大肠癌的联合化疗,大肠癌的近期有效率及生存期均有明显的提高,取得了令人瞩目的成就,大肠癌联合化疗的疗效见表 6-16。

表 6-16 大肠癌联合化疗疗效

方案	例数	完全缓解+部分缓解(%)
5-Fu+CF	971	28
5-Fu+DDP	316	26
5-Fu+MTX	423	24
5-Fu+MMC	186	22
5-Fu+Me-CCNU	436	19
5-Fu+Me-CCNU+VCR	397	18

以下我们分述近年来联合化疗的进展。

1.CPT-11 为主的联合化疗

自 CPT-11 在欧洲批准治疗晚期大肠癌以来 CPT-11+5-Fu/LV 联合化疗治疗晚期大肠癌的研究取得了很大进展。下面简述几个代表性的研究。

有学者报道了欧洲的一项 CPT-11+5-Fu/FA 对照 5-Fu/FA 一线治疗晚期大肠癌多中心随机Ⅲ期临床试验结果。共有 385 例患者入组。研究组 199 例患者 54 例采用 CPT-11+AIO 方案:CPT-11 80 mg/m^2静脉推注+FA 500 mg/m^2,1 小时静脉推注+5-Fu 2 300 mg/m^2,24 小时静脉推注,第 1、8、15、22、29、36、42 天为一周期,145 例采用 CPT-11+De Gramont 方案:CPT-11 180 mg/m^2静脉推注,第 1 天,FA 200 mg/m^2,2 小时静脉推注+5-Fu 400 mg/m^2静脉微量注射泵给药+5-Fu 600 mg/m^2,22 小时,静脉输注,第 1、2;14 天为一周期。对照组 186 例患者,43 例采用 AIO 方案:FA 500 mg/m^2,1 小时静脉推注+5-Fu 2 300 mg/m^2,24 小时,静脉输注,第 1、8、15、22、29、36、42 天为一周期。143 例采用 De Gramont 方案:FA 200 mg/m^2,2 小时静脉推注+5-Fu 400 mg/m^2静脉微量注射泵+5-Fu 600 mg/m^2,22 小时,静脉输注,第 1、2,14 天为一周期。结果:研究组总有效率为 49%,对照组为 31%,$P<0.001$;研究组无进展生存期为 8.6 个月,对照组为 6.2 个月,$P<0.001$;疾病进展时间分别为 6.7 个月和4.4 个月,$P<0.001$;总生存期分别为 17.4 个月和 14.1 个月,$P=0.03$;一年生存率研究组为69.1%,而对照组为59.0%,$P=0.03$。研究组的结果均明显优于对照组。

有学者报道了美国的CPT-11＋5-Fu/FA一线治疗晚期大肠癌的随机Ⅲ期临床试验结果：A组FOLFIRI 231例，方案：CPT-11 125 mg/m^{2}静脉推注，FA 20 mg/m^{2}静脉微量注射泵给药＋5-Fu 500 mg/m^{2}静脉微量注射泵给药，每周1次×4周，6周为1个疗程；B组226例，方案：FA 20 mg/m^{2}静脉微量注射泵给药＋5-Fu 425 mg/m^{2}静脉微量注射泵给药，每天1次×5天，28天为1个疗程；C组226例，方案：CPT-11 125 mg/m^{2}静脉推注，每周1次×4周，6周为1个疗程。其中A组与B组进行疗效对照分析，A组经证实的有效率为39％，而B组为21％，$P<0.05$；疾病进展时间A组为7.0个月，B组为4.3个月；总生存期A组为14.0个月，B组为12.9个月，$P<0.05$。研究亦证实CPT-11联合5-Fu/FA疗效明显优于5-Fu/FA方案。

有学者报道了他们一线治疗晚期大肠癌的多中心随机Ⅲ期临床试验结果，该研究采用CPT-11＋5-Fu/LV（FOLFIRI方案）和LOHP＋5-Fu/LV（FOLFOX6方案）先后序贯使用治疗晚期大肠癌。FOLFIRI：CPT-11 180 mg/m^{2}静脉推注＋LV 200 mg/m^2，1小时，静脉推注＋5-Fu 400 mg/m^{2}静脉推注，第1天，5-Fu 2.4～3.0 g/m^{2}持续静脉输注46小时；FOLFOX6：L-OHP 100 mg/m^2，第1天，LV和5-Fu用法和FOLFIRI方案完全相同。A组：FOLFIRI→直至进展→FOLFOX6→直至进展。B组：FOLFOX6→直至进展→FOLFIRI→直至进展。共226例患者进行随机，进入治疗的A组109例，B组111例。研究结果显示总有效率：A组一线（FOLFIRI方案）为56％，二线（FOLFOX6方案）为15％；B组一线（FOLFOX6方案）为54％，二线（FOLFIRI方案）为4％；疾病进展时间A组14.4月，B组11.5月；总生存期A组20.4个月，B组21.5个月；两组疗效无明显差别。但Ⅲ～Ⅳ度毒副反应发生率A组明显低于B组，$P<0.001$。CPT-11＋5-Fu/LV和L-OHP＋5-Fu/LV对晚期大肠癌的先后序贯治疗，无论哪个方案先用，两组均取得很长的中位进展时间及中位总生存期。多数学者认为晚期大肠癌化疗中如能用到CPT-11、L-OHP及5-Fu/LV，那么患者的生存期将会明显延长。

有学者报道用FOLFOXTRI（CPT-11＋L-OHP＋Fu/LV）方案与FOLFIRI方案（CPT-11＋5-Fu/LV）随机对照一线治疗晚期大肠癌的临床试验，两组的有效率分别为60％和34％（$P<0.000\,1$）；完全缓解＋部分缓解＋疾病稳定分别为81％和68％；R0切除率分别为15％和6％（$P=0.033$；局限于肝转移者的）R0切除率分别为36％和12％（$P=0.017$）；无进展生存期分别为9.8月和6.9月（$P=0.000\,6$）；而总生存期分别为22.6月与16.7月（有67％二线用FOLFOX方案），（$P=0.032$）。此临床试验证实了CPT-11＋L-OHP＋Fu/LV三药方案优于CPT-11＋5-Fu/LV的两药方案。

2.L-OHP为主的联合化疗

L-OHP自20世纪90年代用于大肠癌的化疗后，L-OHP＋5-Fu/LV方案广泛用于晚期大肠癌的治疗，并成为大肠癌化疗的主要方案之一。下面我们简述一些重要的临床研究。

有学者报道了他们用时间调整法的给药方式用L-OHP联合FuFA在法国的15个研究中心对200名患者进行随机分组的研究结果，5-Fu＋FA组的有效率为16％，中位无进展生存期为4.6个月；L-OHP＋5-Fu＋FA组的有效率为53％，中位无进展生存期为7.7月。

有学者在多中心随机临床试验中，186例患者随机分为2组，分别用L-OHP＋5-Fu＋FA按时间调整法给药与同样药物与剂量的持续静脉滴注方法进行比较研究，时间调整法缓解率为51％（完全缓解5例，部分缓解42例）而对照组为29％（完全缓解3例、部分缓解24例），时间调整法疗效优于对照组，且黏膜炎及外周神经毒性低于对照组。

有学者报道欧洲35个研究中心的L-OHP＋5-Fu/LV与5-Fu/LV一线治疗晚期大肠癌的随机

Ⅲ期临床研究的结果，该研究共420例患者入组。研究组210例，FOLFOX4方案（LOHP＋LV/5-Fu 2方案）：L-OHP 85 mg/m^{2}静脉推注，第1天＋LV 200 mg/m^{2}静脉推注2小时，静脉推注＋5-Fu 400 mg/m^{2}微量注射泵给药＋5-Fu 600 mg/m^{2}静脉推注44小时，第1、2，14天为一周期；对照组210例，LV/5-Fu 2方案：LV与5-Fu用法与研究组相同，无L-OHP，14天为一周期。研究结果：有效率研究组为50.7%，对照组为22.3%，$P<0.001$；无进展生存期研究组为9.0个月，对照组为6.2个月，$P<0.001$；总生存期研究组为16.2月，对照组为14.7个月，$P=0.12$；研究组在周围神经毒性、粒细胞减少方面均明显高于对照组，$P<0.001$；其他呕吐、腹泻、黏膜反应也较对照组高；但总的毒副反应（Ⅲ～Ⅳ度）发生率不高，患者耐受性良好。从此研究看，FOLFOX4方案有效率高，安全性好，疗效明显优于LV/5-Fu 2方案。

此外，美国的N9741大型随机Ⅲ期临床试验显示，FOLFOX4方案在治疗晚期大肠癌比IFL方案无论在有效率（38% *vs.* 28%）、疾病进展时间（8.8个月 *vs.* 6.9个月）、总生存期（18.6个月 *vs.* 14.1个月），各方面均优于IFL组（P值有显著性差异）。但许多学者因两方案用法不同，认为两方案有差异，只能认为FOLFOX4优于IFL方案，不能认为L-OHP优于CPT-11。

3.CAP的联合化疗

有学者报道了XELOX方案一线治疗转移性大肠癌多中心Ⅱ期临床研究结果。研究方案XELOX：CAP 1 000 mg/m^{2}每天2次，口服第1～14天＋L-OHP 130 mg/m^{2}静脉推注第1天，21天为一周期，入组病例96例。结果：有效率为55%，稳定32%，中位缓解期8.6个月，无进展生存期7.6个月，总生存期19.5个月。该研究证明XELOX方案疗效高，且毒副作用不高，安全性好。

有学者报道用XELIRI方案一线治疗晚期大肠癌的研究结果，共有67例患者入组，1组15例，方案为CPT-11 125 mg/m^2，第1天＋CAP 2 000 mg/m^2，第2～15天，21天重复；2组52例，CPT-11 100 mg/m^2，第1天＋CAP 1 800 mg/m^2，第2～15天，21天重复。总有效率：1组47%，2组44%，综合有效率44.8%；疾病进展时间1组6.1个月，2组8.1个月；中位缓解期1组7.0个月，2组7.5个月。

4.雷替曲塞的联合化疗

有学者报道了CPT-11＋雷替曲塞一线治疗转移性大肠癌的多中心Ⅱ期临床研究结果，共62例患者入组。方案CPT-11 350 mg/m^{2}静脉推注＋雷替曲塞3 mg/m^{2}静脉推注，第1天，21天重复；疗效：有效率为30%，疾病进展时间6.3个月，中位存活时间为12.2个月。毒副作用Ⅲ～Ⅳ度腹泻27%，3例（5%）患者治疗中于腹泻合并粒细胞减少。此方案疗效较高，但毒性较大，在另一项研究中（Chiara等）将CPT-11减至300 mg/m^2，雷替曲塞减至2.6 mg/m^2。

（六）晚期大肠癌的靶向治疗

靶向治疗自20世纪90年代应用以来，在肿瘤的治疗方面取得令人鼓舞的进展。在大肠癌靶向治疗方面应用最多，并取得令人瞩目成就的靶向治疗的药物是2个单克隆抗体药物西妥昔单抗和贝伐单抗，分述如下。

1.西妥昔单抗

西妥昔单抗是表皮生长因子受体（EGFR）的阻断剂，为IgG1单克隆抗体。该抗体对表达EGFR的肿瘤细胞具有抑制作用，和化疗联合使用可增加化疗疗效，并可逆转肿瘤细胞耐药。

有学者报道了西妥昔单抗单药或联合CPT-11治疗EGFR阳性，CPT-11耐药的转移性大肠癌患者的随机Ⅱ期临床试验。研究方法为A组：西妥昔单抗400 mg/m^{2}静脉推注，第1周，随后

250 mg/m²静脉推注，每周一次；CPT-11 用患者治疗中进展时相同的剂量和方法；B 组：西妥昔单抗单药治疗，剂量方法同 A 组，在 CPT-11 失败即开始单药治疗。共有 557 例对 CPT-11 耐药的大肠癌患者进行筛选，474 例 EGFR 表达阳性(82%)，其中 329 例按 2∶1 比例随机进入 A、B 组，218 例入 A 组，111 例入 B 组；Ⅲ～Ⅳ度毒副作用 A 组和 B 组分别为，腹泻 21.2%和 1.7%，乏力 13.7%和 10.4%，粒细胞减少 9.4%和 0，皮疹 9.4%和 5.2%，呕吐 6.1%和3.5%。疗效：有效率 A 组 22.9%，B 组 10.8%，有效+稳定 A 组 56%，B 组 32%，有效率和肿瘤控制率两组间 P 均<0.05。疾病进展时间：A 组 4.1 个月，B 组 1.5 个月，两组间亦有显著性差异。该研究认为西妥昔单抗单药和联合 CPT-11 对 CPT-11 耐药的转移性结直肠癌患者均有效。另一方面证实西妥昔单抗可逆转肿瘤细胞的耐药。

有学者报道了西妥昔单抗联合 FOLFOX4 一线治疗转移性大肠癌的临床研究，62 例患者入选，52 例(84%)EGFR 阳性表达，43 例入组研究，42 例评价。方法：西妥昔单抗 400 mg/m²静脉推注第一周，随后 250 mg/m²静脉推注每周一次，FOLFOX4 方案(用法见前)一直到疾病进展或毒性不能耐受为止。疗效：完全缓解 4 例、部分缓解 30 例、疾病稳定 7 例。有效率(完全缓解+部分缓解)81%，肿瘤控制率(完全缓解+部分缓解+疾病稳定)为 98%；9 例(21%)进行肝转移灶切除，7 例(17%)为根治切除；无进展生存期也长达 12.3 个月。毒副作用主要为皮疹 30.2%，腹泻 25.6%，粒细胞减少 20.9%和口腔黏膜炎 16.3%。该研究认为西妥昔单抗不增加 FOLFOX4 方案的毒副作用，联合用药有效率达到了令人惊异的 81%，中位无进展生存期竟长达 12.3 个月。该研究显示西妥昔单抗联合化疗治疗晚期大肠癌优势。

2.贝伐单抗

贝伐单抗是阻断 VEGF 的人源单克隆抗体，贝伐单抗通过直接阻断 VEGF 而抑制肿瘤血管的生成，而达到抑制肿瘤生长的目的。贝伐单抗联合化疗能明显增加化疗的疗效，近年来也是研究最热门的靶向药物之一。

有学者报道了贝伐单抗联合化疗一线治疗转移性结直肠癌的多中心随机Ⅲ期临床试验结果。共有 923 例初治的转移性结直肠癌患者随机分入三组：1 组411 例，方案：IFL(CPT-11+5-Fu/LV，用法见后)+安慰剂；2 组 402 例，方案：IFL 方案+贝伐单抗(5 mg/kg，每 2 周 1 次)；3 组：FL 方案(5-Fu/LV Mayo Clinic 方案，用法见后)+贝伐单抗；第 3 组因中期分析治疗安全性的问题而中止。疗效为 1 组：完全缓解率为 2.2%，部分缓解率为 32.5%，有效率为 35%；2 组：完全缓解率为 3.7%，部分缓解率为 41.2%，有效率为 45%，$P=0.003\ 6$，中位缓解期分别为 7.1 个月和 10.4 个月。无进展生存期：1 组为 6.24 个月，2 组为10.6 个月，$P<0.000\ 01$；毒副作用 1、2 组分别为：3/4 度血液学毒性分别为 2.5%和 3.1%，血栓栓塞为 16.1%和 19.3%，3 度蛋白尿 0.8%和 0.8%，3 度高血压 2.3%和 10.9%，消化道穿孔 0%和 1.5%(6 例)。该研究证明贝伐单抗联合化疗比单独化疗疗效更好。

有学者报道贝伐单抗联合 FOLFOX 方案二线治疗转移性结直肠癌的研究结果。共有 880 例对 IFL 方案耐药的转移性大肠癌患者入选，其中 822 例随机分入 A、B、C 3 组，A 组 290 例，方案 FOLFOX4+贝伐单抗(10 mg/kg，每 2 周 1 次)；B 组 289 例，方案 FOLFOX4；C 组：贝伐单抗(10 mg/kg，每 2 周 1 次)，C 组未完成研究。结果：有效率 A 组 21.8%，B 组 9.2%，$P<0.001$；无进展生存期 A 组 7.2 个月，B 组 4.8 个月，$P<0.001$；总生存期 A 组12.5 个月，B 组 4.8 个月，$P=0.002\ 4$。该研究证实了贝伐单抗增加 FOLFOX4 方案治疗晚期大肠癌患者的总生存期和无进展生存期，首次证实 FOLFOX4+贝伐单抗耐受性良好，且是对晚期大肠癌

有效的治疗方案。

(七)大肠癌治疗常用的化疗方案

1.氟尿嘧啶和氟尿嘧啶衍生物化疗方案

(1)Mayo Clinic 方案(FL 方案):LV(CF)20 mg/m^2静脉推注,第 1～5 天。5-Fu 425 mg/m^2静脉推注,第 1～5 天。28 天为一周期。

(2)LV/5-Fu 2 方案:LV 200 mg/m^2静脉滴注第 1、2 天。5-Fu 400 mg/m^2静脉推注第 1、2 天。5-Fu 600 mg/m^2持续静脉输注(CIV)22 小时,第 1、2 天。14 天为一周期。

(3)AIO 方案:LV 500 mg/m^2静脉滴注 2 小时,第 1、8、15、22、29、36 天。5-Fu 2 600 mg/m^2持续静脉输注 24 小时,第 1、8、15、22、29、36 天。7 周为一周期。

(4)国内常用方案:LV 60～200 mg/m^2静脉滴注 2 小时,第 1～5 天。5-Fu 300～500 mg/m^2静脉滴注 4～6 小时,第 1～5 天。21 天为一周期。

(5)CAP 方案:每次 CAP 1 250 mg/m^2,每天 2 次,第 1～14 天。21 天为一周期。

(6)S-1 方案:S-1 80 mg/(m^2 · d)分 2 次口服第 1～14 天,21 天为一周期。或 S-1 80 mg/(m^2 · d)分 2 次口服,第 1～28 天,42 天为一周期。

2.CPT-11 化疗方案

(1)CPT-11＋LV/5-Fu 2 方案:CPT-11 180 mg/m^2静脉滴注 90 分钟第 1 天。LV 200 mg/m^2静脉滴注,2 小时,第 1、2 天。5-Fu 400 mg/m^2静脉推注,第 1 天、第 2 天。5-Fu 600 mg/m^2持续静脉输注 22 小时,第 1、2 天。14 天为一周期。

(2)FOLFIRI 方案:CPT-11 180 mg/m^2静脉滴注 90 分钟第 1 天。LV 200 mg/m^2静脉滴注 2 小时,第 1 天。5-Fu 400 mg/m^2静脉推注,第 1 天。5-Fu 2 400～3 000 mg/m^2持续静脉输注 46 小时。14 天为一周期。

(3)IFL(Saltz 方案)方案:CPT-11 125 mg/m^2静脉滴注 30～90 分钟第 1、8、15、22 天。LV 20 mg/m^2静脉推注第 1、8、15、22 天。5-Fu 500 mg/m^2静脉推注第 1、8、15、22 天。6 周重复。

(4)Douillard 方案(CPT-11＋AIO):CPT-11 80 mg/m^2静脉滴注 90 分钟第 1、8、15、22、29、36 天。LV 500 mg/m^2静脉滴注 2 小时,第 1、8、15、22、29、36 天。5-Fu 2 300 mg/m^2持续静脉输注 24 小时,第 1、8、15、22、29、36 天。7 周重复。

(5)XELIRI(CPT-11＋CAP)方案:CPT-11 100 mg/m^2静脉滴注 90 分钟第 1、8 天,CAP 1 800 mg/m^2分两次口服第 2～15 天,21 天为一周期;或 CPT-11 225 mg/m^2静脉滴注 90 分钟第 1 天,CAP 2 000 mg/(m^2 · d)分两次口服第 2～15 天,28 天为一周期。

3.L-OHP 化疗方案

(1)FOLFOX 方案:为法国学者 De Gramont 设计,共有 FOLFOX1～FOLFOX7 7 个化疗方案,常用的有 FOLFOX4、FOLFOX6、FOLFOX7 3 个方案。①FOLFOX4 方案:L-OHP 85 mg/m^2静脉滴注 2 小时,第 1 天。LV 200 mg/m^2静脉滴注 2 小时,第 1、2 天。5-Fu 400 mg/m^2静脉推注第 1、2 天。5-Fu 600 mg/m^2持续静脉输注 22 小时,第 1、2 天。14 天为一周期。

(2)FOLFOX6 方案:L-OHP 100 mg/m^2静脉滴注 2 小时,第 1 天。LV 400 mg/m^2静脉滴注2 小时,第 1 天。5-Fu 400 mg/m^2静脉推注第 1 天。5-Fu 2 400～3 000 mg/m^2持续静脉输注 46 小时。14 天为一周期。③FOLFOX7 方案:L-OHP 130 mg/m^2静脉滴注 2 小时,第 1 天。LV 400 mg/m^2静脉滴注 2 小时,第 1 天。5-Fu 2 400 mg/m^2持续静脉输注 46 小时。14 天为一周期。

(2)时间调整法方案。①时间调整法1：L-OHP 25 mg/(m^2 · d)，10 AM～10 PM静脉滴注，4 PM时达峰值，第1～5天。LV 300 mg/(m^2 · d)和5-Fu 600 mg/(m^2 · d)从10 PM至10 AM静脉滴注，4 AM时达峰值，第1～5天。21天为一周期。②时间调整法2：L-OHP 125 mg/(m^2 · d)，10 AM～4 PM，静脉滴注6小时，第1天。LV 300 mg/(m^2 · d)和5-Fu 700 mg/(m^2 · d)，10 PM～10 AM静脉滴注，4 AM时达峰值，第1～5天。21天为一周期。

(3)XELOX(L-OHP＋CAP)方案：L-OHP 130 mg/m^2静脉滴注2小时，第1天。CAP 1 800 mg/(m^2 · d)分两次口服第1～14天。21天为一周期。

4)国内常用方案：L-OHP 130 mg/m^2静脉滴注2小时，第1天。LV 60～200 mg/m^2静脉滴注2小时，第1～5天。5-Fu 300～500 mg/m^2静脉滴注4～6小时，第1～5天。21天为一周期。

4.雷替曲塞的化疗方案

(1)CPT-11＋雷替曲塞：CPT-11 300 mg/m^2静脉滴注90分钟第1天。雷替曲塞2.6 mg/m^2静脉滴注15分钟第2天。21天为一周期。

(2)雷替曲塞＋L-OHP：雷替曲塞3.0 mg/m^2静脉滴注15分钟第1天，L-OHP 130 mg/m^2静脉滴注2小时第1天，21天为一周期。或雷替曲塞3.0 mg/m^2静脉滴注15分钟第1天，L-OHP 70 mg/m^2静脉滴注2小时，第1、8天，21天为一周期。

5.靶向治疗药物的用法

(1)西妥昔单抗：400 mg/m^2静脉滴注第一周，随后250 mg/m^2静脉滴注每周一次。可与前述化疗方案联合使用。

(2)贝伐单抗：5～10 mg/kg静脉滴注每2周1次。可与前述化疗方案联合使用。

上述各种化疗方案如用于晚期大肠癌治疗，应用至肿瘤进展或出现不能耐受的毒性方停用。如用于大肠癌的术后辅助化疗，一般应连续使用24周，即28天重复的方案用6周期，21天重复的方案用8周期，14天重复的方案用12周期。

七、大肠癌术后辅助化疗

大肠癌术后辅助化疗研究始于20世纪60年代，但多为回顾性研究，并未改善无病生存期和总生存期，缺乏说服力。

20世纪90年代以来发表的研究结果改变了人们的观念，大肠癌术后辅助化疗取得了令人信服的结果。

(一)既往研究的回顾

1.氟尿嘧啶＋左旋咪唑(Lev)

有学者报道了929例Duckes C期结肠癌患者术后辅助化疗的结果，药物用Lev 50 mg，3次/天，隔周重复，疗程1年；5-Fu为450 mg/m^2静脉输注，1次/天，连续5天，28天后改为1次/周×52周。研究分为3组：①Lev＋5-Fu组；②单用Lev组；③不给药物组。结果无病生存率与总生存率在第1组为63％和71％，第2组为54％和65％，第3组为47％和55％，表明5-Fu加Lev为Duckes C期结肠癌有效的术后辅助治疗方法。Taal等(2001)报道730例的研究，取得了和Moertel相似的结果。

2.5-FU＋LV(FL方案)

有学者用FL方案和观察对照的方法对1 493例Duckes B/C期的大肠癌患者进行了术后辅助化疗的研究，结果FL化疗组较观察组复发风险降低35％，死亡风险减低22％，Francini等

(1994)及 O'connell(1997)的研究与 IMPACT 研究结果相似。

有学者报道了用 5-Fu/LV 方案和 5-Fu/Lev 随机对照 215 例 Duckes B/C 期的大肠癌患者进行了术后辅助化疗的结果,5-Fu/LV 组较 5-Fu/Lev 组复发风险降低 16%($P<0.05$),死亡风险降低 15%。研究对 680 例患者的研究,显示复发风险降低 15%($P<0.05$),死亡风险降低 27%($P<0.05$)。两项研究均证实 5-Fu/LV 方案优于 5-Fu/Lev 方案。

有学者总结了多篇文献,证实 5-Fu/LV 治疗 6 个月与 12 个月疗效相同,所以目前 5-Fu/LV 方案和新的化疗方案的使用都建议用 24 周。

(二)近年大肠癌术后辅助化疗进展

1.X-ACT 研究

有学者报道了用 CAP 单药与 5-Fu/LV 随机对照 Duckes C 期的大肠癌患者进行术后辅助化疗的结果(X-ACT)。A 组入组 1 004 例患者,方案;CAP 1 250 mg/m^2每天 2 次,第 1～14 天,21 天重复,共 24 周;B 组入组 983 例患者,方案:LV 20 mg/m^2静脉推注,5-Fu 425 mg/m^2,静脉推注,第 1～5 天,28 天重复,共 24 周。结果是 3 年无病生存期:A 组 64.2%,B 组60.6%($P=0.052\ 8$);3 年无复发生存率:A 组 65.5%,B 组 61.9%($P=0.040\ 7$);3 年总生存期:A 组81.3%,B 组 77.6%($P=0.070\ 6$),3 年的无病生存期和总生存期与传统的 Mayo Clinic 方案比较稍高(无统计学差异),但毒副作用除手足综合征高于 Mayo Clinic 对照方案外,其他毒副作用均明显低于对照组($P<0.001$)。因此 CAP 可取代传统的 5-Fu/LV 的 Mayo Clinic 方案用于大肠癌的术后辅助化疗。欧洲药品监督管理局和美国食品药品监督管理局均已批准用于 Duckes C 期结肠癌患者的术后辅助化疗。

2.MOSAIC 研究

MOSAIC 是一项国际多中心随机对照Ⅲ期临床研究,共入组 2 246 例Ⅱ、Ⅲ期结肠癌的术后患者,随机分入 FOLFOX4(L-OHP+LV/5-Fu 2)组和 LV/5-Fu 2 组,每组患者均化疗 12 个周期。2005 年报道时中位随诊时间为 56.2 个月,3 年无病生存期:FOLFOX4 组 76.4%,LV/5-Fu 2 组 69.8%,$P=0.002$;3 年总生存期分别为 80.2%和 77.0%。FOLFOX4 方案的耐受性良好,3 年无病生存期高于 LV/5-Fu 2 方案。现为大肠癌术后辅助化疗的推荐方案。

3.NSABPC-07 研究

NSABPC-07 是另一项大型对中心随机Ⅲ期临床研究,共入组 2 407 例Ⅱ、Ⅲ期大肠癌的术后患者,随机分入 FULV 组和 FLOX 组。FULV(LV+5-Fu)方案:LV 500 mg/m^2静脉滴注2 小时+5-Fu 500 mg/m^2静脉推注,第 1、8、15、22、29、36 天,8 周重复×3 疗程。FLOX(L-OHP+5-Fu+LV)方案:L-OHP 85 mg/m^2静脉滴注 2 小时,第 1、15、29 天,5-Fu 和 LV 用法与 FULV 方案完全相同,8 周重复×3 疗程。2005 年报道 3 年无病生存期在 FLOX 组为 76.5%(可评价病例 272 人),FULV 组为 71.6%(可评价病例 332 人),$P=0.004$。根据研究结果,研究者认为 LOHP 方案中的获益与 FU/LV 的用法无关,每周静脉推注的 5-Fu/LV 联合 L-OHP 也是大肠癌术后辅助化疗的推荐方案,且 C-07 试验 L-OHP 计划用量累积为 765 mg/m^2,而 MOSAIC 试验则为 1 020mg/m^2,LOHP 总用量较 C-07 试验低 255 mg/m^2,这有助于减少神经毒性。

八、综合治疗展望

大肠癌综合治疗在大肠癌肝转移的术前新辅助化疗,直肠癌术前、术后同步放化疗方面研究较多。

多项研究证实大肠癌肝转移的新辅助化疗能明显提高肝转移灶的根治性切除率，并能明显增加术后的无进展生存期和总生存期。随着靶向治疗药物和化疗联合的广泛应用，大肠癌肝转移的治疗将会取得更好的治疗效果。

局部晚期直肠癌的术前同步放化疗不但能提高手术根治性切除率，也可延长患者的生存期，直肠癌术前同步放化疗在放疗的不同方法与化疗的不同方案之间的相互配合方面，仍在进行一些研究，以期降低不良反应，并取得更好的效果。直肠癌术后同步放化疗也取得了一定的进展。

此外，热疗＋化疗，热疗＋放疗，热疗＋放化疗在晚期大肠癌的治疗方面的应用也取得不少成绩。γ 刀、χ 刀、氩氦刀等局部治疗手段在某些情况下能起到积极的作用。

总之，随着研究的广泛和深入，综合治疗方法会更加合理和规范。需要更多的Ⅲ期随机研究来提高其治疗水平。

（左安华）

第七章　内分泌系统肿瘤的诊疗

第一节　甲状腺癌

甲状腺癌是最常见的内分泌系统恶性肿瘤，内分泌恶性肿瘤中占89%，占内分泌恶性肿瘤病死率的59%，占全身恶性肿瘤的0.2%(男性)～1%(女性)，约占甲状腺原发性上皮性肿瘤的1/3。国内的普查报道，其发生率为11.44/10万，其中男性为5.98/10万，女性为14.56/10万。甲状腺癌的发病率一般随年龄的增大而增加，女子的发病率约较男子多3倍，地区差别亦较明显，一般在地方性甲状腺肿的流行区，甲状腺癌的发病率较高，而在地方性甲状腺肿的非流行区则甲状腺癌的发病率相对较低。近年来统计资料显示，男性发病率有逐渐上升的趋势，可能与外源性放射线有关。甲状腺癌的发病率虽不是很高，但由于其在临床上与结节性甲状腺肿、甲状腺腺瘤等常难以鉴别，在具体处理时常感到为难，同时，在诊断明确的甲状腺癌进行手术时，究竟应切除多少甲状腺组织，以及是否行颈淋巴结清扫及方式等方面尚存在诸多争议。

一、病因

与其他肿瘤一样，甲状腺癌的发生与发展过程至今尚未完全清楚。现代研究表明，肿瘤的发生与原癌基因序列的过度表达、突变或缺失有关。在甲状腺滤泡细胞中有多种原癌基因表达，对细胞生长及分化起重要作用。最近从人甲状腺乳头状癌细胞中分离出所谓*ptc*癌基因，被认为是核苷酸序列的突变，有研究发现，*ptc*癌基因位于Ⅱa型多发性内分泌瘤(MEN-Ⅱa)基因染色体11的近侧长臂区，其机制尚不清，*ptc*基因仅出现于少数甲状腺乳头状癌。*H-ras*、*K-ras*及*N-ras*等癌基因的突变形式已被发现于多种甲状腺肿瘤。在髓样癌组织中发现高水平的*H-ras*、*c-myc*及*N-myc*等癌基因的表达，*P53*多见于伴淋巴结或远处转移的甲状腺癌灶，但这些癌基因也可在其他癌肿或神经内分泌疾病中被检出。实际上甲状腺癌的发生和生长是复杂的生物过程，受不同的癌基因和多种生长因子的影响，同时还有其他多种致癌因素的作用。已知的可能致甲状腺癌的因素包括以下几种。

(一)缺碘

缺碘一直被认为与甲状腺的肿瘤发生有关，但这种观点在人类始终未被证实。一些流行病学调查资料提示，甲状腺癌不仅在地方性甲状腺肿地区较多发，即使沿海高碘地区，亦较常发。

地方性甲状腺肿地区所发生的多为甲状腺滤泡或部分为间变癌，而高碘地区则多为乳头状癌；同时在地方性甲状腺肿流行区，食物中碘的增加降低了甲状腺滤泡癌的发病率，但乳头状癌的发病却呈上升趋势；其致癌因素有待研究。

(二)放射线的影响

放射线致癌的机制被认为是放射线诱导细胞突变，并促使其生长，在亚致死量下可杀灭部分细胞而致减少 TSH 分泌，反馈到脑垂体的促甲状腺细胞，增加 TSH 的产生，从而促进具有潜在恶性的细胞增殖、恶变。Winships 等(1961)收集的 562 例儿童甲状腺癌，其中 80%过去曾有射线照射史，其后许多类似的报道相继出现。放射线作为致甲状腺癌的因素之一，已经广为接受。放射线致癌与放射方式有关，放射线致癌皆产生于 X 线外照射之后；从放疗到发病的时间不一，有报道最短为 2 年，最长 14 年，平均 8.5 年。

(三)家族因素

在一些甲状腺癌患者中，可见到一个家庭中一个以上成员同患甲状腺乳头状癌者，Stoffer 等报道，甲状腺乳头状癌家族中 3.5%～6.2%同患甲状腺癌；而甲状腺髓样癌，有 5%～10%甚至 20%有明显家族史，是常染色体显性遗传，多为双侧肿瘤。

(四)甲状腺癌与其他甲状腺疾病的关系

这方面尚难肯定。近年关于其他甲状腺病合并甲状腺癌的报道很多，据统计甲状腺腺瘤有 4%～17%可以并发甲状腺癌；一些甲状腺增生性病变，如腺瘤样甲状腺肿和功能亢进性甲状腺肿，分别有约 5%及 2%合并甲状腺癌。另有报道，桥本甲状腺炎的甲状腺间质弥漫性局灶性淋巴细胞浸润超过 50%的患者易伴发甲状腺乳头状癌。但甲状腺癌与甲状腺疾病是否有因果关系尚需进一步研究。

二、病理和临床表现

甲状腺癌按细胞来源可分为滤泡源性甲状腺癌和 C 细胞源性甲状腺癌两类。前者来自滤泡上皮细胞，包括乳头状癌、滤泡状癌和未分化癌等类型；后者来自滤泡旁(C)细胞，称甲状腺髓样癌。乳头状癌和滤泡状癌又可归于“分化性癌”，与未分化癌相区别。不同类型的甲状腺癌，其生物学行为包括恶性程度、发展速度、转移规律和最终预后等有较大差别，且病理变化和临床联系密切。

(一)乳头状癌

1.病理

乳头状癌为甲状腺癌中最常见类型，一般占总数的 75%。此外，作为隐性癌在尸检中屡被发现，一般占尸检的 6%～13%，表明一定数量的病变，可较长时期保持隐性状态，而不发展为临床癌。乳头状癌根据癌瘤大小、浸润程度，分隐匿型、腺内型和腺外型三大类型。

小的隐匿型(直径≤1 cm)，病变局限，质坚硬，呈显著浸润常伴有纤维化，状似“星状瘢痕”，故又称为隐匿硬化型癌，常在其他良性甲状腺疾病手术时偶尔发现。

大的直径可超过 10 cm，质硬或囊性感，肿瘤呈实质性时，切面粗糙、颗粒状，灰白色，几乎无包膜，半数以上可见钙化的砂粒体。镜下癌组织由乳头状结构组成，乳头一般皆细长，常见三级以上分支，有时亦可粗大，间质水肿。乳头的中心为纤维血管束，覆盖紧密排列的单层或复层立方或低柱状上皮细胞。细胞大小不均匀，核间变一般不甚明显。

乳头状癌最重要的亚型是乳头状微小癌、滤泡状癌及弥漫性硬化型癌。新近的 WHO 分型，将乳头状微小癌代替隐匿型癌。该型指肿瘤直径<1 cm。其预后好，很少发生远处转移。

对甲状腺乳头状癌的病理组织学诊断标准，近年已基本取得一致意见，即乳头状癌病理组织中，虽常伴有滤泡癌成分，有时甚至占较大比重，但只要查见浸润性生长且有磨砂玻璃样核的乳头状癌结构，不论其所占成分多少，均应诊断为乳头状癌。

2.临床表现

甲状腺乳头状癌，好发于20～40岁，儿童及青年人常见，女性发病率明显高于男性。70%儿童甲状腺癌及50%以上成人甲状腺癌均属此型。肿瘤多为单发，亦有多发，不少病例与良性肿瘤难以区别，无症状，病程长，发展慢。肿瘤质硬，不规则，表面不光滑，边界欠清，活动度较差。呈腺内播散而成多发灶者可达20%～80%。淋巴转移为其特点，颈淋巴结转移率为50%～70%，而且往往较长时间局限于区域淋巴结系统。病程后期可发生血行转移。肺和其他远处转移少于5%。有时颈淋巴结转移可作为首发症状。由于生长缓慢，早期常可无症状，若癌组织侵犯周围组织，则出现声音嘶哑、呼吸困难、吞咽不适等症状。

(二)滤泡状癌

1.病理

滤泡状癌占全部甲状腺癌的11.6%～15%，占高分化癌中第二位。大体形态上，当局部侵犯不明显时，多不易与甲状腺腺瘤区别。瘤体大小不一，圆形或椭圆形，分叶或结节状，切面呈肉样，褐红色，常被结缔组织分隔成大小不一的小叶。中心区常呈纤维化或钙化。较大的肿瘤常合并出血、坏死或静脉内癌栓。

镜下本型以滤泡状结构为其主要组织学特征，瘤细胞仅轻或中度间变，无乳头状形成，无淀粉样物。癌细胞形成滤泡状或腺管状，有时呈片状。最近，世界卫生组织病理分类将胞质内充满嗜酸性红染颗粒的嗜酸性粒细胞癌亦归入滤泡癌中。

滤泡状癌多见于中老年女性，病程长，生长慢，颈部淋巴转移较少。而较早出现血行转移，预后较乳头状癌差。

2.临床表现

此癌40～60岁多见。与乳头癌相比，男性患病相对较多，男与女之比为1∶2，患病年龄以年龄较大者相对为多。一般病程较长，生长缓慢，少数近期生长较快，常缺乏明显的局部恶性表现，肿块直径一般为数厘米或更大，多为单发，少数可为多发或双侧，实性，硬韧，边界不清，较少发生淋巴结转移，血行转移相对较多，主要转移至肺，其次为骨。

(三)甲状腺髓样癌

在胚胎学上甲状腺滤泡旁细胞与甲状腺不是同源的。甲状腺髓样癌起源于甲状腺滤泡旁细胞，故又称滤泡旁细胞癌或C细胞癌，可分泌降钙素，产生淀粉样物质，也可分泌其他具有生物活性物质，如前列腺素、5-HT、促肾上腺皮质激素、组胺酶等。

甲状腺髓样癌分为散发型(80%～90%)、家族型(8%～14%)及多发性内分泌瘤(少于10%)三种。甲状腺髓样癌可以通过常染色体显性遗传发展为不同的类型。甲状腺髓样癌是甲状腺癌的一个重要类型，较少见，恶性度中等，存活率小于乳头状瘤，而远大于未分化癌。早期诊断、治疗可改善预后，甚至可以治愈。甲状腺髓样癌的发病率占甲状腺癌的3%～10%，女性较多，中位年龄在38岁左右，其中散发型年龄在50岁；家族型年龄较轻，一般不超过20岁。

其发病机制、病理表现及临床表现均不同于一般甲状腺癌，独成一型。

1.病理

瘤体一般呈圆形或卵圆形，边界清楚，质硬或呈不规则形，伴周围甲状腺实质浸润，切面灰白色、浅色、淡红色，可伴有出血、坏死、纤维化及钙化，肿瘤直径平均 3～4 cm，小至数毫米，大至 10 cm。镜下癌细胞多排列成实体性肿瘤，偶见滤泡，不含胶样物质。癌细胞呈圆形或多边形，体积稍大，大小较一致，间质有多少不等的淀粉样物质，番红花及刚果红染色皆阳性。淀粉样物质为肿瘤细胞产生的降钙素沉积，间质还可有钙沉积，似砂粒体，还有少量浆细胞和淋巴细胞，常见侵犯包膜和气管。在家族性甲状腺髓样癌中，总是呈现双侧肿瘤且呈多中心，大小变化很大，肿瘤具有分布在甲状腺中上部的特点。在散发性甲状腺髓样癌中一般局限于一叶，双侧多中心分布者低于 5%。

2.临床表现

所有的散发型甲状腺髓样癌及多数家族性甲状腺髓样癌都有临床症状和体征。通常甲状腺髓样癌表现为颈部肿块，70%～80%的散发型患者，因触及无痛性甲状腺结节而发现，近 10%可侵及周围组织出现声嘶、呼吸困难和吞咽困难。临床上男女发病率大致相仿。家族性为一种常染色体显性遗传性疾病，属多发性内分泌肿瘤Ⅱ型（MEN-Ⅱ），它又分为Ⅱa 型和Ⅱb 型，占 10%～15%，发病多在 30 岁左右，往往累及两侧甲状腺。临床上大多数为散发型，发病在 40 岁以后，常累及一侧甲状腺。MTC 恶性程度介于分化型癌与未分化型癌之间，早期就发生淋巴结转移。临床上，MTC 常以甲状腺肿块和淋巴结肿大就诊，由于 MTC 产生的 5-HT 和前列腺素的影响，约 1/3 患者可发生腹泻和面部潮红的类癌综合征。本病可合并肾上腺嗜铬细胞瘤，多发性唇黏膜神经瘤和甲状腺瘤等疾病。有 B 型多发性内分泌瘤（MEN-Ⅱ）和髓样癌家族史患者，不管触及甲状腺结节与否，应及时检测基础的五肽胃泌素激发反应时血清降钙素水平，以早期发现本病，明显升高时常强烈提示本病存在。此外，甲状腺结节患者伴 CEA 水平明显升高，也应考虑此病存在可能，甲状腺结节细针穿刺活检或淋巴结活检常可做出明确诊断。

（四）甲状腺未分化癌

未分化癌为甲状腺癌中恶性程度最高的一种，较少见，占全部甲状腺癌的 5%～14%，主要是指大细胞癌、小细胞癌和其他类型癌（鳞状细胞癌、巨细胞癌、腺样囊性癌、黏液腺癌以及分化不良的乳头状癌、滤泡状癌等）。未分化癌以老年患者居多，中位年龄为 60 岁，女性中常见的是小细胞弥漫型，男性常是大细胞型。

1.病理

未分化癌生长迅速，往往早期侵犯周围组织。肉眼观癌肿无包膜，切面呈肉色、苍白，并有出血、坏死。镜下组织学检查未分化癌可分为大细胞型及小细胞型两种。前者主要由巨细胞组成，但有梭形细胞，巨细胞体积大，奇形怪状，核大、核分裂多；后者由圆形或椭圆形小细胞组成，体积小，胞质少、核深染、核分裂多见。有资料提示表明，有的未分化癌中尚可见残留的形似乳头状或滤泡状的结构，提示这些分化型的甲状腺癌可能转变为未分化癌，小细胞型分化癌与恶性淋巴瘤在组织学上易发生混淆，可通过免疫过氧化酶染色做出鉴别。

2.临床表现

该病发病前常有甲状腺肿或甲状腺结节多年，在巨细胞癌此种表现尤为明显。肿块可于短期内急骤增大，发展迅速，形成双侧弥漫性甲状腺巨大肿块，质硬、固定、边界不清，往往伴有疼痛、呼吸或吞咽困难，早期即可出现淋巴结转移及血行播散。细针吸取细胞学检查可做出诊断，但需不同位置穿刺，因癌灶坏死、出血及水肿会造成假阴性。

三、诊断

声嘶、吞咽困难、哮喘、呼吸困难和疼痛是常见的症状。甲状腺癌的诊断是一个困难而复杂的问题，临床上甲状腺癌多以甲状腺结节为主要表现，而甲状腺多种良性疾病亦表现为甲状腺结节，两者之间无绝对的分界线。对一个甲状腺结节患者，在诊断的同时始终存在着鉴别诊断的问题，首先要确定它是非癌性的甲状腺结节、慢性甲状腺炎或良性腺瘤，还是甲状腺癌；其次由于不同的甲状腺癌、同种甲状腺癌的不同分期其治疗方法及预后差异很大，诊断时还要决定它是哪种甲状腺癌以及它的病期（包括局部生长情况、淋巴结转移范围和有无远处转移）。由于目前所具备的辅助检查绝大多为影像学范围，对甲状腺癌的诊断并无绝对的诊断价值，而细胞组织学检查虽有较高的诊断符合率，但患者要遭受一定的痛苦，且因病理取材、检验师的实践经验等影响，存在一定的假阴性。故而，常规的询问病史、体格检查更显出其重要性。通过详细地询问病史、仔细体检获得一个初步的诊断，再结合必要的辅助检查以取得进一步的佐证是诊断甲状腺癌的正确思路。

（一）诊断要点

1.临床表现

患者有甲状腺结节性肿大病史，如有下述几点临床表现者，应考虑甲状腺癌的可能：①肿块突然迅速增大变硬。②颈部因其他疾病而行放疗者，尤其是青少年。③甲状腺结节质地硬、不平、固定、边界不清、活动差。④有颈部淋巴结肿大或其他组织转移。⑤有声音嘶哑、呼吸困难、吞咽障碍。⑥长期水样腹泻、面色潮红、伴其他内分泌肿瘤。

2.辅助检查

进一步明确结节的性质可行下列检查。

（1）B超检查：应列为首选。B型超声探测来区别结节的囊性或实性。实性结节形态不规则、钙化、结节内血流信号丰富等则恶性可能更大。

（2）核素扫描：对实性结节，应常规行核素扫描检查；如果为冷结节，则有10%～20%可能为癌肿。

（3）X线检查（包括CT、MRI）：主要用于甲状腺癌转移的发现、定位和诊断。在甲状腺内发现砂粒样钙化灶，则提示有恶性的可能。

（4）针吸细胞学检查：诊断正确率可高达60%～85%，但最终确诊应由病理切片检查来决定。

（5）血清甲状腺球蛋白测定：采用放射免疫法测定血清中甲状腺球蛋白（Tg），在分化型腺癌其水平明显增高。

实际上，部分甲状腺结节虽经种种方法检查，仍无法确定其良恶性，需定期随访、反复检查，必要时可行手术探查，术中行快速冰冻病理学检查。

（二）甲状腺癌的临床分期

甲状腺癌的临床分期以往较杂，现统一采用国际抗癌学会关于甲状腺癌的TNM临床分类法，标准如下。

1.T——原发癌肿

T_0：甲状腺内无肿块触及。

T_1：甲状腺内有单个结节，腺体本身不变形，结节活动不受限制。同位素扫描甲腺内有缺损。

T_2：甲状腺内有多个结节，腺体本身变形，腺体活动不受限制。

T_3：甲状腺内肿块穿透甲状腺包膜，固定或侵及周围组织。

2.N——区域淋巴结

N_0：区域淋巴结未触及。

N_1：同侧颈淋巴结肿大，能活动。

N_{1a}：临床上认为肿大淋巴结不是转移。

N_{2b}：临床上认为肿大淋巴结是转移。

N_2：双侧或对侧淋巴结肿大，能活动。

N_{2a}：临床上认为肿大淋巴结不是转移。

N_{2b}：临床上认为肿大淋巴结是转移。

N_3：淋巴结肿大已固定不动。

3.M——远处转移

M_0：远处无转移。

M_1：远处有转移。

根据原发癌肿、淋巴结转移和远处转移情况，临床上常把甲状腺癌分为四期。

Ⅰ期：$T_{0\sim2}N_0M_0$（甲状腺内仅一个孤立结节）。

Ⅱ期：$T_{0\sim2}N_{0\sim2}M_0$（甲状腺内有肿块，颈淋巴结已肿大）。

Ⅲ期：$T_3N_3M_0$（甲状腺和颈淋巴结已经固定）。

Ⅳ期：$T_xN_xM_1$（甲状腺癌合并远处转移）。

四、治疗

甲状腺癌除未分化癌外，主要的治疗手段是外科手术。其他，如放疗、化疗、内分泌治疗和中医中药治疗等，仅是辅助性治疗措施。

（一）外放疗

不同病理类型的甲状腺癌放疗的敏感度不同，其中尤以未分化癌最为敏感，而其他类型癌较差。未分化癌由于早期既有广泛浸润或转移，手术治疗很难达到良好的疗效，因而放疗为其主要的治疗方法。即使少数未分化癌患者做手术治疗，也仅可达到使肿瘤减量的目的，手术后仍可继续放疗，否则复发率较高。部分有气管阻塞的患者，只要条件允许，仍可行放疗。分化型腺癌首选手术根治而无须放疗。对无法完全切除的髓样癌，术后可行放疗，虽然本病放疗不甚敏感，但放疗后，肿瘤仍可缓慢退缩，使病情得到缓解，有的甚至完全消除。甲状腺癌发生骨转移并不多见，局部疼痛剧烈，尤其在夜间。放疗可迅速缓解其症状，提高患者生活质量。

（二）放射性碘治疗

手术后应用放射性碘治疗可降低复发率，但不延长生命。应用放射性碘治疗甲状腺癌，其疗效完全视癌细胞摄取放射性碘的多少而定；而癌细胞摄取放射性碘的多少，多与其分化程度成正比。未分化癌已失去甲状腺细胞的构造和性质，摄取放射性碘量极少，因此疗效不良；对髓样癌，放射性碘也无效。分化程度高的乳头状腺癌和滤泡状腺癌，摄取放射性碘量较高，疗效较好；特别适用于手术后45岁以上的高危患者、多发性乳头状腺癌癌灶、包膜有明显侵犯的滤泡状腺癌以及已有远处转移者。

如果已有远处转移，对局部可以全部切除的腺体，不但应将患者的腺体全部切除，颈淋巴结亦应加以清除，同时还应切除健叶的全部腺体。这样才可用放射性碘来治疗远处转移。腺癌的远处转移，只能在切除全部甲状腺后才能摄取放射性碘。但如果远处转移摄取放射性碘极微，则在切除全部甲状腺后，由于垂体前叶促甲状腺激素的分泌增多，反而促使远处转移的迅速发展。对这种试用放射性碘无效的病例，应早期给予足够量的甲状腺素片，远处转移可因此缩小，至少不再继续迅速发展。

(三)内分泌治疗

分化型甲状腺癌做次全、全切除者应该口服甲状腺素，以防甲状腺功能减退及抑制 TSH。乳头状和滤泡状癌均有 TSH 受体，TSH 通过其受体能影响分泌型甲状腺癌的功能及生长，一般剂量掌握在保持 TSH 低水平，但以不引起甲亢为宜。一般用甲状腺片每天 80～120 mg，也可选用左甲状腺素片每天100 μg，并定期检测血浆 T_3、T_4、TSH，以次调整用药剂量。甲状腺癌对激素的依赖现象早已被人们认识。某些分化性的甲状腺癌可受 TSH 的刺激而生长，故 TSH 可促使残留甲状腺增生、恶变，抑制 TSH 的产生，可减少甲状腺癌的复发率。任何甲状腺癌均应长期用抑制剂量的甲状腺素作维持治疗。对分化好的甲状腺癌尤为适用，其可达到预防复发的效果。即使是晚期分化型甲状腺癌，应用甲状腺素治疗，也可使病情有所缓解，甚至在治疗后病变消退。

(四)化疗

近年来，化疗的疗效有显著提高。但至今尚缺少治疗甲状腺癌的有效药物，故而化疗的效果尚不够理想。目前，临床上主要用化疗治疗复发者和病情迅速进展的病例。对分化差或未分化的甲状腺癌，尚可选做术后的辅助治疗。曾用于甲状腺癌的单药有多柔比星(阿霉素)、放线菌素D、甲氨蝶呤等。单药治疗的效果较差，故现常采用联合化疗，以求提高疗效。

五、预后

甲状腺癌的生物学行为存在巨大差异，发展迅速的低分化癌，侵袭性强，可短期致人死亡，而发展缓慢的高分化癌患者往往可长期带瘤生存。高分化型甲状腺癌，特别是乳头状癌术后预后良好，弥漫性硬化型乳头状癌预后较差，有时呈侵袭性。因此，不能认为甲状腺乳头状癌的临床过程总是缓和的，各种亚型的组织学特点不同，其生物学特性有显著差异。对甲状腺癌预后的判断，常采用年龄、组织学分级、侵犯程度(即肿瘤分期)和大小分类方法及其他预测肿瘤生物学行为的指标。①癌瘤对放射性碘摄取能力：乳头状、滤泡状或乳头滤泡混合型癌能摄取碘者比不能摄取的预后要好。②腺苷酸环化酶对 TSH 有强反应的癌其预后似较低反应者好。③癌瘤 DNA 呈双倍体比异倍体预后要好。④癌瘤细胞膜表皮生长因子(EGF)受体结合 EGF 的量越高，预后越差。

(张洪伟)

第二节 肾上腺瘤

一、临床概述

肾上腺是人体内非常重要的一对内分泌腺体，由皮质和髓质组成，可以分泌多种不同的激素。肾上腺瘤的分类方法也不尽相同，目前国内外有关肾上腺瘤发病率的报道多按内分泌功能的不同分类而统计。本节内容主要描写的对象仅是针对肾上腺瘤，不包括像肾上腺增生、肾上腺结核等非肿瘤性疾病以及肾上腺之外的肿瘤。

皮质醇增多症即皮质醇症，又称库欣综合征，是最常见的肾上腺皮质疾病，它是由于肾上腺皮质长期过量分泌皮质醇引起的一系列代谢异常、生长发育障碍等症候群。它每年的发病率为(2～5)/10万，70%好发于20～40岁，且男女比例为1∶(2～8)。肾上腺肿瘤导致的皮质醇症是促肾上腺皮质激素非依赖性，约占所有皮质醇症的20%。

原发性醛固酮增多症即原醛症，又称Conn综合征，是以肾上腺皮质分泌过量的醛固酮引起肾素分泌被抑制为临床表现的综合征。在高血压患者中占10%左右，是继发性高血压最常见的病因。好发年龄为30～50岁，女性发病高于男性。

嗜铬细胞瘤是由于肾上腺髓质嗜铬细胞肿瘤分泌过量的儿茶酚胺（肾上腺素、去甲肾上腺素和/或多巴胺），而引起的临床症状。占高血压患者的0.1%～0.6%。多发生于40～50岁，男女发病率大致相同。10%为儿童发病，10%为双侧多发，多见于家族性疾病。10%可以恶变，被称为“10%肿瘤”。

多发性内分泌肿瘤综合征（multiple endocrine neoplasia，MEN）是指累及多种内分泌器官的遗传性肿瘤综合征，分为1型、2A型、2B型及1/2混合型四型。平均发病率为1/30 000，男女发病率无明显差异。

肾上腺皮质癌（adrenal cortical carcinoma，ACC）是肾上腺皮质细胞的恶性肿瘤。极其罕见，发病率低。全球每年有50万～200万新发病例。占恶性肿瘤的0.02%。5岁以下和50岁以上为好发年龄段。女性发病率略高于男性。

肾上腺转移性癌占所有转移性肿瘤的8.3%，它比原发性肾上腺皮质癌常见。据统计，60%的黑色素细胞瘤，58%的乳腺癌，45%的肾细胞癌，36%的肺癌可以转移至肾上腺，其他如对侧肾上腺、膀胱等器官亦可转移至肾上腺。值得注意的是，如果在一个患者身上同时发现某个脏器和肾上腺均有占位，肾上腺肿瘤也并非全是转移来源的。

（一）病因与发病机制

肾上腺瘤发病原因至今不明，大部分肿瘤如原醛症及嗜铬细胞瘤都认为与遗传因素有关。研究发现，约30%的嗜铬细胞瘤有家族遗传背景，*VHL*、*MEN*、*SDHD*基因突变为明确的致病基因。多发性内分泌肿瘤综合征为常染色体显性遗传疾病，为*MEN1*、*RET*基因突变所致。作为绝大多数为散发病例的肾上腺皮质癌，只有极少数与家族性遗传相关，如Werner综合征与染色体11q13的*MEN1*基因突变有关。迄今为止，关于肾上腺皮质癌ACC的发病分子机制中，报道最多的是IGF-2过度表达和Wnt通路持续激活。研究表明，ACC还可能与某些抑癌基因（*TP53*、*MEN-1*等）失活及原癌基因（如*Ras*、*Gas*）过表达等有关。

（二）病理分类与分期

1.病理分类

世界卫生组织对肾上腺肿瘤的病理组织学分类。

(1)肾上腺皮质瘤：①肾上腺皮脂腺瘤；②肾上腺皮质癌。

(2)肾上腺髓质瘤：①良性嗜络细胞瘤；②恶性嗜络细胞瘤；③混合性嗜络细胞瘤/副神经节瘤。

(3)肾上腺外侧神经节瘤：①交感神经性；②福交感神经性。

(4)其他肾上腺肿瘤：①腺瘤样瘤；②；③性索-间质肿瘤；④软组织和生殖细胞肿瘤；⑤髓脂

肪瘤;⑥畸胎瘤;⑦神经鞘瘤;⑧节细胞神经瘤;⑨血管肉瘤。

(5)继发性肿瘤:转移癌。

2.分期

表 7-1 和表 7-2 是国际抗癌联盟(UICC)TNM 的临床分期。

表 7-1　UICC 肾上腺皮质癌的 TNM 分期

分期	标准
原发肿瘤(T)	
T_1	肿瘤局限,最大径≤5 cm
T_2	肿瘤局限,最大径>5 cm
T_3	任何大小肿瘤,局部侵犯,但不累及邻近器官
T_4	任何大小肿瘤,累及邻近器官
区域淋巴结(N)	
N_0	无区域淋巴结转移
N_1	区域淋巴结转移
远处转移(M)	
M_0	无远处转移
M_1	有远处转移

表 7-2　UICC 肾上腺皮质癌的临床分期

分期	T	N	M
Ⅰ	T_1	N_0	M_0
Ⅱ	T_2	N_0	M_0
Ⅲ	$T_{1\sim2}$	N_1	M_0
	T_3	N_1	M_0
Ⅳ	T_4	N_0	M_0
	任何 T	任何 N	M1

(三)诊断与鉴别诊断

1.诊断

肾上腺瘤的临床诊断主要包括定性诊断和定位诊断两部分。

(1)定性诊断:多依赖于实验室检查,以明确其相关的内分泌功能状态。①一般检查:血、尿和大便常规、红细胞沉降率、凝血谱、血生化(肝功能、肾功能、血糖、血脂等),以了解患者术前全身一般情况。②血电解质:对高血压患者需排除原醛症或嗜铬细胞瘤或皮质醇症等。而原醛症多表现为低血钾、高尿钾。③血浆醛固酮/肾素活性比值:肾素活性降低或比值>40 多提示原醛症可能。④立位和卧位的醛固酮:原醛症患者常可见醛固酮升高。皮质癌醛固酮增高者罕见。⑤血浆游离皮质醇测定:通常在早上 8 点及下午 4 点分别采血测定。升高可见于皮质醇症及皮质癌等患者。⑥24 小时尿儿茶酚胺及其代谢产物:24 小时尿儿茶酚胺目前仍然是诊断嗜铬细胞瘤的主要实验室检测手段,但由于嗜铬细胞瘤患者在症状不发作时尿内的儿茶酚胺可以为阴性,所以阴性结果并不能否认嗜铬细胞瘤的诊断。对临床高度怀疑该疾病的患者，高血压发作时或多次反复检测24小时尿儿茶酚胺。⑦性激素：性激素（如17-羟孕酮、雄烯二酮、睾酮、雌二醇）的异常改变有助于诊断肾上腺皮质癌或肾上腺性征异常。

（2）影像学诊断：包括解剖和功能影像学检查。前者常依赖于B超、CT、MRI等最直接的影像学检查手段，后者如PET-CT及放射性核素标记的间位碘代苄胍MIBG显影等。①B超：可以用于初筛，但<1 cm的肿瘤，B超检出率较低。②CT：肾上腺平扫+增强CT是肾上腺瘤定位诊断的首选检查方法。其敏感性高，还可以帮助评估肾上腺瘤的分期和周围器官是否转移，淋巴结也是否有转移等。③MRI：对肾上腺分辨率低于CT，优势在于无辐射及造影剂过敏之虞。尤其适用于儿童、孕妇及对CT造影剂过敏的患者。④PET-CT：仅用于考虑转移性肿瘤时用，价格比较高。⑤放射性核素标记的间位碘苄胍显影：MIBG结构与去甲肾上腺素类似，可以被嗜铬细胞摄取。它对嗜铬细胞瘤的灵敏度高达77%～90%，特异性达95%～100%，即安全又无创。对静止型嗜铬细胞瘤的诊断有决定性意义。既可以帮助肾上腺外嗜铬细胞瘤的定位诊断，又可以更早发现肿瘤复发、转移，帮助其良恶性的定性诊断，而且对恶性嗜铬细胞瘤还具有一定治疗作用。⑥肾上腺穿刺活检：因为肾上腺肿瘤的病理诊断价值有限，且穿刺活检为有创检查，对肾上腺瘤的诊断价值有限，只用于可疑肾上腺转移癌时。

（3）遗传学检查：如染色体检查或某些基因诊断以帮助一些肿瘤的病因分型。

2.鉴别诊断

（1）内分泌功能鉴别：主要根据以上各种实验室检查。如皮质醇症多有血皮质醇增高；原醛症多有血钾及肾素活性降低，血醛固酮升高；嗜铬细胞瘤多有血、24小时尿儿茶酚胺或其代谢产物升高；肾上腺皮质癌或性征异常者可见睾酮、脱氢表雄酮等过高现象等。

（2）良恶性鉴别。

肾上腺皮质瘤的良恶性分辨在病理组织结构和形态上较难鉴别，一般认为具备肿瘤的脉管浸润、包膜侵犯以及转移等组织学恶性指标是诊断癌的重要因素。此外，肿瘤的大小也有助于鉴别诊断，通常认为肿瘤越大恶性可能越大，5 cm以下的肿瘤恶性比率明显降低。但也有人认为单纯以大小判断良恶性并不可靠，因为某些外观看似良性的肿瘤也可以发生转移。

来源于肾上腺髓质的嗜铬细胞瘤的良恶性鉴别尤其困难。世界卫生组织《内分泌器官肿瘤病理学和遗传学》规定，肾上腺肿瘤的病理组织学特征无法判断其良恶性，只有在明确转移或者复发的前提下才能诊断恶性嗜铬细胞瘤。而嗜铬细胞瘤通常可以转移至淋巴结、肝、肺、骨骼等器官。

（3）原发癌或转移癌鉴别：当影像学上表现为肾上腺及其他脏器多发肿瘤病灶，或肾上腺有肿瘤且既往有过恶性肿瘤病史时，需排除转移癌可能。据统计，乳腺、甲状腺、肾脏、肺、黑色素瘤、淋巴瘤及胃肠道肿瘤均可转移至肾上腺。但是原发灶不明确的恶性肿瘤转移至肾上腺者非常罕见。累及双侧肾上腺的转移癌可导致肾上腺功能的低下。PET-CT有助于转移癌的诊断，必要时行肾上腺肿瘤穿刺活检以明确诊断。

（四）临床表现

肾上腺瘤的临床表现复杂多样，主要取决于肿瘤的内分泌功能状态。

皮质醇症可发生于任何年龄，但以青壮年为最多见。最典型临床表现为向心性肥胖（满月脸、水牛背）。其次还表现为高血压和低血钾；蛋白质合成受抑制所致的皮肤菲薄、紫纹、多血质面容、伤口愈合不良、肌无力以及骨质疏松；糖尿病或糖耐量减低；儿童生长迟缓；性腺功能紊乱如女性闭经或月经紊乱、男性性功能异常、痤疮、女子多毛及男性化；精神异常如抑郁或躁狂等；其他如抵抗力下降致反复感染。近一半的患者同时可伴有肾结石。

原醛症好发年龄为30～50岁，高血压是原醛症最早也是最主要的症状。一般降压治疗效果较差。低血钾是原醛症发展到一定阶段以后才表现出来的另一个常见症状，表现为周期性瘫痪和肌无力。累及肾脏的患者表现为多尿(尤其是夜尿增多)口渴。由于长期低钾还可以损害心肌，使心脑血管疾病意外风险加大。

嗜铬细胞瘤多见于青壮年，多发生于40～50岁。50%以上可发生典型的嗜铬细胞瘤三联征即头痛、心悸、多汗。80%～90%可出现高血压，其中40%～50%为阵发性高血压。由于其血容量减少，直立性低血压也是嗜铬细胞瘤的常见症状。相比于普通高血压患者，嗜铬细胞瘤更容易出现心血管意外。此外，部分患者还可以表现为糖尿病、高血钙以及胃肠道症状和视力下降等。

肾上腺皮质癌的临床表现根据肿瘤的内分泌状态以及肿瘤大小而不同。多为男性化和皮质醇症的临床表现。分泌醛固酮的皮质癌非常罕见。儿童患者可出现假青春期或男性化表现。21%～50%的皮质癌常不具有内分泌功能，临床表现多与肿瘤进展如腹部肿块、腹胀、低热、消瘦等有关。有近50%的患者临床表现以肿瘤转移症状为主。

肾上腺转移性癌：为患者肿瘤晚期，多数存在原发肿瘤的相关症状或者晚期肿瘤如恶病质等表现。

二、治疗原则与策略

(一)治疗原则

手术是绝大多数肾上腺肿瘤根治的唯一途径，腹腔镜手术已成为当今治疗良性肾上腺肿瘤的金标准，手术创伤小，术后恢复快。但对于考虑恶性可能，或是肿瘤已侵犯周围大血管以及需要探查者，则需采用开放手术。对于恶性肾上腺肿瘤，除了手术，采取放化疗甚至射频消融等多种治疗方式相结合的综合治疗方法，才能获得更好的治疗效果。

恶性嗜铬细胞瘤除了选择手术，放射性核素治疗如大剂量放射性核素标记的间位碘苄胍治疗2年内效果良好，症状缓解率高达75%，但是远期疗效差。据统计联合环磷酰胺、长春新碱、氮烯唑胺的CVD化疗方案治疗恶性嗜铬细胞瘤约50%有效。放疗也同样只用于缓解骨转移疼痛时。

单部位肾上腺转移癌需手术切除病灶，认为切除病灶有助于提高术后放化疗的治疗效果。合并其他部位转移灶时一般已丧失手术切除机会。对于这样的晚期患者，选择姑息性放疗还是化疗主要取决于原发肿瘤的病理类型。

对于那些无功能肾上腺小的偶发瘤也可以等待观察，国外有人提议直径<4 cm者，国内则有人提议<2 cm。故采取观察等待需严格把握适应证，且密切随访相关的激素及其代谢产物水平变化，若肿瘤有进展或出现内分泌功能仍需积极手术治疗。

(二)治疗策略

手术治疗仍是目前治疗肾上腺瘤最有效的手段。良性肾上腺瘤手术切除肿瘤效果好，术后无须其他辅助性治疗。对巨大肾上腺瘤术前介入栓塞化疗有利于提高手术切除率。而手术无法切除干净或术后有高度复发危险的病例，为减少肿瘤负荷，仍应尽量手术切除原发病灶，同时应考虑术后加用辅助性放、化疗甚至放射性核素治疗。

1.手术治疗

腹腔镜手术是大多数良性肾上腺肿瘤的首选治疗方法。

2.围术期特殊处理

(1)皮质醇症:术前有效降压,纠正糖代谢异常,对于低血钾及碱中毒者,术前应补钾纠正电解质紊乱。因患者机体免疫力下降,围术期需预防使用抗生素防止继发感染。而最重要的围术期处理是皮质激素的补充。但是迄今为止尚无糖皮质激素替代治疗的统一方案。总的用药原则是术前术中术后均需相应补充激素,而且减药时需逐渐减量。目前比较多用的方法是术前1天开始静脉滴注补充100 mg的氢化可的松。术中再给予100 mg的氢化可的松静脉滴注。术后第1天再给予200～300 mg氢化可的松静脉滴注,若病情稳定每2天减半。需逐渐递减至12.5 mg泼尼松片口服,维持补充一段时间后直至停药。具体减量及维持治疗的时间需按照具体病情,根据监测的血浆皮质醇和促肾上腺皮质激素结果而定。尤其是遇到应激事件出现皮质功能减退时需立即增加激素补充,严重者需静脉给2～3倍的皮质激素。对皮质醇症患者术后尤其要需要注意观察肾上腺危象的发生。

(2)原醛症:术前需通过口服螺内酯40～60 mg,每天3～4次保钾利尿;同时口服或静脉补钾,积极纠正低钾血症,有效控制严重高血压。通常良好的术前准备必须使血钾恢复到正常水平,至少高于3.0 mg/mL,且心电图提升低钾表现消失。除生命体征需关注外,术后仍需关注血压和电解质的变化。大多数患者血钾在术后2～3周可恢复正常。若术后高血压低血钾仍难以纠正,可继续服用螺内酯。单纯血压未有改善者术后需适当应用降压药。

(3)嗜铬细胞瘤:由于嗜铬细胞瘤过高分泌的儿茶酚胺,使血管长期处于收缩状态,导致出现高血压却血容量不足的临床表现。因此手术成功的关键是术前要给予足够疗程的药物准备,达到扩张血管,控制血压,充分扩充血容量的目的。目前多采用:①使用α肾上腺能受体阻滞剂哌唑嗪、酚苄明,剂量10～20 mg,每天2～3次,用2～6周。近年来国内有研究报道,术前使用多沙唑嗪相比酚苄明而言,降压效果略差,但扩容效果相当,且缩短了术前准备时间。②扩充血容量:每天补液2 000～3 000 mL。③如扩容后心率仍快者使用β肾上腺素能受体阻滞剂普萘洛尔10 mg,每天2～3次,可防止手术中出现心动过速和心律失常。但在使用α肾上腺能受体阻滞剂之前不能使用β肾上腺素能受体阻滞剂。判断术前准备充分与否的主要参考因素是指血压控制在(13.3～18.7)/(12.0～12.0)kPa[(100～140)/(60～90) mmHg],心率<90次/分,体重增加。而麻醉的用药也相当讲究,因阿托品可以使心率加快,诱发心律失常,故术前麻醉用药需禁止使用阿托品。鉴于该疾病术中可能出现高血压或低血压休克、心律失常甚至急性肺水肿等严重并发症,故术中尽量避免挤压肿瘤,以防止血压急剧变化,引发心血管意外。而且术中应与麻醉科充分沟通,选择全身麻醉,动态监测动静脉压以及普通的生命体征变化,为能及时应对血容量的改变建立双静脉通路等。术后严密监测血压变化及心律失常等各种并发症。

(4)无功能的肾上腺瘤:对于这一类患者如何手术准备尚无统一的意见。学者认为,在这一类患者中尤其需要注意是否为静止型嗜铬细胞瘤可能。这类嗜铬细胞瘤患者往往只有在手术等应急状态下才会出现血压的急剧变化从而导致心脑血管并发症的意外发生,术前很难作出准确判断。因此,对于无功能的肾上腺瘤,术前常规按嗜铬细胞瘤适当扩容准备(1～3天即可),术中按嗜铬细胞瘤麻醉准备对提高手术安全性很有必要。

(5)肾上腺皮质危象的处理:肾上腺危象是指肾上腺术后皮质分泌激素不足导致的系列现象,表现为厌食、恶习、呕吐、腹胀、肌肉僵痛、体温上升、血压下降、疲乏嗜睡和精神不振等。出现时需立即在5%糖盐水500 mL中加入100～200 mg氢化可的松1～2小时滴完,同时静脉推注40 mg甲强龙针,以后根据情况每6小时补充1次。严重者5～6小时可静脉输入500～600 mg

氢化可的松。同时应予补充容量，纠正水、电解质紊乱。

3.治疗药物的安全应用

(1)原发性醛固酮增多症：对于不能手术或不愿意手术治疗的醛固酮腺瘤患者，药物治疗也可以控制症状。常用的药物主要有盐皮质激素受体阻断剂（螺内酯、依普利酮）、钙通道阻滞剂（硝苯地平、氨氯地平等）。①其中螺内酯是首选药物，通常初始剂量为 20～40 mg/d，分 2～4 次/天服用。并根据血钾情况逐渐递增，用药量不能超过 400 mg/d。有近一半的患者血压可以得到控制，若血压控制不良，则可连用其他类降压药如噻嗪类。它的主要不良反应为阳痿、性欲减退、女性月经不调等，主要是由于螺内酯可与雄激素受体与孕激素受体相结合。Young 等研究发现，该不良反应发生率随着用药量增大而增加；对无法耐受螺内酯的病例，可以选择依普利酮，该药疗效要差于螺内酯，同时不良反应发生率亦低。②钙通道阻滞剂如硝苯地平等可以抑制醛固酮分泌并且抑制血管平滑肌收缩，从而起到治疗作用。

(2)肾上腺恶性肿瘤。手术是唯一可能完全治愈肾上腺恶性肿瘤的方法，但是由于肾上腺恶性肿瘤发现时多已属于晚期，手术常常无法做到完全根治性切除。而且手术切除后 ACC 复发率可高达 70%～80%。5 年生存率<5%。恶性嗜铬细胞瘤平均 5 年生存率 40%。药物治疗是晚期 ACC 患者的主要治疗方法。

密妥坦：密妥坦是 DDD 的异构体，它主要是通过抑制肾上腺皮质束状带和网状带细胞线粒体的 11β-羟化酶以及侧链裂解酶，从而阻止其激素合成以及细胞变性坏死。尽管密妥坦对正常肾上腺皮质细胞药物毒性很大，而且有效率仅为 35%，但至今仍为治疗晚期肾上腺皮质癌的基石。停药后多数肿瘤会复发，仅适用于晚期 ACC 肿瘤或作为手术无法切除干净（Ⅱ～Ⅳ期）的 ACC 肿瘤患者的辅助治疗。常见不良反应为头痛、头晕、胃肠道反应以及肾上腺皮质功能不足的相应症状等。

放射性核素标记的间位碘苄胍：是恶性嗜铬细胞瘤最常用的放射性核素治疗药物。短期内效果良好，但 2 年内有复发或转移率高达 100%。它的治疗效果与肿瘤体积密切相关。

细胞毒化疗药物：到目前为止，在肾上腺皮质癌中首选推荐的化疗方案为单用密妥坦或密妥坦联合其他细胞毒类药物。最常用的为 EDP/M 方案（依托泊苷＋顺铂＋多柔比星/密妥坦）和 Sz/M 方案（链尿霉素＋密妥坦）。其他用来治疗肾上腺皮质癌的化疗方案还有：铂类/依托泊苷；铂类/依托泊苷/密妥坦；铂类/依托泊苷/其他细胞毒药物如阿柔比星；其他复合细胞毒药物如吉西他滨；紫杉醇；顺铂/阿柔比星/环磷酰胺；顺铂/阿柔比星/异环磷酰胺等。研究发现，用密妥坦者缓解率要好于未用密妥坦者。

其他靶向治疗：随着对肾上腺恶性肿瘤的分子生物学研究发展，分子靶向药物治疗一直备受关注。研究已经表明，血管内皮生长因子（vascular endothelial growth factor，VEGF）的过表达是导致肾上腺恶性肿瘤发展和浸润的原因之一，因此针对 VEGF 相关的抗血管形成药物可能成为治疗肾上腺恶性肿瘤的重要手段。其他许多与肾上腺皮质癌相关的细胞因子如胰岛素样生长因子、信号肽抑制剂（如 NVP-AEW541）、β-catenin 阻滞剂（PKF115-584）、mTOR 阻滞剂（RAD001）等都可以通过靶向作用阻断相应的信号通路，从而控制肾上腺皮质腺癌的进展。

4.其他辅助性治疗

(1)放疗：肾上腺恶性肿瘤属于对放射线不太敏感的肿瘤，单纯放疗不能取得根治效果。术前放疗一般较少采用，亦不推荐术后常规放疗，但对未能彻底切除干净的肾上腺恶性肿瘤以及对骨转移、局部瘤床复发、区域或远处淋巴结转移患者可行姑息放疗，可达到缓解疼痛、改善生存质量的目的。国外文献报道，关于局部瘤床复发患者，对比放疗加密妥坦治疗组与密妥坦单药治疗对照组的复发时间，发现放疗组复发时间相对要晚些。

(2)介入栓塞治疗(肾上腺肿瘤血管栓塞术)：栓塞后可致肿瘤缩小，从而增加手术切除的机会。对晚期患者行姑息性栓塞治疗亦有助于改善症状，提高生活质量。

(3)射频消融：适用于姑息治疗皮质腺癌或肾上腺转移癌。

(4)放射性核素治疗：放射性核素治疗为非手术治疗恶性嗜铬细胞瘤患者的一线选择，但它仅用于无法手术或多发转移、MIBG或奥曲肽显像阳性的恶性嗜铬细胞瘤。最常用的药物为放射性核素标记的间位碘苄胍。短期内效果良好，但2年内有复发或转移率高达100%。它的治疗效果与肿瘤体积密切相关。一般瘤体<2 cm药物摄取良好，有效率高。因此巨大肿瘤主张先行减瘤术再行核素治疗。近年来，放射性核素标记的间位碘苄胍联合化疗也被证明可以提高治疗效果。奥曲肽较为昂贵，国内较少使用。

5.对于肾上腺偶发瘤的处理

对于那些无功能肾上腺偶发瘤是否需要手术治疗尚存在一定争议。国外有文献曾报道直径<4 cm的无功能肾上腺偶发瘤可以等待观察，但需密切随访相关的激素及其代谢产物水平变化，若肿瘤有进展或出现内分泌功能仍需积极手术治疗。可是随着临床医师对肾上腺肿瘤的观察研究，由于恶性肿瘤往往起病隐匿，出现症状多数已发生转移，手术治疗预后极差。尽管通常恶性肿瘤体积一般较大，但这一说法已不完全可靠。而且长期随访担心肿瘤恶变造成的巨大心理压力，比起相对安全又方便的腹腔镜肿瘤切除手术风险，也许前者危害更大。故笔者建议>2 cm的肾上腺偶发瘤均可积极手术治疗。

6.转移性肾上腺恶性肿瘤应采用以内科为主的综合治疗。

在只有单器官转移的肾上腺转移癌患者，手术治疗作为辅助减瘤作用，有助于提高术后放化疗的治疗效果。多发转移者的治疗方法，主要取决于原发肿瘤的敏感性治疗方法如放疗或化疗等。

(三)预防

肾上腺良性肿瘤大多数预后较好。儿童肾上腺皮质癌由于大约90%患者因为雄激素分泌过多可以表现出女性男性化等表现，可以相对早期发现，因此预后相对要好些。而成人型肾上腺皮质腺癌起病隐匿，大部分患者就诊时已有远处转移，预后很差，大部分生存期<1年。研究已经表明，诊断时的年龄、临床分期Ⅲ～Ⅳ期(局部有淋巴结转移或局部脏器浸润或远处转移者)以及皮质醇高分泌者，往往预后比较差。两个大型的ENSAT研究表明增殖标志物Ki67是肾上腺皮质癌最重要预后的指标，可以指导治疗。最近还有人提出患者病理提示核分裂指数高、肿瘤直径>6.5 cm、某些细胞因子免疫组化阳性如P53阳性以及肿瘤重量超过50 g的，预后相对较差。

三、药物的安全应用

(一)良性肾上腺肿瘤的药物安全应用

尽管多数肾上腺外科疾病都可以有不同的药物治疗。但针对肾上腺肿瘤导致疾病的药物治疗，最多见于原醛症。当原发性醛固酮增多症患者无法耐受手术或不愿意手术治疗时，螺内酯、钙通道阻滞剂、钠通道阻滞剂被常常用来控制病情，其他如血管紧张素转换酶抑制剂、血管紧张素受体阻断剂、糖皮质激素也可用于原醛症的治疗。但是，用药过程中尤其需注意监测肾功能电解质及血压变化，对于肾功能不全患者螺内酯一类保钾药物属于使用禁忌证。

(二)恶性肾上腺肿瘤的药物安全应用

1.密妥坦

密妥坦一直被作为晚期肾上腺皮质癌的一线治疗方案，有效率仅约为 35%。曾有多个研究表明密妥坦药物浓度需达到 14 mg/L 以上，才能发挥临床治疗作用。但是超过20 mg/L时，出现中枢神经不良反应的风险也相对加大。密妥坦是脂溶性药物，口服密妥坦仅有约 40%由胃肠道吸收。患者体内密妥坦维持工作药物浓度时间越久效果越好。

(1)不良反应：密妥坦药物毒性强，它的不良反应主要为中枢神经系统受抑制，表现为头痛、眼花、眩晕、嗜睡、抑郁、神志不清等；胃肠道反应，如食欲缺乏、恶心、呕吐、腹泻等，骨髓抑制，极个别还出现危及生命的粒细胞缺乏；肝功能损害，有个别出现肝功能衰竭的严重不良反应；甲状腺功能异常；皮疹等其他不良反应；肾上腺皮质功能不全，由于密妥坦是肾上腺皮质的拮抗剂，出现肾上腺皮质功能不全也比较常见，可使用激素补充替代治疗。

(2)注意事项：密妥坦建议从 2 g/d 剂量开始，逐渐增加至血药浓度至工作浓度即 14～20 μg/dL(4～6 g/d)；由于用药期间患者大多出现皮质功能不全的症状，而遇到感冒、刺激等应急事件，需要随时调整激素替代治疗的激素剂量；用药期间常规使用 5-HT_3受体拮抗剂等强效抑吐药物及护肝、增加免疫力等支持治疗；密切观察患者临床表现，定期监测血常规、肝功能、肾功能及电解质、血脂、血促肾上腺皮质激素、甲状腺功能及血睾酮等指标。因密妥坦可引起嗜睡、眩晕等症状，服药期间尽量避免机械操作或驾驶等需要精神高度集中的活动。饱食后服用药物可以增加药物吸收能力。由于螺内酯可降低密妥坦疗效，而镇静安眠类药物、抗组胺药物、乙醇、抗癫痫症药等可增加密妥坦相关的中枢神经抑制作用，故不建议同时使用密妥坦和上述类药物。

2.放射性核素标记的间位碘苄胍

放射性核素标记的间位碘苄胍是治疗恶性嗜铬细胞瘤最常用的放射性核素。短期治疗效果较好，2 年内几乎均有复发或转移。有学者提出加大药物剂量或延长用药时间可能有助于延长生存时间，但尚缺乏临床证据。放射性核素标记的间位碘苄胍联合化疗被证明可以提高各自的治疗效果。放射性核素标记的间位碘苄胍主要的不良反应是骨髓抑制，且认为与其用药剂量不成正比。故治疗期间需注意监测血常规变化。

(三)联合化疗方案

Berruti 等在意大利第一次提出(依托泊苷＋顺铂＋多柔比星＋密妥坦)EDP/M 联合治疗方案。迄今为止，EDP/M 方案仍然是肾上腺皮质癌的主要化疗方案。恶性嗜铬细胞瘤也同样具有较为常用的化疗方案。

1.化疗方案

恶性嗜铬细胞瘤：CVD 化疗方案(环磷酰胺 750 mg/m^2＋达卡巴嗪 1.4 mg/m^2＋长春新碱 600 mg/m^2)，21 天为 1 个治疗周期。肾上腺皮质癌：EDP/M 方案(依托泊苷 100 mg/m^2，2～4 次/天；40 mg/m^2，1 次/天；顺铂 40 mg/m^2，3～4 次/天；同时连续口服密妥坦使血药浓度维持在 14～20 mg/L)和 Sz/M 方案(链尿霉素 1 g/d，5 天，然后改 2 g，每 3 周 1 次；密妥坦连续口服，使血药浓度维持在 14～20 mg/L)。

2.疗效评价

关于肾上腺恶性肿瘤的化疗方案的疗效评价都是基于回顾性研究资料，且缺乏临床的大样本调查结果。据研究表明，CVD 方案的血生化反应率可达 64.3%。目前普遍认为 CVD 方案能明显提高患者中位生存期，但不能延长总体生存率。但 CVD 化疗联合放射性核素标记的间位碘苄胍治疗，不但可以缩短疗程提高药物治疗的效果，而且可以减少化疗药物的使用剂量从而减少治疗的不良反应发生。

3.不良反应

CVD 化疗过程中可出现高血压危象、血白细胞计数减少和胃肠神经系统毒性以及其他致畸、脱发、膀胱炎等，治疗过程中应检测血常规等变化以调整用量。联合化疗配合放射性核素治疗可减少化疗药物剂量，缩短治疗时间并减少并发症的产生。

EDP/M 方案和 Sz/M 方案除了具有密妥坦具有的中枢神经抑制等不良反应，尚存在其他化疗药物常见的不良反应，如消化道症状、骨髓抑制、血管炎、致畸致癌、肝肾功能影响等。处理上均以对症支持治疗为主。

（张洪伟）

第八章 泌尿生殖系统肿瘤的诊疗

第一节 肾 癌

肾癌是起源于肾实质泌尿小管上皮系统的恶性肿瘤，学术名词全称为肾细胞癌，又称肾腺癌，简称为肾癌，是最常见的肾脏实质恶性肿瘤。在我国是第 2 常见的泌尿生殖系统肿瘤，发病率仅次于膀胱癌，占成人恶性肿瘤的 2%～3%。肾癌的高发年龄 50～70 岁，平均 65 岁，男女比例约 2∶1。肾癌的发病率呈逐年上升趋势，发达国家比发展中国家的发病率平均高 10～15 倍。

大部分肾癌为散发性，约 4%患者为遗传性肾癌。遗传性肾癌的发生常常与特异性的基因改变有关。*VHL* 病遗传性肾癌往往有 *VHL* 基因(3p25)的失活，c-MET 基因(7q31)突变与遗传性乳头状肾细胞癌Ⅰ型(hereditary papillary renal cell cancer，HPRCC)相关，*FH* 基因(1q42-43)突变可导致遗传性平滑肌瘤病和遗传性乳头状肾细胞癌Ⅱ型(hereditary leiomyomatosis and renal cell cancer，HLRCC)。

2004 年 WHO 对肾癌的病理组织学分类进行了修改，将散发性肾癌分为肾透明细胞癌(clear cell renal cell carcinoma，CCRCC)占 80%～90%、乳头状肾细胞癌(papillary renal cell carcinoma，PRCC)(Ⅰ型和Ⅱ型)10%～15%；肾嫌色细胞癌(chromophobe renal cell carcinoma，CRCC)占 4%～5%；多房囊性肾细胞癌；Bellini 集合管癌；髓样癌；*Xp11.2* 易位/*TFE3* 基因融合相关性肾细胞癌；神经母细胞瘤相关性肾细胞癌、黏液样小管状和梭形肾细胞癌；未分类的肾细胞癌等。新分类将传统分类中的颗粒细胞癌归为高分级的透明细胞癌。遗传性(家族性)肾癌分别包括：遗传性肾透明细胞癌；遗传性肾乳头状细胞癌；遗传性平滑肌瘤病及肾细胞癌；Birhogg-dube 综合征；第 3 号染色体易位重构透明细胞癌等。

肾癌的确切病因尚不清楚，流行病学调查发现除遗传因素外，与发病相关的因素还包括吸烟、肥胖、高血压及抗高血压治疗。

一、临床表现

血尿、腰痛、腹部肿块是经典的“肾癌三联征”，但临床出现率不到 15%。近年来，无症状和偶尔发现肾癌的比例逐年升高，平均占 33%，主要得益于腹部 B 超和 CT 扫描检查的日益广泛应用。

10%～40%的肾癌患者可出现副肿瘤综合征，表现为高血压、贫血、体重减轻、恶病质、发热、红细胞增多症、肝功能异常、高钙血症、高血糖、血沉增快、神经肌肉病变、淀粉样变性、溢乳症、凝血机制异常等改变。有些病例以转移灶的症状和体征为起始表现，如骨痛、咳嗽、胸痛等。

二、诊断要点

(一)影像学检查

腹部B超和腹部CT扫描是诊断肾癌的主要方法，而腹部MRI扫描对于肾功能不全、超声波检查或CT检查提示下腔静脉瘤栓或肾脏肿瘤诊断不明时，具有重要的诊断和鉴别诊断价值。

肾透明细胞癌超声检查多表现为低回声或等回声，少数可呈高回声或强回声。CT平扫呈稍低或等密度结节，增强扫描时动脉期肿瘤组织显著增强，达到甚至超过肾皮质的增强程度。实质期瘤灶强化迅速消退，密度低于肾实质，呈“快进快退”的特征性改变。而其他病理类型的肾癌(如乳头状癌或嫌色细胞癌等)CT上多强化不明显或不强化。

25%～57%的肾癌患者在确诊时已有远处转移，最常见的部位是肺、骨、淋巴结和肝。因此胸片及骨扫描检查对于确定术前分期是十分必要的。

(二)实验室检查

实验室检查包括血常规、生化(包括血清钙、肝功能、血肌酐、LDH、碱性磷酸酶)、血沉、尿常规等。主要作为对患者术前一般状况，以及预后判定的评价指标。

(三)病理诊断入路

偶有因转移灶活检而确诊RCC，大多数患者通过部分或全肾切除术明确组织病理诊断并且实施治疗。

对孤立的实性肾脏肿物，由于穿刺活检特异性差，假阴性率高，且存在肿瘤腹膜播散的可能，不推荐穿刺活检作为常规检查，而优先选择部分或全肾切除术进行诊治。

以转移灶起病患者，应在治疗前明确其病理，对考虑减瘤手术患者应在术前明确病理类型，因多项随机试验显示接受减瘤性肾切除术后予干扰素治疗患者获益，而免疫治疗仅对透明细胞癌病理类型有效。

(四)病理诊断类型

肾脏肿瘤约90%为RCC，其中85%为透明细胞癌。其他少见类型包括乳头，嫌色细胞和集合管癌。集合管癌占RCC不到1%。髓样RCC是集合管癌的亚型，最早被描述于镰状细胞阳性患者。

三、治疗原则

Ⅰ、Ⅱ、Ⅲ期肾癌首选根治性手术切除。对于根治性手术切除后的早期和局部进展期肾癌，目前尚没有证据显示术后辅助治疗具有生存优势。即使对于有淋巴结转移或非根治性切除的患者，术后局部放射治疗亦没有确切益处。

Ⅳ期患者应采用以内科治疗为主的综合治疗。对于单发的肺或骨转移，手术切除转移灶可使部分患者获得长期生存的机会。随机对照临床研究证实，对同时伴远处转移的一般状况良好的肾癌患者，切除肾脏原发灶可提高细胞因子治疗的疗效。对晚期肾肿瘤引起严重血尿、疼痛等症状的患者，也可通过姑息性肾切除手术达到缓解症状，提高生存质量的目的。

肾癌的5年生存率分别为Ⅰ期95%、Ⅱ期88%、Ⅲ期59%、Ⅳ期20%。

四、治疗

肾癌对传统的放、化疗抗拒，细胞因子(IFN-α 和 IL-2)是转移性肾癌传统的标准治疗方案。既往临床研究证实 LAK 细胞、TIL 细胞、IFN-γ 治疗转移性肾癌无明显疗效。自 2005 年底美国 FDA 批准索拉非尼用于晚期肾癌的治疗，靶向药物已成为目前转移性肾癌的标准治疗手段。目前已被批准用于转移性肾癌治疗的药物还包括舒尼替尼、替西罗莫司、贝伐珠单抗联合干扰素-α、帕唑帕尼和依维莫司等。

(一)免疫治疗

免疫治疗包括 IFN-α 和/或 IL-2，曾被广泛应用于转移性肾癌的治疗，虽有一定疗效但十分有限。

1.白细胞介素-2(interleukin-2，IL-2)

高剂量 IL-2 治疗转移性肾癌的总有效率 15%～25%，CR 为 5%～7%。所有患者的中位生存时间 16.3 个月，CR 患者中位肿瘤缓解时间超过 8 年，其中部分可获得长期无病生存。国外高剂量 IL-2 的用药方法：$(6.0 \sim 7.2)\times 10^5$ IU/(kg・8 h)，15 分钟内静脉注射，共 14 次，休息 9 天后重复 14 次为 1 个疗程。高剂量 IL-2 的不良反应严重，可引起多脏器功能损害，包括严重的低血压、心肌缺血/心肌梗死、呼吸困难、消化道反应、肝肾功能异常、血小板下降、贫血、精神异常等。早期临床研究中治疗相关的病死率 4%。高剂量 IL-2 需在严密的重症监护下和有经验的临床医师指导下进行。国内尚无高剂量 IL-2 治疗的经验。

低剂量 IL-2 治疗转移性肾癌的有效率 10%左右，CR 率低，但中位总生存时间与高剂量IL-2 相近。低剂量 IL-2 的不良反应减轻，临床应用方便，可皮下或静脉滴注给药。国内外低剂量 IL-2的用法不一：$(1.25 \sim 2.50)\times 10^5$ IU/kg，每天 1 次，每周 5 天，连续 6 周为一个周期；或$(3 \sim 5)\times 10^6$ IU/m^2，每天 1 次，每周 5 天；也有用至更低剂量：1×10^6 IU/m^2，每天 1 次，每周 5 天。

随机对照的临床试验结果显示，与低剂量 IL-2 比较，高剂量 IL-2 在客观缓解率，以及 CR 患者的生存时间上具有优势，但总生存无明显差别。

2.干扰素-α(interferon-α，IFN-α)

IFN-α 治疗转移性肾癌的有效率为 5%～15%，CR 3%，平均缓解期 4～6 个月，中位生存时间 8.5～13.0 个月。临床上 IFN-α 常采用剂量递增的方法，起始剂量 3 MIU，皮下注射，每周 3 次；1 周后递增为每次 6 MIU，如耐受良好可进一步递增至 9 MIU，每周 3 次，共8～10 周为 1 个疗程。

研究结果表明，IFNα 联合 IL-2 可提高缓解率和延缓疾病进展时间，但并不提高总生存时间。

(二)化学治疗

肾癌对化疗药物普遍抗拒，其原因与肾癌细胞高表达多药耐药基因有关。

长春新碱(VLB)和氟尿嘧啶类药物是最常用的化学药物。VLB 的常用剂量为 0.1～0.2 mg/kg，每周 1 次，有效率仅为 1%左右。近来的临床试验结果显示吉西他滨加或不加氟尿嘧啶或卡培他滨治疗转移性肾细胞癌具有一定的疗效。多数Ⅱ期临床研究中，吉西他滨单药治疗肾癌的客观有效率 6%～8%。吉西他滨与氟尿嘧啶或卡培他滨联合应用也显示出一定的效果，有学者报道吉西他滨联合卡培他滨治疗转移性肾癌患者的结果：吉西他滨1 000 mg/m^2，静脉注射，第 1 天、第 8 天、第 15 天；卡培他滨 830 mg/m^2，口服，2 次/天，连续21 天，每 4 周重复，在可评价的55例患者中，8例PR，有效率15%，中位有效时间7.1个月，中位TTP 5.1个月，显示出一定疗效，而且有效的患者持续时间较长，提示可以进一步地研究。

(三)靶向治疗

肾癌的靶向药物按作用靶点和机制主要分为两类：VEGF/VEGFR抑制剂和mTOR抑制剂。80%的肾透明细胞癌细胞存在*VHL*基因的突变或失活而致的*VEGF*、*PDGF*、*TGF-α*、*CaIX*等基因的过度表达，导致肾癌富血管生成的特点。以VEGF/VEGFR为靶点的抗血管生成是肾癌靶向治疗的主要策略。此外肾癌常常有*PTEN*抑癌基因的失活，导致PI3K/Akt/mTOR信号传导通路的过度激活。mTOR是这一信号传导通路中十分重要的一个激酶，也是肾癌靶向治疗的一个重要靶点。靶向药物的疗效均优于传统的IFN-α。对于小分子对TKI靶向药物治疗失败后的转移性肾癌，依维莫司和阿西替尼被证实可以进一步延长生存。

1.索拉非尼

索拉非尼是一种口服的多激酶抑制剂，作用靶点包括RAF，VEGFR-2，3和PDGFR-β、Flt-3及c-Kit，具有抗血管生成和抑制肿瘤细胞增殖的双重抗肿瘤作用。一项随机对照的Ⅲ期临床试验(TARGET试验)证实了索拉非尼可以延长细胞因子失败的转移性肾透明细胞癌患者的生存。TARGET试验入组了905例Motzer评分为中低度、过去8个月内经一次细胞因子治疗失败的晚期肾透明细胞癌患者，随机分组接受索拉非尼400 mg，每天2次，或安慰剂治疗。结果，两组的客观有效率分别为10%和2%，疾病控制率分别为84%和55%。索拉非尼组的无进展生存期较安慰剂组延长了一倍，分别为5.8和2.8个月，$P=0.000\ 01$。索拉非尼还较安慰剂显著改善了患者的生活质量。即使在中期分析后允许安慰剂组疾病进展的216例患者交叉接受了索拉非尼治疗，索拉非尼组的总生存期仍明显优于安慰剂组(19.3个月 *vs*.15.9个月，$P=0.015$)。

但在国外的一项Ⅱ期随机对照临床研究中，索拉非尼一线治疗转移性肾癌的ORR和TTP与IFN-α组无差别。国内的多项临床试验中，索拉非尼治疗转移性肾癌取得了一致的较好疗效。在一项由研究者发起的Ⅱ期临床研究中，索拉非尼治疗52例肾癌的客观有效率21.2%，PFS为11.7个月，OS达到24个月。

2.舒尼替尼

能够抑制VEGFR-1、VEGFR-2、VEGFR-3、PDGFR-α、PDGFR-β、c-Kit、Flt-3、RET的酪氨酸激酶活性，同样具有抗肿瘤细胞增殖和抑制血管生成的双重作用。

Motzer等开展的随机对照Ⅲ期临床试验中，舒尼替尼一线治疗转移性肾透明细胞癌的疗效显著优于传统的IFN-α。该试验共入组750例既往未经治疗的转移性肾透明细胞癌患者，随机分组接受舒尼替尼50 mg/d，连用4周休2周为一个周期，或IFN-α 9 MIU，皮下注射，每周3次。舒尼替尼组与IFN-α组的有效率分别为31%和6%($P<0.001$)，中位PFS 11个月和5个月($P<0.001$)。在中期分析后，允许IFN-α组肾癌进展的患者交叉接受舒尼替尼治疗，舒尼替尼组的OS仍优于IFN-α组，分别为26.4和20.0个月($P=0.036\ 2$)，而两组中未接受交叉治疗的患者OS分别为28.1和14.1个月($P=0.003\ 3$)。

对于细胞因子治疗失败后的转移性肾癌患者，舒尼替尼在两个Ⅱ期临床试验中取得了一致的疗效。两个试验分别入组了63例和106例经免疫治疗失败的转移性肾细胞癌患者，有效率分别为40%和34%，中位无进展生存时间分别为8.7和8.3个月，其中一个试验($n=63$)的中位生存时间达到了16.4个月。

3.贝伐珠单抗

贝伐珠单抗是针对 VEGF 的高度人源化的单克隆抗体,能与循环中游离的 VEGF 结合而阻断 VEGFR 介导的信号传导通路,从而阻断肿瘤血管的生成。两项随机对照的Ⅲ期临床研究一致证实了贝伐珠单抗联合 IFN-α 一线治疗转移性肾癌较 IFN-α 显著提高了有效率和延长了 PFS。在 AVOREN 试验中,649 例初治的转移性肾细胞癌随机分组接受贝伐珠单抗(每 2 周 10 mg/kg)联合 IFN-α(9 MIU,皮下注射,每周 3 次)或 IFN-α 单药治疗,两组的有效率分别为 30.6%和 12.4%,中位 PFS 分别为 10.2 和5.4 个月($P=0.000\ 1$)。分层分析发现 PFS 的受益人群主要为 Motzer 评分为低、中危的肾癌患者。

另一Ⅲ期临床试验(CALGB 90206)同样比较了贝伐株单抗联合 IFN-α 与 IFN-α 一线治疗 732 例转移性肾癌的疗效,结果显示贝伐株单抗联合 IFN-α 与 IFN-α 单药治疗组的有效率分别为 25.5%和13.1%,PFS 分别为 8.5 和 5.2 个月。

4.替西罗莫司

替西罗莫司是 mTOR 的抑制剂。一项多中心的随机对照Ⅲ期临床研究中,替西罗莫司一线治疗高危的转移性肾癌的 PFS(5.5 个月 *vs*.3.1 个月,$P=0.008$)和 OS(10.9 个月 *vs*.7.3 个月,$P<0.001$)均优于 IFN-α 单药。该研究入组的患者中还包括了非透明细胞癌,亚组分析表明替西罗莫司治疗非透明细胞癌同样具有生存优势。

5.依维莫司

依维莫司是一种口服的 mTOR 抑制剂,目前被批准用于转移性肾癌一线 TKI 治疗失败后的二线治疗。一项多中心双盲、随机对照Ⅲ期临床试验中,依维莫司治疗索拉非尼或舒尼替尼治疗失败后的转移性肾细胞癌的 PFS 为 4.0 个月,显著优于安慰剂组的1.9 个月。

6.关注靶向药物的不良反应

肾癌靶向药物可引起广泛的不良反应,尤其是多靶点药物舒尼替尼和索拉非尼,即使是单靶点的 mTOR 抑制剂替西罗莫司和依维莫司的不良反应也较其他单靶点药物如吉非替尼和厄罗替尼更为广泛。高血压、手足皮肤反应是抗血管药物索拉非尼、舒尼替尼共同的不良反应,治疗中必须监测血压,并妥善处理。出血也是这类药物特有的不良反应,多发生在黏膜、牙龈和甲床下。索拉非尼对肝肾功能和血液学的毒性较轻。但舒尼替尼可引起明显的骨髓抑制,一些针对亚洲人群的研究中Ⅲ/Ⅳ度血小板减少可达到 20%以上。舒尼替尼可引起临床和亚临床型的甲状腺功能减低,发生率可高达 66%。国外资料中舒尼替尼引起左心室射血分数降低的发生率为 10%～15%;除了乏力、皮疹、贫血、黏膜炎、恶心和厌食,mTOR 抑制剂还可引起代谢异常,包括高血糖、甘油三酯和胆固醇升高,间质性肺病和感染也是这类药物较常见的不良反应。

(张洪伟)

第二节　膀　胱　癌

一、临床概述

在美国,膀胱癌发病率居男性恶性肿瘤的第 4 位,男性发病率为女性的3～4 倍,中位诊断年龄 65 岁。我国发病率远低于西方国家，但近年来，我国部分城市肿瘤发病率报道显示膀胱癌发病率有增高趋势。

膀胱癌的发生是多因素、多步骤的病理改变过程。膀胱癌可能与遗传有关。吸烟是目前最为肯定的致癌危险因素，另一重要因素为长期职业接触工业化学品，约 20％的膀胱癌是由职业因素引起的。其他可能的致病因素还包括慢性感染（如细菌、血吸虫等）、应用化疗药物环磷酰胺、滥用含有非那西汀的止痛药等。

二、临床表现

血尿是膀胱癌最常见的症状，尤其是间歇全程无痛性血尿，可表现为镜下血尿或肉眼血尿，通常是无痛性血尿，但由于血块堵塞或者肿瘤进展侵犯较深，可引起腹痛。

膀胱癌患者亦有以尿频、尿急、尿痛即膀胱刺激征和盆腔疼痛为首发表现，为膀胱癌另一类常见症状，常与弥漫性原位癌或浸润性膀胱癌有关。进展期疼痛症状比较常见，也可因淋巴回流阻塞而出现下肢水肿。

其他症状还有输尿管梗阻所致腰胁部疼痛、下肢水肿、盆腔包块、尿潴留。有的患者就诊时即表现为体重减轻、肾功能不全、腹痛或骨痛，均为晚期症状。

膀胱癌患者触及盆腔包块多提示肿瘤局部进展。体检还包括双合诊，若发现膀胱壁增厚、肿物可推动或固定有助于判断临床分期已达 T_3 或 T_4。

三、诊断要点

（一）膀胱镜检查和活检

膀胱镜检查仍然是诊断膀胱癌最可靠的方法。可以发现膀胱肿瘤及明确肿瘤数目、大小、形态和部位，并对肿瘤和可疑病变部位进行活检以明确病理诊断。

（二）尿脱落细胞学检查

方法简便、无创，是膀胱癌诊断及术后随访的主要方法。尿脱落细胞学检测膀胱癌的敏感性为13％～75％，特异性为 85％～100％，尤其对于分级高的膀胱癌，特别是原位癌，敏感性和特异性均较高。

（三）超声检查

盆腔超声检查不仅可以发现膀胱癌，还有助于病变分期，了解有无局部淋巴结转移及周围脏器侵犯，尤其适用于造影剂过敏者。

（四）其他影像检查

螺旋 CT-U 可使输尿管和肾盂很好显影，已广泛用于上尿路检查，静脉肾盂造影已较少用；腹部盆腔 MRI 可区分非肌层浸润性肿瘤与肌层浸润性肿瘤，以及浸润深度，也可发现正常大小淋巴结有无转移征象；胸部 X 线片或胸部 CT 可除外肺部转移；对碱性磷酸酶升高或有骨相关症状患者应行骨扫描了解有无骨转移。

（五）经尿道膀胱肿瘤电切术（TURBT）

有助于对肿瘤进行组织学检查以明确病理诊断、组织病理分级，原发肿瘤的临床分期取决于肿瘤浸润深度，为进一步治疗及预后判断提供依据。

四、病理类型和级别

尿路上皮癌最为常见，占膀胱癌的 90％以上。尿路上皮癌是个多起源性肿瘤，90％以上发生于膀胱,8%发生于肾盂,2%发生于输尿管及尿道(近端 2/3)。膀胱鳞状细胞癌比较少见,占膀胱癌的 3%~7%。膀胱腺癌更为少见,占膀胱癌的比例<2%。尿路上皮癌常常有混合型,如合并鳞癌或腺癌。还有更少见的小细胞癌和癌肉瘤等。

根据癌细胞分化程度,膀胱癌的组织病理学分级分为高级别或低级别。

五、治疗原则

根据膀胱癌的临床分期决定肿瘤治疗措施。非肌层浸润性膀胱癌治疗目的是防止肿瘤复发和进展;肌层浸润性膀胱癌治疗提倡多学科综合治疗;全身姑息化疗是转移性膀胱癌的标准治疗。

(一)非肌层浸润膀胱癌

TURBT 术是非肌层浸润膀胱癌的主要治疗手段,后续进行膀胱灌注治疗预防复发及进展,并需要泌尿外科长期密切随访。

(二)肌层浸润膀胱癌

只有 20%新发膀胱癌病例属肌层浸润膀胱癌,根治性全膀胱切除术+区域淋巴结切除是肌层浸润性膀胱癌标准治疗方法。但即使接受全膀胱切除术,40%~50%已有远处微小转移,长期生存率低。因此包括泌尿外科、肿瘤内科、放疗科在内的多学科综合治疗模式值得探索和推广。

1.新辅助化疗或放化疗

越来越多的数据支持对肌层浸润性膀胱癌进行新辅助化疗,特别是对于 T_3 期患者。新辅助治疗的主要目的是控制局部病变,使肿瘤降期,降低手术难度和消除微小转移灶,提高术后远期生存率。2011 NCCN 指南推荐 cT_2、T_3 且 LN(—)患者,应行新辅助化疗 2~3 个疗程后行膀胱根治切除术;cT_4,LN(—)患者,全身化疗 2~3 个疗程,或加同步放疗,评估疗效后,若肿瘤消退,可继续巩固化疗或进行膀胱手术;盆腔淋巴结转移患者:全身化疗 2~3 个疗程,或加放疗,评估疗效后,若肿瘤消退,可继续巩固化疗或进行膀胱手术。联合放化疗有可能提高保留膀胱的可能性,需前瞻性临床研究进一步探索。

2.辅助治疗

现有研究结果已经提示,术后辅助化疗可延长无复发生存期或无病生存期。对于临床 T_2 或 T_3 期患者,术前未行新辅助化疗,术后病理提示 pT_3、T_4、淋巴结转移的高危患者、部分高危 T_2(*P53* 突变者),应行术后辅助化疗,不少于 3 个疗程。若进行膀胱保存手术或部分切除,术后可考虑放疗(顺铂单药或联合 5-FU 增敏)或进行术后辅助化疗。

膀胱癌对含顺铂的化疗方案比较敏感,总有效率为 40%~75%,其中 12%~20%的患者局部病灶获得 CR,10%~20%的患者可获得长期生存。建议选择基于顺铂的(新)辅助化疗,推荐化疗方案:GC、MVAC。

(三)转移性膀胱癌

建议全身姑息化疗以延长生存,改善生活质量。GC(吉西他滨和顺铂)方案与 MVAC(甲氨蝶呤、长春碱、阿霉素、顺铂)方案治疗膀胱癌随机对照Ⅲ期临床研究的长期随访结果显示,GC 方案与 MVAC 方案疗效相当,两组患者中位 PFS 分别为 7.7 个月和 8.3 个月,中位生存期分别为 14.0 个月和 15.2 个月,均无显著差异。GC 方案与 MVAC 方案都是 1 类推荐,但 GC 方案毒副反应较轻,耐受性更好,因此对于绝大多数患者是更好的选择。紫杉类药物也是对膀胱癌有效的一类药物,包括紫杉醇、多西紫杉醇,但目前尚缺乏大型的Ⅲ期临床研究进一步的证实,可试用于二线化疗方案,也推荐进行新药临床研究。

(张洪伟)

第三节　输卵管肿瘤

一、输卵管良性肿瘤

输卵管肿瘤占女性生殖系统肿瘤的0.5%～1.1%，其中良性肿瘤罕见。来源于副中肾管或中肾管。大致可分为以下几类：①上皮细胞肿瘤，如腺瘤、乳头瘤；②内皮细胞肿瘤，如血管瘤、淋巴管瘤；③间皮细胞肿瘤，如平滑肌瘤、脂肪瘤、软骨瘤、骨瘤；④混合性畸胎瘤，如囊性畸胎瘤。

（一）输卵管腺瘤样瘤

输卵管腺瘤样瘤为最常见的一种输卵管良性肿瘤。以生育期年龄女性为多见。80%以上伴有子宫肌瘤，未见恶变报道。腺瘤样瘤由Golden和Ash于1945年首先报道并命名，它的组织发生一直有争议，近几年的免疫组化和超微结构研究均支持肿瘤起源于多能性间叶细胞。

输卵管良性肿瘤无特异症状，多数患者是以其并发疾病如子宫肌瘤，慢性输卵管炎的症状而就诊，易被其他疾病所蒙蔽，临床极少有确诊病例，常在妇科手术时无意中被发现者居多，造成大体标本检查易忽略而漏诊，导致检出率低。肿瘤体积较小，直径1～3 cm，位于输卵管肌壁或浆膜下。大体形态为实性，灰白色或灰黄色，与周围组织有分界，但无包膜。镜下可见紧密排列的腺体，呈隧道样、微囊样或血管瘤样结构，被覆低柱状上皮，核分裂象罕见。间质由纤维、弹力纤维及平滑肌组成。肿瘤可以浸润性的方式生长到管腔皱襞的支持间质中去。诊断有困难时组织化学和免疫组化可帮助诊断，AB阳性，CK、Vim、SMA、Calretinin阳性即可确诊。治疗为手术切除患侧输卵管。预后良好。

（二）输卵管乳头状瘤

输卵管乳头状瘤多发生于生育期女性，与输卵管积水并发率较高，偶尔亦与输卵管结核或淋病并存。

肿瘤直径一般1～2 cm。一般生长在输卵管黏膜，突向管腔，呈疣状或菜花状，剖面见肿瘤自输卵管黏膜长出。镜下典型特点：见乳头结构，大小不等，表面被覆无纤毛细胞或少数纤毛细胞，细胞扁平，立方或柱形，核有中等程度的多形性但是核分裂象很少见，组织学上需要将这种良性病变与输卵管腺癌进行鉴别。输卵管周围及管壁内可见少量的嗜碱性粒细胞和淋巴细胞为主的炎症细胞浸润。

肿瘤早期无症状，患者常常合并输卵管周围炎，常因不孕、腹痛等原因就诊，随肿瘤发展逐渐出现阴道排液，无臭味，合并感染时呈脓性。管腔内液体经输卵管伞端流向腹腔即形成盆腔积液，当有多量液体向阴道排出时，可出现腹部绞痛。盆腔检查可触及附件形成的肿块，超声检查和腹腔镜可协助诊断，但最后诊断有赖于病理检查。治疗为手术切除患侧输卵管，如有恶变者按输卵管癌处理。

（三）输卵管息肉

输卵管息肉可发生于生育年龄和绝经后，一般无症状，多在不孕患者行检查时发现。输卵管息肉的发生不明，多位于输卵管腔内，与正常黏膜上皮有连续，镜下可无炎症证据。宫腔镜检查和子宫输卵管造影均可发现，但前者优于后者。乳头瘤和息肉的鉴别是前者具有乳头结构。

(四)输卵管平滑肌瘤

输卵管平滑肌瘤较少见。输卵管平滑肌瘤的发生与胃肠道平滑肌瘤相似,而与雌激素无关。同子宫平滑肌瘤,亦可发生退行性病变。临床上常无症状,多在行其他手术时偶尔发现。肿瘤较小,单个,实质,表面光滑。肿瘤较大时可压迫管腔而致不育及输卵管妊娠,亦可引起输卵管扭转而发生腹痛。处理时可手术切除患侧输卵管。

(五)输卵管成熟性畸胎瘤

输卵管成熟性畸胎瘤比恶性畸胎瘤还少见。文献上仅有少数病例报道,大多数为良性,其来源于副中肾管或中肾管,认为可能是胚胎早期,生殖细胞移行至卵巢的过程中,在输卵管区而形成。一般病变多为单侧,双侧少见,常位于输卵管峡部或壶腹部,以囊性为主,少数为实性病变,少数位于输卵管肌层内或缚于浆膜层,肿瘤体积一般较小,直径 1～2 cm,也有达 10～20 cm 者,镜下同卵巢畸胎瘤所见,可含有三个胚层成熟成分。

患者年龄一般在 21～60 岁。常见症状为盆腔或下腹部疼痛、痛经、月经不规则及绝经后流血,由于无典型的临床症状或无症状,因此术前很难做出诊断。输卵管畸胎瘤可合并输卵管妊娠,治疗仅行肿瘤切除或输卵管切除。

(六)输卵管血管瘤

输卵管血管瘤罕见。有学者认为女性性激素与血管瘤有关,但一般认为在输卵管内的扩张海绵样血管是由于扭转、损伤或炎症引起。

血管瘤一般较小。肿瘤位于浆膜下肌层内,分界不清,可见很多不规则小血管空隙,上覆扁平内皮细胞。血管被疏松结缔组织及管壁平滑肌纤维分隔。临床通常无症状,常在行其他手术时发现,偶可因血管瘤破裂出血而引起腹痛。处理时可做患侧输卵管切除术。

二、输卵管恶性肿瘤

(一)原发性输卵管癌

原发性输卵管癌是少见的女性生殖道恶性肿瘤。发病高峰年龄为 52～57 岁,超过 60%的输卵管癌发生于绝经后女性,占妇科恶性肿瘤的 0.1%～1.8%。在美国每年的发病率3.6/10 万。其发生率排列于子宫颈癌、卵巢癌、宫体癌、外阴癌和阴道癌之后居末位。在临床上常容易与卵巢癌发生混淆,而造成临床和病理诊断上的困难。子宫与输卵管皆起源于副中肾管,原发性输卵管癌由于早期诊断困难,其 5 年生存率一直较低,过去仅为 5%左右。目前随着治疗措施的改进,生存率为 50%左右。

肉眼所见的原发性输卵管癌与卵巢癌的比例在 1∶50 左右。最近,上皮性卵巢癌的卵巢外起源学说认为输卵管浆液性癌可能是卵巢高级别浆液性癌的先期病变,所谓的原发性上皮性浆液性卵巢癌很可能是原发性输卵管癌的继发性种植病变。很多卵巢高级别浆液性癌病例经严格标准的输卵管病理取材,可见到输卵管上皮内癌或早期癌病变。临床上见到的单纯输卵管癌可能是由于输卵管炎症粘连阻碍了输卵管癌播散形成浆液性卵巢癌。因此,输卵管癌的真正发病率可能远高于传统概念上的数字,预计将来输卵管癌和卵巢癌的诊断及分期病理标准可能发生变化。

1.病因

病因不明,慢性输卵管炎通常与输卵管癌并存,多数学者认为慢性炎症刺激可能是原发的诱因。由于慢性输卵管炎患者相当多见,而原发输卵管癌患者却十分罕见,因此两者是否有病因学联系尚不清楚。另外，患输卵管结核者有时亦与输卵管癌并存，这是否由于在输卵管结核基础上，上皮过度增生而导致恶变，但两者并发率不高。此外，遗传因素可能在输卵管癌的病因中扮演着重要角色，输卵管癌可能是遗传性乳腺癌-卵巢癌综合征的一部分。输卵管癌患者易并发乳腺癌、卵巢癌等其他妇科肿瘤，发病年龄及不孕等一些特点也与卵巢癌、子宫内膜癌相似，故认为其病因可能与卵巢癌、子宫内膜癌的一些致病因素相关。

2.病理

(1)巨检：一般为单侧，双侧占 10%～26%。病灶多见于输卵管壶腹部，其次为伞端。早期输卵管外观可正常，多表现为输卵管增粗，直径在 5～10 cm，类似输卵管积水、积脓或输卵管卵巢囊肿，局部呈结节状肿大，形状不规则呈腊肠样，病灶可呈局限性结节状向管腔中生长，随病程的进展向输卵管伞端蔓延，管壁变薄，伞端常闭锁。剖面上可见输卵管腔内有灰白色乳头状或菜花状组织，质脆，可有坏死团块。晚期癌内有肿瘤组织可由伞端突出于管口外。亦可穿出浆膜面。当侵入卵巢时能产生肿块，与输卵管卵巢炎块相似，常合并有继发感染或坏死，腔内容物呈浑浊脓性液体。

(2)显微镜检查：90%以上的输卵管癌是乳头状腺癌，其中 50%为浆液性癌。其他类型包括透明细胞癌、子宫内膜样癌、鳞癌、腺鳞癌、黏液癌等。其组织病理分级如下。①Gx：组织分级无法评估；②G1：高分化(乳头状)；③G2：中分化(乳头状-囊泡状)；④G3：低分化(囊泡状-髓样)。

3.组织学分型

(1)Ⅰ级(即乳头状癌)：肿瘤分化较好，呈分枝乳头状，乳头覆以单层或多层异型上皮，呈柱状或立方状，细胞大小不等，核浓染，核分裂象少见。通常癌组织从输卵管壁呈乳头状向管腔内生长。乳头轴心为多少不等的血管纤维组织，较少侵犯输卵管肌层。可见到正常黏膜上皮和癌组织过渡形态。因而有学者将其称为原位癌，此型癌为临床预后最好的类型。

(2)Ⅱ级(即乳头状腺癌)：分化程度较乳头状癌低，癌组织形成乳头或腺管状结构。癌细胞异型间变明显，核分裂象增多，常侵犯输卵管壁。

(3)Ⅲ级(即腺泡状髓样癌)：分化程度最差。癌细胞排列成实性条索或片块状，某些区域呈腺泡状结构。癌细胞间变及异型性明显，可出现巨细胞。核分裂象多见，并易见病理性核分裂象。管壁明显浸润，常侵犯淋巴管，临床预后差。

4.转移途径

原发性输卵管癌的转移方式主要有 3 种方式，血行转移较少见。

(1)直接扩散：癌细胞可经过输卵管伞端口或直接穿过管壁而蔓延到腹腔、卵巢、肝、大网膜等处。经过输卵管子宫口蔓延到子宫腔，甚至到对侧输卵管。穿透输卵管浆膜层扩散到盆腔及邻近器官。

(2)淋巴转移：近年来已注意到淋巴结转移的重要性。输卵管癌可循髂部、腰部淋巴结至腹主动脉旁淋巴结，亦常见转移至大网膜。因子宫及卵巢与输卵管间有密切的淋巴管沟通，故常被累及。偶亦可见沿阔韧带及腹股沟淋巴结。淋巴结是复发病灶最常见的部位。癌细胞充塞输卵管的淋巴管后，淋巴回流将癌细胞带到对侧输卵管形成双侧输卵管癌。

(3)血性转移：晚期癌症患者可通过血行转移至肺、脑、肝、肾、骨等器官。

5.诊断

(1)根据病史。①发病年龄：原发性输卵管癌 2/3 发生于绝经期后，以 40～60 岁的女性多见。其发病年龄高于宫颈癌，低于外阴癌而与卵巢上皮癌和子宫内膜癌相近。Peters 和 Eddy

报道的输卵管癌的发病年龄分别为 36～84 岁和 21～85 岁。②不育史：原发性输卵管癌患者的不育率比一般女性要高，1/3～1/2 病例有原发或继发不育史。

（2）根据临床表现：临床上常表现为阴道排液、腹痛、盆腔包块，即所谓输卵管癌“三联征”。在临床上表现为这种典型的“三联征”患者并不多见，约占 11%。输卵管癌的症状及体征常不典型或早期无症状，故易被忽视而延误诊断。①阴道排液或阴道流血：阴道排液是输卵管癌最常见且具有特征性的症状。其排泄液为浆液性稀薄黄水，有时呈粉红色血清血液性，排液量多少不一，一般无气味。液体可能由于输卵管上皮在癌组织刺激下所产生的渗液，由于输卵管伞端闭锁或被肿瘤组织阻塞而通过宫腔从阴道排出。当输卵管癌有坏死或浸润血管时，可产生阴道流血。水样阴道分泌物占主诉的第三位，分泌物多时个别患者误认为尿失禁而就医。有时白带色黄类似琥珀色（个别患者在输卵管黏膜内含有较多胆固醇，但胆固醇致白带色黄的机制不清），有时为血水样或较黏稠。②下腹疼痛：为输卵管癌的常见症状，有半数患者发生。多发生在患侧，常表现为阵发性、间歇性钝痛或绞痛。阴道排出水样或血样液体，疼痛可缓解。经过一阶段后逐渐加剧而呈痉挛性绞痛。其发生的机制可能是在癌肿发展的过程中，管腔伞端被肿瘤堵塞，输卵管腔内容物潴留增多，内压增加，引起输卵管蠕动增加，克服输卵管部分梗死将积液排出。③下腹部或盆腔肿块：妇科检查时可扪及肿块，亦有患者自己能扪及下腹部肿块，但很少见。肿块可为癌肿本身，也可为并发的输卵管积水或广泛盆腔粘连形成的包块。常位于子宫的一侧或后方，活动受限或固定不动。④外溢性输卵管积液：即患者经阴道大量排液后，疼痛减轻，盆腔包块缩小或消失的临床表现，但不常见。当管腔被肿瘤堵塞，分泌物郁积至一定程度，引起大量的阴道排液，随之管腔内压力减少，腹痛减轻，肿块缩小。由于输卵管积水的病例也可出现此现象，因此该症状的出现对关注输卵管疾病有价值，但并不是输卵管癌的特异症状。⑤腹水：较少见，约 10%的病例伴有腹水。其来源有两个，管腔内积液经输卵管伞端开口流入腹腔；因癌瘤种植于腹膜而产生腹水。⑥其他：当输卵管癌肿增大或压迫附近器官或癌肿广泛转移时可出现腹胀、尿频、肠功能紊乱及腰骶部疼痛等，晚期可出现腹水及恶病质。

（3）根据辅助检查手段。①细胞学检查：若阴道脱落细胞内找到癌细胞，特别是腺癌细胞，而宫颈及子宫内膜检查又排除癌症存在者，则应考虑输卵管癌的诊断。但按文献报道阴道脱落细胞的阳性率都较低，在 50%以下，其原因可能是因为腺癌细胞在脱落和排出的过程中易被破坏变形，也可能与取片方式有关。对于有大量阴道排液的患者，癌细胞可能被排出液冲走，导致细胞学阴性，需重复涂片检查。可行阴道后穹隆穿刺和宫腔吸出液的细胞学检查，亦可用子宫帽或月经杯收集排出液，增加阳性率，以提高输卵管恶性肿瘤的诊断。当肿瘤穿破浆膜层或有盆腹腔扩散时可在腹水或腹腔冲洗液中找到恶性细胞。②子宫内膜检查：黏膜下子宫肌瘤、子宫内膜癌、宫体癌、宫颈癌均可出现阴道排液增多的症状，因此宫腔探查及全面的分段诊刮很必要。若宫腔探查未发现异常，颈管及子宫内膜病理检查阴性，则应想到输卵管癌的可能。若内膜检查发现癌灶，虽然首先考虑子宫内膜癌，但亦不能排除输卵管癌向宫腔转移的可能。③宫腔镜及腹腔镜检查：通过宫腔镜检查，可观察子宫内膜情况的同时，还可以看到输卵管开口，并吸取液体做脱落细胞学检查；通过腹腔镜检查可直接观察输卵管及卵巢情况，对可疑的病例，可通过腹腔镜检查以明确诊断，早期输卵管癌可见到输卵管增粗，如癌灶已穿破输卵管管壁或已转移至周围脏器，并伴有粘连，则不易与卵巢癌鉴别。④B 超检查及 CT 扫描：B 超检查是常用的辅助诊断方法，B 超及 CT 扫描均可确定肿块的部位、大小、形状和有无腹水，并了解盆腔其他脏器及腹膜后淋巴结有无转移的情况。⑤血清 CA125 测定：到目前为止，CA125 是输卵管癌仅有的较有意义的肿瘤标志物，CA125 可作为诊断和随诊原发性输卵管癌的指标。亦有报道 CA125 结果阳性的病例术后临床分期均为Ⅲ、Ⅳ期，术后一周检查 CA125 值明显降低，甚至达正常范围，提示 CA125 可能对中、晚期输卵管癌术后监测有参考意义，并对预后判断有指导意义。⑥子宫输卵管碘油造影：对输卵管恶性肿瘤的诊断有一定的价值，但有引起癌细胞扩散的危险，也难以区分输卵管肿瘤、输卵管积水、输卵管炎症，故一般不宜采用。

(4)根据鉴别诊断。①继发性输卵管癌：要点有以下三点。原发性输卵管癌的病灶，大部分存在于输卵管的黏膜层，继发性输卵管癌的黏膜上皮基本完整而病灶主要在间质内；原发性输卵管癌大多数都能看出乳头状结构，肌层癌灶多为散在病灶；原发性输卵管癌的早期癌变处可找到正常上皮到癌变的过渡形态。②附件炎性肿块：输卵管积水或输卵管卵巢囊肿都可表现为活动受限的附件囊性包块，在盆腔检查时很难与原发性输卵管癌区分并且两者均有不孕史，如患者年龄偏大，且有阴道排液，则应要考虑输卵管癌，并进一步做各项辅助检查，以协助诊断。③卵巢肿瘤：无输卵管癌的典型症状，输卵管癌多表现为阴道排液，而卵巢癌常为不规则阴道流血。盆腔检查时，卵巢良性肿瘤一般可活动，而输卵管癌的肿块多固定；卵巢癌表面常有结节感，若伴有腹水者多考虑卵巢癌，还可辅以 B 超及 CT 等检查以协助鉴别。④子宫内膜癌：多以不规则阴道流血为主诉，可因有阴道排液而与输卵管恶性肿瘤相混淆。通过诊刮病理以鉴别。

6.治疗

输卵管癌的治疗原则应与卵巢癌一致，即进行手术分期、肿瘤细胞减灭术、术后辅助治疗等。至于早期患者是否应行淋巴结清扫术，现仍有争议。输卵管癌的治疗以手术治疗为主，化疗等为辅的原则，应强调首次治疗的彻底性。

(1)手术治疗：彻底的手术切除是输卵管癌最根本的治疗方法。手术原则应同于上皮性卵巢癌。早期患者行全面的分期手术，包括全子宫、双侧附件、大网膜切除和腹膜后淋巴结清扫；晚期病例行肿瘤细胞减灭术，手术时应该尽可能切净原发病灶及其转移病灶。由于输卵管癌的播散方式与卵巢癌相同，即盆腹腔的局部蔓延和淋巴结转移。输卵管癌的双侧发生率为 17%～26%，子宫及卵巢转移常见，盆腹膜转移率高，故手术应该采用正中切口，进行以下操作：仔细评估整个盆、腹腔，全面了解肿瘤的范围；全子宫切除，两侧输卵管卵巢切除；盆腔、腹主动脉旁淋巴结取样；横结肠下大网膜切除；腹腔冲洗；任何可疑部位活检，包括腹腔和盆腔腹膜。

早期输卵管癌的处理：①原位癌的处理。患者手术治疗如前所述范围切除肿瘤。输卵管原位癌手术切除后不提倡辅助治疗。②FIGOⅠ期、FIGOⅡ期的处理。此期患者应该进行手术分期。若最终的组织学诊断为腺癌原位癌或Ⅰ期，分化Ⅰ级，手术后不必辅助化疗。其他患者应该考虑以铂为基础的化疗。偶然发现的输卵管癌（例如，患者术前诊断为良性疾病，术后组织学诊断含有恶性成分）应该再次手术分期，若有残留病灶，要尽可能行细胞减灭术，患者应该接受以铂类为基础的化疗。

晚期输卵管癌的处理：①FIGOⅢ期的处理。除非另有论述，所有输卵管癌都指腺癌，和卵巢癌类似，应该采用以铂类为基础的化疗。患者接受减灭术后应该行以铂类为基础的化疗。若患者初次诊断时因为医学禁忌证而未行理想的减灭术，应该接受以铂为基础的化疗，然后再重新评估。化疗 3 个周期以后，再次评估时可以考虑二次探查，如有残留病灶，应该行二次细胞减灭术。然而，这种治疗未经任何前瞻性研究证实。②FIGOⅣ期的处理。患者若有远处转移，必须有原发病灶的组织学证据。手术时应尽可能切出肿瘤病灶，如果有胸膜渗出的症状，术前要抽胸腔积液。患者如果情况足够好，像卵巢癌那样，应该接受以铂类为基础的化疗。其他患者情况不能耐受化疗，应该对症治疗。

保留生育功能的手术：少数情况下，患者年轻、希望保留生育功能，只有在分期为原位癌的情况下，经过仔细评估和充分讨论，可以考虑保守性手术。然而，如果双侧输卵管受累的可能性很大，则不提倡保守性手术。确诊的癌症，不考虑保守手术。

(2)化疗：化疗应与手术治疗紧密配合，是主要的术后辅助治疗，输卵管癌的化疗与卵巢癌相似。紫杉醇和铂类联合化疗在卵巢癌的成功应用现在也用于输卵管癌的化疗。很多回顾性分析提示，对于相同的组织学类型，这个方案的疗效优于烷化剂和铂类的联合。因此，目前紫杉醇和铂类联合的化疗方案是治疗输卵管癌的一线用药。

(3)内分泌治疗：由于输卵管上皮源于副中肾管，对卵巢激素有反应，所以可用激素药物治疗。若输卵管癌肿瘤中含有雌、孕激素受体，可应用抗雌激素药物如他莫昔芬及长期避孕激素，如己酸孕酮、甲羟孕酮等治疗。但目前对激素的治疗作用还没得到充分的肯定。

(4)放疗：放疗仅作为输卵管癌的综合治疗的一种手段，一般以体外放射为主。对术时腹水内找到癌细胞者，可在腹腔内注入^{32}P。对于Ⅱ、Ⅲ期手术无肉眼残留病灶，腹水或腹腔冲洗液细胞学阴性，淋巴结无转移者，术后可辅以全腹加盆腔放疗或腹腔内同位素治疗。对不能切除的肿瘤患者，放疗可使癌块缩小，粘连松动，以便争取获得再次手术机会，但残留病灶者效果不及术后辅助化疗。盆腔照射量不应低于 5 000～6 000 cGy/(4～6)w；全腹照射剂量不超过 3 000 cGy/(5～6)w。有学者认为在外照射后再应用放射性胶体^{32}P则效果更好。在放疗后可应用化疗维持。

(5)复发的治疗：在综合治疗后的随诊过程中，如出现局部盆腔复发或原有未切除的残留癌灶经化疗后可考虑第二次手术。

7.预后

原发性输卵管癌预后差，但随着对输卵管癌的认识、诊断及治疗措施的提高和改进，其 5 年生存率明显提高。因此，对晚期的患者术后积极地放、化疗，虽不能根除癌瘤，但能延长生存期。输卵管癌的预后更多地取决于期别，因此，分期和区分肿瘤是原发性抑或转移性更为重要。转移性输卵管癌远远多于原发性输卵管癌。影响预后的因素如下。

(1)临床分期：是重要的影响因素，期别愈晚期预后愈差。随期别的提高生存率逐渐下降。有学者研究了 115 例输卵管癌患者，发现管壁浸润越深，预后越差，术后残留病灶大者预后差。

(2)初次术后残存瘤的大小：也是影响预后的重要因素。Eddy 分析了 38 例输卵管癌病理，初次手术后未经顺铂治疗的患者中，肉眼无瘤者的 5 年生存率为 29%，残存瘤≥2 cm 者仅为 7%。初次手术后用顺铂治疗的病例，肉眼无瘤者的 5 年生存率为 83%，残存瘤≥2 cm 者的为 29%。

(3)输卵管浸润深度：肿瘤仅侵犯黏膜层者预后好，相反穿透浆膜层则预后差。

(4)辅助治疗：是否接受辅助治疗对其生存率的影响有显著性差别，接受了以顺铂为主的化疗患者其生存时间明显高于没有接受化疗者。

(5)病理分级：关于肿瘤病理分期对预后的影响尚有争议，近年来多数研究报道病理分期与预后无明显关系，其对预后的影响不如临床分期及其他重要。

(二)其他输卵管恶性肿瘤

1.原发性输卵管绒毛膜癌

本病极为罕见，多数发生于妊娠后女性，和体外受精(IVF)有关，临床表现不典型，故易误诊。输卵管绒毛膜癌大多数来源于输卵管妊娠的滋养叶细胞，少数来源于异位的胚胎残余或具有形成恶性畸胎瘤潜能的未分化胚细胞。来源于前者的绒癌发生于生育期，临床症状同异位妊娠或伴有腹腔内出血，常误诊为输卵管异位妊娠而手术；来源于后者的绒癌，多数在7～14岁发病，可出现性早熟症状，由于滋养叶细胞有较强的侵袭性，能迅速破坏输卵管壁，在早期就侵入淋巴及血管而发生广泛转移至肺、肝、骨及阴道等处。

肿瘤在输卵管表面呈暗红色或紫红色，切面见充血、水肿、管腔扩张，腔内充满坏死组织及血块。镜下见细胞滋养层细胞及合体滋养层细胞大量增生，不形成绒毛。

诊断主要依据临床症状及体征，结合血、尿内人绒毛膜促性腺激素（HCG）的测定，胸部X线片等检查，但最终确诊有待病理结果。本病应与以下疾病鉴别。

（1）子宫内膜癌：可出现阴道排液，但主要临床症状为不规则阴道流血，诊刮病理可鉴别。

（2）附件炎性包块：有不孕或盆腔包块史，妇检可在附件区触及活动受限囊性包块；

（3）异位妊娠：两者均有子宫正常，子宫外部规则包块，均可发生大出血，但宫外孕患者HCG滴度增高程度低于输卵管绒癌，病理有助确诊。

治疗同子宫绒毛膜癌，可以治愈。先采用手术治疗，然后根据预后因素采用化疗。如果肿瘤范围局限，希望保留生育功能者可以考虑保守性手术，如输卵管绒毛膜癌来源于输卵管妊娠的滋养叶细胞，其生存率约50%，如来源于生殖细胞，预后很差。

2.原发性输卵管肉瘤

原发性输卵管肉瘤罕见，其与原发性输卵管腺癌之比为1∶25。迄今文献报道不到50例。主要为纤维肉瘤和平滑肌肉瘤。肿瘤表面常呈多结节状，可见充满弥散性新生物，质软，大小不等的包块。本病可发生在任何年龄女性，临床症状同输卵管癌，主要为阴道排液，呈浆液性或血性，继发感染时排出液呈脓性。部分患者亦以腹胀、腹痛或下腹部包块为症状。由于肉瘤生长迅速常伴有全身乏力、消瘦等恶病质症状。此病需与以下疾病相鉴别。

（1）附件炎性包块：均可表现腹痛、白带多及下腹包块，但前者有盆腔炎性疾病病史，抗感染治疗有效。

（2）子宫内膜癌：有阴道排液的患者需要与子宫内膜癌鉴别，分段诊刮病理可确诊。

（3）卵巢肿瘤：多无临床症状，伴有腹水，B超可协助诊断。

治疗参考子宫肉瘤治疗方案，以手术为主，再辅以化疗或放疗，预后差。

3.输卵管未成熟畸胎瘤

输卵管未成熟畸胎瘤极少见。可是本病却可以发生在有生育要求的年轻女性，虽然治愈率高，但进展较快，因此早期诊断早期治疗十分重要，输卵管未成熟畸胎瘤预后较差。虽然直接决定患者的预后因素是临床分期，但肿瘤组织分化程度、幼稚成分的多少和预后有密切关系。治疗采用手术治疗，然后根据相关预后因素采用化疗。如果要保留生育功能，任何期别的患者均可以行保守性手术。化疗方案采用卵巢生殖细胞肿瘤的化疗方案。

4.转移性输卵管癌

转移性输卵管癌较多见，占输卵管恶性肿瘤的80%～90%。其主要来自卵巢癌、子宫体癌、子宫颈癌，远处如直肠癌、胃癌及乳腺癌亦可转移至输卵管。临床表现因原发癌的不同而有差异。镜下其病理组织形态与原发癌相同。其诊断标准如下。

（1）癌灶主要在输卵管浆膜层，肌层、黏膜层正常或显示慢性炎症。若输卵管黏膜受累，其表面上皮仍完整。

（2）癌组织形态与原发癌相似，最多见为卵巢癌、宫体癌和胃肠癌等。

(3)输卵管肌层和系膜淋巴管内一般有癌组织存在,而输卵管内膜淋巴管很少有癌细胞存在。

治疗按原发癌已转移的原则处理。

5.临床特殊情况的思考和建议

(1)临床特征:对于输卵管癌的临床表现,应对此病有一定认识并提高警惕,并通过进一步的辅助检查,尽可能在术前作出早期诊断。因此,有以下情况下者应考虑输卵管癌的可能。①有阴道排液、腹痛、腹块三大特征者;②持续存在不能解释的不规则子宫出血,尤其在35岁以上,尤其对于细胞学涂片阴性,刮出子宫内膜也阴性的患者;③持续存在不能解释的异常阴道排液,排液呈血性,年龄>35岁;④持续存在不能解释的下腹和/或下背疼痛;⑤在宫颈涂片中出现一种不正常的腺癌细胞;⑥在绝经前后发现附件肿块。

(2)输卵管癌术前的诊断问题:输卵管癌常误诊,过去术前诊断率为2%,近数年来由于提高认识及进一步的辅助诊断,术前诊断率提高到25%~35%。术前不易作出确诊的原因可能如下。①由于输卵管癌少见,常被忽视;②输卵管位于盆腔内,常不能感觉到;③较多患者肥胖,而且由于激素低落而阴道萎缩,所以检查不够明确;④肿瘤发展早期症状很不明显,下腹疼痛常伴有其他不同的盆腔疾病,故常误诊为绝经期的功能紊乱。

(3)对于双侧输卵管癌究竟是原发还是继发问题:双侧输卵管均由副中肾管演化而来,在同一致癌因素下,可以同时发生癌。文献报道0~Ⅱ期输卵管癌双侧性占7%,Ⅲ~Ⅳ期占30%。因此,晚期输卵管癌转移是引起双侧累及的主要原因。转移而来的腺癌首先侵犯间质和肌层,而黏膜皱襞上皮常保持完好。但现在也有不少学者认为卵巢癌可能为输卵管癌灶转移而来,尚待进一步证明。

(4)输卵管腺癌合并子宫内膜癌是原发还是继发问题:①两者病灶均较早,无转移可能性,应视两者均为原发性。②子宫内膜转移病灶是局灶性侵犯间质,并见有正常腺体夹杂其中,对四周组织常有压迫,无过渡形态。

(5)输卵管肿瘤合并妊娠问题:输卵管肿瘤是一种较罕见的女性生殖系统的肿瘤。输卵管良性肿瘤较恶性肿瘤更少见。输卵管肿瘤患者常伴有不孕史,故其合并妊娠仅见个案报道。由于常无临床症状,很少在术前做出诊断。1996年有报道1例妊娠合并输卵管畸胎瘤扭转,患者25岁,因停经5个月,反复左下腹疼痛入院,B超检查提示宫内妊娠5个月,左侧卵巢肿块7 cm×6.5 cm×6 cm大小,故诊断"中期妊娠,左侧卵巢肿瘤蒂扭转"而手术。术时见子宫增大5个月,左输卵管肿物10 cm×7 cm×6 cm,呈囊性,灰黑色,蒂长1.5 cm,扭转180°行患侧输卵管切除术。病理检查结果显示输卵管畸胎瘤。

原发性输卵管癌合并妊娠亦罕见。国外文献曾报道3例原发性输卵管癌合并足月妊娠:有学者报道一患者40岁,当足月妊娠时入院检查胎先露呈臀位而行剖宫产,术时发现左侧输卵管伞端有4.5 cm×3 cm×2.3 cm暗色、实质包块,做部分输卵管切除术,病理检查为输卵管腺癌。术后6天再行全子宫、双附件及部分大网膜切除术,后继化疗及放疗。另2例为产后行输卵管结扎术时发现输卵管癌。国内有报道5例原发性输卵管癌,其中有1例因停经45天行人流扎管术,术时发现右侧输卵管肿胀积液、粘连,切除右侧输卵管,病理检查为原发性输卵管腺癌,再次手术,术后5年随访健在。

(张洪伟)

第四节 卵巢肿瘤

卵巢肿瘤是常见的妇科肿瘤，由于卵巢位于盆腔深部，早期病变不易发现，一旦出现症状多属晚期，应高度警惕。卵巢上皮性肿瘤好发于50～60岁的女性，5年生存率一直徘徊于30%～40%，死亡率居妇科恶性肿瘤首位，已成为严重威胁女性生命和健康的主要肿瘤。卵巢生殖细胞肿瘤多见于30岁以下的年轻女性，恶性程度高，由于有效化疗方案的应用，使卵巢恶性生殖细胞肿瘤的治疗效果有了明显的提高，死亡率从90%降至10%。

一、卵巢肿瘤概论

卵巢组织成分非常复杂，是全身各脏器原发肿瘤类型最多的器官，不同类型卵巢肿瘤的组织学结构和生物学行为都存在很大的差异。除组织类型繁多外，尚有良性、交界性和恶性之分。卵巢亦为胃肠道恶性肿瘤、乳腺癌、子宫内膜癌等的常见转移部位。

(一)组织学分类

最常用的分类是世界卫生组织(WHO)的卵巢肿瘤组织学分类。主要的组织学分类如下。

1.上皮性肿瘤

上皮性肿瘤占原发性卵巢肿瘤50%～70%，其恶性类型占卵巢恶性肿瘤的85%～90%。来源于卵巢表面的生发上皮，而生发上皮来自原始的体腔上皮，具有分化为各种米勒管上皮的潜能。若向输卵管上皮分化，形成浆液性肿瘤；向宫颈黏膜分化，形成黏液性肿瘤；向子宫内膜分化，形成子宫内膜样肿瘤。

2.生殖细胞肿瘤

生殖细胞肿瘤占卵巢肿瘤的20%～40%。生殖细胞来源于生殖腺以外的内胚叶组织，在其发生、移行及发育过程中，均可发生变异，形成肿瘤。生殖细胞有发生多种组织的功能。未分化者为无性细胞瘤，胚胎多能者为胚胎癌，向胚胎结构分化为畸胎瘤，向胚外结构分化为内胚窦瘤、绒毛膜癌。

3.性索间质肿瘤

性索间质肿瘤约占卵巢肿瘤的5%。性索间质来源于原始体腔的间叶组织，可向男女两性分化。性索向上皮分化形成颗粒细胞瘤或支持细胞瘤；向间质分化形成卵泡膜细胞瘤或间质细胞瘤。此类肿瘤常有内分泌功能，故又称功能性卵巢肿瘤。

4.继发性肿瘤

继发性肿瘤占卵巢肿瘤的5%～10%，其原发部位多为胃肠道、乳腺及生殖器官。

(二)临床表现

1.卵巢良性肿瘤

早期肿瘤较小，多无症状，常在妇科检查时偶然发现。肿瘤增至中等大时，感腹胀或腹部扪及肿块，边界清楚。妇科检查在子宫一侧或双侧触及球形肿块，多为囊性，表面光滑、活动与子宫无粘连。若肿瘤长大充满盆、腹腔即出现压迫症状，如尿频、便秘、气急、心悸等。腹部膨隆，肿块活动度差，叩诊呈实音，无移动性浊音。

2.卵巢恶性肿瘤

早期常无症状，可在妇科检查发现。主要症状为腹胀、腹部肿块及腹水，症状的轻重决定于：①肿瘤的大小、位置、侵犯邻近器官的程度；②肿瘤的组织学类型；③有无并发症。肿瘤若向周围组织浸润或压迫神经，可引起腹痛、腰痛或下肢疼痛；若压迫盆腔静脉，出现下肢水肿；若为功能性肿瘤，产生相应的雌激素或雄激素过多症状。晚期可表现消瘦、严重贫血等恶病质征象。三合诊检查在阴道后穹隆触及盆腔内硬结节，肿块多为双侧，实性或半实性，表面凹凸不平，不活动，常伴有腹水。有时在腹股沟、腋下或锁骨上可触及肿大淋巴结。

(三)并发症

1.蒂扭转

蒂扭转为常见的妇科急腹症，约10%卵巢肿瘤并发蒂扭转。好发于瘤蒂长、中等大、活动度良好、重心偏于一侧的肿瘤(如畸胎瘤)。常在患者突然改变体位时，或妊娠期和产褥期子宫大小、位置改变时发生蒂扭转。卵巢肿瘤扭转的蒂由骨盆漏斗韧带、卵巢固有韧带和输卵管组成。发生急性扭转后静脉回流受阻，瘤内极度充血或血管破裂瘤内出血，致使瘤体迅速增大，后因动脉血流受阻，肿瘤发生坏死变为紫黑色，可破裂和继发感染。其典型症状是突然发生一侧下腹剧痛，常伴恶心、呕吐甚至休克，由腹膜牵引绞窄引起。妇科检查扪及肿物张力大，压痛，以瘤蒂部最明显。有时不全扭转可自然复位，腹痛随之缓解。蒂扭转一经确诊，应尽快行剖腹手术，术时应在蒂根下方钳夹后再将肿瘤和扭转的瘤蒂切除，钳夹前不可将扭转回复，以防栓塞脱落。

2.破裂

约3%卵巢肿瘤会发生破裂，破裂有自发性和外伤性两种。自发性破裂常因肿瘤生长过速所致，多为肿瘤浸润性生长穿破囊壁；外伤性破裂常因腹部受重击、分娩、性交、妇科检查及穿刺等引起。其症状轻重取决于破裂口大小、流入腹腔囊液的性质和数量。小囊肿或单纯浆液性囊腺瘤破裂时，患者仅感轻度腹痛；大囊肿或成熟畸胎瘤破裂后，常致剧烈腹痛，伴恶心、呕吐，有时导致腹腔内出血、腹膜炎及休克。妇科检查可发现腹部压痛、腹肌紧张，可有腹水征，原有肿块摸不到或扪及缩小张力低的肿块。疑有肿瘤破裂应立即剖腹探查，术中应尽量吸净囊液，并涂片行细胞学检查，清洗腹腔及盆腔，切除标本应行仔细的肉眼观察，尤需注意破口边缘有无恶变并送病理学检查。

3.感染

感染较少见，多因肿瘤扭转或破裂后引起，也可来自邻近器官感染灶如阑尾炎扩散。临床表现为发热、腹痛、肿块及腹部压痛、反跳痛、腹肌紧张及白细胞计数升高等。治疗应先应用抗生素抗感染，后行手术切除肿瘤。若短期内感染不能控制，宜行急诊手术。

4.恶变

卵巢良性肿瘤可发生恶变，恶变早期无症状，不易发现。若发现肿瘤生长迅速，尤其双侧性，应考虑恶变。近年来，子宫内膜异位囊肿恶变引起临床高度关注，因此，确诊为卵巢肿瘤者应尽早手术明确性质。

(四)诊断

病理学是诊断卵巢肿瘤的标准，临床表现和相关的辅助检查有助于诊断。

卵巢肿瘤无特异性症状，常于体检时发现。根据患者的年龄、病史及局部体征等特点可初步确定是否为卵巢肿瘤，并对良性、恶性进行评估。术前常用的辅助诊断方法有以下几种。

1.影像学检查

(1)超声:能检测肿块部位、大小、形态,提示肿瘤性质,鉴别卵巢肿瘤、腹水和结核性包裹性积液,超声检查的临床诊断符合率>90%。通过彩色多普勒超声扫描,能测定卵巢及其新生组织血流变化,有助于诊断。

(2)胸部、腹部X线平片:对判断有无胸腔积液、肺转移和肠梗阻有诊断意义。卵巢畸胎瘤,腹部X线平片可显示牙齿及骨质,囊壁为密度增高的钙化层,囊腔呈放射透明阴影。

(3)CT检查:可清晰显示肿块形态,良性肿瘤多呈均匀性吸收,囊壁薄,光滑;恶性肿瘤轮廓不规则,并向周围浸润或伴腹水;CT还可显示有无肝、肺结节及腹膜后淋巴结转移。

(4)磁共振成像(MRI):MRI具有较高的软组织分辨度,在判断子宫病变的性质、评估肿瘤局部浸润的程度、周围脏器的浸润、有无淋巴转移、有无肝脾转移和确定手术方式有重要参考价值。

(5)PET-CT检查:正电子发射计算机断层显像(PET-CT)是将PET与CT完美融为一体的现代影像学检查。由PET提供病灶详尽的功能与代谢等分子信息,而CT提供病灶的精确解剖定位,一次显像可获得全身各方位的断层图像,具有灵敏、准确、特异及定位精确等特点,可一目了然的了解全身整体状况,达到早期发现病灶和诊断疾病的目的。PET-CT更有助于复发卵巢癌的定性和定位诊断。

2.肿瘤标志物

不同类型卵巢肿瘤有相对较为特殊标志物,可用于辅助诊断及病情监测。

(1)CA125:80%卵巢上皮癌患者CA125水平高于正常值;90%以上患者CA125水平的高低与病情缓解或恶化相一致,可用于病情监测,敏感性高。

(2)人附睾蛋白4(HE4):是一种新的卵巢癌肿瘤标志物。正常生理情况下,HE4在卵巢癌组织和患者血清中均高度表达,可用于卵巢癌的早期检测、鉴别诊断、治疗监测及预后评估。88%的卵巢癌患者都会出现HE4升高的现象。与CA125相比,HE4的敏感度更高、特异性更强,尤其是在疾病初期无症状表现的阶段。HE4与CA125两者联合应用,诊断卵巢癌的敏感性可增加到92%,并将假阴性结果减少30%,大大增加了卵巢癌诊断的准确性。

(3)CA199和CEA等肿瘤标记物在卵巢上皮癌患者中也会升高,尤其对卵巢黏液性癌的诊断价值较高。

(4)AFP:对卵巢内胚窦瘤有特异性价值,对未成熟畸胎瘤、混合性无性细胞瘤中含卵黄囊成分者有协助诊断意义。

(5)HCG:对于原发性卵巢绒癌有特异性。

(6)性激素:颗粒细胞瘤、卵泡膜细胞瘤可产生较高水平雌激素。

3.腹腔镜检查

可直接观察肿块状况,对盆腔、腹腔及横膈部位进行窥视,并在可疑部位进行多点活检,抽吸腹腔液行细胞学检查。

4.细胞学检查

腹水或腹腔冲洗液找癌细胞对Ⅰ期患者进一步确定分期及选择治疗方法有意义,若有胸腔积液应做细胞学检查确定有无胸腔转移。

(五)鉴别诊断

1.卵巢良性肿瘤与恶性肿瘤的鉴别

卵巢良性肿瘤与恶性肿瘤的鉴别见表8-1。

表 8-1 卵巢良性肿瘤与恶性肿瘤鉴别

鉴别要点	良性肿瘤	恶性肿瘤
病史	病程长，生长缓慢	病程短，迅速增大
肿块部位及性质	单侧多，囊性，光滑，活动	双侧多，实性或囊实性，不规则，固定，后穹隆实性结节或肿块
腹水征	多无	常有腹水，可能查到恶性细胞
一般情况	良好	可有消瘦、恶病质
超声检查	为液性暗区，边界清晰，有间隔光带	液性暗区内有杂乱光团、光点，界限不清
CA125*（>50 岁）	<35 U/mL	>35 U/mL

注：因 50 岁以下患者常有盆腔炎性疾病、子宫内膜异位症等可使 CA125 升高的疾病，故参考价值不大。>50 岁患者中，若有卵巢肿块伴 CA125 升高，则恶性者可能性大，有鉴别诊断意义。

2.卵巢良性肿瘤的鉴别诊断

（1）卵巢瘤样病变：滤泡囊肿和黄体囊肿最常见。多为单侧，直径<5 cm，壁薄，暂行观察或口服避孕药，2～3 个月内自行消失，若持续存在或长大，应考虑为卵巢肿瘤。

（2）输卵管卵巢囊肿：为炎性囊性积液，常有不孕或盆腔感染史，两侧附件区条形囊性肿块，边界较清，活动受限。

（3）子宫肌瘤：浆膜下肌瘤或肌瘤囊性变易与卵巢实体瘤或囊肿混淆。肌瘤常为多发性，与子宫相连，检查时肿瘤随宫体及宫颈移动。超声检查可协助鉴别。

（4）妊娠子宫：妊娠早期或中期时，子宫增大变软，峡部更软，三合诊时宫体与宫颈似不相连，易将宫体误认为卵巢肿瘤。但妊娠女性有停经史，做 HCG 测定或超声检查即可鉴别。

（5）腹水：大量腹水应与巨大卵巢囊肿鉴别，腹水常有肝病、心脏病史，平卧时腹部两侧突出如蛙腹，叩诊腹部中间鼓音，两侧浊音，移动性浊音阳性；超声检查见不规则液性暗区，液平面随体位改变，其间有肠曲光团浮动，无占位性病变。巨大囊肿平卧时腹部中间隆起，叩诊浊音，腹部两侧鼓音，无移动性浊音，边界清楚；超声检查见圆球形液性暗区，边界整齐光滑，液平面不随体位移动。

3.卵巢恶性肿瘤的鉴别诊断

（1）子宫内膜异位症：子宫内膜异位症形成的粘连性肿块及直肠子宫陷凹结节与卵巢恶性肿瘤很难鉴别。前者常有进行性痛经、月经多，经前不规则阴道流血等。超声检查、腹腔镜检查是有效的辅助诊断方法，必要时应剖腹探查确诊。

（2）结核性腹膜炎：常合并腹水，盆腹腔内形成粘连性肿块。但多发生于年轻、不孕女性，伴月经稀少或闭经。多有肺结核史；有消瘦、乏力、低热、盗汗、食欲缺乏等全身症状。妇科检查肿块位置较高，形状不规则，界限不清，不活动。叩诊时鼓音和浊音分界不清。胸部 X 线片检查、结核菌素试验等可协助诊断，必要时行剖腹探查取材，行活体组织检查确诊。

（3）生殖道以外的肿瘤：需与腹膜后肿瘤、直肠癌、乙状结肠癌等鉴别。腹膜后肿瘤固定不动，位置低者使子宫、直肠或输尿管移位。直肠癌和乙状结肠癌多有相应的消化道症状，超声检查、钡剂灌肠、乙状结肠镜检等有助于鉴别。

（4）转移性卵巢肿瘤：与卵巢原发恶性肿瘤不易鉴别。对于双侧性、中等大、肾形、活动的实性肿块，应疑为转移性卵巢肿瘤，有消化道癌、乳癌病史者，更要考虑转移性卵巢肿瘤诊断。若患者有消化道症状应行胃镜检查，此外要排除其他可能的原发肿瘤。如未发现原发性肿瘤病灶，应行剖腹探查。

(5)慢性盆腔炎：有流产或产褥感染病史，有发热、下腹痛，妇科检查附件区有肿块及组织增厚、压痛、片状块物达盆壁。用抗生素治疗症状缓解，块物缩小。若治疗后症状、体征无改善，或块物增大，应考虑为盆腔或卵巢恶性肿瘤可能。超声检查有助于鉴别。

(六)恶性肿瘤的转移途径

卵巢恶性肿瘤的转移特点是外观局限的肿瘤，可在腹膜、大网膜、腹膜后淋巴结、横膈等部位有亚临床转移。主要通过直接蔓延及腹腔种植，瘤细胞可直接侵犯包膜，累及邻近器官，并广泛种植于盆腹膜及大网膜、横膈、肝表面。淋巴道也是重要的转移途径，有 3 种方式：①沿卵巢血管经卵巢淋巴管向上到腹主动脉旁淋巴结；②沿卵巢门淋巴管达髂内、髂外淋巴结，经髂总至腹主动脉旁淋巴结；③偶有沿圆韧带入髂外及腹股沟淋巴结。横膈为转移的好发部位，尤其右膈下淋巴丛密集，故最易受侵犯。血行转移少见，晚期可转移到肺、胸膜及肝。

(七)卵巢恶性肿瘤临床分期

卵巢恶性肿瘤临床分期现多采用 FIGO 2013 年手术-病理分期(表 8-2)，用以估计预后和比较疗效。

表 8-2　卵巢癌、输卵管癌、腹膜癌的手术-病理分期(FIGO，2013 年)

分期	标准
Ⅰ	病变局限于卵巢或输卵管
ⅠA	肿瘤局限于一侧卵巢(包膜完整)或输卵管，卵巢和输卵管表面无肿瘤；腹水或腹腔冲洗液未找到癌细胞
ⅠB	肿瘤局限于双侧卵巢(包膜完整)或输卵管，卵巢和输卵管表面无肿瘤；腹水或腹腔冲洗液未找到癌细胞
ⅠC	肿瘤局限于单侧或双侧卵巢或输卵管，并伴有如下任何一项：
ⅠC1	手术导致肿瘤破裂
ⅠC2	手术前肿瘤包膜已破裂或卵巢、输卵管表面有肿瘤
ⅠC3	腹水或腹腔冲洗液发现癌细胞
Ⅱ	肿瘤累及一侧或双侧卵巢或输卵管并有盆腔内扩散(在骨盆入口平面以下)或原发性腹膜癌
ⅡA	肿瘤蔓延或种植到子宫和/或输卵管和/或卵巢
ⅡB	肿瘤蔓延至其他盆腔内组织
Ⅲ	肿瘤累及单侧或双侧卵巢、输卵管或原发性腹膜癌，伴有细胞学或组织学证实的盆腔外腹膜转移或证实存在腹膜后淋巴结转移
ⅢA1	仅有腹膜后淋巴结阳性(细胞学或组织学证实)
ⅢA1(ⅰ)	淋巴结转移最大直径≤10 mm
ⅢA1(ⅱ)	淋巴结转移最大直径＞10 mm
ⅢA2	显微镜下盆腔外腹膜受累，伴或不伴腹膜后阳性淋巴结
ⅢB	肉眼盆腔外腹膜转移，病灶最大直径≤2 cm，伴或不伴腹膜后阳性淋巴结
ⅢC	肉眼盆腔外腹膜转移，病灶最大直径＞2 cm，伴或不伴腹膜后阳性淋巴结(包括肿瘤蔓延至肝包膜和脾，但未转移到脏器实质)
Ⅳ	超出腹腔外的远处转移
ⅣA	胸腔积液中发现癌细胞
ⅣB	腹腔外器官实质转移(包括肝实质转移和腹股沟淋巴结和腹腔外淋巴结转移)

(八)治疗

一经发现卵巢肿瘤,应行手术。手术目的:①明确诊断;②切除肿瘤;③恶性肿瘤进行手术-病理分期。术中不能确定肿瘤性质者,应将切下的卵巢肿瘤进行快速冷冻组织病理学检查,明确诊断。手术可通过腹腔镜和/或剖腹进行。术后应根据卵巢肿瘤的性质、组织学类型、手术-病理分期等因素来决定是否进行辅助治疗。

(九)随访与监测

卵巢恶性肿瘤易于复发,应长期予以随访和监测。

1.随访时间

术后1年内每月1次;术后2年每3月1次;术后3～5年视病情4～6月1次;5年以后者每年1次。

2.监测内容

临床症状、体征、全身检查及盆腔检查(包括三合诊检查)、超声检查。必要时做CT或MRI检查。肿瘤标志物测定,如CA125、HE4、CA199、CEA、AFP、HCG、雌激素和雄激素等可根据病情选用。

(十)妊娠合并卵巢肿瘤

妊娠合并良性肿瘤以成熟囊性畸胎瘤及浆液性(或黏液性)囊腺瘤居多,占妊娠合并卵巢肿瘤的90%,恶性者以无性细胞瘤及浆液性囊腺癌为多。若无并发症,妊娠合并卵巢肿瘤一般无明显症状。早孕时三合诊即能查得。中期妊娠以后不易查得,需依靠病史及超声诊断。

早孕时肿瘤嵌入盆腔可能引起流产,中期妊娠时易并发蒂扭转,晚期妊娠时若肿瘤较大可导致胎位异常,分娩时可引起肿瘤破裂,若肿瘤位置低可梗阻产道导致难产。妊娠时盆腔充血,可能使肿瘤迅速增大,并促使恶性肿瘤扩散。

早孕合并卵巢囊肿,以等待至妊娠3个月后进行手术为宜,以免诱发流产。妊娠晚期发现者,可等待至足月,临产后若肿瘤阻塞产道即行剖宫产,同时切除肿瘤。

若诊断或疑为卵巢恶性肿瘤,应尽早手术,其处理原则同非孕期。

二、卵巢原发上皮性肿瘤

卵巢上皮性肿瘤为最常见的卵巢肿瘤,多见于中老年女性,很少发生在青春期前女孩和婴幼儿。卵巢上皮性肿瘤分为良性、交界性和恶性。交界性肿瘤是指上皮细胞增生活跃及核异型,核分裂象增加,表现为上皮细胞层次增加,但无间质浸润,是一种低度潜在恶性肿瘤,生长缓慢,转移率低,复发迟。卵巢上皮性癌发展迅速,不易早期诊断,治疗困难,死亡率高。

(一)发病原因及高危因素

卵巢上皮癌的发病原因一直未明。近年的研究证据表明,卵巢癌由卵巢表面生发上皮起源假说缺乏科学依据,卵巢外起源学说则引起高度重视,并提出了上皮性卵巢癌发生的二元理论。二元论将卵巢上皮癌分为两型,Ⅰ型卵巢癌包括了低级别卵巢浆液性癌及低级别卵巢子宫内膜样癌、透明细胞癌、黏液性癌和移行细胞癌;Ⅱ型卵巢癌包括了高级别卵巢浆液性癌及高级别卵巢子宫内膜样癌、未分化癌和恶性中胚叶混合性肿瘤(癌肉瘤)。Ⅰ型卵巢癌起病缓慢,常有前驱病变,多为临床早期,预后较好;Ⅱ型卵巢癌发病快,无前驱病变,侵袭性强,多为临床晚期,预后不良。两型卵巢癌的发生、发展可能有两种不同的分子途径,因而具有不同的生物学行为。高级别卵巢浆液性癌大多起源于输卵管的观点已被国际上多数学者所接受。

此外，下列因素也可能与卵巢上皮癌的发病密切相关。

1.遗传因素

5%～10%的卵巢上皮癌具有遗传异常。上皮性卵巢癌的发生与3个遗传性癌综合征有关，即遗传性乳腺癌-卵巢癌综合征（HBOC）、遗传性位点特异性卵巢癌综合征（HSSOC）和遗传性非息肉性结直肠癌综合征（HNPCC），最常见的是HBOC。真正的遗传性卵巢癌和乳腺癌一样，主要是由于*BRCA1*和*BRCA2*基因突变所致，属于常染色体显性遗传。

2.子宫内膜异位症

相关的形态学和分子遗传学的证据提示，卵巢子宫内膜样癌和透明细胞癌可能来源于子宫内膜异位症的病灶恶变。抑癌基因*ARID1A*基因突变不仅见于卵巢子宫内膜样癌和透明细胞癌的癌组织，同时见于邻近的子宫内膜异位症和癌变前期病灶，这是卵巢子宫内膜样癌和透明细胞癌起源异位子宫内膜的有力证据。

3.持续排卵

持续排卵使卵巢表面上皮不断由损伤与修复，其结果一方面在修复过程中卵巢表面上皮细胞突变的可能性增加。减少或抑制排卵可减少卵巢上皮由排卵引起的损伤，可能降低卵巢癌发病危险。流行病学调查发现，卵巢癌危险因素有未产、不孕，而多次妊娠、哺乳和口服避孕药有保护作用。

（二）病理

1.组织学类型

卵巢上皮肿瘤组织学类型主要有以下几种。

（1）浆液性肿瘤。①浆液性囊腺瘤：约占卵巢良性肿瘤的25%。多为单侧，球形，大小不等，表面光滑，囊性，壁薄，内充满淡黄色清亮液体。有单纯性及乳头状两型，前者多为单房，囊壁光滑；后者常为多房，可见乳头，向囊外生长。镜下见囊壁为纤维结缔组织，内为单层柱状上皮，乳头分支较粗，间质内见砂粒体（成层的钙化小球状物）。②交界性浆液性囊腺瘤：中等大小，多为双侧，乳头状生长在囊内较少，多向囊外生长。镜下见乳头分支纤细而密，上皮复层不超过3层，细胞核轻度异型，核分裂象<1/HP，无间质浸润，预后好。对于存在浸润性种植患者，晚期和复发概率增加。③浆液性囊腺癌：占卵巢恶性肿瘤的40%～50%。多为双侧，体积较大，半实质性。结节状或分叶状，灰白色，或有乳突状增生，切面为多房，腔内充满乳头，质脆，出血、坏死。镜下见囊壁上皮明显增生，复层排列，一般在4～5层以上。癌细胞为立方形或柱状，细胞异型明显，并向间质浸润。

WHO女性生殖道肿瘤分类中将浆液性癌分为低级别癌与高级别癌二类，采用的是M.D. Anderson癌症中心的分类标准（表8-3）。

表8-3 卵巢浆液性癌组织学分类

	高级别	低级别
组织病理特点	细胞核多形性，大小相差超过3倍	细胞核较均匀一致，仅轻到中度异型性
	核分裂数>12/HP	核分裂数≤12/HP
	常见坏死和多核瘤巨细胞	无坏死或多核瘤巨细胞
		核仁可明显，可有胞质内黏液

注：级别的确定基于细胞形态，非组织结构。

(2)黏液性肿瘤:黏液性肿瘤组织学上分为肠型、宫颈型或混合型,由肠型黏膜上皮或宫颈管黏膜上皮(mullerian 分化)组成。①黏液囊腺瘤:占卵巢良性肿瘤的 20%。多为单侧,圆形或卵圆形,体积较大,表面光滑,灰白色。切面常为多房,囊腔内充满胶冻样黏液,含黏蛋白和糖蛋白,囊内很少有乳头生长。镜下见囊壁为纤维结缔组织,内衬单层柱状上皮;可见杯状细胞及嗜银细胞。恶变率为 5%~10%。偶可自行破裂,瘤细胞种植在腹膜上继续生长并分泌黏液,在腹膜表面形成胶冻样黏液团块,极似卵巢癌转移,称腹膜假黏液瘤。腹膜假性黏液瘤主要继发于肠型分化的肿瘤,瘤细胞呈良性,分泌旺盛,很少见细胞异型和核分裂,多限于腹膜表面生长,一般不浸润脏器实质。手术是主要治疗手段,术中应尽可能切净所有肿瘤。然而,手术很少能根治,本病复发率高,患者需要多次手术,患者常死于肠梗阻。②交界性黏液性囊腺瘤:一般较大,少数为双侧,表面光滑,常为多房。切面见囊壁增厚,有实质区和乳头状形成,乳头细小、质软。镜下见上皮不超过 3 层,细胞轻度异型,细胞核大、染色深,有少量核分裂,增生上皮向腔内突出形成短粗的乳头,无间质浸润。③黏液性囊腺癌:占卵巢恶性肿瘤的 10%。多为单侧,瘤体较大,囊壁可见乳头或实质区,切面为囊、实性,囊液混浊或血性。镜下见腺体密集,间质较少,腺上皮超过 3 层,细胞明显异型,并有间质浸润。

(3)卵巢子宫内膜样肿瘤:良性瘤较少见,为单房,表面光滑,囊壁衬以单层柱状上皮,似正常子宫内膜。囊内被覆扁平上皮,间质内可有含铁血黄素的吞噬细胞。子宫内膜样交界性瘤很少见。卵巢子宫内膜样癌占卵巢恶性肿瘤的 10%~24%,肿瘤单侧多,中等大,囊性或实性,有乳头生长,囊液多为血性。镜下特点与子宫内膜癌极相似,多为高分化腺癌或腺棘皮癌,常并发子宫内膜异位症和子宫内膜癌,不易鉴别何者为原发或继发。

(4)透明细胞肿瘤:来源于米勒管上皮,良性罕见,交界性者上皮由 1~3 层多角形靴钉状细胞组成,核有异型性但无间质浸润,常合并透明细胞癌存在。透明细胞癌占卵巢癌 5%~11%,患者均为成年女性,平均年龄 48~58 岁,10%合并高钙血症。常合并子宫内膜异位症(25%~50%)。易转移至腹膜后淋巴结,对常规化疗不明感。呈囊实性,单侧多,较大;镜下瘤细胞质丰富或呈泡状,含丰富糖原,排列成实性片、索状或乳头状;瘤细胞核异型性明显,深染,有特殊的靴钉细胞附于囊内及管状结构。

(5)勃勒纳瘤:由卵巢表面上皮向移行上皮分化而形成,占卵巢肿瘤 1.5%~2.5%。多数为良性,单侧,体积小(直径<5 cm),表面光滑,质硬,切面灰白色漩涡或编织状。小肿瘤常位于卵巢髓质近卵巢门处。亦有交界性及恶性。

(6)未分化癌:在未分化癌中,小细胞癌最有特征。发病年龄 9~43 岁,平均 24 岁,70%患者有高钙血症。常为单侧,较大,表面光滑或结节状,切面为实性或囊实性,质软、脆,分叶或结节状,褐色或灰黄色,多数伴有坏死出血。镜检癌细胞为未分化小细胞,圆形或梭形,胞质少,核圆或卵圆有核仁,核分裂多见。细胞排列紧密,呈弥散、巢状,片状生长。恶性程度极高,预后极差,90%患者在 1 年内死亡。

2.组织学分级

WHO 女性生殖道肿瘤分类中,对卵巢上皮癌的组织学分级达成共识。浆液性癌分为低级别癌与高级别癌两类。子宫内膜样癌根据 FIGO 分级系统分 3 级,1 级实性区域<5%,2 级实性区域 5%~50%,3 级实性区域>50%。黏液性癌不分级,但分为 3 型:①非侵袭性(上皮内癌);②侵袭性(膨胀性或融合性);③侵袭性(浸润型)。浆黏液性癌按不同的癌成分各自分级。透明细胞癌和未分化癌本身为高级别癌,不分级。恶性 Brenner 瘤其恶性成分参照尿路上皮癌分级,分为低级别和高级别。肿瘤组织学分级对患者预后有重要的影响，应引起重视。

(三)治疗

1.良性肿瘤

若卵巢肿块直径<5 cm，疑为卵巢瘤样病变，可行短期观察。一经确诊为卵巢良性肿瘤，应手术治疗。根据患者年龄、生育要求及对侧卵巢情况决定手术范围。年轻、单侧良性肿瘤应行患侧卵巢囊肿剥出或卵巢切除术，尽可能保留正常卵巢组织和对侧正常卵巢；即使双侧良性囊肿，也应争取行囊肿剥出术，保留正常卵巢组织。围绝经期女性可行单侧附件切除或子宫及双侧附件切除术。术中剖开肿瘤肉眼观察区分良、恶性，必要时做冷冻切片组织学检查明确性质，确定手术范围。若肿瘤大或可疑恶性，尽可能完整取出肿瘤，防止囊液流出及瘤细胞种植于腹腔。巨大囊肿可穿刺放液，待体积缩小后取出，穿刺前须保护穿刺周围组织，以防囊液外溢，放液速度应缓慢，以免腹压骤降发生休克。

2.交界性肿瘤

手术是卵巢交界性肿瘤最重要的治疗，手术治疗的目标是将肿瘤完全切除。卵巢交界瘤建议行全面分期手术，是否要行腹膜后淋巴结系统切除或取样活检，多数学者倾向否定意见，尤其是卵巢黏液性肿瘤。年轻患者可考虑行保留生育功能治疗。晚期复发是卵巢交界瘤的特点，78%在5年后甚至10～20年后复发。复发的肿瘤一般仍保持原病理形态，即仍为交界性肿瘤，复发的肿瘤一般仍可切除。

卵巢交界性瘤一般不主张进行术后化疗，化疗仅在以下几种情况考虑应用：①肿瘤期别较晚，有广泛种植，术后可施行3～6个疗程化疗；②有大网膜，淋巴结或其他远处部位浸润性种植的患者更可能发生早期复发，这些患者应按照低级别浆液性癌进行化疗。

3.恶性肿瘤

治疗原则是手术为主，辅以化疗、放疗及其他综合治疗。

(1)手术：是治疗卵巢上皮癌的主要手段。应根据术中探查及冷冻病理检查结果，决定手术范围，卵巢上皮癌第一次手术彻底性与预后密切相关。

早期(FIGO Ⅰ～Ⅱ期)卵巢上皮癌应行全面确定分期的手术，包括留取腹水或腹腔冲洗液进行细胞学检查；全面探查盆、腹腔，对可疑病灶及易发生转移部位多处取材做组织学检查；全子宫和双附件切除(卵巢动静脉高位结扎)；盆腔及腹主动脉旁淋巴结清除；大网膜和阑尾切除。一般认为，对于上皮性卵巢癌施行保留生育功能(保留子宫和对侧附件)的手术应是谨慎和严格选择的，必须具备以下条件方可施行：①患者年轻，渴望生育；②ⅠA期；③细胞分化好(G1)；④对侧卵巢外观正常、剖探阴性；⑤有随诊条件。亦有主张完成生育后视情况再行手术切除子宫及对侧附件。对于有高危因素而要求保留生育功能的患者则需充分知情。

晚期卵巢癌(FIGO Ⅲ～Ⅳ期)应行肿瘤细胞减灭术，术式与全面确定分期的手术相同，手术的主要目的是尽最大努力切除卵巢癌之原发灶和转移灶，使残余肿瘤直径<1 cm，必要时可切除部分肠管或脾脏等。对于手术困难的患者可在组织病理学确诊为卵巢癌后，先行1～2个疗程的先期化疗后再进行手术。

复发性卵巢癌的手术治疗价值尚有争议，主要用于以下几方面：①解除肠梗阻；②对二线化疗敏感的复发灶(化疗后间隔>12月)的减灭；③切除孤立的复发灶。对于复发癌的治疗多数只能缓解症状，而不是为了治愈，生存质量是最应该考虑的因素。

(2)化学药物治疗：为主要的辅助治疗。常用于术后杀灭有残留癌灶，控制复发；也可用于复发病灶的治疗。化疗可以缓解症状，延长患者存活期。暂无法施行手术的晚期患者，化疗可使肿瘤缩小，为以后手术创造条件。

一线化疗是指首次肿瘤细胞减灭术后的化疗。常用化疗药物有顺铂、卡铂、紫杉醇、环磷酰胺、异环磷酰胺、氟尿嘧啶、博来霉素、长春新碱、依托泊苷（VP-16）等。近年来多以铂类药物和紫杉醇为主要的化疗药物，常用联合化疗方案见表 8-4。根据病情可采用静脉化疗或静脉腹腔联合化疗。腹腔内化疗不仅能控制腹水，又能使小的腹腔内残存癌灶缩小或消失。化疗疗程数一般为 6～9 个疗程。二线化疗主要用于卵巢癌复发的治疗。选择化疗方案前应了解一线化疗用什么药物及药物累积量；一线化疗疗效如何，毒性如何，反应持续时间及停药时间。患者一线治疗中对铂类的敏感性对选择二线化疗具重要参考价值。二线化疗的用药原则：①以往未用铂类者可选用含铂类的联合化疗；②在铂类药物化疗后 6 个月以上出现复发用以铂类为基础的二线化疗通常有效；③难治性患者不应再选用以铂类为主的化疗，而应选用与铂类无交叉耐药的药物，如紫杉醇、拓扑替康、异环磷酰胺、六甲蜜胺、吉西他滨、多柔比星脂质体等。

表 8-4　卵巢上皮性癌常用联合化疗方案

方案	药物	剂量及方法	疗程间隔
1.TC	紫杉醇(T)	175 mg/m^2 静脉滴注 1 次，3 小时滴完	3 周
	卡铂(C)	卡铂(剂量按 AUC=5 计算)静脉滴注 1 次	
2.TP	紫杉醇(T)	175 mg/m^2 静脉滴注 1 次，3 小时滴完	3 周
	顺铂(P)	70 mg/m^2 静脉滴注 1 次	
3.PC	顺铂(P)	70 mg/m^2 静脉滴注 1 次	3～4 周
	环磷酰胺(C)	700 mg/m^2 静脉滴注 1 次	

(3)放疗：外照射对于卵巢上皮癌的治疗价值有限，可用于锁骨上和腹股沟淋巴结转移灶和部分紧靠盆壁的局限性病灶的局部治疗。对上皮性癌不主张以放疗作为主要辅助治疗手段，但在ⅠC 期，或伴有大量腹水者经手术后仅有细小粟粒样转移灶或肉眼看不到有残留病灶的可辅以放射性同位素 ^{32}P 腹腔内注射以提高疗效，减少复发，腹腔内有粘连时禁用。

(4)免疫治疗：靶向药物治疗是目前改善晚期卵巢癌预后的主要趋势。近几年，贝伐珠单抗在卵巢癌的一线治疗及复发卵巢癌的治疗中都取得了较好的疗效，可提高患者的无瘤生存期，但其较高的价格还须进行价值医学方面的评价。

(四)预后

预后与分期、组织学分类及分级、患者年龄及治疗方式有关。以分期最重要，期别越早预后越好。据文献报道Ⅰ期卵巢癌，病变局限于包膜内，5 年生存率达 90%。若囊外有赘生物、腹腔冲洗液找到癌细胞降至 68%；Ⅲ期卵巢癌，5 年生存率为 30%～40%；Ⅳ期卵巢癌仅为 10%。低度恶性肿瘤疗效较恶性程度高者为佳，细胞分化良好者疗效较分化不良者好。对化疗药物敏感者，疗效较好。术后残余癌灶直径<1 cm者，化疗效果较明显，预后良好。

(五)预防

卵巢上皮癌的病因不清，难以预防。但若能积极采取措施对高危人群严密监测随访，早期诊治可改善预后。

(1)高危人群严密监测：40 岁以上女性每年应行妇科检查；高危人群每半年检查 1 次，早期发现或排除卵巢肿瘤。若配合超声检查、CA125 检测等则更好。

(2)早期诊断及处理:卵巢实性肿瘤或囊肿直径>5 cm者,应及时手术切除。重视青春期前、绝经后或生育年龄口服避孕药的女性发现卵巢肿大,应及时明确诊断。盆腔肿块诊断不清或治疗无效者,应及早行腹腔镜检查或剖腹探查,早期诊治。

(3)乳癌和胃肠癌的女性患者,治疗后应严密随访,定期行妇科检查,确定有无卵巢转移癌。

(4)家族史和基因检测是临床医师决定是否行预防性卵巢切除的主要考虑因素,基因检测是最关键的因素。对*BRCA1*(+)的HOCS家族成员行预防性卵巢切除是合理的。

三、卵巢生殖细胞肿瘤

卵巢生殖细胞肿瘤是指来源于胚胎性腺的原始生殖细胞而具有不同组织学特征的一组肿瘤,其发病率仅次于上皮性肿瘤,多发生于年轻的女性及幼女,绝经后仅占4%。卵巢恶性生殖细胞肿瘤恶性程度大,死亡率高。由于找到有效的化疗方案,使其预后大为改观。卵巢恶性生殖细胞肿瘤的存活率分别由过去的10%提高到目前90%,大部分患者可行保留生育功能的治疗。

(一)病理分类

1.畸胎瘤

由多胚层组织结构组成的肿瘤,偶见含一个胚层成分。肿瘤组织多数成熟,少数未成熟;多数为囊性,少数为实性。肿瘤的良性、恶性及恶性程度取决于组织分化程度,而不取决于肿瘤质地。

(1)成熟畸胎瘤:又称皮样囊肿,属良性肿瘤,占卵巢肿瘤的10%~20%,占生殖细胞肿瘤的85%~97%,占畸胎瘤的95%以上。可发生于任何年龄,以20~40岁居多。多为单侧,双侧占10%~17%。中等大小,呈圆形或卵圆形,壁光滑、质韧。多为单房,腔内充满油脂和毛发,有时可见牙齿或骨质。囊壁内层为复层扁平上皮,壁上常见小丘样隆起向腔内突出称“头节”。肿瘤可含外、中、内胚层组织。偶见向单一胚层分化,形成高度特异性畸胎瘤,如卵巢甲状腺肿,分泌甲状腺激素,甚至引起甲亢。成熟囊性畸胎瘤恶变率为2%~4%,多见于绝经后女性;“头节”的上皮易恶变,形成鳞状细胞癌,预后较差。

(2)未成熟畸胎瘤:属恶性肿瘤,含2~3胚层,占卵巢畸胎瘤1%~3%。肿瘤由分化程度不同的未成熟胚胎组织构成,主要为原始神经组织。多见于年轻患者,平均年龄为11~19岁。肿瘤多为实性,可有囊性区域。肿瘤的恶性程度根据未成熟组织所占比例、分化程度及神经上皮含量而定。该肿瘤的复发及转移率均高,但复发后再次手术可见未成熟肿瘤组织具有向成熟转化的特点,即恶性程度的逆转现象。

2.无性细胞瘤

无性细胞瘤为中度恶性的实性肿瘤,占卵巢恶性肿瘤的5%。好发于青春期及生育期女性,单侧居多,右侧多于左侧。肿瘤为圆形或椭圆形,中等大,实性,触之如橡皮样。表面光滑或呈分叶状。切面淡棕色,镜下见圆形或多角形大细胞,细胞核大,胞质丰富,瘤细胞呈片状或条索状排列,有少量纤维组织相隔,间质中常有淋巴细胞浸润。对放疗特别敏感,纯无性细胞瘤的5年存活率可达90%。混合型(含绒癌,内胚窦成分)预后差。

3.卵黄囊瘤

来源于胚外结构卵黄囊,其组织结构与大鼠胎盘的内胚窦特殊血管周围结构(schiller-dural小体)相似,又名内胚窦瘤。卵黄囊瘤占卵巢恶性肿瘤1%,但是恶性生殖细胞肿瘤的常见类型,其恶性程度高,常见于儿童及年轻女性。多为单侧,肿瘤较大,圆形或卵圆形。切面部分囊性变,组织质脆，多有出血坏死区，呈灰红或灰黄色，易破裂。镜下见疏松网状和内皮窦样结构。瘤细胞扁平、立方、柱状或多角形，产生甲胎蛋白（AFP），故患者血清 AFP 浓度很高，其浓度与肿瘤消长相关，是诊断及治疗监测时的重要标志物。肿瘤生长迅速，易早期转移，预后差，既往平均生存期仅 1 年，现经手术及联合化疗后，生存期明显延长。

4.胚胎癌

胚胎癌是一种未分化并具有多种分化潜能的恶性生殖细胞肿瘤。极少见，发生率占卵巢恶性生殖细胞瘤的 5%以下。胚胎癌具有向胚体方向分化的潜能，可形成不同程度分化的畸胎瘤；向胚外方向分化则形成卵黄囊结构或滋养细胞结构。形态上与睾丸的胚胎癌相似，但发生在卵巢的纯型胚胎癌远较在睾丸少见，其原因尚不明。肿瘤体积较大，有包膜，质软，常伴出血、梗死和包膜破裂。切面为实性，灰白色，略呈颗粒状；与其他生殖细胞瘤合并存在时，依所含的成分和占的比例不同呈现出杂色多彩状，囊性变和出血坏死多见。瘤组织由较原始的多角形细胞聚集形成的实性上皮样片块和细胞巢与原始幼稚的黏液样间质构成。肿瘤细胞和细胞核的异型性突出，可见瘤巨细胞。在稍许分化的区域，瘤细胞有形成裂隙和乳头的倾向，细胞略呈立方或柱状上皮样，但不形成明确的腺管。胚胎癌具有局部侵袭性强、播散广泛及早期转移的特性；转移的途径早期经淋巴管，晚期合并血行播散。

5.绒癌

原发性卵巢绒癌也称为卵巢非妊娠性绒癌，是由卵巢生殖细胞中的多潜能细胞向胚外结构（滋养细胞或卵黄囊等）发展而来的一种恶性程度极高的卵巢肿瘤，它可分为单纯型或混合型。混合型，即除绒癌成分外，还同时合并存在其他恶性生殖细胞肿瘤，如未成熟畸胎瘤、卵黄囊瘤、胚胎癌及无性细胞瘤等。原发卵巢绒癌多见的是混合型，单纯型极为少见。妊娠性绒癌一般不合并其他恶性生殖细胞肿瘤。典型的肿瘤体积较大，单侧，实性，质软，出血坏死明显。镜下形态如同子宫绒癌，由细胞滋养细胞和合体滋养细胞构成。因其他生殖细胞肿瘤特别是胚胎性癌常有不等量的合体细胞，诊断必须同时具备两种滋养细胞。非妊娠性绒癌预后较妊娠性绒癌差，治疗效果不好，病情发展快，短期内即死亡。

（二）诊断

卵巢恶性生殖细胞肿瘤在临床表现方面具有一些特点。如发病年龄轻，肿瘤较大，肿瘤标志物异常，很易产生腹水，病程发展快等。若能注意到这些肿瘤的特点，诊断并不难。特别是血清甲胎蛋白（AFP）和人绒毛膜促性腺激素（HCG）的检测可以起到明确诊断的作用。卵黄囊瘤可以合成 AFP，卵巢绒癌可分泌 HCG，这些都是很特异的肿瘤标志物。血清 AFP 和 HCG 的动态变化与癌瘤病情的好转和恶化是一致的，临床完全缓解的患者其血清 AFP 或 HCG 值轻度升高也预示癌瘤的残存或复发。虽然血清 AFP 和 HCG 的检测对卵巢内胚窦瘤和卵巢绒癌有明确诊断的意义，但卵巢恶性生殖细胞肿瘤的最后确诊还是依靠组织病理学的诊断。

（三）治疗

1.良性生殖细胞肿瘤

单侧肿瘤应行卵巢肿瘤剥除或患侧附件切除术；双侧肿瘤争取行卵巢肿瘤剥除术；围绝经期女性可考虑行全子宫双附件切除术。

2.恶性生殖细胞肿瘤

（1）手术治疗：由于绝大部分恶性生殖细胞肿瘤患者是希望生育的年轻女性，常为单侧卵巢发病，即使复发也很少累及对侧卵巢和子宫，更为重要的是卵巢恶性生殖细胞肿瘤对化疗十分敏感。因此，手术的基本原则是无论期别早晚，只要对侧卵巢和子宫未受肿瘤累及，均应行保留生育功能的手术，即仅切除患侧附件，同时行全面分期探查术。对于复发的卵巢生殖细胞仍主张积极手术。

(2)化疗：恶性生殖细胞肿瘤对化疗十分敏感。根据肿瘤分期、类型和肿瘤标记物的水平，术后可采用3～6疗程的联合化疗。常用化疗方案见表8-5。

表8-5 卵巢恶性生殖细胞肿瘤常用联合化疗方案

方案	药物	剂量及方法	疗程间隔
PEB	顺铂(p)	30～35 mg/(m² · d)，静脉滴注，第1～3天	3周
	依托泊苷(E)	100 mg/(m² · d)，静脉滴注，第1～3天	
	博来霉素(B)	30 mg/周，肌内注射(化疗第二天开始)	
PVB	顺铂(P)	30～35 mg/(m² · d)，静脉滴注，第1～3天	3周
	长春新碱(V)	1.0～1.5 mg/m²(2 mg)静脉注射，第1～2天	
	博来霉素(B)	30 mg/周，肌内注射(化疗第二天开始)	
VAC	长春新碱(V)	1.0～1.5 mg/m²(最大2 mg)静脉注射，第1天	4周
	放线菌素D(A)	5～7 mg/(kg · d)，静脉滴注，第2～6天	
	环磷酰胺(C)	5～7 mg/(kg · d)，静脉滴注，第2～6天	

(3)放疗：为手术和化疗的辅助治疗。无性细胞瘤对放疗最敏感，但由于无性细胞瘤的患者多年轻，要求保留生育功能，目前放疗已较少应用。对复发的无性细胞瘤，放疗仍能取得较好疗效。

四、卵巢性索间质肿瘤

卵巢性索间质肿瘤来源于原始性腺中的性索及间质组织，占卵巢肿瘤的4.3%～6.0%。在胚胎正常发育过程中，原始性腺中的性索组织，在男性将演变成睾丸曲细精管的支持细胞，在女性将演变成卵巢的颗粒细胞；而原始性腺中的特殊间叶组织将演化为男性睾丸的间质细胞及女性卵巢的泡膜细胞。卵巢性索间质肿瘤即是由上述性索组织或特殊的间叶组织演化而形成的肿瘤，它们仍保留了原来各自的分化特性。肿瘤可由单一细胞构成，如颗粒细胞瘤、泡膜细胞瘤、支持细胞瘤、间质细胞瘤；肿瘤亦可由不同细胞组合形成，当含两种细胞成分时，可以形成颗粒-泡膜细胞瘤，支持-间质细胞瘤；而当肿瘤含有上述四种细胞成分时，此种性索间质肿瘤称为两性母细胞瘤。许多类型的性索间质肿瘤能分泌类固醇激素，临床出现内分泌失调症状，但是肿瘤的诊断依据是肿瘤特有的病理形态，临床内分泌紊乱和激素水平异常仅能作为参考。

(一)病理分类和临床表现

1.颗粒细胞-间质细胞瘤

由性索的颗粒细胞及间质的衍生成分如成纤维细胞及卵泡膜细胞组成。

(1)颗粒细胞瘤：在病理上颗粒细胞瘤分为成人型和幼年型两种。95%的颗粒细胞瘤为成人型，属低度恶性的肿瘤，可发生于任何年龄，高峰为45～55岁。肿瘤能分泌雌激素，故有女性化作用。青春期前患者可出现假性性早熟，生育年龄患者出现月经紊乱，绝经后患者则有不规则阴道流血，常合并子宫内膜增生过长，甚至发生腺癌。肿瘤多为单侧，圆形或椭圆形，呈分叶状，表面光滑，实性或部分囊性；切面组织脆而软，伴出血坏死灶。镜下见颗粒细胞环绕成小圆形囊腔，菊花样排列、中心含嗜伊红物质及核碎片(Call-Exner 小体)。瘤细胞呈小多边形,偶呈圆形或圆柱形,胞质嗜淡伊红或中性,细胞膜界限不清,核圆,核膜清楚。预后较好,5 年生存率达 80%以上,但有远期复发倾向。幼年型颗粒细胞瘤罕见,仅占 5%,是一种恶性程度极高的卵巢肿瘤。主要发生在青少年,98%为单侧。镜下呈卵泡样,缺乏核纵沟,胞质丰富,核分裂更活跃,极少含 Call-Exner 小体,10%～15%呈重度异型性。

(2)卵泡膜细胞瘤:为有内分泌功能的卵巢实性肿瘤,因能分泌雌激素,故有女性化作用。常与颗粒细胞瘤合并存在,但也有纯卵泡膜细胞瘤。为良性肿瘤,多为单侧,圆形、卵圆形或分叶状,表面被覆薄的有光泽的纤维包膜。切面为实性,灰白色。镜下见瘤细胞短梭形,胞质富含脂质,细胞交错排列呈漩涡状。瘤细胞团为结缔组织分隔。常合并子宫内膜增生过长,甚至子宫内膜癌。恶性卵泡膜细胞瘤较少见,可直接浸润邻近组织,并发生远处转移。其预后较一般卵巢癌为佳。

(3)纤维瘤:为较常见的良性肿瘤,占卵巢肿瘤的 2%～5%,多见于中年女性,单侧居多,中等大小,表面光滑或结节状,切面灰白色,实性、坚硬。镜下见由梭形瘤细胞组成,排列呈编织状。偶见患者伴有腹水或胸腔积液,称梅格斯综合征,腹水经淋巴或横膈至胸腔,右侧横膈淋巴丰富,故多见右侧胸腔积液。手术切除肿瘤后,胸腔积液、腹水自行消失。

2.支持细胞-间质细胞瘤

支持细胞-间质细胞瘤又称睾丸母细胞瘤,罕见,多发生在 40 岁以下女性。单侧居多,通常较小,可局限在卵巢门区或皮质区,实性,表面光滑而滑润,有时呈分叶状,切面灰白色伴囊性变,囊内壁光滑,含血性浆液或黏液。镜下见不同分化程度的支持细胞及间质细胞。高分化者属良性,中低分化为恶性,具有男性化作用;少数无内分泌功能呈现女性化,雌激素可由瘤细胞直接分泌或由雄激素转化而来。10%～30%呈恶性行为,5 年生存率为 70%～90%。

(二)治疗

1.良性的性索间质肿瘤

年轻女性患单侧肿瘤,应行卵巢肿瘤剥除或患侧附件切除术;双侧肿瘤争取行卵巢肿瘤剥除术;围绝经期女性可考虑行全子宫双附件切除术。卵巢纤维瘤、卵泡膜细胞瘤和硬化性间质瘤是良性的,可按上述处理。

2.恶性的性索间质肿瘤

颗粒细胞瘤、间质细胞瘤、环管状性索间质瘤是低度或潜在恶性的。Ⅰ期的卵巢性索间质肿瘤希望生育的年轻患者,可考虑行患侧附件切除术,保留生育功能,但应进行全面细致的手术病理分期;不希望生育者应行全子宫双附件切除术和确定分期手术。晚期肿瘤应采用肿瘤细胞减灭术。与上皮性卵巢癌不同,对于复发的性索间质肿瘤仍主张积极手术。术后辅助治疗并没有公认有效的方案。以铂类为基础的多药联合化疗可作为术后辅助治疗的选择,尤其是晚期和复发患者的治疗。常用方案为 TC、PAC、PEB、PVB,一般化疗 6 个疗程。本瘤有晚期复发的特点,应长期随诊。

五、卵巢转移性肿瘤

体内任何部位原发性癌均可能转移到卵巢,乳腺、肠、胃、生殖道、泌尿道等是常见的原发肿瘤器官。库肯勃瘤,即印戒细胞癌,是一种特殊的转移性腺癌,原发部位在胃肠道,肿瘤为双侧性,中等大,多保持卵巢原状或呈肾形。一般无粘连,切面实性,胶质样。镜下见典型的印戒细胞，能产生黏液，周围是结缔组织或黏液瘤性间质。

卵巢转移瘤的处理取决于原发灶的部位和治疗情况，需要多学科协作，共同诊治。治疗的原则是有效的缓解和控制症状。如原发瘤已经切除且无其他转移和复发迹象，卵巢转移瘤仅局限于盆腔，可采用原发性卵巢恶性肿瘤的手术方法，尽可能切除盆腔转移瘤，术后应按照原发瘤进行辅助治疗。大部分卵巢转移性肿瘤的治疗效果不好，预后很差。

（付待弟）

第九章 乳腺癌的诊疗

第一节 乳腺癌的病因

迄今为止,乳腺癌的确切病因尚不完全清楚,但大量研究证明有不少危险因素与乳腺癌的发生有密切关系。这些研究结果对认识乳腺癌的发生机制、提出合理的预防措施有一定帮助。

一、年龄

所有年龄段的女性都有可能发生乳腺癌,但总的来说,＜25 岁的女性患乳腺癌极少见,＜20 岁的女性乳腺癌占整个乳腺癌的比例＜1%,＜25 岁的女性乳腺癌＜2%。乳腺癌发病总的趋势是随年龄增加而升高,但不同国家的情况又有差异。美国白种人女性乳腺癌发病率随年龄的增加一直呈上升趋势,在 80～85 岁年龄段的年发病率为 30～35 岁年龄段的 15 倍;而中国、日本女性发生乳腺癌的高峰年龄大多在 45～55 岁,与美国黑种人女性的发病情况基本一致。但近几年来,我国老年女性乳腺癌发病率有所上升,在大城市 65～70 岁有形成第二个高峰的趋势。中国和美国女性乳腺癌在 35 岁以前发病率基本一致,中国女性乳腺癌发病高峰在 45～55 岁,而美国女性在这个年龄段乳腺癌发病才开始呈现升高趋势,直到 70～80 岁达到高峰。

二、月经、生育情况

(一)月经史

很多资料显示初潮年龄早(＜12 岁)、自然停经年龄晚(＞55 岁)、行经时间长都是乳腺癌重要的危险因素。美国作者报道初潮年龄每推迟一岁,乳腺癌的危险度降低 9%左右;停经年龄每推迟一年,乳腺癌的发生概率增加 3%。而且自然绝经前行双侧卵巢切除术的女性(特别是40 岁以前),其发生乳腺癌的相对危险度(relative risk,RR)可降低 2/3。国内赵扬冰等的研究也表明,单因素分析时,行经时间≥35 年者患乳腺癌的危险度比值比(OR)为 2.78,多因素分析时为 2.33。以上情况可能与月经次数增加有关。在月经的黄体期,雌激素和孕激素水平都较高,所以月经次数越多,则意味着一生中以上两种激素水平高的时间越长,乳腺癌的发生概率也就越高。同理,在月经周期短的女性(特别是 20～39 岁时),其黄体期相对较长,所以患乳腺癌的概率也升高。有资料表明,月经周期＜25 天者,其患乳腺癌的 RR 是对照组的 2 倍,日本女性的乳腺癌发病率比美国低，其平均月经周期也比美国女性长。

(二)生育史

MacMahon 报道生育因素是乳腺癌发生的重要病因以来，有关二者之间关系的研究日益深入。未生育(无排卵性不孕除外)和初产年龄大均是乳腺癌的危险因素。Cunner 等统计了 29 个流行病学调查结果，发现生育和初产年龄晚是乳腺癌的独立危险因素。未经产女性与生育女性比较，前者的 RR 为 1.4，而且这种危险性随着初产年龄的变化而变化，其导致的乳腺癌主要在 40 岁以后发生。然而，由于妊娠过程中乳腺细胞不断增生，可使已发生突变的细胞增殖加速，进而导致妊娠后 10 年内患乳腺癌的危险性反而有轻度上升(5 年时最高)，但长期来看对乳腺癌的发病率仍有降低作用。

有研究证明生育年龄早是保护因素，这大概是因为初次受孕能使乳腺细胞出现终极分化，妊娠后细胞周期的 G_1 时间延长，从而使 DNA 的修复时间增加。初产每推迟一年，乳腺癌的风险增加 5%～8%，而高龄女性初产每推迟一年，绝经期乳腺癌的发病概率增加 5%。

关于多产次对乳腺癌的影响，各家报道的结果不一致。Hsieh 等的结果显示，生育第二胎的年龄无论早晚均对乳腺癌无多大影响。有学者报道多产次的女性体内雌激素水平较高，因此在足月妊娠后会出现一过性乳腺癌危险性增加，尤其是在最后一胎生育后的 15 年内，OR 为 1.76，之后降低。如果头胎生育年龄在 30 岁以后，多产次女性患乳腺癌的风险性反而高于单产次女性，前者 0R 为 2.34，后者为 1.48；如果头胎生育年龄在 35 岁之后，这两个值将分别增至 4.58 和 1.57。而有的学者认为多产次是乳腺癌重要的保护因素，有研究报道，生育 5 次以上女性患乳腺癌的概率是生育 1～2 个的 69%，生育 9 个以上小孩的女性患乳腺癌的概率只有未生育者的 20%。也有研究提示女性每生育一次，乳腺癌的发病概率降低 10%。我国的研究显示，多次生育会降低绝经后乳腺癌的发病风险(OR＝0.69)。有研究发现高产次女性伴随体内低催乳素水平，动物模型证实妊娠期间激素将诱导乳腺上皮的分化，并使其发生乳腺癌的敏感性降低，高产次具有的保护性机制可能与此有关。上海市的资料也显示乳腺癌的发病率随产次的增加而减少。还有其他的调查提示，两次足月妊娠的间隔时间越短，终生患乳腺癌的概率越低。然而，自然流产或人工流产对乳腺癌发病的影响还不清楚，但孕 32 周之前的早产、没有生育过的女性的流产及孕 3～6 个月的流产可能会增加患乳腺癌的风险。

(三)哺乳史

如今大多数学者认为，长期授乳者患乳腺癌的风险性下降。其原因多与哺乳可使乳腺细胞完整发育及产后长期哺乳可推迟排卵月经期的建立有关。有研究提示，每哺乳 1 年，乳腺癌发病率降低 4.3%。

三、乳腺良性疾病史

乳腺良性疾病与乳腺癌有密切的关系，已有研究证实乳腺良性疾病患者患乳腺癌的危险性升高 2～7 倍。近年来有报道提示，有乳腺良性疾病患者导管原位癌(DCIS)的发病概率是普通女性的 2 倍。

(一)乳腺增生性疾病

乳腺增生性疾病是一种生理增生与复旧不全造成的乳腺结构紊乱，与内分泌功能失调有关。据报道，乳腺增生中有 2%～4%可能会发生癌变。

（二）乳腺纤维瘤

多数研究认为乳腺纤维腺瘤不会增加乳腺癌的危险性，然而有的研究提示其有恶变的趋势。李云英等报道在收治的 316 例乳腺纤维瘤患者中有 4 例恶变为导管内癌，恶变率为 1.27%。陆瑞芳等病例对照研究结果显示，曾患纤维腺瘤是乳腺癌的危险因素（RR=6.75）。

还有报道提示急慢性乳腺炎、乳腺外伤的女性患乳腺癌的危险性增加。可能是乳腺炎或外伤后的组织修复、瘢痕形成导致乳腺组织结构改变、局部血液循环障碍及免疫反应降低，从而诱发或促进乳腺上皮癌变。

四、家族聚集性

1866 年 Broca 首次报道乳腺癌有家族聚集性，家族史可能是迄今研究最广泛的危险因素之一。有 Meta 分析综合了 52 个研究的结果显示，12%的乳腺癌患者有至少 1 个亲属患过乳腺癌。因此，乳腺癌家族史阳性将增加乳腺癌发生的危险度。

一级亲属中有 1 名、2 名、3 名乳腺癌患者的女性，其发生乳腺癌的危险度分别是正常人群的 1.8、2.9、3.9 倍；如果一级亲属中有 2 名乳腺癌患者或 1 名双侧乳腺癌患者或该亲属发病年龄在 40～45 岁，或者有男性乳腺癌亲属，那么危险度还将大大提高。另外，一级亲属乳腺癌的发病年龄越早，对年轻女性的影响也越大。

在美国，5%～10%的乳腺癌发生与遗传有关，但乳腺癌的家族聚集性由遗传还是由环境和遗传共同造成，尚存在很大争议。近几年，乳腺癌的基因研究成为热点，很多基因都被认为与乳腺癌的发生存在一定关系，比较公认的与乳腺癌有关的基因是*BRCA1*、*BRCA2* 和*p53*。

*BRCA*1、*BRCA*2 基因突变的携带者占所有家族遗传性乳腺癌的 80%～90%。这两个基因都是抑癌基因，主要参与 DNA 损伤（主要是双链断裂）的修复。*BRCA*1 位于人染色体 17q21 带上，该基因在不同种族的家族性乳腺癌中的突变频率不一样，俄罗斯最高为 79%，而以色列为 47%，意大利为 29%。有研究显示，携带有*BRCA1* 基因突变的女性 30 岁前患乳腺癌的概率为 10%，50 岁为 28%，60 岁为 44%，70 岁时上升到 57%～65%。但该基因与预后的相关性还无统一的结果。*BRCA2* 基因位于 13q12-13 带上，有资料显示该基因与男性乳腺癌有关，约 76%同时有男性和女性乳腺癌的家族具有该基因的突变。*BRAC2* 导致乳腺癌的概率（70 岁为 45%～59%）低于*BRAC1*，但是随着年龄的增加，其发病率增加更为明显。然而在所有乳腺癌患者中，有这两种基因突变的只占 2%～3%。虽然这两个基因同时存在突变的女性发生乳腺癌的概率更高，也更年轻，但这类人的数目非常少。

p53 基因是最早发现与乳腺癌有关的基因，在 40 岁以前诊断为乳腺癌的女性中，有 1%是由该基因突变所致。由遗传获得该异常基因的女性在 50 岁以前发生乳腺癌的概率为 59%，在 80 岁以前上升为 85%。Li-Fraumeni 综合征是一种具有家族聚集性易患肿瘤的常染色体显性遗传性疾病。50%～70%患有该病的家族携带有*p53* 基因的突变，其中 45 岁之前的患者发生乳腺癌的危险度是一般人群的 18 倍，而发病的高峰在 20 岁以前，以后则随年龄的增加，发病的风险逐渐降低。

PTEN、*CHEK2*、*ATM*、*BRIP*、*BARD* 和*PALB2* 等基因的突变会使乳腺癌的发病概率增加 2～5 倍，但这些基因在人群中的突变较少。

然而，有学者指出大部分乳腺癌患者并无家族史，如多数双胞胎并不同时患病，这说明基因并非发病的唯一主因。美国的资料也显示，在所有的乳腺癌中只有 5%的病例由基因的原因造成，但在30岁以前的病例中这个比例提高到了25%。移民研究也提示，同一人种在不同地区乳腺癌发病率的差异主要由环境因素(如膳食习惯等)、文化背景等非遗传因素造成。因此，乳腺癌家族聚集性的原因有待进一步研究。

其他肿瘤家族史，如卵巢癌、结肠癌、肺癌、前列腺癌等也会使乳腺癌的危险增加。国内文献曾有报道，有其他肿瘤家族史者患乳腺癌的危险性是无家族史的1.65倍，可见有肿瘤家族史的女性是乳腺癌的高危人群。

五、激素

(一)内源性激素

1.雌激素

雌激素具有刺激乳腺上皮细胞生长、发育的功能。乳腺恶变过程会增加或改变细胞对雌激素的敏感性。人体内的雌激素包括雌酮(E1)、雌二醇(E2)及雌三醇(E3)。E2是卵巢自然分泌的雌激素中活性最强的成分，而E1活性较弱。在动物试验中，E1、E2对小鼠均有致癌作用。E3是E1与E2的代谢产物，保留有部分雌激素的活性，不但无致癌作用，还有对抗E1、E2的致癌作用。

血中雌激素水平增高与乳腺癌发生有着密切的关系。由于异常增高的雌激素慢性刺激敏感的乳腺组织，会导致乳腺细胞的增殖和癌变。有前瞻性研究显示，血雌激素水平高的女性乳腺癌的发病率是低雌激素女性的2.58倍，而且主要引起雌激素受体(ER)及孕激素受体(PR)阳性的乳腺癌发病增加(增加20%～25%)。袁剑敏将上海及美国洛杉矶45岁以下乳腺癌女性血中雌激素、孕激素进行对比，并与正常女性进行对照。结果显示，绝经前乳腺癌患者血液中E2或游离E2水平明显高于健康对照组，同时45岁以下美国白种人女性血液E2或游离E2水平显著高于上海女性。经过体重调整，洛杉矶女性的E2水平仍然高于上海女性，而美国白种人绝经前女性乳腺癌的发生率比上海女性高2.5倍。

2.孕激素

性成熟后由卵巢分泌黄体酮，与雌激素联合作用可促使乳腺小叶发育。血中孕激素(黄体酮)水平随排卵月经周期变动。如果孕激素减少，或与雌激素比例失调时，雌激素可引起乳房纤维组织及导管上皮过度增生。但孕激素与乳腺癌的关系仍不清楚，虽然有研究显示血孕激素水平高的女性患乳腺癌的概率是低孕激素女性的0.61倍，但也有两个小样本前瞻性研究均未发现孕激素与乳腺癌发病间有联系。

3.催乳素

动物试验发现，催乳素能抑制乳腺肿瘤细胞的凋亡并促进其生长。催乳素较高的女性其乳腺癌发病的RR为1.3左右，与ER阳性的乳腺癌关系更密切。另有学者报道，催乳素能促进乳腺细胞的增殖，并能增加乳腺组织对致癌因素的敏感性。因此有学者认为体内催乳素与乳腺癌发生有密切关系，但有的研究结果又显示其与乳腺癌的发生无相关性。总之，目前尚无可靠的证据证明二者之间的必然联系。

(二)外源性激素

1.避孕药

避孕药是否为乳腺癌危险因素的研究尚存在不同的结论。有些学者报道长时期(≥5年)口服避孕药的女性患乳腺癌的危险度增加(RR为1.7～4.1)，世界卫生组织多国家调查研究表明其

RR 为 1.3～1.5，与服避孕药有关的乳腺癌多发生于 40～45 岁。同时，研究显示口服避孕药对乳腺癌发生率的影响主要是在服用后 10 年以内，对于 20 岁以前的女性，这种影响更大。如果服用者有一级亲属乳腺癌的家族史，则其患乳腺癌的危险度会提高 3 倍。但也有不少研究的结果显示避孕药不增加乳腺癌的发病率，而且口服避孕药的类型、剂量、用法和持续使用时间也与乳腺癌的发病无确切的关系。

2.激素替代治疗

在乳腺癌的发生学说中，雌激素有双重作用，既能引起非基因毒性细胞的增殖，也能引起基因毒性效应。激素替代治疗的作用主要是通过非基因毒性促进癌细胞增殖，而不是通过基因毒性作用。

口服或皮下使用雌激素都能提高绝经后女性体内雌醇水平，并使之增至近绝经前女性卵泡早期雌醇水平，而血浆雌激素水平与乳腺癌发生呈正相关。从 20 世纪 70 年代起，激素替代治疗得到了较为广泛的应用，在过去的 40 年，已有超过 50 个研究探索激素替代治疗与乳腺癌的关系。

六、生活方式

(一)吸烟

越来越多的证据表明吸烟与雌激素相关的疾病有关联。文献报道吸烟女性自然停经年龄较早，患骨质疏松症的风险性更大，患子宫内膜癌的可能性却降低，并认为吸烟女性体内雌激素水平较未吸烟者低。

(二)饮酒习惯

饮酒促进乳腺癌的发生有以下几种假说：①乙醇的第一个代谢产物是乙醛，它是一种强烈的致癌物质；②乙醇能明显提高绝经前和绝经后女性的雌激素水平，同时影响叶酸代谢，降低血中叶酸水平；③乙醇可能直接影响细胞膜对致癌物的通透性；④乙醇可能刺激垂体前叶释放催乳素，增强乳腺细胞的有丝分裂；⑤乙醇可抑制亚硝胺在肝脏中的代谢，导致其在体内蓄积，而亚硝胺有致癌作用。令人欣慰的是，有资料提示提高叶酸的摄入量可降低乙醇对乳腺的损害。

七、电离辐射

电离辐射导致 DNA 的损伤，具有致癌作用，而乳腺又是人体对电离辐射最敏感的器官之一，因此在原子弹爆炸中幸存的女性及频繁进行 X 线检查(如脊柱侧弯患者)或接受放射治疗(如霍奇金病患者)的女性发生乳腺癌的危险性升高，且与受辐射的年龄有密切关系。一般认为 10～30 岁为乳腺上皮细胞有丝分裂的活跃阶段，这个年龄段的女性对电离辐射的致癌效应最敏感。因此，<20 岁的女性乳腺癌患病危险性最高，40 岁以后才接受辐射者危险性较小，但在胎儿期和幼儿期接受辐射会增加成年后患乳腺癌的机会。

目前高剂量电离辐射可致癌的学说已被广泛接受，但是低剂量多次暴露有无累积效应尚不能肯定。有学者认为，低剂量多次暴露可提高乳腺癌的患病危险性，且危险性会随着暴露次数和剂量的增加而增加。国内报道 X 线工作者乳腺癌发生率显著高于对照组，且其危险增高主要见于从事放射工作 25 年及 30 岁以前开始从事放射工作的女性，并认为辐射累积剂量与乳腺癌的发生显著相关。有研究者提出这种差异可能与早期的 X 线女性工作者由于设备原因接受射线剂量较高，且结婚晚，未生育比例较高有关。有学者对 105 000 位女性 X 线工作者进行研究后指出，受研群体并未因长期接触射线而使乳腺癌患病风险性增加。

八、饮食习惯

世界各国乳腺癌发病率差异很大，从低发地区迁移到高发地区的移民其后代乳腺癌发病率提高，这不能完全用遗传或卵巢功能来解释，膳食习惯和经济生活水平有着不可忽视的作用。目前一些亚非国家乳腺癌发病率不断升高，可能与当地的生活水平提高及饮食西化有关。有学者认为，高脂肪、高动物蛋白、高热量摄入会增加花生四烯酸和前列腺素的合成，降低细胞膜的稳定性，因而增加了患乳腺癌的机会。动物试验显示，脂肪消耗量加大将提高乳腺癌发生率，缩短潜伏期。美国的一项模拟人饮食脂肪成分的动物试验发现，当饮食中混合脂肪占总热量的40%时，有促进肿瘤生长的效应，降低饲料中混合脂肪至总热量的10%时，可阻止肿瘤的发展。

膳食与生长发育、月经关系密切。营养过度可表现为体重增加甚至肥胖，绝经后女性肥胖常常伴随着卵巢外雌激素水平升高，使乳腺癌的患病危险性增高。但是对于绝经前的女性，肥胖常使初潮年龄推后和无排卵性不孕，因此绝经前的肥胖会降低乳腺癌的发病率。同时有研究提示，对于高体重指数（body mass index，BMI）的女性，如果改善饮食方式，可以降低乳腺癌发病风险30%～40%。

蔬菜和水果可能是乳腺癌的保护因素。病例对照研究提示，多食用水果和蔬菜可以降低乳腺癌的患病危险（OR=0.47）。有学者报道多食用富含微量元素的食物有利于预防乳腺癌的发生，尤其是含有维生素E、胡萝卜素和钙的食物。但不少前瞻性研究却发现B族维生素、维生素C、维生素E，以及叶酸、胡萝卜素对降低乳腺癌患病风险并无特殊的效能，只有维生素A、维生素D似乎对乳腺癌有预防作用，但都需要进一步的研究证实。豆类食物如豆腐中所含的植物雌激素被认为是亚洲女性乳腺癌发病率低的一个重要原因。最近的研究显示，大豆的成分中含有与雌激素相似的结构，推测其能封闭乳腺组织的雌激素受体，从而减少雌激素与受体的结合，达到对乳腺的保护作用。有学者通过病例对照研究发现常食用黄豆类食品是有统计学意义的乳腺癌保护因素，日本和新加坡的研究也支持上述结果，并且显示青春期至中年时食用该类食物的保护作用更明显。

九、肥胖和体育锻炼

最近，美国和欧洲的大量研究显示，绝经后发生肥胖会增加乳腺癌的发病风险，特别是在绝经后没有使用内分泌替代治疗而发生肥胖的患者，这种风险性更高。其原因是绝经后女性的雌激素主要由脂肪细胞产生，肥胖的患者有较高的雌激素水平。因此对于绝经后的女性，BMI高是乳腺癌发病的危险因素之一，绝经后的女性BMI每增加5 kg/m^2，乳腺癌患病风险增加12%。我国的数据也显示，高BMI（>24 kg/m^2）的女性患乳腺癌的风险比低BMI（<24 kg/m^2）女性增加4倍。但如果绝经前的女性BMI每增加5 kg/m^2，反而会降低乳腺癌的发病风险15%，考虑与高BMI容易引起青年女性闭经有关。

大多数研究认为，体育锻炼会降低乳腺癌的发病风险。病例对照研究表明，对于无乳腺癌家族史的女性，每周锻炼3.8小时的女性可以降低乳腺癌发病风险58%，其中美籍亚洲人每周锻炼1小时就可达到40%～50%，但具体的原因尚不清楚。

十、精神因素

精神因素与乳腺癌发病有关已得到国外学者的普遍认可。已有研究证实，经受过精神严重创伤和严重生活事件而引起精神压抑的女性患乳腺癌的危险性增加，RR 为 3.2，术后复发率也较高。有学者调查发现，10 年生活事件变化得分最高组的乳腺癌患病危险性是最低组的 4.67 倍。

（孙萍萍）

第二节 乳腺癌的诊断与临床分期

乳腺是浅表的器官，易于检查，检查时置患者于坐位或卧位，乳腺有肿块或结节应该进一步检查。

一、临床表现

（一）乳腺肿块

乳腺肿块是乳腺癌最常见的症状，约 90％的患者是以该症状前来就诊的。随着肿瘤知识的普及，防癌普查的开展，这一比例或许还会增加。乳腺癌发生部位以外上象限多见，多以单侧乳腺的单发肿块为多见，早期乳腺癌的肿块一般较小，有时与小叶增生或一些良性病变不易区分。

（二）乳头溢液

有乳头溢液见于乳腺导管癌，或导管内癌。一般乳腺癌乳腺溢液少见，乳腺湿疹样癌可见乳头溢液。

（三）乳头和乳晕异常

很小的肿块有时也会累及乳腺悬韧带，而引起局部皮肤的凹陷或乳头回缩等改变。当病情发展侵及乳头或乳晕下区时，可见乳头偏向肿瘤一侧，或见乳头扁平、回缩、凹陷，直至乳头完全缩入乳晕下，看不见乳头。晚期可见肿瘤溃破，渗血流水，恶臭。细胞若浸润到皮内并生长，可在主病灶的周围皮肤形成散在的硬质结节，即皮肤卫星结节。

（四）淋巴结肿大

乳腺癌逐步发展，可侵及淋巴管，向其局部淋巴引流区转移。其中，最常见的淋巴转移部位是同侧腋窝淋巴结。淋巴结常由小逐步增大，淋巴结数目由少逐步增多，起初，肿大的淋巴结可以推动，最后相互融合，固定。肿大的淋巴结如果侵犯、压迫腋静脉，常可使同侧上肢水肿；如侵及臂丛神经时，引起肩部酸痛。检查腋窝淋巴结时，应使患侧上肢尽量放松，这样才可扪及腋顶。若能触及肿大淋巴结，尚需注意淋巴结的数目、大小、质地、活动度及其表面情况。

（五）全身症状

肿瘤晚期可出现全身多处转移到不同的脏器、不同的部位，可出现相应的症状。乳腺癌最易转移的部位是肺和骨。肺转移可出现咳嗽、咳血、气短、胸闷等。骨转移主要是疼痛。全身可见贫血、消瘦、恶病质等。

二、实验室检查

（一）降钙素

乳腺癌患者中 50％左右会出现血浆降钙素上升。但早期病例中只有 25％上升，因而早期诊断乳腺癌意义不大。

(二)肿瘤标记物检查

乳腺癌中有33.3%～57% CA15-3上升，对乳腺癌早期诊断尚有困难，但是可以作为乳腺的监测指标。CA15-3正常，不代表没有肿瘤恶化。CA15.3升高，则肯定肿瘤发展或有转移。

三、影像学检查

(一)B超检查

可以显示乳腺的各层结构、肿块的形态及其质地。恶性肿瘤的形态不规则，回声不均匀，而良性肿瘤常呈均匀实质改变。上海医科大学肿瘤医院应用超声波诊断乳腺恶性肿瘤的正确率达87%。超声波检查对判断肿瘤是实质性还是囊性较X线检查为好，但对肿瘤直径在1 cm以下时的鉴别能力较差。

(二)X线检查

有钼靶拍片和干板拍片2种，均适用于观察软组织的结构。恶性肿瘤的图像呈形态不规则、分叶和毛刺状的阴影，其密度较一般腺体的密度为高，肿块周围常有透明晕，肿块的大小常较临床触及的为小。30%的恶性病灶表现为成堆的细砂粒样的小钙化点。此外，位于乳晕下的肿块引起乳头内陷在X线片上可表现为漏斗征。X线片的表现有导管阴影增粗、增多，血管影增粗，皮肤增厚等。

(三)CT、MRI及ECT检查

CT是显示乳腺内结节的最佳方法，但因要求较大剂量的放射而在发现较小病变方面受到了限制。有报道乳腺磁共振成像在早期乳腺癌的诊断较乳腺X线检查有更高的特异性。尤其在应用造影增强后，对鉴别乳腺良、恶性肿快上有相当高的准确性，另其对乳腺成像困难或植入假体者可以发挥优势。ECT对于乳腺癌骨转移的诊断有很好的帮助。

(四)PET-CT检查

可以确定病变的部位和性质。

四、细胞学检查

(一)脱落细胞检查

用于乳头溢液的病例，可将溢液做涂片进行细胞学检查，对于乳头糜烂，可刮片行细胞学检查。阳性率较高。

(二)针刺活检

对乳腺肿块进行穿刺吸取细胞检查。阳性率在90%以上。但要注意避免造成肿瘤扩散。

(三)活组织检查

明确诊断必须做活组织检查，现在一般冰冻切片最多用在术前病理诊断。

五、乳腺癌临床分期

(一)T——原发肿瘤

T_x：原发肿瘤无法评估。

T_0：原发肿瘤未查出。

T_{is}：原位癌。

T_{is}(DCIS)：导管原位癌。

T_{is}(Paget):乳头 Paget 病,乳腺实质中无浸润癌和/或原位癌。伴有 Paget 病的乳腺实质肿瘤应根据实质病变的大小和特征进行分期,并对 Paget 病加以注明。

T_1:肿瘤最大直径≤20 mm。

T_{1mic}:微小浸润癌最大直径≤1 mm。

T_{1a}:1 mm<肿瘤最大直径≤5 mm。

T_{1b}:5 mm<肿瘤最大直径≤10 mm。

T_{1c}:10 mm<肿瘤最大直径≤20 mm。

T_2:20 mm<肿瘤最大直径≤50 mm。

T_3:肿瘤最大直径>50 mm。

T_4:任何肿瘤大小,侵及胸壁或皮肤(溃疡或者卫星结节形成)。

T_{4a}:侵犯胸壁,单纯的胸肌受累不在此列。

T_{4b}:没有达到炎性乳腺癌诊断标准的水肿、破溃和/或卫星状结节。

T_{4c}:T_{4a}和 T_{4b}共存

T_{4d}:炎性乳腺癌

(二)N(Node)

乳房大部分淋巴液引流至腋窝淋巴结。

部分上部淋巴液引流至锁骨下淋巴结。

部分内侧淋巴液引流至胸骨旁淋巴结。

深部淋巴管注入至胸肌间淋巴结。

两侧乳房间皮下有交通淋巴管。

内下部淋巴网通向肝。

含多个肿瘤转移灶区域大小不用于区域淋巴结病理学分期(pN)。以淋巴结中肿瘤最大连续病灶作为 pN 分期依据;邻近卫星病灶不予评判。

(三)N

N_x:区域淋巴结无法分析(或已切除)。

N_0:区域淋巴结无转移。

N_1:同侧腋窝淋巴结转移,可活动。

N_{1mic}:微小转移灶,0.2 mm<转移灶≤2.0 mm。

专家组不建议采用 cNx 分期,该分期仅用于区域淋巴结已被切除,且无法通过影像或临床检查检测的情况对于淋巴结可以评价,并且体检或影像学检查未检出可疑淋巴结均记录为 cN_0;新辅助治疗后根据淋巴结残余肿瘤最大病灶定义 ypN。淋巴结残余转移灶周围治疗相关纤维化不用于 ypN 径线测量及分期。

N_2:同侧转移性淋巴结相互融合,或与其他组织固定;或临床无明显证据显示腋窝淋巴结转移,但有临床明显的内乳淋巴结转移。

N_{2a}:同侧转移性淋巴结相互融合,或与其他组织固定。

N_{2b}:临床无明显证据显示腋窝淋巴结转移,但有临床明显的内乳淋巴结转移。

N_3:同侧锁骨下淋巴结转移;或有明显临床证据的腋窝淋巴结转移伴内乳淋巴结转移;或同侧锁骨上淋巴结转移。

N_{3a}:同侧锁骨下淋巴结转移。

N_{3b}:腋窝淋巴结转移并内乳淋巴结转移。

N_{3c}:同侧锁骨上淋巴结转移。

(四)pN

pN_x:区域淋巴结无法分析。

pN_0:组织学无区域淋巴结转移,未对孤立肿瘤细胞另行检查。

$pN_{0(i+)}$:组织学无区域淋巴结转移,免疫组化阳性,肿瘤灶≤2.0 mm。

$pN_{0(mo+)}$:组织学无区域淋巴结转移,组织检测(RT-PCR)阳性。

1.pN_1

pN_{1mic}:存在微转移,0.2 mm<最大径≤2.0 mm。

pN_1:同侧1～3个腋窝淋巴结转移;或内乳前哨淋巴结镜下转移,临床不明显。

pN_{1a}:同侧1～3个腋窝淋巴结转移。

pN_{1b}:内乳前哨淋巴结镜下转移,临床不明显。

pN_{1c}:同侧1～3个腋窝淋巴结转移;并内乳前哨淋巴结镜下转移,临床不明显。

2.pN_2

pN_{2a}:4～9个腋窝淋巴结转移,至少一个肿瘤灶>2.0 mm。

pN_{2b}:临床明显的内乳淋巴结转移而腋窝淋巴结无转移。

3.pN_3

pN_{3a}:10个或以上淋巴结转移(至少一个肿瘤灶直径>2.0 mm)或锁骨下淋巴结转移。

pN_{3b}:3个以上腋窝淋巴结转移伴临床阴性的前哨淋巴结镜下活检内乳淋巴结转移。

pN_{3c}:同侧锁骨上淋巴结转移。

(五)M(Metastasis)

M_0:无远处转移的临床或影像学证据。

$cM_{0(i+)}$:无转移的症状和体征,也没有转移的临床或影像学证据,但通过分子检测和镜检,在循环血、骨髓或非区域淋巴结发现≤2.0 mm的病灶。

M1:经典临床或影像学能发现的远处转移灶;或者组织学证实>2.0 mm的病灶。

(六)循环肿瘤细胞(CTC)

肿瘤细胞自原发灶脱落,直接或经淋巴系统间接进入血液循环系统进而在远处组织、器官增殖,最终形成转移灶,这部分脱落进入循环系统的肿瘤细胞即被称为循环肿瘤细胞。

六、解剖学分期

见表9-1。

表9-1　乳腺癌解剖学分期

分期	分级
0	T_{is},N_0,M_0
ⅠA	T_1,N_0,M_0
ⅠB	T_0,N_{1mic},M_0
	T_1,N_{1mic},M_0
ⅡA	T_0,N_1,M_0

续表

分期	分级
	T_1,N_1,M_0
	T_2,N_0,M_0
ⅡB	T_2,N_1,M_0
	T_3,N_0,M_0
ⅢA	T_0,N_2,M_0
	T_1,N_2,M_0
	T_2,N_2,M_0
	$T_3,N_{1\sim2},M_0$
ⅢB	T_4,N_0,M_0
	T_4,N_1,M_0
	T_4,N_2,M_0
ⅢC	任何 T,N_3,M_0
Ⅳ	任何 T,任何 N,M_1

（孙萍萍）

第三节　乳腺癌的化学药物治疗

传统上根据药物的来源和作用机制，将化疗药分为烷化剂、抗代谢药物、抗癌抗生素、植物和杂类五大类。

一、烷化剂

（一）环磷酰胺

1.性状及剂型

CTX 为白色结晶，室温中稳定，易溶于水，但溶解度小，水溶液不稳定，应在溶解后短时间内使用。注射粉剂：100 mg，200 mg；片剂：50 mg（肠溶糖衣片）。

2.用法

（1）静脉推注或从输液器滴管冲入：单药 1 次用 15～20 mg/kg＋生理盐水 30～40 mL 静脉推注，也可加 5%葡萄糖液 200 mL 静脉滴入，每周 1 次。联合化疗如 CAF（CTX＋ADM＋5-FU）方案 1 次用 500～600 mg/m^2＋生理盐水 60 mL，静脉推注。

（2）口服：2～4 mg/（kg·d），分 3 次服用，连用 10～14 天，2～3 周重复。

3.不良反应

（1）骨髓抑制：白细胞、血小板减少，严重时全血细胞减少。该药骨髓抑制的高峰期为用药的第 7～14 天。

(2)胃肠道反应:包括食欲减退、恶心和呕吐。单药常规剂量应用时,消化道反应多数在中等程度以下。

(3)出血性膀胱炎:大剂量静脉推注缺乏有效预防措施时,可致膀胱刺激征、少尿、血尿及蛋白尿,是其代谢产物丙烯醛刺激膀胱所致。长期严重刺激可致膀胱纤维化。

(4)其他:脱发是 CTX 的常见不良反应,发生率大约 50%,一般在用药后 3~4 周出现,停药后可恢复;偶见皮肤色素沉着、中毒性肝炎;长期使用可致无月经、无精子和不育及肺纤维化;大剂量应用可导致心肌炎。CTX 化疗与膀胱癌发生有关,有文献报道该药 100 mg/(m^2·d),口服 2~4 年,膀胱癌累积危险性在 8 年为 3.5%,12 年为 10.7%,发生膀胱癌的相对危险性为 6.8。

(二)甲氨蝶呤

1.性状与剂型

常温下为黄色至橙色结晶粉末。溶于稀酸、稀碱溶液,几乎不溶于水、乙醇、氯仿和乙醚,较不稳定。片剂:每片 2.5 mg 和 5 mg。针剂有 5 mg、10 mg、25 mg、50 mg、100 mg、500 mg、1 000 mg和 5 000 mg 等不同的分装。

2.用法

常用剂量为 6~10 mg/m^2+生理盐水 3~5 mL 肌内注射,每周 2 次;或每次 12~30 mg/m^2,1 次/周。口服每次 10~20 mg,2 次/周。鞘内注射剂量为每次 10~15 mg,每周 1~2 次。MTX 与 VCR 合用时,先用 VCR 能阻止 MTX 从细胞内流出,提高疗效。另外,先用 MTX 后用 5-FU 能增加细胞杀伤。先用 MTX 后用 L-ASP,能降低 MTX 细胞毒性。

3.不良反应

MTX 的剂量限制性毒性是骨髓抑制和黏膜炎。白细胞和血小板减少发生在用药后 4~14 天,21 天恢复。胃炎、腹泻和口腔溃疡较常见。恶心、呕吐等胃肠道反应一般较轻。有些人用药后出现一过性肝功能异常。长期低剂量口服易致慢性肝纤维化。5%~8%可出现间质性肺炎,机制不清,见于任何给药途径,为自限性,激素治疗有效。鞘内给药部分患者出现化学性蛛网膜炎。另外,有些患者出现皮炎、皮疹和皮肤色素沉着等。

二、抗代谢药

(一)氟尿嘧啶

1.性状与剂型

5-FU 为白色或类白色结晶性粉末,略溶于水,在生理盐水中稳定。微溶于乙醇。片剂:每片 50 mg;针剂:每支 250 mg(10 mL)。

2.用法

(1)静脉滴入:单一用药,每次 10~20 mg/kg 或 300 mg/m^2加入 500 mL 5%葡萄糖液中,静脉滴入,3~4 小时,1 次/天,总量 8~15g。联合用药每次 400~600 mg/m^2,静脉滴入,1 次/周,或 300 mg/m^2,静脉滴入,24 小时,连用 5 天。

(2)口服:单一用药,每次 50~100 mg,3~4 次/天,总量 10~15g。

(3)动脉灌注:如肝转移癌用肝动脉灌注(置泵或保留导管),每次 400~600 mg/m^2,加 5%葡萄糖液 1 000 mL,滴入 6~8 小时或持续 24 小时,3 次/周,4 周为 1 个周期。

3.不良反应

5-FU 给药途径不同,疗效及毒副作用亦不同,如口服胃肠道反应重,而对骨髓影响较轻;静脉一次性注射，毒副作用较重；静脉滴入 4～24 小时，毒副作用较轻；动脉滴入的局部反应较明显。

(1)局部作用：注射局部可有疼痛、静脉炎、皮肤色素沉着，多见于面部、双手皮肤皲裂、指甲等处。

(2)消化道反应：如食欲缺乏、恶心、呕吐、口腔黏膜炎及溃疡、腹泻和腹痛等。

(3)骨髓抑制：表现为白细胞和/或血小板减少，该药骨髓抑制的高峰期为用药的第 7～14 天，停药后 2～3 周可恢复。

(4)肝毒性：因在肝内代谢，故可有肝脏功能可逆性损害。

(5)其他：偶有发生小脑病变，如出现共济失调等症状。也可致脱发等。用药期间如果出现心血管反应(心律不齐、心绞痛和 ST 段改变等)时，存在突然死亡的危险。

(二)卡培他滨

1.性状与剂型

薄膜包衣片剂。每片 150 mg，每瓶 60 片；每片 500 mg，每瓶 120 片。

2.用法

美国 FDA 批准的卡培他滨剂量是 2 500 mg/(m^2 · d)。意大利国立癌症研究所 Bajetta 等在中位年龄 73 岁(65～89 岁)的转移性乳腺癌患者中，比较了卡培他滨 2 500 mg/(m^2 · d)30 例和 2 000 mg/(m^2 · d)43 例患者的治疗结果，发现疗效差别不大。但后者的不良反应明显减少，3～4 级腹泻的患者，由 13%降至 2%，因卡培他滨毒性需要调整药物剂量的患者由 30%减少至 5%。

3.不良反应

(1)消化系统：最常见的不良反应为可逆性胃肠道反应，如腹泻、恶心、呕吐、腹痛和口腔炎等。严重的(3～4 级)不良反应相对少见。

(2)皮肤：在使用卡培他滨约 50%的患者中发生手足综合征。表现为麻木、感觉迟钝、感觉异常、麻刺感、无痛感或疼痛感，皮肤肿胀或红斑，脱屑、水疱或严重的疼痛。皮炎和脱发较常见，但严重者很少见。

(3)全身不良反应：常有疲乏但严重者极少见。其他不良反应为黏膜炎、发热、虚弱及嗜睡等，均不严重。

(4)神经系统：头痛、感觉异常、味觉障碍、眩晕和失眠等较常见，但严重者少见。

(5)心血管系统：下肢水肿较轻且不常见。尚未见其他心血管系统不良反应。

(6)其他：常见厌食及脱水，但重者极少见。

(三)吉西他滨

1.性状与剂型

为白色疏松块状物，易溶于水。注射粉剂：每支 200 mg，每支 1 g。

2.用法

一般用生理盐水 10 mL 溶解后，加入 100 mL 生理盐水中静脉滴入。①单药化疗：1 000 mg/m^2，静脉推注 30 分钟，1 次/周，连续 3 周，休息 1 天，每 4 周重复；②联合化疗可与 DDP、蒽环类药物等联合，一般有 3 周疗法和 4 周疗法，3 周疗法是最常用的治疗方案，推荐剂量 1 250 mg/m^2，静脉滴入，第 1 和第 8 天，21 天重复。4 周疗法剂量为 1 000 mg/m^2，静脉滴入，第 1、第 8 和第 15 天，28 天重复。

3.不良反应

血液系统毒性是常见不良反应，可出现贫血，白细胞和血小板下降，一般轻到中度。肝脏毒性可出现一过性转氨酶升高，多为轻度，极少需停止化疗。少数患者可出现皮疹、瘙痒，以及恶心、呕吐等。

三、抗肿瘤抗生素

(一)多柔比星

1.性状和剂型

ADM 的盐酸盐为橘红色针状结晶。或橙红色粉末，呈疏松状。易溶于水，微溶于甲醛，不溶于丙酮、乙醚或氯仿。其水溶液的稳定性依赖于 pH，在酸性水溶液中大致稳定，在碱性溶液中不稳定。剂型为每支 10 mg、20 mg 或 50 mg。

2.用法

静脉冲入或静脉滴入，单药应用每次 50～60 mg/m^2，每 3 周 1 次；或 20 mg/m^2，连续 3 天，每 3 周 1 次。联合用药每次 40～50 mg/m^2，每 3 周 1 次；或每次 25 mg/m^2，每周 1 次，连用 2 周，3 周 1 次。注射时宜用 5%葡萄糖液或生理盐水稀释，静脉推注浓度为 1～2 mg/mL，给药速度约 5 mL/min。累及剂量≤450 mg/m^2。近年来研究通过改变 ADM 的用法及剂型，如持续 48～96 小时静脉推注、以脂质胶囊包裹 ADM 等，不但可以提高其抗癌效果，而且可以降低心脏、血液和胃肠道毒性，可使累积剂量达到 800 mg/m^2以上。

3.不良反应

(1)骨髓抑制：为 ADM 的主要不良反应，发生率 60%～80%，表现为白细胞减少，于用药后 10～14 天下降至最低点，在第 21 天恢复。血小板及红细胞也会减少，但一般不严重。

(2)心脏毒性：是其限制性毒性之一。6%～30%患者可出现一过性心电图改变，表现为室上性心动过速、室性期前收缩及 ST-T 改变，与剂量和给药方案无关，一般不影响治疗；1%可出现延迟性进行性心肌病变，表现为急性充血性心力衰竭，与累积剂量密切相关，大多发生于总量＞400 mg/m^2的患者，与原先存在的心脏疾病无关。所引起的心脏病变多出现在停药后 1～6 个月(平均 2.5 个月)。

(3)消化道反应：表现为恶心、呕吐，一般在 24～48 小时内发生。有的患者可有口腔黏膜红斑、溃疡及食管炎、胃炎。

(4)脱发：100%的患者有不同程度的毛发脱落，且多可致全秃，但停药后 1～2 个月均可恢复生长。

(5)其他：少数患者有发热、出血性红斑、肝功能异常与蛋白尿。外渗引起组织溃疡和坏死。药物浓度过高可引起静脉炎。少数在甲床部位出现色素沉着、皮肤褶痕和指甲松离，在原放射野出现皮肤发红或色素沉着，个别患者出现荨麻疹、变态反应、结膜炎和流泪。用药后尿可呈红色。另外，ADM 还可增加放射治疗和一些抗癌药物(CTX、MTX 和 STZ)的毒性。

(二)脂质体多柔比星

1.性状和剂型

L-DOX 是一种脂质体制剂，系将盐酸 DOX 包封于表面结合有甲氧基聚乙二醇(MPEG)的脂质体中，这一过程被称为聚乙二醇化(PEG 化)，可以保护脂质体免受单核-吞噬细胞系统(MPS)识别，从而延长其在血液循环中的时间。L-DOX 为无菌、半透明红色混悬液，每瓶

10 mL,含盐酸多柔比星 2 mg/mL,是用于单剂量静脉滴入的浓缩液。

2.用法

L-DOX 按 20 mg/m²,每 2～3 周 1 次静脉内给药,因不能排除药物蓄积和毒性增强的可能,故给药间隔不宜<10 天。患者应持续治疗 2～3 个月以产生疗效。

根据推荐剂量和患者的体表面积确定 L-DOX 的剂量,剂量<90 mg 用 250 mL 5%葡萄糖注射液稀释;剂量≥90 mg 用 500 mL 5%葡萄糖注射液稀释。静脉滴入时间>30 分钟。

(三)表柔比星

1.性状与剂型

为橘红色粉末状结晶,可溶于水,在生理盐水中稳定。亦溶于甲醇,微溶于乙醇。当 pH 超过 9 则变为紫蓝色。冷冻干燥的制剂在室温中可保存 3 年以上,但在日光、高温和高湿度下不稳定,在碱性溶液中与 ADM 一样可迅速分解成有色素的混合物。粉针剂:每支 10 mg 或 50 mg。

2.用法

60～90 mg/m²,静脉推注,3 周 1 次。或 40～50 mg/m²,静脉推注,连续 2 天,3 周 1 次。

(四)吡柔比星

1.剂型

THP 为橘红色无臭粉末,易溶于甲醇或水,微溶于氯仿、乙醇或丙酮,几乎不溶于乙醚和正己烷。浓度为 1 mg/mL 在 pH 6.0 的水溶液中最稳定。注射粉剂:每支 10 mg,20 mg。

2.用法

一般用 5%葡萄糖液或注射用蒸馏水 10 mL 溶解后,小壶内静脉冲入,本药难溶于生理盐水,故不宜用生理盐水溶解。根据疾病的不同,可用以下的给药方法。①每次 25～40 mg/m²,3～4 周重复;或每次 15～20 mg/m²;1 次/周,连用 2 周,3 周为 1 个周期。②20 mg/m²,1 次/天,连用 2 天,3～4 周为 1 个周期。③14～25 mg/m²,1 次/周,连用 2 周,3～4 周为 1 个周期。④7～14 mg/m²,1 次/天,连用3 天,3～4 周为 1 个周期。⑤7 mg/m²,1 次/天,连用 5 天停用,至骨髓功能恢复后再反复应用。THP 可以取代经典 CAF 方案中的 ADM 组成变通的 CAF 方案。联合用药中剂量为 25～40 mg/m²,3～4 周重复。

四、动、植物类药物

(一)紫杉醇

1.性状与剂型

紫杉醇具有高度亲脂性,难溶于水,熔点为 216～217 ℃。紫杉醇和紫杉醇注射液(紫素)为无色透明或略带黄色的黏性溶液,每支 30 mg/5 mL;紫杉醇注射液(安素泰)为白色或类白色粉末状,每支 30 mg/5 mL 或 150 mg。

2.用法

(1)预处理:为防止患者发生变态反应,应在紫杉醇治疗前 6～12 小时口服地塞米松 10 mg,治疗前 3 小时再用地塞米松 10 mg 口服,治疗前 30～60 分钟静脉推注苯海拉明(或其他类似物)40 mg,西咪替丁 300 mg 或雷尼替丁 50 mg。

(2)配制与用量:一般将紫杉醇用生理盐水或 5%葡萄糖液或 5%葡萄糖盐水稀释至终浓度为 0.3～1.2 mg/mL 后,静脉滴入 3 小时。单药剂量一般为 135～200 mg/m²,配合用 G-CSF 时,剂量可达 250 mg/m²,联合用药时剂量酌减。联合用药剂量为 135～175 mg/m²,3～4 周重复。治疗期间患者出现严重的中性粒细胞减少（<0.5×10⁹/L 持续≥1 周），严重的神经病变时，随后的剂量应减少 20%。

3.不良反应

（1）变态反应：发生率为 30%，其中严重变态反应发生率 2%。国内报道变态反应发生率为 11%～20%。多数为Ⅰ型变态反应，表现为支气管痉挛性呼吸困难、荨麻疹和低血压。几乎所有的反应都发生在用药后最初 10 分钟内，严重反应常发生在用紫杉醇后 2～3 分钟。首次变态反应主要发生于前 2 个周期内。

（2）骨髓抑制：为主要剂量限制性毒性，表现为中性粒细胞减少，血小板减少较少见，一般在用药后 8～10 天发生，15～21 天恢复。在用推荐剂量时，严重的中性粒细胞减少（$<0.5\times10^9$/L）见于 47%的患者，持续时间一般<5 天。整个疗程的发热发生率约为 19%。只有 5%的患者血小板计数$<50\times10^9$/L。贫血（Hb<110g/L）则见于 90%的患者。值得注意的是，应用 G-CSF 可降低骨髓抑制发生率。中性粒细胞升到$>1.5\times10^9$/L，血小板计数升到100×10^9/L 方可进行下 1 个周期化疗。

（3）神经毒性：周围神经病变见于全部病例的 62%，最常见的表现为呈手套和脚袜状的麻木、刺痛、烧灼痛感及有时会发生的口周麻木，这些症状通常可以忍受，但却有可能致残，特别是对那些剂量>250 mg/m^2的患者及接受紫杉醇和 DDP 同时治疗的患者这些危险性更大。在停药后数月内这些症状通常会得到改善和消失。严重神经症状的发生率约为 4%。此外，尚可发生以闪光暗点为特征的视神经障碍。紫杉醇剂量>170 mg/m^2时，治疗 2～5 天后会发生瞬间肌痛；剂量>250 mg/m^2，且与 DDP 配伍时多有肌病发生。

（4）心血管毒性：可有低血压和无症状的短时间心动过缓，后者发生率约 29%。ECG 异常见于 30%病例。本药还可导致严重的传导异常（<1%），对此应进行适当的治疗，并在随后的治疗中对心脏的传导功能进行密切监测。

（5）关节痛及肌肉痛：见于 55%病例，累及手臂和下肢关节，其症状轻微，常出现于用药后的 2～3 天内，数天内恢复。其发生率和严重性呈明显剂量依赖性，且在接受 G-CSF 的患者中更为常见。

（6）胃肠道反应：恶心和呕吐、腹泻和黏膜炎的发生率分别为 59%、43%和 39%，一般为轻至中度。一些患者使用紫杉醇后发生肠穿孔，因此，给予紫杉醇后出现腹痛应排除肠穿孔。

（7）肝脏毒性：表现为胆红素、AKP、AST 和 ALT 升高，与紫杉醇剂量相关。

（8）脱发：可见于 80%以上病例，且随着累积治疗，经常有全身体毛的脱落。

（9）注射部位反应：输注药物的静脉周围和药物外渗局部，偶尔会发生炎症反应，既往照射野可能有炎症性皮肤反应。

（二）清蛋白结合型紫杉醇

1.性状与剂型

清蛋白结合型紫杉醇为白色至淡黄色无菌冻干块状物或粉末，每瓶含紫杉醇 100 mg 及人血清蛋白约 900 mg。紫杉醇是药物活性成分，人血清蛋白作为辅料起分散、稳定微粒和运载主药作用。

2.用法

（1）剂量调整：适用于治疗联合化疗失败的转移性乳腺癌或辅助化疗后 6 个月内复发的乳腺癌。除非有临床禁忌证，既往化疗中应包括一种蒽环类抗癌药。对联合化疗失败的转移性乳腺癌或辅助化疗后复发的乳腺癌患者，建议使用剂量 260 mg/m²，静脉滴入 30 分钟，每 3 周给药 1 次。肝功能异常：尚未进行对肝功能异常患者使用本药的临床研究，对血胆红素＞1.5 mg/dL 的患者，本药的适宜剂量尚不清楚。肾功能异常：尚未进行对有肾功能损害的患者使用本药的临床研究，在随机对照试验中，排除了血肌酐＞2 mg/dL 的患者。对有肾功能损害的患者，本药的适宜剂量尚不清楚。降低剂量：治疗期间如患者出现严重中性粒细胞减少（ANC＜500/mm³ 持续≥1 周）或出现严重感觉神经毒性则应将后续疗程的治疗剂量减到 220 mg/m²。如再次出现上述严重中性粒细胞减少或感觉神经毒性则应再将随后的治疗剂量减到 180 mg/m²。对于出现 3 度感觉神经毒性的患者应暂停给药，待神经毒性恢复至≤2 度后方可继续治疗，并在后续治疗时需降低剂量。

（2）预处理：清蛋白结合型紫杉醇给药前不需给予患者抗过敏药预处理。

（3）稳定性：清蛋白结合型紫杉醇原包装未开瓶在 20～30 ℃温度范围内储存到标签上所注明的日期是稳定的。冰冻或冷藏都不会对产品的稳定性造成不良影响。分散溶解后瓶中悬浮液的稳定性：清蛋白结合型紫杉醇分散溶解后应立刻使用，但如有需要而未能立即使用时，将含悬浮液的药瓶放回原包装中以避免光照并放在 2～8 ℃冰箱内，最长可保存 8 小时。分散溶解后输液袋中悬浮液的稳定性：按要求配制的悬浮液从药瓶中转移到输液袋后应立即使用。在室温（20～25 ℃）和室内光照条件下输液袋中悬浮液可保存 8 小时。

（三）紫杉醇脂质体

注射用紫杉醇脂质体主要成分为紫杉醇，辅料为卵磷脂、胆固醇、苏氨酸和葡萄糖。注射用紫杉醇脂质体是将难溶于水的紫杉醇包封在新型药物载体-脂质体磷脂双分子层中，解决了紫杉醇的溶解性问题；与普通紫杉醇药物相比，注射用紫杉醇脂质体在许多方面具有很大的优势。①解除了由溶媒引发的超过敏风险：紫杉醇脂质体从根本上革除了普通紫杉醇注射液必需使用的聚氧乙基代蓖麻油与无水乙醇混合溶媒，革除了超变态反应发生的风险。并可不作预处理，这为临床用药提供了方便，使患者免除了大剂量使用激素产生的不良影响。②毒副作用较紫杉醇注射液明显减轻：由于脂质体药物独特的药代动力学特性，在体内半衰期延长、血药浓度波动小等因素，与紫杉醇注射液相比，紫杉醇脂质体对血液系统、血压和肝功能的影响更小，药物毒副作用更低。对血压的影响明显小于紫杉醇注射液，外周血液和肝脏毒副作用明显减弱。明显提高机体对紫杉醇的耐受性。③剂量强度提高：急性毒性试验显示，紫杉醇脂质体的 LD_{50} 比紫杉醇注射液大 1 倍，表明其耐受性明显提高，为临床用药加大剂量、提高疗效提供了空间。④缓释功效：临床前药代动力学试验表明，紫杉醇脂质体的半衰期较紫杉醇注射液明显延长 1 倍以上。⑤具有靶向给药的特性：紫杉醇脂质体在肝脏、肺、淋巴组织等组织器官浓度明显增高。跟踪检测不增加该器官毒性，有利于局部病变的治疗。⑥总有效率更高：与同剂量紫杉醇注射液比较，经随机、双盲、阳性药物对照、多中心临床验证，紫杉醇脂质体的总有效率高于普通紫杉醇注射液。

脂质体紫杉醇为类白色或淡黄色块状物，微有卵磷脂腥味，30 mg。常用剂量为 135～175 mg/m²，使用前先向瓶内加入 10 mL 5％葡萄糖溶液，置专用振荡器振摇 5 分钟，待完全溶解后，注入 250～500 mL 5％葡萄糖溶液中，采用符合国家标准的一次性输液器静脉滴入3 小时。为预防紫杉醇可能发生的变态反应，在使用脂质体紫杉醇 30 分钟前需要进行以下预处理：静脉推注地塞米松 5～10 mg；肌内注射苯海拉明 50 mg；静脉推注西咪替丁 300 mg。

(四)多西他赛

1.性状与剂型

白色或近似白色的粉末状物,不溶于水,可溶于甲醇、氯甲烷等有机溶剂。注射液:每支20 mg和 80 mg,附带溶剂 2 mL。

2.用法

单药剂量及用法为 100 mg/m^2;联合用药 60～75 mg/m^2,静脉滴入 1 小时,每 3 周重复1 次。为了预防液体潴留综合征,推荐在使用 TXT 前 1 天开始口服糖皮质激素作预处理,如地塞米松 8 mg,1 次/12 小时,连用 5 天。TXT 应以所提供的溶媒溶解,然后以生理盐水或 5%葡萄糖液稀释,终浓度为 0.3～0.9 mg/mL。制备好药液后应尽可能立即使用。

3.不良反应

(1)骨髓抑制:为主要的剂量限制性毒性。与紫杉醇不同的是白细胞减少呈剂量依赖性而非时间依赖性。白细胞低下的持续时间较短(平均 7～8 天),无蓄积性,连续治疗既不降低白细胞的最低值也不延长白细胞减少的持续时间。可有轻度血小板减少,发生率为 12.9%;贫血很常见(85.5%),但只有极少数患者发生Ⅳ度贫血(2.4%)。

(2)变态反应:严重变态反应少见,约为 4%,表现为低血压、恶心、支气管痉挛、弥漫性荨麻疹和血管神经性水肿。但也应在用药前进行预处理,如给予地塞米松等药物。在应用 TXT 治疗的过程中应注意以下几点:①如果出现严重变态反应,应停药,并予相应处理;②对 TXT 及吐温-80(TXT 的溶媒)过敏者禁用。

(3)黏膜反应:与用药方案相关。频繁注射或持续输注时间较长的患者黏膜炎发生率高。

(4)心脏毒性:少数患者出现轻度心律失常,但无严重的心脏反应。

(5)水肿综合征:Ⅱ期试验还发现了两种独特的水肿综合征。一种是血管水肿,一般在用药后很快出现,用皮质类固醇治疗后缓解。另一种是液体潴留综合征,特点是进行性外周水肿、胸腔积液和腹水,这一没有生命危险的综合征见于接受 TXT 多程治疗的患者(例如在治疗有效的病例),多在用药后 3～5 个周期后出现。液体潴留综合征的机制还不清楚,该综合征不伴有低血压,一般是可逆的,其发生与肾、心、肝或内分泌失调无关,应用皮质类固醇可使其发生率降低。

(6)其他:皮肤毒副作用总的发生率约为 36.9%,包括脚、腿、前臂和双手皮肤斑丘疹伴脱屑,指、趾甲异常(9.4%)、脱发(54.5%);恶心呕吐、腹泻和厌食的发生率分别为 41.6%、31.8%和14.5%;感觉、运动与视神经毒性分别为 27.8%、12.5%和 1.6%,头痛发生率为 5.9%;还可有便秘(3.5%)、体质量增加(9.4%)、乏力(20%)、注射部位反应(13.3%)、肝脏酶类升高(12.9%)、疼痛(11%)、肌痛(8.6%)、味觉异常(7.8%)、呼吸困难(6.7%)、咳嗽(4.7%)、不适(5.9%)、低血压(4.3%)和结膜炎(4.7%)等;与药物相关的发热,发生率为 18%。

(五)长春瑞滨

1.性状与剂型

注射剂型:外观为淡黄色透明液体,可溶于水、甲醇和二甲基亚砜,不溶于乙烷。注射液:每支 10 mg,每支 50 mg。口服剂型:胶囊剂,20 mg(按长春瑞滨计)。

2.用法

NVB 静脉给药时,单药化疗常用剂量为 25～30 mg/m^2,每周 1 次,联合化疗通常每次为25 mg/m^2,1 次/周,连用 2 次为 1 个周期。需用生理盐水 50～100 mL 稀释,并在短时间内(6～10 分钟)静脉滴入、或溶于生理盐水 50 mL 中静脉冲入,随后沿此静脉冲入地塞米松 5 mg+2%

利多卡因 5～10 mL＋生理盐水 30～50 mL。有条件的话，可以行锁骨下静脉穿刺置管，从所置的导管注入药物，以减轻 NVB 对血管的刺激作用。

酒石酸长春瑞滨软胶囊为口服剂型，须用水送服，禁止咀嚼或吮吸胶囊，建议在用餐时同时服用。单药治疗推荐前 3 个周期的量为 60 mg/m^2，每周 1 次服用。3 个周期之后，建议将剂量增至 80 mg/m^2，每周 1 次服用。即使患者的体表面积超过了 $2m^2$，最高用药量也不得超过每周 160 mg。

3.不良反应

(1)血液系统毒性：剂量限制性毒性为粒细胞减少，Ⅲ、Ⅳ度白细胞下降占 11%～51%，重度贫血及血小板下降少见。无蓄积性毒性，1 周左右可恢复正常。

(2)神经毒性：周围神经毒性一般限于腱反射消失，感觉异常少见，长期用药后可发生下肢短暂性感觉异常。可见胃肠自主神经麻痹所致的便秘，麻痹性肠梗阻罕见。

(3)胃肠道毒性：轻微恶心和呕吐，便秘少见。

(4)支气管肺毒性：偶可引起呼吸困难和支气管痉挛，可于注药后数小时内出现，也可于几小时后发生。

(5)其他：中度脱发、注射部位的局部反应、静脉炎、谷丙转氨酶升高，下颌痛偶见。偶导致全身皮肤不良反应。

(六)甲磺酸艾日布林

1.剂型与用法

甲磺酸艾日布林注射液 1 mg/2 mL。以 0.5g/mL 浓度溶解于体积分数 5%的乙醇水溶液中，一般给药剂量为 1.4 mg/m^2，第 1、第 8 天，静脉推注 2～5 分钟，21 天为 1 个周期。

2.安全性和耐受性

甲磺酸艾日布林最常见的不良反应为虚弱、中性粒细胞减少、脱发、恶心及周围神经病变。甲磺酸艾日布林的非临床毒理学研究表明，在体外细菌回复突变检测中无致突变性；在小鼠淋巴瘤突变发生分析中呈阳性；在大鼠体内骨髓微核实验中可导致染色体断裂；在犬和大鼠重复给药的毒理学研究中发现，用甲磺酸艾日布林治疗可能损伤雄性生殖能力，但未曾用甲磺酸艾日布林在人体中进行生殖能力研究，因此对人生殖能力的影响是未知的。

Ⅰ期临床研究结果均显示，中性粒细胞减少症是甲磺酸艾日布林的一种最常见的剂量限制性毒性，剂量为 1.4 mg/m^2时发生率为 22%，最大给药剂量为 4 mg/m^2时上升为 100%。作为具有全新作用机制的微管蛋白聚合抑制剂，甲磺酸艾日布林为局部晚期乳腺癌或转移性乳腺癌患者提高生存率和生活质量提供了新的治疗方法。

(七)伊沙匹隆

1.性状和剂型

伊沙匹隆剂量规格为 15 mg(8 mL)；45 mg(23.5 mL)。伊沙匹隆为冻干白色粉末，美国药典规定其稀释剂为配套提供的无菌蓖麻油 52.8%和无水乙醇 39.8%。低温避光 2～8 ℃，配制时按照抗肿瘤药的操作规程。

2.用法

伊沙匹隆的推荐剂量为静脉输注 40 mg/m^2，静脉滴入时间＞3 小时，1 次/3 周。体表面积＞2.2 m^2的患者，其给药剂量应该按 2.2 m^2计算。对 AST、ALT 及胆红素较高的患者，应进行剂量调整。输注时必须通过一个孔径为 0.2～1.2 μm 的微孔膜串联过滤器。伊沙匹隆原药液浓度为 2 g/L，美国药典规定用乳酸林格注射液稀释成 0.2～0.6 g/L。配制好的药液应在 6 小时内用完。

3.不良反应

(1)主要的不良反应：Ⅱ期临床推荐剂量 40 mg/m^2 时主要的不良反应为末梢神经病变、疲劳、虚弱、肌痛、关节痛、秃发症、恶心、呕吐、口腔炎、黏膜炎、腹泻和肌肉骨骼痛。骨髓抑制为剂量依赖性，主要表现为中性粒细胞减少症和白细胞减少，其他血液学不良反应为贫血、血小板减少症。

(2)最常见不良反应：伊沙匹隆最为常见的药物不良反应为周围神经病变，表现为灼烧感、感觉过敏、皮肤感觉异常、神经痛。

(3)变态反应：不常见，必需提前使用 H_1 和 H_2 受体拮抗剂。

五、其他杂类

(一)顺铂

1.性状与剂型

白色或黄色结晶性粉末，无臭，微溶于水，在水溶液中可逐渐转化成反式水解。在避光无水条件下稳定。粉针剂有每支 10 mg、20 mg、30 mg 和 50 mg 4 种剂型。

2.用法

(1)静脉滴入：①一般剂量：每次 30 mg/m^2，1 次/天，连用 3 天为 1 个周期，可作适当水化利尿，先静脉滴入生理盐水 300 mL(可预防给予止吐药)，再将 DDP 加入生理盐水 200 mL 中静脉滴入，其后加 10%葡萄糖液 1 000 mL，并加呋塞米 20 mg 静脉冲入，根据当日出入量情况补充液体和利尿药。或每次 20 mg/m^2，1 次/天，连用 5 天为 1 个周期，此剂量用生理盐水 500 mL 即可。②大剂量：每次 80～120 mg/m^2，1 次或分 2 次给药为 1 个周期，此剂量需要同时大量补液及注射甘露醇。临床上以 3%高渗盐加 DDP 静脉滴入，同时充分水化，可降低肾小管对 DDP 的重吸收，使 DDP 在肾的排泄增加，毒性降低。肾毒性解毒措施还有巯基化合物的援救。二乙基二硫氨基甲酸盐(DDTC)、硫代硫酸钠等巯基化合物与铂的亲和力较大，它们在肾小管中沉积，产生比在血浆中还大的 DDTC、硫代硫酸钠/铂比值，从而与肾小管细胞中的亲核物质竞争与铂的结合，降低了肾小管中游离铂的浓度，因而降低了铂的剂量依赖性肾毒性。

(2)动脉给药：介入化疗联合用药时，每次 30～50 mg/m^2，3～4 周 1 次。

(3)胸腹腔内给药：每次 40～80 mg，1 次/周，2～3 次为 1 个周期。

3.不良反应

(1)肾毒性：为 DDP 主要的剂量限制性毒性，表现为血液尿素氮升高和肌酐清除率降低。50～70 mg/m^2(2 mg/kg)，1 次给药或 15～20 mg/m^2 连用 5 天，30%的患者可出现中等程度的肾损害。大剂量，多疗程，肾毒性发生率增加并可成为不可逆损伤。这种损伤可能是铂以原形从肾脏排出时与肾近曲小管 p3 段细胞相互作用，损伤此段细胞 DNA，造成近端曲小管对体液的再吸收降低，血中尿素氮增加，肌酐清除率下降，严重时造成肾衰竭，顺铂对肾小球及远曲小管的影响较小。应以预防为主，避免产生不可逆性肾损伤。

(2)胃肠道反应：每次用药＞30 mg/m^2，其发生率为 100%，且很顽固，严重影响进食。主要为呕吐，于用药后 2 小时开始，6～8 小时达高峰，持续 24 小时以上，食欲减退和恶心持续 1～2 天，有的可延续 1 周，少数患者有腹泻。

(3)骨髓抑制：一般不重，白细胞减少的发生率为27%(0～50%)，2～3周降至最低(2.0×10^9/L以下)，1～2周恢复。血小板减少至100×10^9/L以下占16%(2%～50%)，2～3周后最低(50×10^9/L以下)，1～2周后恢复。血红蛋白下降20g/L以上者占11%(9%～40%)。

(4)耳毒性：先出现耳鸣，发生率为24%(0～90%)，继之发生听力丧失，发生率为6%(2%～25%)，听力丧失先由高频听力丧失开始(4 000～8 000 Hz)，向低频发展，逐渐加重，直至听力完全丧失。因DDP选择作用于内耳的crti器毛细胞，由底部外毛细胞损伤，向里向上发展，一般为双侧对称性的，DDP的快速冲入和连续累积可使耳毒性加重。耳鸣一般可逆，重度耳毒性不可逆。

(5)神经毒性：主要为末梢神经障碍，上下肢麻木感，感觉迟钝，视盘水肿和球后视神经炎。偶见中枢神经系统毒性，出现莱尔米特征，为脊髓后柱病变，表现为突发性麻木样感觉由颈段脊柱传导至大腿和脚。

(6)皮疹、发热和变态反应：表现为颜面水肿、哮喘、心动过速和低血压。

(7)低镁血症、低钙血症和低钾血症：少见，可出现手足搐搦、肌痉挛和心电图异常。

(二)卡铂

卡铂又称为碳铂、铂尔定等，简称CBP、JM-8或CBDCA。CBP为第2代铂类抗癌药，由英国JohnsonMathey研究中心合成，1986年正式投产。卡铂为第2代铂类抗癌药，其肾毒性、胃肠道反应、耳毒性和神经毒性较DDP轻，药物易溶解，不需水化利尿，使用方便为其优点。但骨髓抑制较重，少数有肝功能异常，抗肿瘤谱不如DDP广。卡铂于1981年用于临床，联合方案治疗乳腺癌的有效率39.3%。可作为晚期乳腺癌的二、三线治疗药物试用。

(孙萍萍)

第四节　乳腺癌的分子靶向治疗

一、曲妥珠单抗

曲妥珠单抗商品名为赫赛汀，是一种人源化单克隆抗体，选择性作用于HER2的胞外段结构域Ⅳ。曲妥珠单抗临床应用从HER2表达阳性复发转移性乳腺癌治疗到可手术乳腺癌的辅助治疗，再到与乳腺癌的新辅助化疗(neoadjuvant chemotherapy，NACT)的联合应用，曲妥珠单抗成功实现了3个阶段的跨越，奠定了曲妥珠单抗治疗HER2表达阳性乳腺癌基础药物的地位。

(一)作用机制

曲妥珠单抗是一种人源化抗体，能特异性地与HER2基因所表达的蛋白受体在肿瘤细胞膜外结合，从而阻断肿瘤细胞的信号转导途径，达到治疗恶性肿瘤的目的。曲妥珠单抗的作用机制是多方面的，可能包括以下几点。

1.免疫效应机制

在人外周单核细胞存在时，曲妥珠单抗对人肿瘤细胞株通过介导抗体依赖的细胞毒作用(antibody dependent cell-mediated cytotoxicity，ADCC)和补体介导的细胞毒作用(complement dependent cytoxicity,CDC)而抑制肿瘤生长。NK 细胞、单核细胞及巨噬细胞等效应细胞表面的 FcR 受体可识别 IgG_1 Fc 段,抗体与效应细胞表面的 FcR 受体相互反应,通过释放胞质颗粒杀伤抗体包被的靶细胞。由于曲妥珠单抗与 HER2 过表达的肿瘤细胞高亲和力结合,因而这些细胞比 HER2 低表达细胞更容易受到细胞毒性杀伤。曲妥珠单抗还可诱导补体介导的肿瘤细胞溶解。动物试验中观察到,补体成分可在肿瘤组织中沉积并激活。

2.抑制受体信号转导

曲妥珠单抗与 HER2 受体结合,抑制 HER2 与 HER1、HER3 或 HER4 形成异源二聚体,抑制细胞生长信号传递通路。同时 HER2 可以活化多种信号转导通路,包括 PI3K、MAPK 等,曲妥珠单抗减少了这些信号通路的传导,将细胞阻滞于调定点,诱导细胞凋亡。

3.抑制 HER2 胞外结构域的脱落

在完整的 HER2 分子过表达细胞中,HER2 高表达的细胞通过缓慢的蛋白酶解作用,全长的 HER2 受体可被酶切成为截断型受体 p95,由于缺少胞外曲妥珠单抗结合位点,故曲妥珠单抗无法识别并对其产生靶向治疗作用。在乳腺癌患者中,HER2 胞外结构域可脱落进入血液循环而能够在血清中检测到,进展期乳腺癌患者血清 HER2 细胞外区水平升高与预后不良、高转移率、激素及化疗抵抗相关。体外研究证实,曲妥珠单抗可以阻断 HER2 胞外结构域的酶解及 p95 形成。

4.抑制血管生成

高表达 HER2 的肿瘤细胞新生血管及血管内皮细胞生长因子(vascular endothelial growth factor,VEGF)的表达显著增加。体外研究表明,曲妥珠单抗处理后,内皮细胞的迁移能力下降。体内研究结果显示,曲妥珠单抗处理后,乳腺癌肿瘤体积减小,微血管密度降低,提示曲妥珠单抗能够抑制血管生成,阻断肿瘤内血管组织的生长。

5.抑制 DNA 修复

体外研究显示,曲妥珠单抗可与许多化疗药物产生协同效应。曲妥珠单抗或联合化疗药物促进 DNA 损伤,并抑制 DNA 修复,最终导致细胞凋亡。

(二)不良反应

1.心脏毒性

由于曲妥珠单抗的心脏毒性是其临床应用的主要限制因素,备受临床关注。

2.输注相关反应

曲妥珠单抗输注反应相关症状包括发热、寒战、呕吐、头痛和头晕等,这些症状常常在 1～2 小时内消失。再次治疗时,发生率显著减少。出现上述反应时,根据情况可用对乙酰氨基酚、苯海拉明、糖皮质激素等药物或终止输注等措施来控制上述症状,但不推荐预防性用药。一些患者表现为过敏样反应,包括低血压、红疹,大多数患者通过抗组胺、皮质激素、β 受体阻滞剂和吸氧等治疗得以恢复。在死亡患者中,多数有明显的肺部损害基础,乳腺癌肺部转移患者静息状态下发生呼吸困难而出现致死性输注反应的危险性有所增加,此类患者应慎用。

3.其他

曲妥珠单抗单药临床试验中,其他不良反应有虚弱、胸痛、腹痛、感冒样症状、食欲缺乏、恶心、呕吐、便秘、腹泻、咳嗽加重、呼吸困难、咽炎、鼻炎、鼻窦炎、周围性水肿、皮肤瘙痒、皮疹、骨痛、肌肉痛及感觉异常等。

二、帕妥珠单抗

帕妥珠单抗是有别于曲妥珠单抗的一类新靶向药物，其主要作用位点是 HER2 胞外段结构域Ⅱ，从而阻止配体介导的 HER2 与 HER3 产生异二聚化，抑制下游信号通路。由于其作用机制与曲妥珠单抗不同，故能够进一步增强其抗 HER2 的作用效能。帕妥珠单抗于 2012 年 6 月被美国食品药品管理局(Food and Drug Administration，FDA)批准联合曲妥珠单抗和多西他赛用于治疗转移后未经抗 HER2 治疗的 HER2 表达阳性乳腺癌。

(一)作用机制

通常 HER2 呈无活性的单体，当配体和 HER2 的胞外受体结合域结合后即触发其本身发生结构改变，使二聚体化域暴露并与另一家族成员结合形成同二聚体或异二聚体，HER 家族受体只有形成二聚体后才能引起自身磷酸化，从而激活下游信号转导通路，最终导致肿瘤细胞增殖和存活。HER2 表达阳性肿瘤细胞表面存在大量的 HER2，使 HER2 与其家族成员之间容易形成异二聚体(如 HER2-EGFR，HER2-HER3)或同源二聚体(HER2-HER2)。帕妥珠单抗结合于 HER2 受体胞外域的Ⅱ区，曲妥珠单抗结合位于 HER2 受体胞外域的Ⅳ区，而酪氨酸激酶抑制剂，如拉帕替尼，竞争性结合于 HER2 受体胞内域的三磷酸腺苷结合位点。肿瘤细胞系体外研究显示，帕妥珠单抗可以阻止配体激活的 HER 二聚体化，进一步影响下游信号转导通路，使 Akt 和 MAPK 通路活化受阻。

帕妥珠单抗结合于 HER2 受体胞外域的Ⅱ区，可以阻滞配体诱导的 HER2 异二聚体化。而曲妥珠单抗可阻止 HER2 受体形成配体非依赖性二聚体，继而阻止下游信号通路的活化，但是曲妥珠单抗不能阻滞配体诱导的 HER2 异二聚体化。因此，帕妥珠单抗和曲妥珠单抗联用可以起到互补作用，进一步增强对 HER2 通路的抑制。另外，同曲妥珠单抗相仿，帕妥珠单抗也可以激发抗体依赖的细胞介导的细胞毒作用。临床前期模型试验显示，帕妥珠单抗联合曲妥珠单抗可产生 HER2 完全阻滞，在 HER2 表达阳性移植肿瘤试验中，帕妥珠单抗联合曲妥珠单抗的疗效优于任一单药。并且，在曲妥珠单抗单药治疗进展的移植瘤模型中，仍可以观察到联用帕妥珠单抗和曲妥珠单抗可以增加疗效，并且这种互补的机制已经被Ⅲ期临床试验所证实。

(二)不良反应

帕妥珠单抗的临床研究显示其安全性良好，容易耐受，最常见的不良反应为腹泻、恶心和/或呕吐、无力和皮疹，多为 1～2 级，而其心脏毒性发生率低。

1.心脏毒性

临床前研究结果提示，HER2 和 HER4 在小鼠的胚胎期心脏发育方面至关重要，在成年大鼠心肌中，HER2-HER4 异二聚体可以调节心肌结构蛋白的合成和稳定，延缓心肌细胞的死亡。因此，帕妥珠单抗潜在的心肌毒性备受关注。帕妥珠单抗治疗的心脏安全性荟萃分析结果显示，帕妥珠单抗治疗患者无症状左心室收缩功能异常或症状性心力衰竭的发生率极低，并且，当帕妥珠单抗与曲妥珠单抗联合治疗时，心脏不良反应没有明显增加，帕妥珠单抗单药、帕妥珠单抗联合非蒽环类细胞毒药物或帕妥珠单抗联合曲妥珠单抗的症状性左心室收缩功能异常的发生率分别为 6.9%、3.4%和 6.5%，症状性心力衰竭的发生率分别为 0.3%、1.1%和 1.1%。

2.腹泻

以处理并且通常不留后遗症，很少需要帕妥珠单抗减量或停药。

3.恶心和/或呕吐

恶心和呕吐是常见的不良反应，总发生率为11%～67%，大多数为1～2级，3～4级发生率为0～2.4%。

4.疲乏无力

总发生率为3%～62%，其中3～4级发生率为0～2.5%。

5.皮疹

大多数临床研究显示，皮疹是常见的帕妥珠单抗相关不良反应，可能与帕妥珠单抗的作用机制相关，通常为1～2级，多表现为痤疮样皮疹，总发生率及3～4级皮疹发生率分别为24.6%和1.1%。尽管皮疹通常为轻到中级，但是，因为治疗延续的时间较长，所以这种并不严重的不良反应也经常不易耐受。因此，早期发现和正确的处理可以提升患者治疗期间的生活质量和维持治疗，进而提高治疗的疗效。

3.特别注意事项

(1)胚胎-胎儿毒性：PERJETA若用于妊娠女性，可能研究显示，腹泻总的发生率为27%～72%，而≥3级腹泻发生率为3%～7.9%。腹泻通常为1～2级，可导致胎儿损伤。若于妊娠期间给予PERJETA，或患者在此药物治疗期间妊娠，应将药物对胎儿的潜在危险告知患者。在PERJETA治疗前必须确认患者妊娠状态，告知患者胚胎-胎儿死亡及先天缺陷等相关风险，以及治疗期间与之后进行有效避孕的必要性。

(2)左心室功能不全：研究显示，抑制HER2活性的药物(包括PERJETA在内)会降低左心室射血分数(left ventricular ejection fraction，LVEF)。在随机对照研究中，与安慰剂、曲妥珠单抗及多西他赛治疗组相比，PERJETA联合曲妥珠单抗及多西他赛治疗组并未增加有症状的左心室收缩功能不全(left ventricular systolic dysfunction，LVSD)的发生率或降低LVEF的发生率。PERJETA治疗组患者及安慰剂治疗组患者中，左心室功能不全的发生率分别为4.4%及8.3%。PERJETA治疗组患者及安慰剂治疗组患者中，有症状的LVSD的发生率分别为1.0%及1.8%。先前曾接受过蒽环类化疗或胸部放射治疗患者，其LVEF降低的风险可能较高。PERJETA未曾针对下列患者做过研究，治疗前LVEF≤50%者；既往有充血性心力衰竭病史者；既往使用曲妥珠单抗治疗期间，LVEF曾下降至<50%；以及可能损害左心室功能的情况如未获得控制的高血压、近期曾发生心肌梗死、需要治疗的严重心律不齐或既往接受蒽环类药物化疗累积剂量>360 mg/m^2的多柔比星或与其相当剂量的药物。在PERJETA开始治疗前及定期(如每3个月)在治疗期间评估LVEF，以确保LVEF能维持在正常范围内。若LVEF<40%，或介于40%～45%且比治疗前降低了>10%，则暂停PERJETA及曲妥珠单抗用药，并于3周内重复LVEF评估。若LVEF并未改善或继续降低，则停止PERJETA及曲妥珠单抗治疗，除非对该患者的治疗获益显著高于其风险。若暂停或停止曲妥珠单抗治疗，则PERJETA也应随之暂停或停药。若停止多西他赛治疗，PERJETA及曲妥珠单抗治疗仍可继续。PERJETA不建议降低剂量。

(3)输注相关的反应/变态反应：随机对照临床研究中对输注反应的定义为，输注期间或输注当天所发生的任何可被描述为过敏、全身性变态反应、急性输注反应或细胞激素释放综合征的不良事件。首次用药时，PERJETA会在曲妥珠单抗及多西他赛给药的前一天给药以观察与PERJETA相关的反应。PERJETA治疗的第1天，PERJETA治疗组患者及安慰剂治疗组患者的输注反应总发生率分别为13.0%及9.8%；3～4级不良反应的发生率<1%。最常见的输注反应

(≥1.0%)为发热、寒战、疲倦、头痛、虚弱、过敏及呕吐。

三、抗体-药物耦联剂 T-DM1

曲妥珠单抗、帕妥珠单抗和拉帕替尼都是以 HER2 为治疗靶点的高度靶向性药物,单独应用时疗效有限,临床上常需要与化疗药物联合应用。虽然靶向药物和化疗药物联用是发挥了两者的疗效协同作用,但也意味着患者需要同时接受靶向药物和化疗药物带来的毒副作用。此外,一些高效的细胞毒素由于治疗安全窗的范围较窄制约其在临床上的应用。抗体药物偶联物(antibody drugconjugates,ADC)将单克隆抗体(单抗)和细胞毒素结合在一起,综合了抗体及细胞毒药物的优势,具有靶向性强、细胞毒性高、毒副作用低、降解半衰期长等特点。ADC 是一类新型的抗肿瘤药物,由细胞毒药物、单克隆抗体以及两者间的连接结构组成。其作用机制为 ADC 与肿瘤细胞表面的抗原受体相结合,通过内吞作用进入肿瘤细胞内,在溶酶体内被蛋白酶降解,在肿瘤细胞内释放细胞毒药物从而引发肿瘤细胞死亡。理想的 ADC 应该在循环中稳定,而在靶细胞内被释放活化。ADC 药物的关键点在于抗原的选择,抗原必须具备肿瘤特异性,并且容易与抗体相连接。

(一)作用机制

T-DM1 是新型抗 HER2 的 ADC,即是将曲妥珠单抗和细胞毒药物 DM1 经过特殊的耦联技术开发的全新靶向化疗药物,由曲妥珠单抗、sMMC 连接及 DM1 组成。曲妥珠单抗保证了将 DM1 特异地转运到 HER2 表达阳性肿瘤细胞内。DM1 由美坦新硫醇化形成,是高效的微管聚合抑制剂。体外试验表明,在多种细胞系中,DM1 的细胞毒作用是紫杉醇的 25～270 倍,是多柔比星的 180～4 000 倍,但是 DM1 的严重不良反应限制了其临床应用。而 T-DM1 是第一个使用了不可裂解连接子 SMCC 连接的 ADC,研究显示,这种稳定的硫醚键比以往的 ADC 采用可裂解的二硫键毒副作用更小,因为抗体与细胞毒药物间的稳定连接保证了 ADC 在进入肿瘤细胞后才被裂解,大大减少了循环中的 DM1,从而减少了不良反应,稳定的 SMCC 链接可以显著降低毒性,增加耐受性。T-DM1 于 2013 年 2 月被美国 FDA 批准治疗既往转移后曾接受曲妥珠单抗和一种紫杉烷类药物治疗的;或曲妥珠单抗和一种紫杉类药物辅助治疗期间<6 个月发生疾病复发的 HER2 表达阳性 MBC 患者。

(二)不良反应

通常情况下,T-DM1 容易耐受,研究显示,有临床意义的不良反应发生率很低。一项汇集了 7 项临床试验共 884 例患者的不良反应分析显示,T-DM1 单药 3.6 mg/kg,每 3 周给药 1 次,最常见的不良反应为疲乏、恶心、头痛、血小板下降和便秘,大部分不良反应均为 1～2 级。

1.血液毒性

在接受 T-DM1 单药治疗患者中,血小板减少是最常见的≥3 级不良反应。T-DM1 相关的血小板计数可以从给药 24 小时内开始下降,通常在给药的第 8 天达到最低值,在第 15 天恢复。约 20%患者在重复给药后血小板计数不能恢复到基线值。但是,通过适当调整 T-DM1 的剂量,这些患者可以继续接受 T-DM1 治疗。重要的是 T-DM1 导致的血小板下降通常不会引起有临床意义出血。在上述 884 例患者的安全性综合分析中,只有 1.7%患者发生了≥3 级出血事件,其中包括 14 例 3 级和 1 例 4 级,并且≥3 级出血事件和≥3 级血小板下降在时间上并没有关联。同样,在 EMILIA 试验中,接受 T-DM1 治疗者发生≥3 级出血的发生率非常低,仅 1.4%,与接受拉帕替尼联合卡培他滨治疗组的发生率 0.8%相近。

2.肝毒性

T-DM1 有一定的肝脏毒性，典型表现为短暂、无症状转氨酶增高，≥3 度转氨酶增高的发生率较低，约为 5%，并且随着重复给药，肝脏毒性没有加重的趋势，在适当的剂量调整后，大多数发生转氨酶增高的患者仍可以继续使用。除了转氨酶增高，T-DM1 还可导致少部分患者(884 例患者中有 3 例)肝脏出现病理确诊的结节性再生性增生(nodular regenerative hyperplasia，NRH)。NRH 是一种少见的肝病，可以导致非硬化性门脉高压。肝活检是诊断 NRH 的唯一方法，因此当接受 T-DM1 治疗的患者出现门脉高压征象和/或症状时必须对该患者进行肝穿刺活检，如果确诊为 NRH，T-DM1 应当永久停药。

3.心脏毒性

由于临床前期研究显示 T-DM1 有一定的心脏毒性，且绝大多数患者(91%)既往接受过曲妥珠单抗治疗。因此，T-DM1 临床试验均对受试患者的心功能进行了严密筛选与监控，通常每 12 周 1 次评估 LVEF，在 884 例患者的安全分析中，心脏不良事件发生率很低，只有 13 例(1.5%)，并且其中 11 例为 1 或 2 级。

4.与细胞毒药物类似的不良反应

脱发是细胞毒性药物，尤其是抗微管类药物的常见不良反应，但是在大多数接受 T-DM1 患者中未观察到其他与化疗药物相关的典型不良反应，如脱发、中性粒细胞下降和外周神经毒性。例如，在 TDM4 450g 研究中，接受 T-DM1 治疗的患者中，脱发只有 1 例(1.5%)，而曲妥珠单抗联合多西他赛组 45 例(66.2%)。

3.特别注意事项

(1)肝脏毒性：在开始接受 KADCYLA 治疗以及每次使用之前，需监测血清转氨酶和胆红素。EMILIA 临床试验在入组患者时还排除了活动性乙肝和/或丙肝患者。若血清转氨酶和/或总胆红素浓度升高，需按标准减量或停用。若患者血清转氨酶＞3 倍正常值上限(upper limit of normal，ULN)，合并总胆红素＞2 倍 ULN，永久停用 KADCYLA 治疗。在使用 KADCYLA 患者中，一旦出现门脉高压临床症状、而血清转氨酶正常且无肝硬化表现征，均应考虑是否出现 NRH，一旦确诊应永久停用 KADCYLA。

(2)左心室功能不全：在 KADCYLA 开始治疗前与治疗期间定期(一般为每 3 个月)需评估 LVEF，以确保 LVEF 在正常范围内。若 LVEF＜40%，或 LVEF 在 40%～45%，且较治疗前下降＞10%，需停用 KADCYLA，3 周内重新评估 LVEF，若 LVEF 未改善或进一步降低，需永久停用 KADCYLA。EMILIA 临床试验在入组时排除了有症状性充血性心力衰竭(congestive heart failure，CHF)、严重心律不齐或过去 6 个月内有心肌梗死或不稳定心绞痛病史患者。

(3)胚胎-胎儿毒性：对于 KADCYLA，既往并未在妊娠女性中进行过随机对照试验，亦未进行过生殖与发育方面的毒理学试验。但是根据曲妥珠单抗上市后在妊娠女性中的治疗经验，曲妥珠单抗可导致羊水过少，可能与致命的肺脏发育不全、骨骼异常以及新生儿死亡等有关。KADCYLA 的细胞毒性成分 DM1，根据其作用机制预计可导致胚胎-胎儿毒性。因此，如在妊娠期间使用 KADCYLA 或患者在 KADCYLA 治疗期间妊娠，应告知药物可能对胎儿造成的危害。使用 KADCYLA 治疗前需确认妊娠状态、告知患者胚胎/胎儿死亡及先天缺陷等相关风险以及治疗期间与之后进行有效避孕的必要性，并建议患者在疑似妊娠时立即告知主诊医师。

(4)肺毒性：在 KADCYLA 临床试验中，曾有过间质性肺病(interstitial lung disease，ILD)的报道，其中间质性肺炎发生率为 0.8%(7/884)，症状包括呼吸困难、咳嗽、疲倦以及肺实质浸润。在 EMILIA 临床试验中，间质性肺炎发生率为 1.2%，一旦出现需永久停用 KADCYLA。对晚期乳腺癌或其他伴发疾病导致静息状态下呼吸困难的患者，其肺毒性的风险可能增加。

(5)输注相关反应和变态反应：输注相关反应(infusion related reactions，IRR)包含潮热、寒战、发热、呼吸困难、低血压、喘鸣、支气管痉挛和心动过速等至少一项症状。由于并无在既往因 IRR 和/或过敏而永久停用曲妥珠单抗患者中使用 KADCYLA 治疗的临床试验经验，因此，对于此类患者应避免使用 KADCYLA 进行治疗。IRR 在 EMILIA 研究中，接受 KADCYLA 治疗的患者 IRR 整体发生率为 1.4%。大部分患者此类反应在结束输注后几小时至 1 天的时间内即消失。首次输注时应密切观察患者是否出现 IRR 反应，针对严重 IRR 患者应中断 KADCYLA 治疗，出现危及生命的 IRR 时应永久停用 KADCYLA。

(6)血小板减少症：KADCYLA 相关临床试验中观察到 884 例接受治疗的患者中有 103 例(11.6%)出现≥3 级血小板减少，283 例(32.0%)出现任何等级的血小板减少。亚洲患者血小板减少症发生率与严重程度更高。开始 KADCYLA 治疗及后续每个周期前，均应监测血小板数量。由于既往对基线血小板计数＜100×10^9/L 患者没有使用 KADCYLA 治疗的研究数据，故使用时应尤为注意。若治疗过程中患者血小板减少达≥3 级(＜50×10^9/L)，则需要在血小板计数恢复至 1 级(≥75×10^9/L)后再开始 KADCYLA。

(7)神经毒性：KADCYLA 相关周围神经病变主要牵涉感觉神经，对于出现≥3 级周围神经病变的患者，应暂停使用 KADCYLA，直至症状恢复至≤2 级。

(8)药品外渗：常在输注后 24 小时内观察到此类反应，通常属轻度反应，症状包括红斑、压痛、皮肤不适、疼痛或输注部位肿胀。在输注药物期间应该密切监测输注部位可能出现的皮下浸润。

四、拉帕替尼

拉帕替尼是一种口服小分子表皮生长因子酪氨酸激酶抑制剂，在既往接受过曲妥珠单抗治疗后进展的 HER2 表达阳性转移性乳腺癌患者中，拉帕替尼联合卡培他滨能够显著延长患者的无进展生存时间。2007 年 FDA 批准拉帕替尼联合卡培他滨用于既往接受蒽环、紫杉类化疗及曲妥珠单抗治疗失败的 HER2 表达阳性 MBC 患者的解救治疗方案。

(一)作用机制

拉帕替尼是继曲妥珠单抗之后第 2 个乳腺癌分子靶向药物，是一种口服、可逆的小分子酪氨酸激酶抑制剂(tyrosine kinase inhibitor，TKI)，能同时有效抑制 HER1(EGFR)和 HER2 受体酪氨酸激酶活性。拉帕替尼通过氢键与 HER1 和 HER2 胞内区 ATP 位点结合，形成轻微可逆的无活性结构，抑制 2 种受体同型二聚体或异二聚体的酪氨酸激酶磷酸化，阻断 EGFR 信号转导，进而影响基因转录、增殖和促进细胞凋亡，对多种肿瘤细胞株的生长和增殖有显著的抑制作用。此外，拉帕替尼解离半衰期＞300 分钟，对受体的抑制时间长，被认为是强有力的 EGFR-TKI。

临床前研究发现，拉帕替尼能降低 HER2 过表达型乳腺癌细胞系中 HER1 和 HER2 磷酸化，以时间和剂量依赖方式阻断下游通路的激活。对曲妥珠单抗耐药的细胞系，拉帕替尼能通过降低磷酸化和激活胰岛素样生长因子(insulin-like growth factors，IGF)通路显示抑制肿瘤细胞活性的作用。在 HER2 过表达的乳腺癌细胞系中，联合应用曲妥珠单抗和拉帕替尼具有抗肿瘤的活性叠加和协同效应。此外，拉帕替尼具有放射治疗增敏作用，它可以提高 HER2 过表达的乳腺癌细胞对放射线的敏感性，使肿瘤细胞集落形成减少。动物试验中，拉帕替尼的应用使小鼠移植瘤模型中的肿瘤体积明显缩小。此外,联合拉帕替尼与他莫昔芬(tamoxifen,TAM)治疗能够抑制 TAM 耐药的 HER2 过表达乳腺肿瘤细胞增殖,减缓肿瘤生长速度,提示拉帕替尼能够逆转内分泌治疗耐药的细胞激素敏感性。

与曲妥珠单抗比较,拉帕替尼的优势有以下几点:①由于 EGFR 可形成异型二聚体,单一受体的抑制可能会提高其他受体的活性,因此理论上针对 HER1 和 HER2 双通路的拉帕替尼抑制酪氨酸激酶的能力可能更强。②曲妥珠单抗由于相对分子质量的限制无法突破血-脑屏障,对乳腺癌脑转移患者的治疗效果欠佳。而小分子拉帕替尼可能通过血-脑屏障,在前期研究中对治疗 HER2 表达阳性乳腺癌脑转移患者已显示疗效。③心脏毒性明显低于曲妥珠单抗。在使用曲妥珠单抗的乳腺癌患者中有 11%出现心脏功能损伤,而使用拉帕替尼只有 1.6%的患者 LVEF 发生改变,平均下降 18.7%,其中仅 0.2%表现出有症状的心功能损伤,经过治疗后心脏功能都能快速恢复。④乳腺癌细胞表面会出现细胞外配体结合区缺失的 HER2,即截断型 p95-HER2,其酪氨酸激酶活性比 HER2 更强,可作为乳腺癌独立的预后不良因素,也可能是曲妥珠单抗耐药的原因之一。而拉帕替尼通过结合胞内区抑制乳腺癌细胞的截断型 p95-HER2 磷酸化,同样能起阻断 EGFR 通路的作用。

(二)不良反应

拉帕替尼最常见的不良反应是腹泻(65%)、手足综合征(53%)、恶心(44%)、皮疹(28%),严重不良反应中最常见的包括腹泻、呕吐、恶心及 LVEF 下降等。

1.心脏毒性

在拉帕替尼临床开发项目的各项研究中,约 1%的患者报道了心脏事件,包括 LVEF 下降。接受拉帕替尼治疗的患者中大约 0.3%观察到有症状的 LVEF 下降。但是,在关键性试验中,当拉帕替尼与曲妥珠单抗联合应用,包括 LVEF 下降心脏事件的发病率 7%高于拉帕替尼单药治疗组的 2%。

2.间质性肺病和肺炎

一项开放安全性研究 LEAP 共随访观察 4 283 例接受拉帕替尼联合卡培他滨治疗的 MBC 患者,共观察到 7 例拉帕替尼相关间质性肺病和肺炎的发生,发生率为 0.2%,其中,3 例出现肺炎,2 例出现间质性肺炎,2 例出现肺间质浸润,发生时间在用药后 6～157 天(中位 51 天)。因此,FDA 提示在使用拉帕替尼期间应监测肺部症状,如出现≥3 度间质性肺病和肺炎应停药。

3.肝毒性

肝毒性可发生于开始治疗后几天到几个月。携带 H1A DQA1 * 02:01 和 DRB1 * 07:01 等位基因的患者发生拉帕替尼相关肝脏毒副作用的风险增加。在一项拉帕替尼单药治疗的大型随机临床试验(1 194 例)中,≥3 度肝脏损伤的总体风险为 2%,DQA1 * 02:01 和 DRB1 * 07:01 等位基因携带者的风险为 8%,而非携带者的风险为 0.5%。

4.腹泻

腹泻是拉帕替尼最常见的毒副作用,发生率为 65%。腹泻一般发生在拉帕替尼治疗早期,发生腹泻患者中,约 1/2 的患者第 1 次出现腹泻是在开始治疗的 6 天之内,一般持续 4～5 天。拉帕替尼引起的腹泻往往是轻度的,而分别有<10%和<1%的患者发生 3 级和 4 级严重腹泻。

5.药物的相互影响

进食可影响拉帕替尼的生物利用度。拉帕替尼与卡培他滨联合用药时,消化不良、皮肤干燥发生率增高。拉帕替尼联合曲妥珠单抗联合使用时,心脏毒性发生率升高。拉帕替尼联合紫杉醇时，骨髓抑制、外周神经毒性及肌痛发生率增高。拉帕替尼与来曲唑联合用药时，鼻出血、脱发、皮肤干燥发生率增高。

五、贝伐珠单抗

恶性肿瘤治疗失败的最主要因素是远处脏器转移，对肿瘤血管与癌细胞转移关系的研究结果发现，肿瘤血管越多，转移越快。抗血管生成靶向治疗或称为肿瘤血管阻断疗法就是基于"肿瘤的生长和转移离不开肿瘤血管"这一特殊病理生理现象，通过肿瘤血管生成抑制剂抑制肿瘤新生血管增生因子 VEGF 的形成，从而诱发血管内皮细胞自然凋亡，破坏肿瘤新生血管网。贝伐珠单抗是重组的人源化单克隆抗体，可以与内源性 VEGF-A 竞争性结合 VEGF 受体，抑制内皮细胞的有丝分裂，减少新生血管形成，是首个被美国 FDA 批准的抗血管生成的靶向药物。

（一）临床应用

1.晚期乳腺癌解救治疗

在晚期乳腺癌中，抗肿瘤血管生成的治疗相关研究开展较早，研究热点主要集中于贝伐珠单抗在 HER2 表达阴性患者中的疗效。

ECOG 2100 研究是首个贝伐珠单抗应用于乳腺癌治疗的Ⅲ期随机对照临床试验，纳入了 722 例 MBC 患者(91%HER2 表达阴性)，在一线紫杉醇化疗的基础上随机给/不给贝伐珠单抗治疗。结果发现紫杉醇联合贝伐珠单抗较单用紫杉醇化疗可以显著提高患者 PFS，分别为 11.8 个月和 5.9 个月；ORR 分别为 36.9%和 21.2%，$P<0.001$。由于贝伐珠单抗显著延长了患者 PFS 高达 6 个月，FDA 于 2007 年批准贝伐珠单抗联合紫杉醇方案用于 MBC 患者的一线治疗。

AVADO 临床试验同样基于 HER2 阴性 MBC 患者的一线治疗。736 例患者随机接受贝伐珠单抗联合多西他赛或单药多西他赛化疗，其中贝伐珠单抗分为高剂量(15 mg/kg)和低剂量(7.5 mg/kg)两组。随访发现高剂量贝伐珠单抗联合多西他赛较多西他赛单药可以进一步提高患者的 PFS，分别为 10.1 个月和 8.2 个月，$P=0.006$；提高 ORR，分别为 64%和 46%，$P<0.001$。但其 PFS 获益不如 ECOG 2100 研究显著，而低剂量贝伐珠单抗组与对照组相比并无显著治疗获益。

RIBBON-1 研究亦属于 HER2 表达阴性 MBC 患者的一线治疗相关研究，其对照组化疗方案包括蒽环类药物、紫杉类药物或卡培他滨而不再局限于紫杉类药物。结果发现，蒽环类、紫杉类药物或卡培他滨联合贝伐珠单抗均较单用化疗均可以提高患者的 PFS，蒽环类/紫杉类联合与不联合贝伐珠单抗的无瘤(病)生存率(disease free survival，DFS)分别为 9.2 个月和 8.0 个月，$P<0.001$；卡培他滨联合与不联合贝伐珠单抗的 DFS 分别为 8.6 个月和 5.7 个月，$P<0.001$。但由于 PFS 延长有限，且结合 AVADO 的研究结果以及贝伐珠单抗治疗相关的不良反应，FDA 于 2011 年撤回了贝伐珠单抗在 MBC 中的治疗适应证。

RIBBON-2 研究探讨了 HER2 表达阴性 MBC 二线治疗中化疗基础上加用贝伐珠单抗能否进一步提高疗效。研究发现，贝伐珠单抗组较单用化疗组可以延长患者的 PFS，分别为 7.2 个月和 5.1 个月，$P=0.007\ 2$。TANIA 研究同样入组 HER2 表达阴性转移性乳腺癌二线治疗患者，与 RIBBON-2 研究不同的是，TANIA 研究纳入一线贝伐珠单抗治疗基础上疾病进展的患者，评估继续二线贝伐珠单抗治疗的疗效。结果发现，贝伐珠单抗联合化疗较单用化疗可以提高患者的 PFS 分别为 6.3 个月和 4.2 个月，$P=0.006\ 8$，提示一线贝伐珠单抗进展晚期乳腺癌患者二线贝伐珠单抗治疗仍有一定疗效。

此外，亦有贝伐珠单抗联合内分泌治疗的相关报道。LEA 试验入组了 380 例绝经后、既往未接受过针对 MBC 治疗的 HR(+)/HER2(-)晚期乳腺癌患者，随机接受一线内分泌治疗来曲唑或氟维司群，或在此基础上加用贝伐珠单抗。结果发现，内分泌治疗联合贝伐珠单抗较单用内分泌治疗可以延长 PFS，分别为 19.3 个月和 14.4 个月，但其差异无统计学意义，$P=0.126$。

因此，目前大规模临床试验的数据不支持在 HER2 表达阴性 MBC 患者化疗或内分泌治疗基础上加用贝伐珠单抗。

2.新辅助治疗

贝伐珠单抗新辅助治疗的研究主要集中在 HER2 表达阴性乳腺癌患者中。GeparQuinto (GBG44)研究中，1 948 例 HER2 表达阴性，临床分期为 T_3/T_{4a-4b}，淋巴结转移阳性乳腺癌患者随机进入单纯化疗和联合贝伐珠单抗组，其中 1/3 为三阴性乳腺癌(triple negative breast cancer，TNBC)患者。单纯化疗组接受 4 个周期(EC×4→T×4)方案化疗，联合组接受相同化疗方案联合同步贝伐珠单抗 15 mg/kg，每 3 周 1 次治疗，后续辅助治疗中则不再使用贝伐珠单抗。结果显示，贝伐珠单抗组患者新辅助治疗病理完全缓解率(pathologic complete response，pCR)显著优于对照组患者，分别为 18.4%和 14.9%，$P=0.04$。亚组分析提示 TNBC 患者使用贝伐珠单抗后 pCR 有显著提高，分别为 39.3%和 27.9%，$P=0.003$；而 HR 表达阳性患者 pCR 并无明显改善，分别为 7.7%和 7.8%。随访 3.8 年发现，加用贝伐珠单抗全组患者的 DFS 和 OS，以及 TNBC 患者 DFS 和 OS 均未能带来生存获益。反之，在所有新辅助治疗后达到 pCR 的患者中，贝伐珠单抗组较对照组患者疾病复发风险升高 1 倍，HR=2.02。

NSABP B40 研究同样入组了 1 206 例 HER2 表达阴性患者并随机接受贝伐珠单抗或安慰剂治疗，贝伐珠单抗组患者术后继续使用辅助贝伐珠单抗治疗满 1 年。与不加贝伐珠单抗治疗组比较，加入贝伐珠单抗可以显著改善患者的乳腺 pCR，分别为 28.2%和 34.5%，$P=0.02$；其疗效在 HR 表达阳性患者中更加显著，pCR 分别为 23.2%和 15.1%，$P=0.007$；在 TNBC 患者则并无优势，pCR 分别为 51.5%和 47.1%，$P=0.34$。经过中位 4.7 年随访发现，贝伐珠单抗组患者的 DFS 和 OS 均有改善，OS 的提高差异有统计学意义，HR=0.65，95%CI=0.49～0.88，$P=0.004$；DFS 差异无统计学意义，但显示出趋势性，HR=0.80，95%CI=0.63～1.01，$P=0.06$。贝伐珠单抗的生存获益优势在 HR 表达阳性的患者中更加明显，DFS 的 HR=0.73，95%CI=0.53～1.00，$P=0.05$；OS 则为 HR=0.63，95%CI=0.42～0.96，$P=0.03$。

CALGB 40603 临床试验旨在研究 TNBC 患者常规 NACT 基础上加用贝伐珠单抗或铂类药物对 pCR 的影响。结果发现，加用贝伐珠单抗比加用铂类显著改善患者的乳腺 pCR，分别为 59%和 48%，$P=0.008\ 9$。ARTemis 研究随机入组了 800 例 HER2 表达阴性乳腺癌患者，用比不用贝伐珠单抗患者 pCR 显著提高，分别为 22%和 17%，$P=0.03$，且贝伐珠单抗的疗效在 TNBC 或 ER 弱表达的患者中更加明显。

以上临床研究均提示贝伐珠单抗对乳腺癌新辅助治疗 pCR 的改善。然而不同亚型乳腺癌对贝伐珠单抗的疗效仍存在争议，临床试验的设计、疾病分期、对照组化疗方案的差异以及激素受体表达阳性定义不同可能导致了结果不一致。

3.辅助治疗

贝伐珠单抗通过抑制血管新生而起到抗肿瘤效应，在原发肿瘤仍位于体内并处于血管依赖状态的新辅助治疗阶段可能具有较好的治疗反应，而在辅助治疗阶段，对于术后可能潜在的不依赖与新生血管的微转移病灶，贝伐珠单抗可能疗效欠佳。贝伐珠单抗辅助治疗的大型临床试验均得到了阴性的结果。BEATRICE 研究随机入组了 2 591 例 TNBC 患者，评估在常规辅助化疗基础上加用贝伐珠单抗治疗 1 年的疗效，随访发现贝伐珠单抗组患者 3 年 IDFS 为 83.7%、常规化疗组为 82.7%，两者差异无统计学意义，$P=0.18$；3 年 OS 贝伐珠单抗组为 92.9%、常规化疗组为 91.7%，差异无统计学意义，$P=0.23$。BETH 研究入组了 3509 例 HER2 表达阳性、淋巴结转移阳性或淋巴结转移阴性但具有复发转移高危因素的乳腺癌患者，中位随访 38 个月发现，贝伐珠单抗组和单用化疗组 IDFS 均为 92%，贝伐珠单抗组的 OS 为 97%、化疗组为 96%。因此，目前贝伐珠单抗在乳腺癌辅助治疗中仍无临床适应证。

(二)不良反应

与贝伐珠单抗治疗相关的最主要的死因为出血(23.5%)、中性粒细胞减少(12.2%)、胃肠道穿孔(7.1%)。贝伐珠单抗最严重的并发症可能是贝伐珠单抗“靶向”地对 VEGF 活性抑制作用以及血管构成缺失所造成的不良反应引起的，如高血压、出血、蛋白尿、动静脉血栓栓塞事件的增多、胃肠道穿孔。随着随访时间的延长，抗血管生成药物的不良事件可能会不断增加。

贝伐珠单抗联合化疗治疗组中，3/4 度高血压的发生率为 4%～18%，而常规化疗组则<2%。在贝伐珠单抗联合化疗组中，有近 1/2 数的患者出现不同程度的出血，主要是鼻出血，3/4 度出血的发生率为 2%～5.4%，贝伐珠单抗不增加颅内出血的发生率。蛋白尿的发生率为 2%～4%，蛋白尿与高血压之间存在正相关性。在血栓与心脏毒性方面，对不同肿瘤应用贝伐珠单抗的结果显示，静脉血栓的发生率相对风险值为 1.33，在乳腺癌的亚组分析中，静脉血栓发生率为 7.3%，相对风险值为 1.30；脑血管缺血的发生率在贝伐珠单抗联合多西他赛为 1.9%；有症状的 CHF 发生率为 1.6%，CHF 与继发性高血压、动脉栓塞之间并没有相关性。乳腺癌患者应用贝伐珠单抗者胃肠道穿孔的发生率仅为 0.8%。与单纯化疗组相比差异无统计学意义。

六、不同信号通路抑制剂靶向治疗

(一)Palbociclib

细胞周期是指细胞从一次分裂完成开始到下一次分裂结束所经历的全过程，在这一过程中，细胞依赖一系列的调控机制，以确保细胞周期各时相严格有序地进行，而细胞周期失调控会导致细胞过度增殖，引发肿瘤。与细胞周期调控有关的分子很多，主要可分为细胞周期蛋白、细胞周期蛋白依赖性激酶(cyclin dependent kinase，CDKs)以及细胞周期蛋白依赖性激酶抑制因子(cyclin dependent kinase inhibitor，CKI)三大类。CDKs 是一类丝氨酸/苏氨酸激酶，和周期蛋白 Cyclin 协同作用，在细胞周期调控、转录、分化和细胞死亡过程中发挥着重要作用，是细胞周期调控中的重要因子。越来越多的研究也表明，肿瘤细胞增殖依赖某些特定分裂间期相的 CDK。这无疑为 CDK 抑制剂的研发提供了理论基础，即通过抑制肿瘤细胞增殖所依赖的某些特定相的 CDK 达到抗肿瘤作用而又不影响正常细胞增殖。Palbociclib 是一种口服高选择性 CDK4/6 抑制剂，能够诱导部分细胞系 G_1 细胞周期停滞，由于在临床试验 PALOMA-1 中显示出非常显著的生存获益，故于 2015 年 2 月被 FDA 加速批准与来曲唑联合，用于绝经后 ER 阳性、HER2 表达阴性 MBC 患者的一线内分泌治疗。

1.临床前研究

许多前期体内外实验中，Palbociclib 对各种肿瘤如骨髓瘤、卵巢癌、脑胶质瘤和乳腺癌等显示出很好的抑制肿瘤细胞生长作用。在乳腺癌中，Finn 等通过对 47 株人乳腺癌细胞的筛查发现,CDK4/6 抑制剂 Palbociclib 对 Lumina 1 型细胞株抑制作用最明显。在卵巢癌细胞系中,对于 Rb 基因阳性 p16 低表达的细胞系,Palbociclib 最为敏感,能介导时间依赖性的 G_1 期阻滞。在体内动物试验中,单药 Palbociclib 能抑制 Rb 阳性老鼠移植瘤的生长,而对 Rb 缺失的老鼠则无效。上述体内外实验提示 Rb 状态可能作为对 Palbociclib 敏感性的预测指标。相比于其他 CDK 抑制剂缺乏相应的敏感性预测指标,基因分析提示 Palbociclib 对 Rb 表达阳性伴有 p16 低表达或 Cyclin D1 过表达的肿瘤细胞最为敏感。

2.药物联合作用的研究

理论上 Palbociclib 适合与化疗药物联合使用。因为大多数化疗药物作用于细胞周期的 S 期,而 Palbociclib 将细胞阻滞于 G_1 期,两者作用机制相互拮抗,动物试验也已证实 Palbociclib 与卡铂联用时两者相拮抗。然而,临床前期研究结果显示,Palbociclib 与乳腺癌靶向药物和内分泌治疗药物联用时具有协同作用。细胞学实验证实,Palbociclib 与 TAM 和曲妥珠单抗联用时具有协同作用并且能逆转 TAM 的耐药。研究表明,乳腺癌内分泌治疗耐药与多个信号通道有关,其中 TAM 耐药与 Cyclin D1 过表达和 RB 基因失活有关。Cyclin D1 和 RB 是 ER 信号通道中重要的调节基因。Palbociclib 通过特异性地抑制 CDK4/6 活性,使 pRb 去磷酸化,进而使失活的 Rb 恢复活性,使对内分泌治疗抵抗的细胞停滞在 G_1 期并进入衰老状态,从而恢复对 TAM 的敏感性。此外,Palbociclib 与放射治疗联用时疗效优于两者单独使用。

基于在细胞实验水平上 Palbociclib 与 TAM 具有协同作用,Slamon 开展了一项 Palbociclib 联合来曲唑的Ⅰ期临床试验,入组 ER 阳性、HER2 表达阴性的绝经后 MBC 患者,研究的目的主要为探讨 Palbociclib 与来曲唑两药联合使用时的安全性和耐受条件以及两药之间是否存在交叉作用,结果提示 Palbociclib 与来曲唑联用时具有很好的安全性和耐受性,并展现出很好的抗肿瘤作用。根据不良作用,推荐Ⅱ期临床试验两者联用的剂量 Palbociclib 为 125 mg/d,来曲唑为 2.5 mg/d。

PALOMA-1(即 TRIO-18)是一项Ⅱ期随机、开放临床研究,共入组 165 例绝经后 ER(+)/HER2(−)、既往未接受针对 MBC 治疗的患者,随机接受来曲唑或来曲唑联合 Palbociclib 治疗,其中 70%患者为初诊Ⅳ期或辅助治疗结束 1 年内进展转移的患者。在来曲唑基础上加用 Palbociclib,将患者 PFS 从 7.5 个月显著延长至 26.1 个月,HR=0.37,$P<0.001$;亦显著提高患者 ORR 和 CBR。同时,Palbociclib 组较单用来曲唑组 3～4 度中性粒细胞缺乏(51%和 1%)、白细胞减少(14%和 0)的发生率显著升高。Cyclin D1 基因扩增和 p16 蛋白表达是该研究预设的疗效预测因子,但结果仅显示 ER 状态具有疗效预测效能。2015 年 2 月美国 FDA 加速批准了 Palbociclib 与来曲唑联合作为绝经后 ER(+)/HER2(−)晚期乳腺癌内分泌治疗的一线方案,剂量为 Palbociclib 125 mg/d,每天 1 次,第 1～21 天,口服;来曲唑 2.5 mg/d,每天 1 次,连续口服,每 28 天 1 个周期。进一步扩大样本量进行验证的Ⅲ期临床试验 PALOMA-2 目前已完成患者入组,进入生存随访阶段。

另一项Ⅲ期临床研究 PALOMA-3 则是针对 ER(+)/HER2(−)晚期乳腺癌二线治疗的一项研究,共入组 521 例患者,2∶1 随机分组接受氟维司群联合 Palbociclib 或氟维司群单药直至疾病进展。结果提示,Palbociclib 组与单用氟维司群组 PFS 显著延长,分别为 9.2 个月和 3.8 个月,HR=0.42,95%CI=0.32～0.56,$P<0.001$;同时 Palbociclib 组 3～4 度中性粒细胞缺乏(62%和 0.6%)、白细胞减少(25.2%和 0.6%)的发生率显著增高,且不论患者既往内分泌治疗耐药程度、激素受体表达水平高低、PIK3CA 是否突变均能够从 Palbociclib 治疗中获益。

此外，正在进行中的Ⅲ期临床试验 PEARL 研究比较了在 ER(＋)/HER2(－)绝经后 MBC 患者的二线治疗中，内分泌治疗依西美坦联合 Palbociclib 对比卡培他滨口服化疗药物的疗效。PENELOPE、PALLAS 等研究亦在早期乳腺癌辅助治疗中进一步研究 Palbociclib 的价值。

3.不良反应

Palbociclib 表现出很好的临床安全性，主要不良作用为骨髓抑制。最常见的不良反应主要为中性粒细胞减少(75%)、白细胞减少(43%)、贫血(35%)、乏力(41%)、恶心(25%)、呕吐(25%)和腹泻(21%)等。≥3 度严重中性粒细胞减少发生率为 54%，严重白细胞减少发生率为 43%。因此，FDA 推荐在开始使用 Palbociclib 的每个周期以及前 2 个周期的第 14 天，均应进行血常规检查，如出现≥3 度中性粒细胞减少应停药、减量或推迟用药。

(二)PI3K/Akt/mTOR 信号通路抑制剂

PI3K/AKT 信号通路是乳腺癌中突变发生率最高的通路，肿瘤基因组图谱协作组(The Cancer Genome Atlas Network，TCGA)对 510 例乳腺癌标本进行全基因组测序结果显示，PIK3CA 基因突变发生率为 36%，成为乳腺癌中突变发生率最高的基因之一。*PIK3CA* 基因突变、PTEN 表达丢失、磷酸化 AKT 的异常活化均可导致 PI3K 通路的异常激活，高达 70% 的乳腺癌存在上述三项 PI3K 通路异常变化中的一项或多项，这些变化在不同的乳腺癌亚型中呈现不同的发生率，亦不同程度影响相应靶向治疗疗效。虽然关于乳腺癌 PI3K 信号转导通路的研究为数众多，通路上特定位点的改变与乳腺癌临床病理学指标和预后之间的关系仍然存在争议，不同报道间各种通路改变的发生率也相差较大。PI3K/AKT 信号通路存在许多的治疗靶点，包括 PI3K、AKT 和 mTOR 等，每一类型中药物众多，亦有众多的相关临床前及临床研究。

1.PI3K 抑制剂/BKM120

PI3K 抑制剂一般是 ATP 模拟类似物，能与 p110 亚基上的 ATP 结合位点竞争、可逆地结合，从而达到抑制作用，这类药物包括泛 PI3K 抑制剂(BKM120)、p110α-特异抑制剂(BYL719)、p110δ-特异抑制剂、PI3K/mTOR 双重抑制剂等。一般认为对于 p110α 突变的肿瘤来说，泛 PI3K 抑制剂和 p110α-特异抑制剂具有相同的活性，但 p110α-特异抑制剂毒副作用较小。PI3K/mTOR双重抑制剂的研发则是为了解决在 PI3K 受到抑制时，mTORC1 原有的负反馈抑制丢失而导致的异常激活。BKM120 是目前临床研究较为充分的一个 PI3K 抑制剂。

BKM120 是一种口服泛 PI3K 抑制剂，能够靶向抑制 PI3K Ⅰ类中所有同源异构体(α、β、γ、δ)。由于 PI3K 通路激活与 HR(＋)/HER2(－)乳腺癌细胞内分泌治疗有关，故双重抑制 PI3K 通路和 ER 信号通路可能具有协同作用，从而逆转乳腺癌内分泌治疗耐药。在绝经后 ER(＋)/HER2(－)MBC 患者中，一项Ⅰ期临床试验研究了来曲唑基础上联合 BKM120 的剂量、安全性和抗肿瘤作用。继而Ⅲ期临床试验 BELLE-2 研究，在绝经后 ER(＋)/HER2(－)、既往接受芳香化酶抑制剂(aromatase inhibitors，AIs)治疗失败的晚期乳腺癌患者中研究了在氟维司群基础上联用 BKM120 的疗效。研究共入组 1147 例患者，1∶1 随机分组，接受氟维司群单药或氟维司群联合 BKM120，并根据患者肿瘤的 PI3K 通路活性、有无内脏转移进行预先分层。加用 BKM120 后，患者 PFS 从 5.0 个月延长至 6.9 个月，HR＝0.78，95%CI＝0.67～0.89，$P<0.001$，达到了首要研究终点。但 BKM120 组任何级别或 3～4 级严重肝功能异常、高血糖、皮疹、焦虑、抑郁的发生率均高于对照组。同时，预先设定的患者 PI3K 通路活性亦未能够预测 BKM120 的疗效。除此之外，针对 HR(＋)/HER2(－)晚期乳腺癌患者 BKM120 与紫杉醇化疗联合的Ⅲ期临床研究 BELLE-4 亦在进行中。

2.mTOR 抑制剂

mTOR 激酶是一种丝氨酸/苏氨酸蛋白激酶，是 PI3K/AKT 信号通路的一部分，能够整合生长因子通路信号并调节重要的代谢过程如 mRNA 翻译、核糖体生物合成、蛋白质合成、细胞死亡等。mTOR 有两个蛋白复合物 TORC1 和 TORC2，能够介导 mRNA 转录翻译过程中不同的功能。西罗莫司发现于 1975 年，是一种天然的 mTOR 抑制剂。研究表明，西罗莫司与细胞内受体 FK506-结合蛋白 12(FKBP12)关联后，可直接与 mTORC-1 的 C-末端区域结合，干扰多聚体 mTORC1 复合物的激酶活性，抑制 mTOR 介导的下游底物 S6K 和 4EBP1 磷酸化。在西罗莫司抵抗的乳腺癌 MDA-MB-231 细胞中，应用西罗莫司治疗后可出现 pAkt 中等程度的增长，而在西罗莫司敏感的乳腺癌 MCF-7 细胞中则出现 pAkt 轻微增加。西罗莫司与紫杉醇、卡铂和长春瑞滨等化疗药物联合应用可提高化疗引起的细胞凋亡，产生协同作用。西罗莫司部分药理特性限制其临床应用，而其类似物研发并已进入临床应用及研究阶段如依维莫司和替西罗莫司等。

依维莫司是一种口服 mTOR 抑制剂，能够抑制肿瘤细胞中 mTOR 信号通路的过度活化，通过调节 mTOR 下游效应物的磷酸化而发挥作用，其中主要包括 S6K1 和 4E-BP1。其抗肿瘤作用分为直接作用与间接作用，分别作用于肿瘤细胞和血管内皮细胞，通过抑制肿瘤生长、血管生成和营养代谢，达到三重抗肿瘤作用。此外，mTOR 还是许多生长因子受体或激素受体通路的下游信号分子，这些通路在许多肿瘤的增殖与存活方面发挥关键作用。因此，依维莫司与作用于这些通路的药物联合使用，如作用于 HER2 的曲妥珠单抗，作用于 ER 的 TAM、AIs 等可能有协同的抗肿瘤疗效。依维莫司在乳腺癌领域应用研究，包括探索在绝经后 HR(+)/HER2(−)复发转移乳腺癌患者中联合内分泌治疗、逆转内分泌耐药以及曲妥珠单抗治疗 HER2 表达阳性乳腺癌患者出现病情进展后的临床应用价值。

不良反应：在依维莫司单药治疗晚期乳腺癌的临床研究中，药物相关毒性主要为乏力、贫血、腹泻、口腔炎、咳嗽和肺炎。与其他药物联合时，患者出现较多 3～4 度不良反应。主要有口腔炎、贫血、呼吸困难、高血糖、疲乏和肺炎。因此，在依维莫司显著提高激素受体阳性乳腺癌的无进展生存时间的同时，有较大比例的患者因不能耐受依维莫司而终止治疗。

口腔炎是依维莫司治疗中常见的不良反应，发生率约 42%，但绝大多数为 1～2 度，停药或局部对症处理多数能缓解，含有乙醇或过氧化物的漱口液会加重病情，应避免使用。口腔炎多发生在开始治疗 1 个月内，为口腔、嘴唇内表面、或舌黏膜的炎症反应，通常表现为红斑、水肿、烧灼感，偶见出血。良好的口腔卫生习惯，并治疗潜在的感染源，如牙周病和肉芽肿是预防依维莫司所致口腔炎的关键。

(三)PARP 抑制剂

多聚腺苷二磷酸核糖聚合酶抑制剂多聚腺苷二磷酸核糖聚合酶 1(poly adenosine two phosphate ribose polymerase 1，PARP1)在大量 DNA 损伤后 DNA 单链断裂的修复中发挥重要作用，PARP1 蛋白是肿瘤细胞核中含量最丰富的蛋白。该蛋白在修复断裂单链 DNA 中发挥着重要作用。抑制 PARP1 蛋白可使断裂单链一直处于未修复状态，并进一步造成令肿瘤细胞难以修复的双链断裂，从而导致肿瘤细胞死亡。应用 PARP 抑制剂治疗转移性 TNBC 的依据在于该药能够增强化疗诱导的 DNA 损伤。PARP 抑制剂包括 AZD228(olaparib)、BSI-201(iniparib)、AG14699、ABT888(veliparib)、INO1001、BMN673、MK4827 等。

奥拉帕尼是一种新型、小分子、口服 PARP 抑制剂。Ⅰ期临床试验中，奥拉帕尼具有良好的安全性,且在携带BRCA1/2胚系突变的实体瘤患者中显示出抗肿瘤活性。Ⅱ期临床试验进一步在BRCA1/2胚系突变、且既往接受多线化疗的乳腺癌患者中,验证奥拉帕尼的疗效。本研究入组54例患者,27例患者接受400 mg,每天2次奥拉帕尼治疗,27例患者接受100 mg,每天2次剂量治疗。两组ORR分别为41%和22%,两个剂量组均显示奥拉帕尼具有良好的安全性。目前OlympiAD研究,即在BRCA1/2胚系突变且既往接受多线化疗的乳腺癌患者中比较奥拉帕尼或化疗(卡培他滨、长春瑞滨或艾日布林)疗效和安全性的Ⅲ期临床试验在进行当中。

过去认为伊尼帕尼是一种PARP1抑制剂,能够与NAD结合从而抑制PARP酶活性,继而开展了Ⅱ期和Ⅲ期临床研究。在Ⅱ期随机临床试验20070102研究中,对于晚期TNBC患者在吉西他滨+卡铂化疗的基础上±伊尼帕尼,结果发现123例患者中,伊尼帕尼组ORR、CBR显著提高,PFS、OS亦显著延长,且并未增加不良反应。这一结果很快推动Ⅲ期临床试验开展,进一步扩大样本量进行验证,但该研究预设的主要研究终点OS和PFS并未显示出加用伊尼帕尼在获益。近期一些临床前研究数据显示,伊尼帕尼并非一种PARP抑制剂,故而也不再进行后续研究。

(孙萍萍)

第五节 乳腺癌的免疫治疗

一、细胞因子治疗

淋巴细胞和单核-吞噬细胞等免疫细胞、成纤维细胞和内皮细胞等均能产生一类多功能的调节性分子,统称为细胞因子,在炎症、免疫调节及肿瘤和内皮细胞生物学方面发挥着重要作用。目前在乳腺癌治疗中发挥作用的细胞因子主要有IL-2、IFN、TNF和CSF等。

(一)IL-2

IL-2有诱导T淋巴细胞、CTL细胞、TIL细胞和B细胞的增殖分化,促进多种细胞因子分泌,激活NK细胞、LAK细胞和TIL细胞,增强单核细胞的免疫活性等作用,从而抑制乳腺癌细胞的生长。一般以全身用药为主,也可同时配合肿瘤局部推注,用药后2~3周可观察到肿瘤缩小,肿块变软。研究发现,IL-2与其他细胞因子或化疗药物联合应用治疗乳腺癌确有一定的疗效。

(二)TNF

TNF包括α、β、γ及其他亚型,通过诱导细胞的终末分化,逆转细胞的恶性表型,增强肿瘤细胞的主要组织相容性抗原的表达,增强NK细胞、巨噬细胞和CTL细胞活性,抑制癌基因的表达等途径而显示抗肿瘤作用。其中TNF-γ的免疫调节活性较强,乳腺癌临床应用以肌内注射为主,连续应用2周后,乳腺癌患者的免疫系统功能明显提高。TNF对肿瘤细胞有直接的细胞毒性和抑制作用,特异地杀伤肿瘤细胞,抑制肿瘤细胞的增殖,而对正常细胞无不良影响。目前,TNF全身用药抗瘤效果不显著,故一般采用局部推注,如可采用胸腹腔内注射、瘤内推注或局部导管内推注等方法。不良反应有发热、寒战和低血压反应等,若治疗前后给予吲哚美辛或曲安西龙等,可减轻或控制不良反应。

(三)CSF

CSF 作为造血生长因子的一种,是一类能促进粒细胞和单核细胞增殖、分化的细胞因子。化疗时辅用 G-CSF 或 GM-CSF 可促进造血干细胞的分化和粒细胞的增殖,减轻化疗引起的粒细胞降低程度及持续时间。目前,这类细胞因子在临床上主要与其他生物治疗方法或化疗药物联合应用,既可以全身应用,也可以局部应用。主要适应于预防和治疗放化疗后引起的白细胞减少症,预防白细胞减少可能导致感染并发症,以及使感染引起中性粒细胞减少的恢复速度加快。Peter 等 Meta 分析显示,CSF 可以有效预防化疗引起的中性粒细胞减少性发热。常见不良反应有骨痛和注射部位反应等,大部分属轻到中度,严重反应罕见。一般常规对症处理便可使之缓解,低血压和低氧综合征在首次给药时可能出现,但以后给药则无此现象。

二、体细胞治疗

体细胞治疗是将机体细胞在体外进行各种处理后,再回输患者的治疗方式。目前体细胞治疗以自体体细胞治疗为主,分为主动特异性免疫治疗和被动免疫治疗两类。主动特异性免疫治疗即肿瘤疫苗技术,是用肿瘤细胞或其提取物对癌症患者进行免疫,本质上是一种生物的体细胞治疗措施。过继免疫治疗是以输注自身或同种特异性或非特异性肿瘤 CIK 为主,是狭义的体细胞治疗。体细胞治疗是指通过分离获取患者自身免疫细胞,在细胞因子诱导下,大量扩增出具有高度抗肿瘤活性的免疫细胞,此类细胞主要包括 CIK、LAK、TIL、CTL 和 DC 细胞等。利用体细胞回输主要用于乳腺癌常规治疗后的巩固治疗以及复发和转移的综合治疗,以期可以杀伤残余的癌细胞,消灭血液循环中的癌细胞及微小转移灶,分泌细胞因子,有助于提高患者免疫功能。

(一)CIK 细胞

目前临床应用最为广泛的是由美国斯坦福大学研发的细胞因子诱导的 CIK,其治疗效果显著,具有肿瘤杀伤活性。CIK 细胞是通过采集患者外周血单个核细胞(peripheral blood mononuclear cell,PBMC),即外周血中具有单个核的细胞,包括淋巴细胞和单核细胞。体外经 IL-2、抗 CD3 单克隆抗体及 IFN-γ 等多种细胞因子共同诱导培养得到的一群具有抗肿瘤活性的异质性细胞,其中以 $CD3^+CD56^+$ NKT 细胞为主要效应细胞。CIK 抗肿瘤免疫不受 MHC 分子限制,可广泛杀伤肿瘤细胞,具有强大的肿瘤杀伤功效,其分泌的 IL-2、IL-6 和 INF-γ 等多种抗肿瘤因子可激活机体抗肿瘤免疫应答。CIK 作为一项新兴肿瘤免疫治疗技术,在多种实体瘤及血液肿瘤的治疗都取得了显著的疗效。Pan 等收集 90 例手术切除后 TNBC 病例,其中 45 例接受化疗或联合放射治疗,45 例在放化疗基础上加用 CIK 输注治疗。研究证实,TNBC 患者加用 CIK 辅助治疗较传统放化疗显著延长了患者的 DFS 及 OS。多因素分析显示,CIK 辅助治疗是 TNBC 患者的独立预后因素,CIK 辅助治疗显著增加了病理Ⅲ级 TNBC 患者的 DFS,及 N_{1-3}期和ⅡB、Ⅲ期患者的 OS。说明化疗辅助 CIK 治疗是预防 TNBC 复发,延长 TNBC 患者生存期的有效治疗方法。

CIK 临床应用:①利用 CIK/IL-2 治疗乳腺癌所致的胸腔积液和腹水;②在乳腺癌术后巩固治疗和放化疗后重建机体免疫系统功能方面,CIK/IL-2 有其独特的优势;③IL-2/TNF 联用瘤体内推注治疗,包括乳腺癌皮下和淋巴结等转移灶的推注治疗;④IL-2/TNF 或 CIK/IL-2 经门静脉药盒长期推注治疗肝转移瘤。临床上观察主要毒副作用包括部分患者出现一过性寒战、发热,但体温≤39 ℃,持续时间≤6 小时,经对症处理缓解。此外,有疲乏、寒战和发热等流感样症状、胃肠道症状及皮疹。多数表现轻微不需要特殊处理,能自动缓解。少数患者可以在治疗前

30 分钟加用吲哚美辛口服或经肛门用药，能缓解寒战和发热症状。

(二)LAK 细胞

LAK 细胞可由外周血淋巴细胞(peripheral blood lymphocyte，PBL)在体外经 IL-2 激活而产生。研究证明，LAK 细胞易由肿瘤患者和正常人 PBL 产生，这样患者自身可以作为供体而产生 LAK 细胞，从而减少对正常供体的需求以及异体转移细胞所产生的组织不相容性。体外 LAK 细胞对肿瘤细胞具有广泛的杀伤作用，可对人自体和异体肿瘤产生杀伤作用，而且其抗肿瘤作用是 MHC 非限制性和非特异性的。LAK 在肾癌治疗中具有良好疗效，而对乳腺癌治疗效果还不够理想。

(三)TIL 细胞

在肿瘤部位出现 TIL，被证明是产生肿瘤特异性细胞反应的征兆。TIL 细胞尚能细分 $CD8^+$、$CD4^+$、CTL-4 抗原阳性和程序性死亡受体-1(programmed death receptor ligand-1，PD-L1)阳性不同亚型。绝大多数细胞 CD3 阳性，$CD4^+$ T 细胞、$CD8^+$ T 细胞的比例差异有统计学意义。近年来研究显示，肿瘤内或瘤灶周围不同 TIL 亚型与癌症患者的预后有相关性，在乳腺癌中也有相关报道。作为肿瘤微环境中的重要一员，不同亚型 TIL 细胞与乳腺癌新辅助治疗和辅助治疗疗效及预测预后成为目前研究的热点。不同乳腺癌分子分型中，TNBC 与 HER2 阳性乳腺癌病灶 TIL 浸润程度较高，这可能与这两种分子分型的乳腺癌细胞具有较强的免疫原性，从而可较大程度地激活机体的免疫反应有关。

1.TIL 亚群

(1)$CD8^+$ TIL：在控制免疫原性肿瘤细胞的生长中，$CD8^+$ TIL 介导的细胞免疫应答起最重要的作用，是抗肿瘤免疫的主要效应细胞。肠癌和卵巢癌等研究结果均显示，$CD8^+$ TIL 与预后相关。对于乳腺癌，大量的 $CD8^+$ TIL 浸润与患者生存率有显著相关性。Mahmoud 等发现，$CD8^+$ TIL 与较长的乳腺癌特异性生存期相关。乳腺癌存在不同分子特异性。因此，$CD8^+$ TIL 是否能预测整体乳腺癌患者人群的预后尚存在争议。有学者发现，$CD8^+$ TIL 仅与 ER 阴性乳腺癌和 HER2 阳性乳腺癌预后呈正相关。也有部分学者观察到基底细胞样乳腺癌亚组中观察到 $CD8^+$ TIL 与预后的关联。

(2)$CD4^+$ TIL：初始 $CD4^+$ T 淋巴细胞还可分化为其他亚群 Th1、Th2、Th17 以及调节性 T 细胞。这些不同功能的 $CD4^+$ T 细胞亚群作用并不相同，它们可激活肿瘤的清除效应，或者抑制作用。通常认为，Thl 细胞介导的免疫反应起到抗肿瘤作用，而 Th2 细胞分泌的细胞因子对细胞免疫具有抑制作用。$Foxp3^+$ 调节性 T 细胞，通过分泌细胞因子或者细胞接触两种方式发挥免疫抑制和免疫调节作用，而 $Foxp3^+$ TIL 在乳腺癌中的研究结果并不一致。West 等研究发现，在 ER 阴性乳腺癌中，$Foxp3^+$ TIL 能提示较长的无复发生存期，并且其他的表达与 $CD8^+$ TIL 具有一致性。Liu 等进一步研究发现，对于 ER 阳性乳腺癌，$Foxp3^+$ TIL 与差的预后相关，并发现这部分患者往往缺乏 $CD8^+$ TIL，并且指出 $Foxp3^+$ TIL 的预示作用取决于 ER/HER2 的表达水平以及 $CD8^+$ TIL。因此，$Foxp3^+$ TIL 或许需联合 $CD8^+$ TIL 及其他病理学指标才能更好地预测乳腺癌预后。$CD4^+$ TIL 淋巴细胞的另一个亚型 Th1 对于乳腺癌而言，含较多 Th1 TIL 的患者 DFS 较长。

2.TIL 与乳腺癌预后

TIL 细胞与原发性乳腺癌预后的关系已被关注多年，TIL 预后判断的准确性与乳腺癌亚型有关。Loi 等根据 BIG 02-98 临床Ⅲ期试验分析结果提出，在 TNBC 组中，淋巴细胞主导型乳腺癌的复发率以及死亡率均低于非淋巴细胞主导型乳腺癌。TIL 每增加 10%,可降低 17%的复发风险,降低 27%死亡率。TIL 浸润与预后呈现正相关性。但在 ER 阳性或 HER2 阴性患者中,并没有观察到 TIL 与预后相关。Adams 等分析了 481 例 ECOG2197 和 ECOG1199 临床试验中的 TNBC 标本,进一步证明 TIL 与预后呈正相关。这两项临床试验结果均提示 TIL 可以作为 TNBC 接受辅助治疗的预后预测指标。

淋巴细胞主导型乳腺癌(lymphocyte-predominant breast cancer,LPBC)占全部乳腺癌的比例文献报道差异较大,在不同的研究中占 4%~28%,但都显示了良好的预后效果。定义 LPBC 的淋巴细胞浸润阈值在不同研究中也不一致,可为 50%~60%。这可能是造成不同研究中 LPBC 比例不同的一方面原因,另一方面可能与不同研究纳入患者的标准不同有关。新辅助治疗临床试验中 LPBC 比例往往高于辅助治疗临床试验,可能是由于新辅助治疗临床试验会纳入更大的肿瘤。比如 GeparTrio 新辅助研究(LPBC 占 12%)中>50%的患者肿瘤直径>4 cm,而在 ECOG E2197 和 E1199 辅助治疗研究(LPBC 占 4%)中只有 8%的患者肿瘤>5 cm。此外可能是由于纳入乳腺癌亚型比例不同,ER 阴性患者往往有较高的 TIL,有些试验纳入所有类型的乳腺癌而有些试验仅纳入特定类型的患者,如 GeparDuo、GeparTrio 和 BIG02-98 纳入所有乳腺癌亚型,且大部分是 ER 阳性,而 GeparSixto 仅纳入 TNBC 和 HER2 阳性患者,ECOG E2197 及 E1199 仅纳入 TNBC。还有一些因素也可以影响 TIL 水平,比如治疗后处于免疫抑制状态的患者 TIL 水平较低,妊娠也有报道会影响 TIL 的数量。

TIL 与预后不良的临床病理特征有关,包括 ER 阴性、高肿瘤分期、高 Ki-67 水平、肿瘤体积大及淋巴结转移等,高水平 TIL 能够预示良好的预后,具有较好的无远处转移生存(distant disease-free survival,DDFS)、DFS 和总生存(overall survival,OS)。

TIL 的预后价值促使大家尝试各种方法实现评估 TIL 的标准化。近来已有团队发表了相关论文,建议评估间质肿瘤浸润淋巴细胞(stromal tumor infiltrating lymphocyte,s-TIL)而不是瘤内 TIL,并且 TIL 应该作为连续变量包含除多形核白细胞的所有单核细胞。这些意见将有助于 TIL 在研究和临床实践中的规范化应用。

3.TIL 与乳腺癌治疗的疗效

研究显示,高水平的 TIL 预示 TNBC 和 HER2 阳性患者对治疗的反应较好,但在其他类型乳腺癌中未显示这种相关性。Ono 等对 474 例乳腺癌 NACT 研究结果分析发现,高水平的 TIL 只有在 TNBC 组中和 pCR 具有明显相关性。Loi 等分析了 BIG 02-98 辅助治疗研究中 2009 例患者 TIL 水平和预后的关系,同样发现仅在 TNBC 组 TIL 和患者 DFS 及 OS 具有明显相关性。在针对 935 例患者临床Ⅲ期 FinHER 曲妥珠单抗辅助治疗的分析也得到类似的趋势,高水平 TIL 只和 TNBC 及 HER2 阳性患者 DDFS 改善相关,而在 ER 阳性及 HER2 阴性组未见明显相关性。

(1)TIL 与铂类药物:GeparSixto 研究结果显示,铂类药物的加入可以提高 TNBC 新辅助治疗的 pCR,且无论是 TNBC 或是 HER2 阳性乳腺癌。Vinayak 等分析了 PrECOG0105 临床试验中 70 例 TNBC 标本,76%肿瘤标本有≥10% sTIL,31%标本有≥10%上皮内肿瘤浸润性淋巴细胞(intratumoral TIL,iTIL)。无论是 sTIL 还是 iTIL,淋巴细胞主导的患者较非淋巴细胞主导的患者更能从添加了铂类新辅助治疗方案中获益,提示 TIL 可能成为预测含铂类新辅助治疗疗效的指标。

(2)TIL 与蒽环或紫杉类药物:Loi 等发现,HER2 阳性患者 TIL 的百分比每增加 10%,单用蒽环类化疗方案中的获益(DFS)相应提高,但在蒽环联合紫杉类化疗组中却并未观察到这一趋势。这项临床研究结果显示,对于HER2阳性乳腺癌且接受曲妥珠单抗治疗的患者,TIL每增加10%,可降低18%的远处复发风险。在这类患者中淋巴细胞主导型乳腺癌的无复发生存明显优于非淋巴细胞主导型乳腺癌。但对于有较多TIL浸润的HER2阳性患者,如未接受曲妥珠单抗治疗,则其预后劣于无淋巴细胞浸润的患者。提示TIL可预测以蒽环类或紫杉醇为基础NACT的疗效。

(3)TIL与曲妥珠单抗:TIL也被证实与靶向治疗敏感性相关,但这种关系仅存在于HER2阳性患者,而TIL与曲妥珠单抗获益的关系仍有争议。FinHer试验显示,TIL与232例预后良好的HER2阳性患者相关,主要源于这些患者接受曲妥珠单抗治疗;GeparQuattro试验也在156例HER2阳性患者中证实了TIL与曲妥珠单抗获益的相关性。但NCCTG开展的N9831试验在456例曲妥珠单抗辅助治疗HER2阳性患者研究中并未发现sTIL与无复发生存(recurrence free survival,RFS)改善有明显相关性。因此,两者的关系仍有待更大规模的前瞻性研究。

(4)TIL与NACT:TIL与乳腺癌治疗的疗效目前研究热点之一在于高水平的TIL能否预示NACT后的pCR。德国一项纳入1 058例患者的研究证实,瘤内TIL的含量是pCR的独立预测因子,LPBC的pCR超过非淋巴细胞优势性乳腺癌3倍,而无淋巴细胞浸润的乳腺癌患者仅有2%达到pCR。此后几项大规模队列研究共计>3 000样本的分析也证实了TIL的独立预测价值。这些研究很多都区分了瘤内淋巴细胞和基质内淋巴细胞,尽管两者密切相关,但预测强度略有差异,基质内淋巴细胞数量较瘤内淋巴细胞多故而更易获取。

(四)CAR-T疗法

嵌合抗原受体(chimeric antigen receptor,CAR)T细胞(CAR-T)疗法是一种新型的免疫治疗,在急性淋巴细胞白血病和慢性淋巴细胞白血病等血液肿瘤治疗中取得了巨大的成功,为当前肿瘤免疫学治疗的有效性再添新数据。大多数CAR由胞外抗原结合区、跨膜区域和胞内信号转导区组成。胞外抗原结合区由来源于单克隆抗体的轻链(V_L)和重链(V_H)组成,中间由带韧性的铰链区(single chain fragment variable,scFv)连接形成单链抗体;跨膜区域一般由同源或异源的CD3、CD8或CD28等二聚体膜蛋白组成;胞内信号转导区为免疫受体酪氨酸活化基序,通常为CD3ζ或FcεRIγ。胞外抗原结合区通过将识别肿瘤相关抗原(tumor associated antigen,TAA)的scFv和胞内信号域免疫受体酪氨酸活化基序(immunoreceptor tyrosine-based activationmotifs,ITAM)在体外进行基因重组,生成重组质粒,再在体外通过转染技术转染到患者的T细胞,使患者T细胞表达肿瘤抗原受体,转染后经过纯化和大规模扩增后的T细胞,称为CAR-T。

尽管CAR-T细胞临床应用研究在不断地深入,也取得了一定的临床效果和突破,但CAR-T细胞临床应用中许多问题有待更好地解决。目前,CAR-T细胞可能存在脱靶效应和插入突变等问题。CAR-T细胞临床应用的首要问题是脱靶效应,这可能导致针对正常组织的自身免疫反应。CAR-T技术是在T细胞中插入一段外源DNA片段,理论上说其结构已被破坏,存在一定的致瘤风险。虽然目前并没有关于基因改造T细胞致瘤性的报道,但是研究者还是一直在关注此问题,也在不断通过优化载体类型和转染方式来降低插入突变的风险。

随着细胞免疫治疗肿瘤的进展,CAR修饰的T细胞在临床应用中的作用越来越受到人们的重视。通过探索完美的CAR信号组合,调节适宜的CAR亲和性,增加人工基因调控开关,产生合理的细胞因子分泌,诱导T细胞特异性归巢等,相信不断更新换代的CAR-T细胞也将很快应用于临床。除此之外，CAR也不仅仅只是修饰T细胞，它还可以修饰细胞因子诱导的CIK、NK细胞及γ、δ、T细胞等。例如，德国波恩大学的研究人员从结直肠癌患者外周血中采集和培养CIK细胞，并利用CEA+抗体特异性的CAR对CIK细胞进行改造，使CIK细胞获得CAR的特性。将CAR-CIK细胞与CEA+肿瘤细胞共培养后，发现其分泌的IFN-γ要高于与CEA-肿瘤细胞共培养情况；而用未改造的CIK细胞与CEA+/CEA-分别共培养，却未观察到IFN-γ分泌增加，且CAR-CIK细胞的细胞毒效应也比未改造CIK细胞高。另外，由于当前构建的CAR存在固定的抗原特异性，这意味着它们每次只能靶向一种类型的肿瘤抗原。将来可以设计构建一种更加通用性的CAR框，最终可用于同时或依次靶向多种肿瘤抗原，这样将更大程度解决肿瘤免疫逃逸引起的复发和转移等问题，成为疗效更确切的过继性免疫细胞治疗方法。目前，CAR-T在多种实体瘤如脑胶质瘤、肝癌和乳腺癌等中探索应用的临床试验也正在开展中，期待CAR-T疗法能在实体瘤的免疫治疗中取得突破。将来的研究在改善CAR-T疗法有效性方面需要寻求更好的抗原靶点，更佳的生存，CAR-T更持久存在，以及在肿瘤微环境中克服免疫抑制；提高安全性则需要更好地理解细胞因子释放综合征/神经毒性的生物学机制，找到预测因素或生物标志物，实现个体化安全有效的治疗；为了提高整体的可行性，需要探索与其他治疗方案的联合治疗，提高治疗的反应率。

三、免疫检测点阻断

免疫检测点指免疫系统中维持机体免疫自稳、调节免疫应答时长和范围的众多抑制性通路，可避免过强的免疫反应造成组织损伤。肿瘤利用特定的免疫检测点通路作为抵抗机体免疫反应的主要机制，尤其是抵抗特异性识别肿瘤抗原的T细胞。许多免疫检测点需要与相应配体结合才能激活，可以利用单克隆抗体阻断其受体或配体，打破肿瘤免疫抑制。目前，研究较多的是CTLA-4和程序性死亡受体-1(programmed death 1，PD-1)及其配体PD-L1。

(一)CTLA-4

CTLA-4又名CD152，是一种白细胞分化抗原，是T细胞上的一种跨膜受体，表达于激活的T细胞表面，与CD28共同享有B7分子配体，而CTLA-4与B7分子结合后诱导T细胞无反应性，参与免疫反应的负调节，能够下调T细胞活性。基因重组的CTLA-4 Ig可在体内外有效、特异地抑制细胞和体液免疫反应，对移植排斥反应及各种自身免疫性疾病有显著的治疗作用，毒副作用极低，是目前被认为较有希望的新的免疫抑制药物。Tremelimumab是一种CTLA-4全人源化单克隆抗体，能够阻断帮助肿瘤逃避免疫检查的信号通路，通过结合表达于活化的T细胞表面的CTLA-4蛋白，刺激机体免疫系统对肿瘤细胞发起攻击。一项Tremelimumab联合依西美坦治疗进展期乳腺癌的Ⅰ期临床研究提示，治疗相关的不良反应为轻度至中度，没有3/4度严重腹泻的报道，42%患者获得12周及更长时间的临床疾病稳定。CTLA-4的另一个抗体Ipilimumab也正在Ⅳ期乳腺癌中进行Ⅱ期临床试验(NCT00083278)。

(二)PD-1

PD-1是一种重要的免疫抑制分子。为CD28超家族成员，其最初是从凋亡的小鼠T细胞杂交瘤2B4.11克隆出来。以PD-1为靶点的免疫调节对抗肿瘤、抗感染、抗自身免疫性疾病及器官移植存活等均有重要的意义。PD-1是表达于激活的T细胞、前B细胞、NK细胞、DC细胞和单核细胞表面的抗原，其配体包括PD-L1和PD-L2。PD-L1也可作为靶点，相应的抗体也可以起到相同的作用，在维持T细胞耐受中发挥重要作用。T细胞激活需双重信号的协同作用，第一信号是 T 细胞(抗原)受体接收 APC 的 MHC 呈递的抗原信息,第二信号是来自细胞表面的一系列受体、配体,通过为淋巴细胞提供正性或负性调控信号参与机体免疫应答。这些第二信号也叫免疫检查点。两条经典的共抑制信号通路分别是 PD-1/PD-L1 通路和 CTLA-4。PD-1 与其配体 PD-L1 相互作用能够抑制 T 细胞活化和增殖从而介导负性免疫调控,PD-1/PD-L1 通路参与肿瘤免疫逃逸机制。在多种肿瘤组织中,PD-1 及其配体高表达,抑制淋巴细胞增殖和活化,诱导抗原特异性 T 细胞凋亡,促进 $CD4^+$ T 细胞向 $Foxp3^+$ 调节性 T 细胞。通过这些免疫负性调控的作用,PD-1/PD-L1 在肿瘤逃逸机制中发挥着关键作用,促进癌症发展。然而抑制 PD-1/PD-L1通路则可以阻断 PD-1 与 PD-L1 的结合,阻断负向调控信号,使 T 细胞恢复活性,从而增强免疫应答。

PD-1 和 PD-L1 在乳腺癌中都有异常表达,且表达与 TIL 相关,提示免疫反应中存在负反馈的激活。Mittendorf 等通过 qRT-PCR 和免疫组织化学分别从转录水平及蛋白表达水平检测 PD-L1 在 TNBC 及其他类型乳腺癌中的表达,结果发现 TNBC 患者表达 PD-L1 的水平较非 TNBC 患者高,差异有统计学意义;约 20% 的 TNBC 患者表达 PD-L1,在表达 PD-L1 患者中 95%病理分级为Ⅲ级,说明 PD-L1 表达与 TNBC 恶性程度正相关。TNBC 细胞表面高表达 PD-L1 可抑制 T 细胞增殖并促进 T 细胞凋亡,形成肿瘤免疫抑制。应用 PD-1 和 PD-L1 单克隆抗体可阻断 TNBC 免疫抑制,增强抗肿瘤免疫应答,从而抑制 TNBC 的增殖、转移与复发。

靶向 PD-1/PD-L1 信号通路的药物根据其靶向可分靶向 PD-1 的药物和靶向 PD-L1 的药物。靶向 PD-1 的药物有 MEK3475(Pembrolizumab)、CT-011(Pidilizumab)、BMS-936558(Nivolumab)、AMP-514 以及 AMP-224;靶向 PD-L1 的药物有 BMS-936559、MEDI4736、MPDL3280A 和 MSB0010718C。其中,PD-L1 的单克隆抗体 BMS-936559 治疗非小细胞癌(non-small cell carcinoma,NSCC)、黑色素瘤及肾母细胞瘤分别获得了 18%、28%和 27%的客观缓解率(objective response rate,ORR),Pembroli zumab 成为第一个获得美国 FDA 批准的 PD-1 抑制剂,可用于治疗对其他药物无反应的晚期或不能进行手术切除的黑色素瘤。PD-1 抑制剂 Nivolumab 也相继获得 FDA 批准,可用于治疗黑色素瘤以及疾病进展的或者既往接受过铂类药物化疗的晚期转移非小细胞肺癌。PD-1/PD-L1 抑制剂对黑色素瘤、肾癌、肺癌、头颈癌、膀胱癌和乳腺癌等多种癌症的疗效正在大量临床试验中进行验证。

转移性 TNBC 预后通常较差,目前无有效的靶向治疗方式。多项使用 PD-1/PD-L1 抑制剂治疗这一类型乳腺癌的临床试验正在开展中。越来越多的研究表明,乳腺癌抗 PD-1/PD-L1 治疗具有良好的前景。2014 年 Nanda 等最先报道了关于 PD-1 特异性单克隆抗体 Pembrolizumab (MK-3575)在临床试验的结果。该临床Ⅰ期试验(NCT01848834)中,对 32 例 PD-L1 阳性复发或转移的 TNBC 患者予以 PD-1/PD-L1 抑制剂 MK-3475 治疗。MK-3475 剂量为每 2 周静脉推注 10 mg/kg。2015 年Ⅰb 临床试验对 MK-3475 的不良反应以及治疗效果进行了进一步评估。结果显示,ORR 为 18.5%,包括完全缓解(complete response,CR)1 例,部分缓解(partial response,PR)4 例;6 个月无疾病进展生存率为 23.3%。不良反应方面,大部分患者能够较好地耐受 MK-3475,仅有 5 例(15.6%)患者出现严重(3～5 级)药物不良反应。临床Ⅰ期试验(NCT01375842)结果显示,TNBC 患者肿瘤组织中,PD-L1 蛋白呈现高表达。在该Ⅰ期试验中,12 例已接受过蒽环类药物(92%)、紫杉类(75%)或铂类(42%)化疗药物治疗无效或已经转移的转移性 TNBC 患者,被分配接受 MPDL3280A(PD-L1 抑制剂)以 15 mg/kg 或 20 mg/kg 的剂量静脉推注(每隔 3 周为 1 个周期)。持续注射 1 年后,ORR 为 33%,其中包括 CR 1 例,PR 1 例。

1例患者达到病情稳定(Stable disease,SD),2例患者肿瘤体积分别缩小了43%和44%。出现严重(3~5级)药物不良反应的比例为8%。Emens等另外一项PD-L1特异性单克隆抗体MPDL3280A治疗9例转移性TNBC患者的Ⅰ期临床研究也获得了类似的结果,显示缓解3例(3/9),包括CR 1例,PR 2例。Pembrolizumab治疗曲妥珠单抗耐药的HER2阳性乳腺癌的IA/Ⅱ期临床试验也正在进行中(NCT02129556)。尽管TNBC患者肿瘤组织中PD-L1蛋白呈现高表达,但PD-L1蛋白的表达程度与用MK-3475治疗疗效之间的相关性并没有得到证实。因此,PD-L1蛋白表达可能并不是MK-3475治疗TNBC的生物标志物,目前PD-L2蛋白表达与PD-1/PD-L1抑制剂治疗疗效之间的相关性研究正在进行中。

(三)其他免疫治疗位点

其他的免疫治疗位点还有T细胞表面参与其激活的受体OX40,具有酶和免疫调节活性的吲哚胺-(2,3)-双加氧酶(indoleamine 2,3-dioxygenase,IDO)等。

OX40/OX40L是重要的共刺激分子,其相互作用能促进$CD4^+$ T细胞的活化、增殖和迁移,延长其寿命,并促进生发中心的形成和DC的分化成熟。OX40L能协同刺激T细胞的活化,促进B细胞产生高效价抗体和类别转换,介导$OX40^+$ T细胞向炎性反应部位浸润。OX40(CD134)是TNF超家族成员之一,为Ⅰ型跨膜糖蛋白。人OX40基因于1994年克隆,长约1.4kb,编码277个氨基酸,位于1号染色体lp36。OX40的表达谱局限于活化的$CD4^+$和$CD8^+$ T细胞表面,且以$CD4^+$ T细胞为主。人OX40配体(OX40L/CD 134L)1991年由Miura等克隆,含183个氨基酸(胞外139个氨基酸,跨膜21个氨基酸,胞内23个氨基酸),属TNF家庭成员,为Ⅱ型跨膜糖蛋白。OX40L基因长约1kb,位于1q25。OX40/OX40L通过3个阶段参与免疫应答:①在淋巴结,OX40/OX40L相互作用而活化的$CD4^+$ T细胞移行到B滤泡区,促进生发中心形成和抗体分泌;②OX40/OX40L信号促使$CD4^+$ T细胞等炎症细胞进入血流中,再移行到炎性反应部位;③组织来源的OX40L+APC在局部组织介导$CD4^+$ T细胞性的炎性反应。研究发现,OX40和OX40L在乳腺癌中的阳性表达与病理分级、瘤块大小有关,且OX40表达随着瘤块的增大阳性率增高,随病理分级的升高而降低;OX40L阳性表达率随着瘤块的增大而递减,随病理分级的升高而增高。OX40和OX40L在乳腺癌中的阳性表达均与肿瘤瘤块大小有关,两者表现相反的趋势。

IDO是由IDO1基因编码的酶类,是将必需氨基酸色氨酸降解为犬尿氨酸的限速酶,犬尿酸可直接抑制效应T细胞的功能,同时微环境中色氨酸耗竭也会抑制T细胞增殖,从而通过多途径发挥免疫抑制的作用。很多肿瘤高表达IDO从而逃避T细胞的攻击。因此,IDO抑制剂能调节肿瘤微环境的色氨酸含量,避免肿瘤微环境中T细胞增殖受抑制,成为潜在的免疫治疗靶点。目前,已有IDO抑制剂(INCB024360)联合Pembrolizumab的Ⅰ/Ⅱ期临床研究在进行中,评估其在晚期非小细胞肺癌中的疗效和安全性。

相关潜在治疗位点的很多临床试验都正在进行中,期望有良好的结果报道。

四、基因治疗

基因治疗是指将外源正常基因导入靶细胞,以纠正或补偿因基因缺陷和异常引起的疾病,以达到治疗目的。也包括转基因等方面的技术应用,即将外源基因通过基因转移技术将其插入患者适当的受体细胞中,使外源基因制造的产物能治疗某种疾病。从广义说,基因治疗还可包括从DNA水平采取治疗某些疾病的措施和新技术。基因治疗包括体细胞基因治疗和生殖细胞基因治疗两种形式。体细胞基因治疗是指将正常基因转移到体细胞,使之表达基因产物,以达到治疗目的。这种方法的理想措施是将外源正常基因导入靶体细胞内染色体特定基因座位,用健康的基因确切地替换异常的基因,使其发挥治疗作用,同时还须减少随机插入引起新基因突变的可能性。对特定座位基因转移,还有很大困难。基因治疗中作为受体细胞的体细胞,多采取离体的体细胞,先在体外接受导入的外源基因,在有效表达后,再输回到体内,这也就是间接基因治疗法。

近年来,随着对肿瘤发生机制的不断了解及DNA重组技术的迅速发展,实现了肿瘤基因治疗在临床上的应用。肿瘤基因治疗主要致力于免疫基因治疗、化学基因治疗、重建抑癌基因功能治疗以及溶瘤病毒治疗等方面。目前针对乳腺癌基因治疗的策略主要包括抑制癌基因、恢复抑癌基因的功能、转染自杀基因、多药耐药基因治疗和凋亡基因治疗等方法。但是目前基因治疗基本还处于基础研究或早期临床研究阶段,应用于乳腺癌的临床治疗还有待进一步的研究。

五、生物反应调节剂

生物反应调节剂(biological response modifiers,BRM)又名生物调节剂。凡某一类物质主要通过免疫系统直接或间接增强机体的抗肿瘤效应,并对肿瘤有治疗效果的药剂或方法,都可称为生物反应调节剂。这些物质包括对机体免疫功能有增强作用、调节作用及能恢复和重建免疫功能的药物,多种细胞因子如淋巴因子、单核因子、肿瘤生长抑制因子和胸腺因子等;免疫活性细胞如细胞毒性T淋巴细胞、LAK细胞和细胞因子激活的TIL细胞等;单克隆抗体、某些非特异性刺激物质如预防结核的卡介苗、短小棒状杆菌等;还有化学合成类药物如左旋咪唑等。此外,某些中药、多糖类(如香菇多糖,云芝多糖等)及微量元素也能促进免疫功能,均可以作为生物调节剂。BRM是对肿瘤有治疗效果的药剂或方法的统称。Michell对生物反应调节剂提出定义:①直接增强宿主抗肿瘤反应,如细胞因子等;②减少抑制性机制,间接增强宿主抗肿瘤反应;③增强宿主对细胞毒性物质的耐受能力;④改变肿瘤细胞膜结构,增强其免疫原性,或使肿瘤细胞对自身免疫或抗肿瘤药物更敏感;⑤预防或逆转细胞转化。

生物调节剂具有多种功能和用途,可以增强机体的抗肿瘤功能、诱导肿瘤细胞分化成熟为正常细胞;降低免疫抑制效应,增强机体对有毒物质的耐受能力及直接增强机体的防御能力,促进疾病的康复;增强化学药物、放射治疗及手术治疗等对肿瘤的疗效及减少其毒副作用。BRM为治疗乳腺癌开辟了一条崭新的途径,在治疗某些类型的肿瘤方面确已取得可喜进展。临床上主要侧重于:①作为手术、放射治疗或化疗的补充;②与放化疗及手术联合应用,并注意不断改进现有的联合治疗方案;③重视和发挥BRM的免疫调节作用,提高晚期患者生存质量,延长生存期,以争取得到新的治疗机会;④加强局部治疗研究,以提高疗效和减轻毒性。

(孙萍萍)

第十章 肿瘤的介入治疗

第一节 肿瘤介入治疗概述

一、概念、范畴

介入放射学是在影像设备导向下，利用微创技术，对疾病进行诊断和治疗的一门新兴医学学科。它以医学影像学为基础，融合外科学技术和内科学疗法形成了微创性介入诊断、治疗技术，并与内、外科共同组成了临床医学三大诊疗体系。介入放射学的基本构架包括介入基础实验研究、医学影像导向技术、介入诊断、介入治疗和介入器械的开发等部分。介入放射学按技术方法可分为血管性介入诊疗学和非血管性介入诊疗学；从临床范畴上可分为肿瘤介入诊疗学、非肿瘤病变介入诊疗学、心脏及大血管介入诊疗学、神经介入放射学、小儿介入放射学等，其中肿瘤介入诊断与治疗是研究最多、开展最早、内容最丰富、发展最快的一部分。

肿瘤介入诊断和治疗具有以下几方面的主要特点。①微创：通过经皮穿刺即可取得肿瘤组织进行细胞学、病理学诊断并可行各种消融治疗；通过生理性腔道即可将导管或支架等送入胆管、食管、泌尿生殖道等完成因肿瘤所引起的腔道狭窄的开通性治疗；通过血管穿刺可进行全身脏器选择性或超选择性血管插管，完成多种肿瘤及肿瘤相关病变的诊断和治疗。②定位准确，疗效明确：由于所有操作均在医学影像设备精确导向下进行，使介入器械或注药导管能准确到达肿瘤部位，进行特定的诊断和治疗，取得了许多过去难以达到的诊断与治疗效果。例如，对中晚期原发性肝癌等的治疗，介入治疗的疗效优于传统治疗。而对于肝癌治疗，介入治疗的疗效完全可以和传统手术治疗相媲美；对于肿瘤性出血，通过对出血血管栓塞，即刻便可显示疗效，达到止血的目的；肿瘤所致的管腔狭窄，一旦完成支架置入，管腔复通，与肿瘤有关的梗阻症状会迅速解除。③重复性好：肿瘤的生物学行为决定了目前恶性肿瘤的治疗往往需要多次反复治疗或多学科综合治疗，介入治疗因其微创性、不良反应小和并发症少的原因可对肿瘤组织进行多次或多种方法的治疗。④不良反应小，并发症少：由于介入治疗是在影像导向下进行的以局部治疗为主的微创性治疗，因此，无论是经动脉灌注化疗或者栓塞治疗，还是消融治疗以及管腔开通性治疗等造成的并发症发生率和对全身的影响也都较通常内科和外科治疗为低。

由于介入诊断和治疗具有微创性、定位准、安全、有效、并发症少等特点，目前已成为肿瘤临床诊断和治疗的重要方法。随着新的介入设备与器械的不断推出及成功应用于介入临床诊断和治疗及介入技术与其他学科的相互融合,介入治疗技术与基因技术、生物工程技术的结合,肿瘤介入治疗已呈现出不断发展的兴盛态势,近几年来主要表现为每隔一段时间就有一项新技术或新方法的产生和运用。

二、历史与现状

介入放射学一词是由 Margulis 首先提出的。Wallace 对此做了系统地解释并加以使用,第一届国际介入放射学会专题介绍后为各国学者所接受。目前介入放射学已广泛地应用于多种病变的诊断和治疗,肿瘤介入放射学是介入放射学的重要组成部分。

介入放射学被介绍到我国至今已有 20 多年的历史,其中肿瘤介入放射学要占主要方面。我国介入放射学的创始人林贵教授在国内率先对原发性肝癌选择性动脉造影进行报道,后来又做了肝动脉栓塞治疗原发性肝癌临床应用的报道。刘子江教授最早对原发性肺部肿瘤的供血进行研究,同时提出肺癌的支气管动脉灌注治疗。目前选择性动脉插管灌注化疗和栓塞化疗已广泛应用于头、颈、胸、腹、盆腔、四肢等部位的中晚期肿瘤治疗。介入放射学正逐渐得到普及,首届全国介入放射学会议在山东潍坊召开,“中国介入医学发展战略研讨会”在北京召开,这次会议是我国介入放射学发展的重要里程碑,标志着介入放射学在我国进入了一个比较全面、成熟的阶段。陈星荣教授等创办了全国第一本介入专业性刊物《介入放射学杂志》,肿瘤介入治疗在其中占主要部分,随后介入医学在“九五”国家科研项目攻关计划中立项,保证了介入医学有计划地、健康地发展。就肿瘤介入方面,目前中国抗癌协会及中国癌症基金分别成立肿瘤介入治疗专业委员会,各省都成立了相应的研究机构,并发行出版期刊及专著。

肿瘤介入诊疗学是介入放射学中最为重要的分支,介入放射学发展的历史也是肿瘤介入治疗发展的历史。肿瘤介入诊疗学就其诊疗技术而言,有血管性和非血管性之分。肿瘤血管性介入诊疗技术是在血管造影检查的基础上发展起来的。Seldinger 创立的经皮血管穿刺技术奠定了现代介入诊疗技术的基石。以后,White、Lunderquist、Wallace、Nakamura 等将栓塞技术广泛运用于全身各个部位的肿瘤和血管性病变中。Ansfield 报道了经肝动脉灌注氟尿嘧啶治疗肝癌;Rosch 用选择性动脉栓塞行暂时性或永久性止血获得成功;后来有了肝、肾等脏器恶性肿瘤栓塞化疗的报道;日本介入放射学家 Nakakuma 等把碘油与抗癌药混合后注入肝癌供血动脉,再用吸收性明胶海绵栓塞该动脉,使肝癌的介入治疗取得了突破性的进展,已被医学界公认为不能切除肝癌和肝癌术后复发的首选治疗方法。

肿瘤的非血管性诊疗技术主要包括经皮穿刺活检、经导管引流术、腔内支架置入术、椎体成形术、经皮肿瘤消融治疗、放射性粒子植入术等内容;在影像设备的精确导向下,穿刺活检的准确率可达85%～95%,由于其安全、可靠、并发症少,已在临床中广泛应用。Christorffersen 报告剖腹直视下对胰腺肿块做穿刺活检,然后行细胞学检查,准确率高达 94%,为细胞穿刺活检奠定了基础。Holm 在 B 超引导下,成功地进行了经皮穿刺活检胰、肾、肝和后腹膜肿瘤组织。Haaga 应用 CT 导向穿刺抽吸活检成功。随着影像学设备、穿刺针、穿刺方法、组织学和细胞学的发展,经皮穿刺活检术更加完善。在穿刺活检的基础上,经穿刺针向肿瘤局部注射药物进行介入治疗,经皮穿刺进行肿瘤物理性或化学性消融治疗也在肝癌、肺癌、盆腔恶性肿瘤的治疗中得到应用。

腔内支架置入术是肿瘤介入放射学发展的另一个重要内容,其基础是Dotter等创立的经皮穿刺同轴导管成形技术。肿瘤腔内支架置入术分为血管性和非血管性，前者主要是进行动脉、静脉支架置入，后者为胆管、食管、胃肠道、气管等腔内支架置入。Elson 等报道采用上腔静脉支架置入术治疗上腔静脉压迫综合征取得良好效果。Neubaus 等采用可膨式金属支架进行胆管支架置入治疗恶性梗阻性黄疸。Domschke 等首次成功地使用自膨式金属支架(SEMS)治疗食管癌引起食管梗阻的患者。经过几十年的发展，目前国内外已研制出包括功能性支架在内的各种管腔内支架。射频消融治疗实体性肿瘤也得到前所未有的发展，在肿瘤微创治疗中发挥越来越重要的作用。对消融治疗联合其他方法的介入治疗，消融治疗结合全身化疗、放射治疗的作用认识也越来越深刻。多种介入技术的联合应用是肿瘤介入治疗发展的方向之一，例如，肝癌的介入治疗模式正在由 TACE 序贯联合消融治疗模式代替单一的 TACE 治疗。近几年来，肿瘤射频消融、聚焦超声、微波、激光、冷冻消融等肿瘤介入治疗技术发展很快，肿瘤隔离灌注技术、放射性粒子植入术、介入性热化疗等作为肿瘤综合治疗的一部分也开始应用于临床。

三、发展趋势

肿瘤介入治疗是一门新兴的医学学科，各种新的介入治疗方法不断涌现。和任何事物的发展规律一样，肿瘤介入治疗在不断发现新问题和不断解决新问题的循环反复中，不断向新的深度和广度发展。因此，不仅要大力加强介入临床研究，同时也要大力开展介入实验研究和介入器材研究与开发。影像新设备和新技术的开发和应用，将会进一步影响肿瘤介入治疗的全过程，如适应证和方法的选定、影像引导技术的发展等(适时、适形、立体)。新的有效抗肿瘤药物的发现以及对肿瘤耐药性的研究，生命学科如分子生物学、生物技术和基因工程的进展都将推动肿瘤介入放射学的基础研究和临床工作的进程。随着新一代计算机、人工智能技术、电子内镜技术、介入微创技术、微创腔镜等技术迅速发展，介入治疗又将面临新的挑战和机遇，形成新的分支学科。不同学科之间的相互借鉴、相互渗透与融合将是今后肿瘤介入放射学的一个发展趋势和获取不断发展动力的必须途径。

多学科综合治疗是目前肿瘤治疗最有效的途径。多种介入手段的综合应用是提高肿瘤介入疗效的重要措施，临床研究需进一步规范化，这关系到未来肿瘤介入学发展的前途。

(一)加强学科间的沟通协作，促进多学科综合治疗

肿瘤介入治疗的迅速发展，使其成为肿瘤综合治疗的重要组成部分。但在相当多的一些医院，没有处理好介入治疗与综合治疗的关系，甚至将介入治疗作为治疗肿瘤的唯一手段，影响了肿瘤治疗的疗效，也妨碍了肿瘤介入治疗的健康发展。解决的方法是，建立肿瘤单病种诊治规范制度，即通过多学科的专家包括手术、放疗、化疗、影像介入专家的共同会诊、讨论，制订肿瘤治疗的最佳方案，发挥多学科在肿瘤发展不同阶段治疗上的优势，以达到最佳的治疗效果。由于各种手段治疗肿瘤的机制、途径不同，可克服肿瘤在多次动脉灌注化疗后所产生的耐药性，如多药耐药性等。无法手术切除的肺癌在介入治疗后给予放射治疗，往往可以获得比单一介入治疗更好的效果。多学科的综合治疗也向肿瘤影像介入学科的医师提出了更高的要求，即影像介入学科的医师必须尽快提高临床知识和技能，不仅要熟知影像介入学知识，而且要掌握临床肿瘤学知识。这是未来肿瘤介入学发展的需要。

(二)多种介入方法的综合应用

随着现代影像学的进展，介入器材的进一步完善，多种影像手段(包括 B 超、CT、MRI、DSA 等)指导下的综合介入诊断治疗，将成为肿瘤介入学发展的新的优势。在治疗方面，我们将肝癌

的动脉栓塞化疗(TACE)与影像导向下消融治疗相结合，提高了肝癌治疗效果，使肿瘤区的完全坏死率由单纯 TACE 的 20%提高到 80%～90%。从先后顺序上讲，血流相对静止下的消融治疗优于血流丰富状态下的消融治疗，这是由于在静止血流状态下更有利于消融作用的发挥，如减少血液对化学消融药物的稀释，减少物理消融能量散失。在诊断方面，将影像技术与介入技术有机结合，通过肝动脉造影，动、门脉造影螺旋 CT 及碘化油肝动脉造影 CT，为肝癌的早诊、早治、根治提供了可能，也使我们把微小肝癌的概念界定于直径5 mm以下成为可能，促使了肝癌治疗方法上的变革和观念转变，即介入治疗(包括 TACE 联合消融治疗)不仅是中晚期肝癌的首选疗法，而且也成为小肝癌的首选疗法之一。

(三)消融技术的进一步完善和应用

随着消融技术包括化学消融、冷冻消融、射频消融、激光消融、微波消融、HIFU 等技术的不断完善，肺、肝、肾上腺等实质性器官的孤立或三个以下的原发或继发肿瘤是采取消融技术抑或是外科手术治疗将是今后一个时期讨论的热门话题，因为消融治疗已可使较小的肿瘤(一般直径小于 4 cm)完全坏死，尤其适合于术后复发或体质较弱的患者或拒绝外科手术的患者，避免了开胸开腹等创伤较大的外科手术。肿瘤介入工作者的任务是开发对肿瘤杀伤力更大、坏死更彻底而不良反应较小的适宜消融治疗方法，在治疗方法选择方面，通过规范化的前瞻性随机对照研究得出科学结论。

(四)对介入放射学科的医师直接进行专业化培训

提高介入治疗科医师的各种技能和临床水平，开展新技术，将本学科与研究的热点领域结合起来，进一步提高介入治疗的水平。总之，集先进的现代数字化影像技术、生物高新技术及微创治疗技术为一体的肿瘤介入治疗学，将成为 21 世纪医学发展的重要方向之一。

(王明涛)

第二节　肿瘤介入治疗的基本技术与临床应用

一、基本技术

介入放射学的基本技术可以用四个字简单概括，即“通、堵、注、取”。

(一)通，即管腔成形术

管腔成形术是指对体内各种管腔，如血管、消化管、胆管、气管、输卵管等，因各种原因造成的狭窄、闭塞，进行开通和恢复管腔通畅的技术。目前，管腔成形或再通主要采用球囊扩张和支架置入技术。对血管急性血栓所致狭窄、闭塞则主要采用取栓和溶栓的技术。管腔成形术除了对体内已有管腔的狭窄和闭塞进行再通外，为了达到某些临床治疗目的也可对原本没有管腔的部位进行开通、造瘘。比如为了缓解门静脉高压，经体循环的肝静脉直接穿刺至门静脉分支，建立分流通道的技术等。

(二)堵，即栓塞术

堵与通相反，是对体内各种异常管腔(如破裂的血管、动脉瘤、肿瘤血管、食管-气管瘘等)实施封堵、闭塞的技术。临床上各种出血的首选治疗就是栓塞，在血管造影诊断的同时进行有效的治疗。

(三)注,即注射技术

注射技术是将各种药物直接注入体内血管、肿瘤等病变组织的技术。除传统的药物注射,近年广泛开展的经皮消融技术也属该技术的范畴。消融技术是经皮穿刺,将化学的或物理的介质直接送达体内器官组织(主要是肿瘤),对后者进行局部毁损、灭活的技术。目前应用最多的包括肿瘤射频、微波等热消融和氩氦刀冷消融技术。

(四)取,即经皮活检、引流和异物取出术

取是经皮获取活体组织诊断,经皮对体内异常积液、积脓引流,以及对病变和异物经皮取出的技术。

二、介入放射学的临床应用

介入放射学技术的临床应用可以概括为以下 3 个方面。

(一)血管介入放射学

血管介入放射学又称腔内血管治疗学或腔内血管外科学。对血管本身狭窄闭塞病变,采用管腔成形与支架置入技术恢复血管管腔通畅;对血管出血性病变如血管畸形、动静脉瘘、动脉瘤和各种原因造成的出血,采用栓塞技术治疗等。

(二)非血管介入放射学

非血管介入放射学包括利用管腔成形与支架技术治疗各种原因造成的非血管管腔狭窄,如消化管、气管、胆管等的狭窄闭塞;利用穿刺、引流术治疗囊肿、脓肿、血肿、积液和梗阻性黄疸、肾盂积水等。

(三)肿瘤介入放射学

肿瘤介入放射学通过血管途径进行化疗、栓塞和药物灌注,如肝动脉化疗栓塞术肝细胞癌等;利用经皮穿刺术对肿瘤实施物理和化学的消融治疗,如射频消融、冷冻消融和乙醇消融等。肿瘤介入治疗是介入放射学最主要的组成部分,在我国开展最为广泛。

(王明涛)

第三节　肿瘤介入治疗的设备与器材

一、影像监视设备

(一)血管造影机

血管造影机是介入放射学工作中最为主要和最为常用的影像设备。几乎所有血管介入放射学、非血管管腔成形术和大部分经皮穿刺引流、异物取出均是在血管造影机上完成的。血管造影机技术进步迅猛,在实时监视、图像参照、路径指导等多方面设计上都更加符合治疗的需要。但血管造影机需要对比剂的使用,对术者和患者的 X 线放射损伤是其不可避免的缺点。

(二)超声

超声主要作为引导穿刺的定位手段。超声波诊断仪具有使用方便和实时显像的特点。目前主要用于引导血管的穿刺、异常积液或脓肿的穿刺引流、腹部实质性脏器和体表病变的穿刺定位。但超声检查受到气体和骨骼的影响较大，不适合肺、肝脏紧贴膈下的部位等。

(三)CT

CT影像对比分辨率高，靶病灶或组织显示清楚。尤其是CT透视更加为介入放射学的开展提供了便利条件。但是由于CT机价格较超声高，CT下操作费时又有较大的X线损伤，所以临床上使用不及超声普遍。主要用于颅内出血穿刺减压治疗、肺内和骨骼病变的穿刺活检和消融治疗等。

(四)MR

随着开放型MR和MR实时监控技术的发展，MR介入技术也在逐渐开展。但目前MR设备更加昂贵，受到专用无磁性介入放射学器材市场限制（价格高、货源少），尚未在临床得到广泛使用，仅在少数医院开展，前景仍不乐观。

二、使用器材

介入操作或诊疗技术所涉及的器材种类繁多。在此就常用的基本器材作一介绍。

(一)穿刺针

介入放射学技术的特征之一就是微创，绝大部分操作不再使用手术刀切开进入体内，而代之以经皮的细针穿刺。通过穿刺针与体内的靶组织或器官建立通道，完成各种诊断和治疗操作。穿刺针根据完成的目的和经皮穿刺的部位不同，其粗细、长短和结构又各有不同。临床应用的各种不同的穿刺针有数十种，甚至上百种之多。

(二)导管

导管是介入放射学，尤其是血管介入操作的主要器材之一。根据使用目的可分为造影导管、指引导管、球囊扩张导管和引流导管等。相对穿刺针而言，导管的构造、种类就更加复杂和繁多。

(三)导丝

导丝即引入导管、支架等多种器材进入体内目的部位，也是开通狭窄或闭塞血管等管腔的主要工具。导丝的粗细和长短，内部构造和表面涂层，以及导丝的软硬程度各不相同。

(四)导管鞘

导管鞘是为了避免导管等器材反复出入组织或管壁对局部造成损伤，尤其在血管腔内介入操作时使用的一种器材。它由带反流阀的外鞘和能够通过导丝的配套扩张器组成。

(五)支架

支架用于支撑狭窄管腔以达到恢复和维持管腔通畅的功能。目前临床常用的是金属支架。可用于血管系统和非血管系统管腔狭窄的治疗或建立新的通道。

(六)其他

除上述的基本器材，介入放射学技术还涉及很多特殊器材，如用于防止下肢静脉血栓脱落造成肺梗死的下腔静脉滤器，用于取异物或结石的网篮导管，用于肿瘤消融治疗用的射频、微波、冷冻等器材，用于治疗血栓的旋切导管等。而且随着介入放射学和医疗器械工业的发展，将不断有新的器材出现，并在临床得到应用和推广。

（王明涛）

第四节 经导管血管栓塞术

经导管血管栓塞术(transcatheter arterial embolization,TAE)是介入放射学的基本技术之一,是指在X线电视透视下经导管向靶血管内注入或送入某种栓塞物质,使之闭塞,从而达到预期治疗目的的一项技术,急诊介入主要用于治疗血管性出血及肿瘤、实体器官的破裂出血。TAE在介入放射学中的作用与结扎术和切除术在外科学中的角色类似。因本术具有微创性、全程影像引导和选择性靶血管插管技术而使得栓塞的准确性和可控性大大提高,成为一项崭新的革命性的临床治疗方法。

Lussenhop等在20世纪60年代试用冻干牛心包碎片经导管注入脊髓动脉,治疗无法手术的脊髓AVM,此后TAE逐步在临床推广应用。20世纪70年代至80年代初,分别出现TAE用于治疗胃十二指肠和鼻出血,治疗以肾癌为代表的恶性肿瘤和以脑膜瘤为代表的富血性良性肿瘤以及脾功能亢进、脑动脉瘤和AVM等。其间多种栓塞物质被研究开发,经受考验的常用的有吸收性明胶海绵、聚乙烯醇、组织黏合剂、弹簧钢圈、可脱离球囊、无水乙醇等,这为TAE技术的发展奠定了基础。特别是电解可脱性铂金圈、可脱性钢圈和房间隔封堵器的应用,使TAE在栓塞动脉瘤、巨大的异常血管通道(如动静脉瘘、动脉导管未闭、房间隔缺损)等方面的安全性、准确性和疗效显著提高。

一、治疗机制

栓塞物质经导管注入靶血管内,使血管发生栓塞,进而对靶血管、靶器官和局部血流动力学造成不同程度的影响:阻塞或破坏异常血管床、腔隙和通道使血流动力学恢复正常;阻塞血管使之远端压力下降或直接从血管内封堵破裂的血管以利于止血;使肿瘤或靶器官造成缺血坏死。

(一)对靶血管的影响

栓塞的目标血管称为靶血管,它通常包括主干、小动脉和末梢三大部分。栓塞物质可分别使毛细血管床、小动脉和主干,或三者同时被栓塞。栓塞物质对靶血管的影响与其性质有关。一般同体栓塞剂进入靶血管后,在与其直径相同的血管内停留下来,形成机械性栓塞,在此基础上栓子周围及被栓血管的远端和近端常可并发血栓形成,造成局部血流中断。一般固体栓子对血管壁的结构不产生破坏。栓塞后早期镜下观察血管壁的内皮、肌层和外层保持完整。栓子周围可见异物反应。随着时间的延长,部分可吸收的栓塞剂被吸收后,可观察到血管的机化和血管的再通。未再通者血管萎缩变细,结构模糊,甚至消失,局部纤维化,血管永久性闭塞。液体栓塞剂如无水乙醇,多通过化学破坏作用损伤血管内皮,并使血液有形成分凝固破坏成泥状,从而淤塞毛细血管床,并引起小动脉继发血栓形成。栓塞后早期镜下即可见小动脉及毛细血管广泛血栓形成,血管内皮细胞肿胀、脱落。栓塞后一个月左右,镜下可见血栓机化,较少有再通现象,血管结构破坏,甚至仅轮廓残存。

栓塞后血管是否再通的影响因素很多,主要有:①栓塞物质是否可被吸收。不能被吸收的固体栓塞物质,如医用胶类、不锈钢圈、PVA颗粒等,造成的局部血管栓塞多不再通。可被吸收的栓塞物质如自体血凝块、吸收性明胶海绵等,则较易再通。但靶血管被可吸收物质长段充填,再通亦十分困难。②能对靶血管造成严重伤害的栓塞剂如无水乙醇等，栓塞后血管较难再通。即使部分再通，血管亦明显变细。③栓塞的靶血管为终末血管，缺乏侧支循环，栓塞后不易再通，反之易再通。④靶器官栓塞后大部坏死，则血管难再通，少或无坏死者多可再通。

(二)对靶器官的影响

被栓塞血管的供应器官、肿瘤或血管本身统称为靶器官。栓塞靶器官供血动脉的直接后果是造成局部不同程度缺血，进而根据不同靶器官对缺血的耐受性和不同栓塞程度以及栓塞方式而产生不同的影响。①重度缺血坏死，栓塞使大部分组织器官缺血坏死，并伴随功能丧失和随后的萎缩吸收或液化坏死。多发生在缺少侧支血供的器官如肾、脾。使用液态栓塞物质易造成大范围坏死，因其作用强烈通常可造成大范围的靶血管栓塞，侧支循环不易建立。②中度缺血坏死，靶器官部分缺血坏死，通常发生在栓塞程度较轻、小动脉栓塞或靶器官存在较丰富的侧支循环等情况下，可伴有器官功能的部分丧失，如脑动脉栓塞。部分性脾、肾动脉栓塞。使用微粒和液态栓塞物质作某动脉分支的栓塞，亦可造成局部坏死，而同样情况下使用其他较大颗粒栓塞物质则不造成坏死。③轻度缺血坏死，靶器官缺血，但不产生坏死，且缺血可通过侧支循环血供代偿而恢复。因此，对器官的功能影响为一过性，多无严重的后遗症。此影响多产生存有丰富血供的器官，如胃、十二指肠、头面部和盆腔；双重血供的器官如肝脏、肺脏；用较大的栓塞物栓塞动脉主干，如脾动脉主干栓塞。

(三)栓塞水平和栓塞程度

栓塞水平是指栓塞剂到达或闭塞血管的位置，可分为毛细血管、小动脉、动脉主干和广泛水平栓塞几种(图 10-1)。毛细血管水平栓塞常使靶器官产生严重坏死。小动脉栓塞，栓塞后侧支循环较易建立，除靶器官缺乏侧支血供的情况外，多不造成靶器官的严重坏死。主干栓塞后其分支血压迅速下降，侧支循环极易建立，除心、脑对缺血、缺氧极为敏感的器官外，极少造成靶器官坏死。广泛水平血管栓塞是指以上三者均被同时或相继栓塞，可产生严重的靶器官坏死。

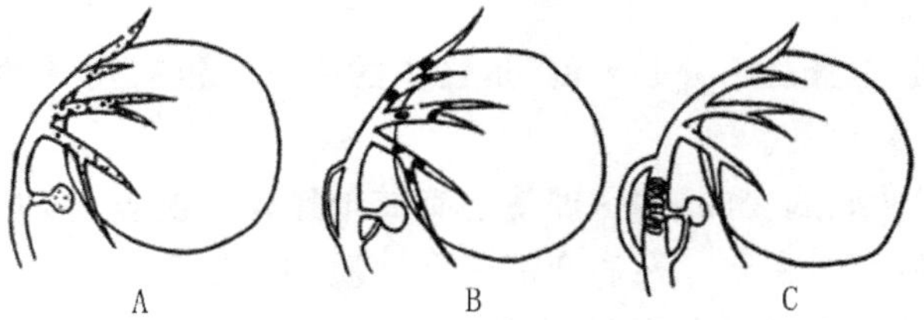

图 10-1　不同水平的栓塞

A.毛细血管；B.小动脉；C.动脉主干

栓塞程度是指靶血管和/或所属分支闭塞的比例，或可理解为栓塞后靶血管血流减少的程度，可造成相应程度的靶器官坏死。如一个靶器官有数条供应的动脉，仅栓塞 50％以下的供血动脉可称为部分栓塞，50％～90％的栓塞称为大部栓塞，90％以上的栓塞可称为完全性栓塞。栓塞程度越高，靶器官坏死的范围越大。

(四)对局部血流动力学的影响

血管一旦被栓塞，局部血流动力学会发生改变，从而实现栓塞的治疗作用。

(1)局部血供中断或明显减少，潜在的侧支通路开放对靶器官供血。此情况常出现于动脉主干及小动脉水平的栓塞，由于远端的毛细血管床尚未严重受累，且呈低压状态，侧支循环易于建立。若对毛细血管床进行完全性栓塞，则侧支循环不易建立。

(2)栓塞后血液发生重分布,对于双重血供的器官如头面部、胃十二指肠、盆腔等,对其一支或一侧动脉主干的栓塞,很快可由另一支或对侧动脉代偿供血。虽然血供不一定能恢复到先前的状态,但在一般情况下不致产生缺血症状,且随着时间的延长,局部供血量可恢复至接近栓塞前水平。

(3)恰当的栓塞可使异常循环所致的盗血、分流、涡流等得到纠正或解除,如治疗各种动静脉畸形、动静脉瘘、动脉瘤和静脉曲张等。

(4)栓塞术通过直接用栓塞物质堵塞破裂的血管,或将出血动脉近端栓塞,使之压力下降并继发局部血管痉挛性收缩或继发性血栓形成而达到止血的目的。

二、使用器材及操作方法

(一)器材

用于栓塞术的器材主要为常用的导管和导丝,在此仅介绍较新的特殊器材。

1.导管

除普通导管外,现常采用超滑导管,其外层涂有亲水膜,遇水十分光滑,易于随导丝跟进靶血管。再就是应用微导管,一般外径为 2.8～3.0 F,配有 0.025 in 的微导丝,可由内径0.038 in的导管送入,用于超选择插入迂曲的或细小的靶动脉。

2.导丝

为了超选择性插管,目前超滑导丝和超硬导丝亦较常用,前者主要用于进入迂曲的血管,同时可减少血管损伤。超硬导丝可起到良好的支撑力,可引导导管进入成角较大的血管。

(二)操作技术

血管栓塞的操作技术并不十分复杂,正确合理的操作有赖于对血管影像和血流动力学改变的正确诊断。准确的靶血管插管、选择适当的栓塞物质、把握栓塞剂的释放方法、随时监测栓塞程度和控制栓塞范围。所以,对术者的综合知识、手眼协调能力、操作的灵巧性、对器材的感知和临床经验等有相当高的要求。

栓塞术前的血管造影检查是十分必要的,是栓塞的基础。没有清晰的血管造影图像和对其正确的认识,栓塞术即是盲目的。

血管造影的目的:①明确病变的诊断,即使已有其他影像学甚至病理学资料,亦应对病变从血管造影诊断方面加以研究。主要包括病变部位和性质的确定,了解血管本身的解剖位置和变异情况。②明确靶动脉的血流动力学改变,主要包括血管的走行、直径、动静脉显影的时间和顺序、血流速度、侧支循环,以及病变的显影程度和造影剂排空时间等。术后造影则是对栓塞程度和范围评估的重要手段。

选择或超选择性靶血管插管水平可影响栓塞术的疗效和并发症的发生率,原则上要求导管应插入欲被栓塞的血管,而尽量避开非靶血管。对于走行迂曲、复杂的靶血管超选择性插管往往很困难,可采用改变插管入路,选用不同形状的超滑导管和超滑、超硬导丝,甚至微导管等,提高超选择性插管的成功率。

栓塞物质的选择是栓塞术的重要一环。选择适当的栓塞物质可提高疗效,减少并发症。

选择的原则:①根据靶血管的直径选择适当大小的栓塞物质。②根据治疗目的选择作用不同性质的栓塞物质,如肿瘤的姑息性治疗选用携带化疗药物的微囊、碘油、吸收性明胶海绵等,AVM、动静脉瘘和动脉瘤等的根治性治疗,则选用永久性栓塞物质。出血或肿瘤术前栓塞则可选用中短期栓塞物质。

栓塞物质经导管注入靶血管的过程是完成栓塞术的关键步骤，栓塞过程中术者需始终注视动态影像，手眼动作协调，以控制栓塞剂的准确释放。

常用释放栓塞剂的方法：①低压流控法，即导管插入靶血管但并不阻断其血流，以低压注入栓塞物质，由血流将栓塞剂带到血管远端而形成栓塞的方法。常用于颗粒性和液态栓塞物质的释放。其技术关键是在透视监视下低压注入栓塞物质，边注射边观察造影剂流速和流向。一旦流速减慢或明显减慢即意味着靶动脉前端部分或大部分栓塞，造影物质停滞或反流时证实前方血管已近全部堵塞。②阻控法，即以导管端部嵌入靶学管或以球囊导管阻断其血流，然后再注入栓塞物质的方法。多用于液态栓塞物质的释放，有助于减少血流对液态栓塞物质的稀释，亦防止其反流，本技术并不常用。③定位法，即导管准确插入靶动脉的欲被栓塞的部位，然后送出栓塞物质，完成局部栓塞。常用于大型栓塞物质的释放。技术关键是定位准确，选用栓塞物质较被栓血管直径稍大或与动脉瘤腔大小相近。透视下将栓塞物质经导管送入被栓塞的部位，经注入造影剂证实位置正确，方可释放栓塞物质。

(三)栓塞程度的监测和控制

根据病情选择所需的栓塞程度，以取得较好疗效，且对减轻不良反应和并发症也十分重要的。栓塞不足则疗效欠佳，过度栓塞可造成严重并发症。目前对术中栓塞程度和范围的监测，仍主要依靠术者的经验，缺乏实时量化监测的有效手段。术者根据注入造影物质显示靶血管的血流速度判断栓塞程度。一般认为可见流速变慢时栓塞程度达 30%～50%，明显减慢时达 60%～90%，造影剂呈蠕动样前进或停滞则栓塞程度达 90%以上。此种监测方法易受术者经验和血管痉挛等因素影响。分次少量注入造影剂并不断造影复查了解栓塞程度是较好的控制方法。术者必须有一个十分明确的概念，即栓塞剂一旦进入血管是难以取出的，所以宁可注入偏少再追加，而不可过量。

三、临床应用

(一)适应证

(1)止血：特别是动脉性出血，如外伤性盆腔和内脏出血、泌尿系统出血、消化道出血、产科大出血、严重鼻出血和颌面部出血、大咯血、手术后所发生的内出血等(图 10-2)。静脉性出血，主要为保守治疗无效的食管静脉曲张出血，可通过经皮肝穿门脉插管入曲张的胃冠状静脉栓塞止血(图 10-3)。

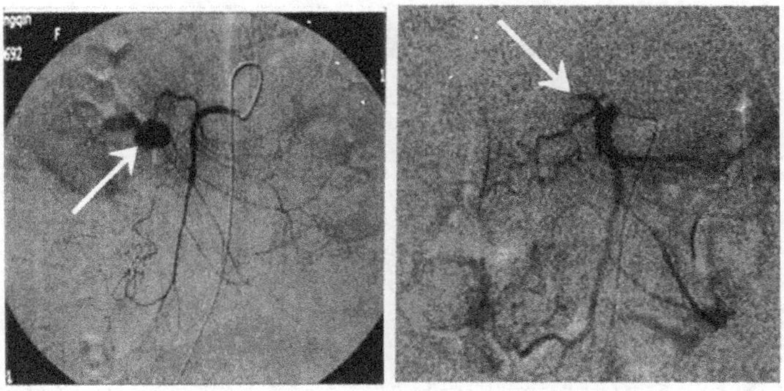

A　　　　B

图 10-2　消化道大出血栓塞治疗

A.肠系膜上动脉造影示胰十二指肠下动脉出血(箭头所示)；B.栓塞后造影示造影剂不再溢出(箭头所示)

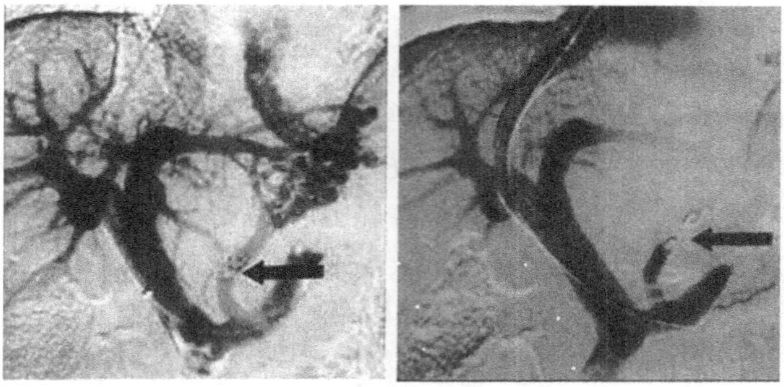

A　　　　　　　　　　B

图 10-3　食管静脉曲张大出血栓塞治疗

A.TIPPS 术中造影显示胃冠状静脉及其增粗扩张；B.弹簧圈栓塞后造影显示冠状静脉主干阻塞，其分支消失（箭头所示），消化道出血得以控制

（2）异常血流动力学的纠正或恢复，如 AVM、动静脉瘘、静脉曲张、动脉瘤。

（3）治疗肿瘤，原则上富血管性实体瘤有明确的供血动脉并可插管到位者，均可通过栓塞其供血动脉，使肿瘤缺血坏死，达到缩小肿瘤体积，减轻或消除由其引起的症状，改善患者生存质量和延长生存期。或减少术中出血、获得二期手术切除机会。某些肿瘤可通过栓塞得以根治（图 10-4）。

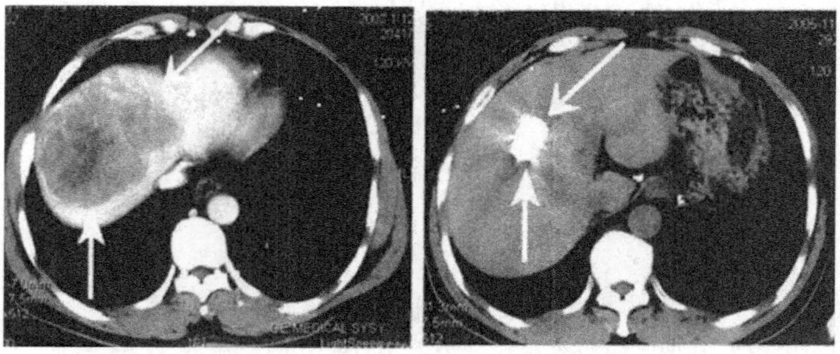

A　　　　　　　　　　B

图 10-4　肿瘤栓塞治疗

A.肝右叶实性行肿块，临床诊断为原发性肝癌（箭头所示）；

B.多次 TACE 治疗后肿瘤明显固缩，患者存活近 4 年（箭头所示）

（4）内科性器官切除，如脾功能亢进和巨脾、异位妊娠的栓塞治疗。

（二）禁忌证

（1）难以恢复的肝、肾衰竭和恶病质患者。

（2）导管未能深入靶动脉，在栓塞过程中随时有退出的可能。

（3）导管端部前方有重要的非靶血管不能避开，可能发生严重并发症者。

四、栓塞反应及并发症

血管栓塞术既是介入治疗的一个重要手段，又是一个创伤过程。任何组织、器官的栓塞都或多或少地会引起患者的生理反应和病理变化。但若术前准备充分，介入操作规范，术后处理恰当，则可减轻术后反应的程度，降低并发症，并使患者术后早日康复。

(一)栓塞反应

栓塞反应是指靶器官栓塞后出现的、预料中的症状和体征，多为自然过程，对症处理后可康复。其表现及程度与使用栓塞物质的种类、栓塞水平和程度，不同靶器官有关，轻者可无明显症状和体征，重者可出现栓塞后综合征：①疼痛，栓塞后靶器官缺血损伤，释放致痛物质或局部肿胀刺激包膜引起。疼痛可持续1～10 天，并逐渐缓解，但疼痛剧烈者需用镇痛剂。疼痛较严重且持续时间较长者，应注意排除发生并发症的可能。②发热，好发于实质脏器栓塞后和使用吸收性明胶海绵较多者，可能与坏死组织释放的致热物质和坏死组织、明胶等的吸收热有关。体温常在38 ℃左右。脾栓塞时体温可高达 39.5 ℃左右。一般坏死组织越多，体温越高，持续时间亦越长。此种反应性发热患者的精神状态常较好，除难以忍受的高热外，在38 ℃以下时，可不予以积极处理，以利于坏死组织的吸收。应注意排除合并感染引起的发热。③消化道反应，主要有恶心、呕吐、食欲下降和腹胀等。多发生于腹部脏器的栓塞治疗后，常持续 1～3 天，并逐渐好转，仅严重者需对症处理。

(二)并发症

并发症是指术后出现的不期望发生的症状和体征。轻者可通过适当的治疗好转，严重者可致残或致死，应引起重视，尽量避免其发生。

(1)过度栓塞引起的并发症，是指栓塞程度和范围过大，尤其是在使用液态栓塞剂和过量使用颗粒或微小栓塞物质时，其后果是造成大范围组织坏死，引起相应的肝衰竭，胃肠、胆管坏死及穿孔，胆汁湖，皮肤坏死，脾液化等。

(2)误栓，是指非靶血管或器官的意外栓塞。其后果与被误栓器官的重要性和误栓程度有关。提高操作技术水平和在有经验的医师指导下进行栓塞可减少或避免其发生。

(3)感染，可发生于所用器材和栓塞剂污染及手术场所消毒不严的情况下，栓塞后大量组织坏死时亦可为感染埋下伏笔。感染常发生在实质性器官，如肝和脾。

五、其他栓塞技术

除用栓塞剂栓塞血管外，还有其他理化方法用于栓塞技术。

(一)电凝法

国外最早由 Philips 于 1973 年研究。电源多采用直流恒流电源，阳极用不锈钢导丝，也有人用铂金材料，阴极多用外科电刀设备上的接地板。其机制较复杂，一般认为是多种因素综合作用的结果。正常血管壁内、外存在着内负外正的电位差，而血小板、血细胞及蛋白质为负电荷，当使血管壁成内正外负的电压时，电位差倒转，吸附上述负电荷物质沉积而凝血。此外，离子因素、平滑肌收缩与高温因素也可能有关系。

1.电凝法的优点

(1)定位精确。

(2)栓塞永久。

(3)无反流性误栓。

(4)不引入异物。

(5)可用于血小板减少或肝素化等。

2.电凝法的缺点

(1)阳极导丝易被腐蚀而断裂。

(2)所需通电时间难以预计。

(3)不锈钢微粒可能脱落。

(4)耗时。

(5)需特殊设备与阳极导丝。

(二)热造影剂注入法

热造影剂注入法即将加热到100 ℃的造影剂通过导管注入靶血管内,引起血管壁损伤,注入后1～5天有血栓形成,2周后出现机化,引起血管永久性闭塞。也可用等渗盐水、葡萄糖液加热后注入,应用造影剂的好处是可在透视监视下注入,避免过量。

(王明涛)

第五节　血管内药物灌注术

血管内药物灌注术是通过导管经血管注入各种不同的药物到病变组织或器官,以达到疗效高而不良反应轻的治疗效果,通常是指动脉内药物灌注术(trans-arterial infusion,TAI),少部分局部病变如肝转移瘤和静脉血栓等,亦可局部静脉给药。该技术具有操作简单、可重复性强、适应证广、插管位置准确、安全、并发症小和疗效高等优点,是血管内介入治疗应用最广泛的技术之一。

一、理论依据

药物的疗效除主要与其自身的药理作用和病变对其的敏感性有关外,病变区的药物浓度(相对于外周血浆药物浓度而言)和药物在一定的浓度下与病变的接触时间等因素也产生重要影响。而药物不良反应与其用量的外周血浆浓度成正比。TAI经皮穿刺,动脉内插管至靶动脉给药,能使靶器官药物浓度提高和延长药物与病变接触时间,外周血浆药物浓度降低,药物效价可提高2～22倍,疗效提高4～10倍。

二、器械

(一)常规器械

常规器械与动脉栓塞术所用相同,主要有穿刺针、导丝、导管。

(二)特殊器械

灌注导丝、灌注导管(图10-5)、球囊阻塞导管(图10-6)、同轴导管、全置入式导管药盒系统(Port-Catheter system,PCS)等。

三、灌注方法

常规采用Seldinger技术插管,将导管选择性插入靶动脉后先行血管造影,以了解病变的性质、大小、范围和血供等情况,然后即可行治疗或在超选择插管后再行治疗。主要方式有以下几种。

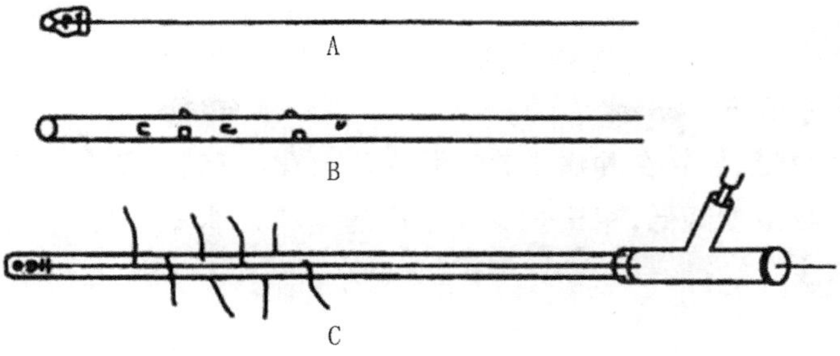

图 10-5　灌注导管

A.为大头细身导丝；B.多侧孔灌注导管；C.插入导丝阻塞导管头，经“Y”形阀门注药，药液均匀喷出

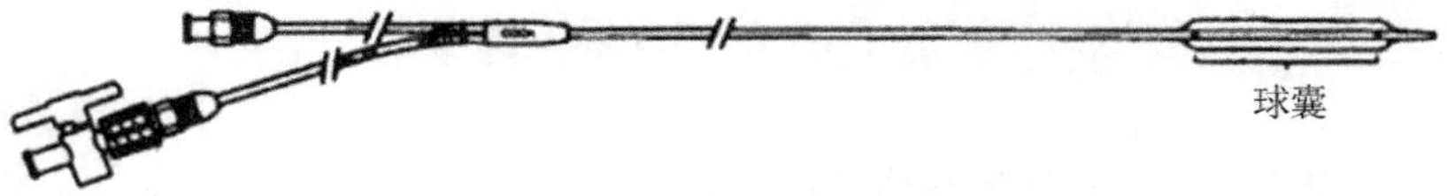

图 10-6　球囊导管

(一)一次性冲击法

一次性冲击法是指在较短时间内(通常为 30 分钟至数小时)将大剂量药物注入靶动脉，然后拔管结束治疗的方法。适用于恶性肿瘤的化疗、溶栓治疗等。其优点为操作迅速、简单、并发症少、护理简单，但因药物与病变接触时间较短及不能重复给药，疗效可受影响。

(二)球囊导管注射法

球囊导管注射法是将专用的球囊阻塞导管插入靶动脉，然后用稀释的造影剂膨胀球囊使其阻断动脉血流，再行化疗药物灌注的方法。该技术能进一步提高病变区药物浓度和延长药物停滞时间，减少正常组织的药物接受量。主要用于肝、肾、盆腔和四肢恶性肿瘤的治疗。

(三)连续注入法

用常规导管留置于靶动脉内，持续注入药物，一般导管保留一周，优点为疗效好，缺点为置管部位易感染。适用于肿瘤的姑息性治疗、胃肠道出血和溶栓治疗等。

(四)全置入式导管药盒系统

以股动脉或锁骨下动脉为插管途径，将导管插入靶动脉后与植入皮下的药盒相连(图 10-7)。治疗时穿刺药盒进行持续或间断性药物注射。优点为不必每次治疗时均做动脉插管，患者行动方便，治疗可在门诊进行。

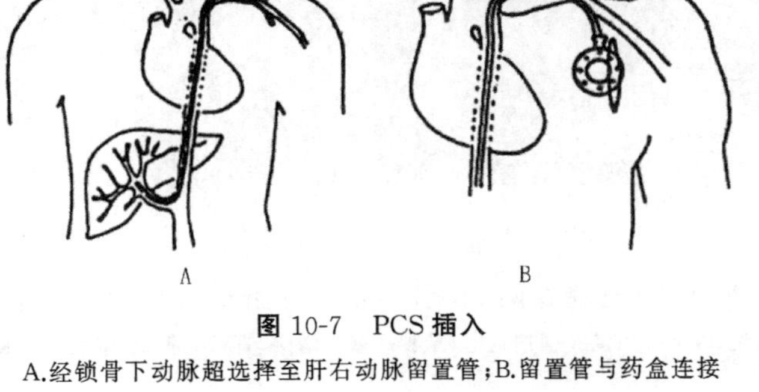

图 10-7　PCS 插入

A.经锁骨下动脉超选择至肝右动脉留置管；B.留置管与药盒连接

四、临床应用

(一)化学药物灌注治疗

化学药物灌注治疗指经导管在肿瘤滋养动脉内注入化疗药物，使肿瘤局部化疗药物浓度增高，而外周血浆最大药物浓度降低，相比全身性化疗的生存期明显延长，患者生存质量得到显著提高，全身不良反应减少。

1.常用药物

常用药物主要有化疗药物、生物制剂和辅助药物等，化疗药物为基本药物，常用的有：①细胞周期非特异性药物，如丝裂霉素、卡铂、顺铂或表柔比星等，作用特点是呈剂量依赖性，治疗效果与剂量成正比。使用时应一次性大剂量给药。②细胞周期特异性药物，如氟尿嘧啶等，其作用特点是给药时机依赖性，当药物达到一定剂量时，治疗效果不再增加。

2.药物用法

通常根据癌肿的病理性质和对抗癌药物的敏感程度联合应 2～4 种药物同时给药或交替使用。动脉灌注可数十倍增加肿瘤局部的药物浓度，并延长肿瘤细胞与高浓度药物的接触时间，减轻药物全身毒副反应。

3.适应证与禁忌证

适应于动脉导管能抵达的实体肿瘤，目前已经在临床中应用于全身各种组织来源的恶性肿瘤姑息性治疗、术前辅助化疗及各种恶性肿瘤切除术后复发的预防性化疗。包括头颈部恶性肿瘤，肝癌、肺癌、消化道肿瘤等胸腹部恶性肿瘤，盆腔肿瘤，骨科及软组织恶性肿瘤以及全身各种转移性肿瘤(图 10-8、图 10-9)。无绝对禁忌证，原则上只要患者能耐受。

4.常见并发症

在长期化疗灌注的靶动脉可发生血管狭窄及闭塞；在行支气管动脉、脊髓动脉、脑动脉化疗灌注时可发生神经损伤如截瘫、失明、偏瘫；消化道反应如恶心、呕吐、腹泻、腹胀及食欲缺乏；骨髓抑制；肝、肾、心脏受损等。

(二)溶栓

选择性插管至局部血栓形成的血管内，持续灌注溶栓药物，已成为治疗血栓栓塞性疾病的常用方法。

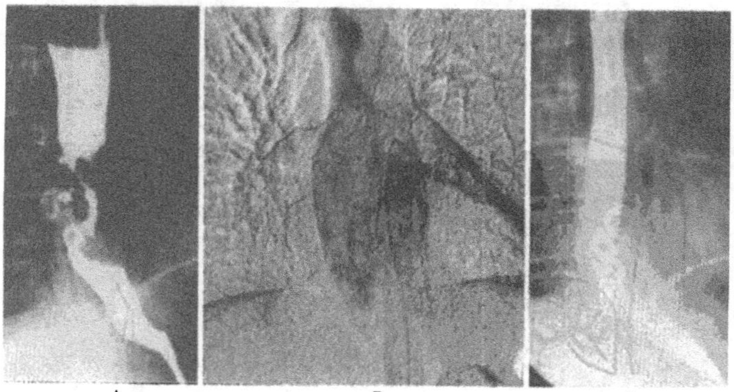

A　　　　B　　　　C

图 10-8　**食管癌**

A.钡透胸下段食管癌，溃疡型；B.食管固有动脉供血肿瘤，可见有明显肿瘤血管和肿瘤染色；C.治疗后复查钡剂造影，见肿瘤基本消失，管壁光整，食管腔扩张良好

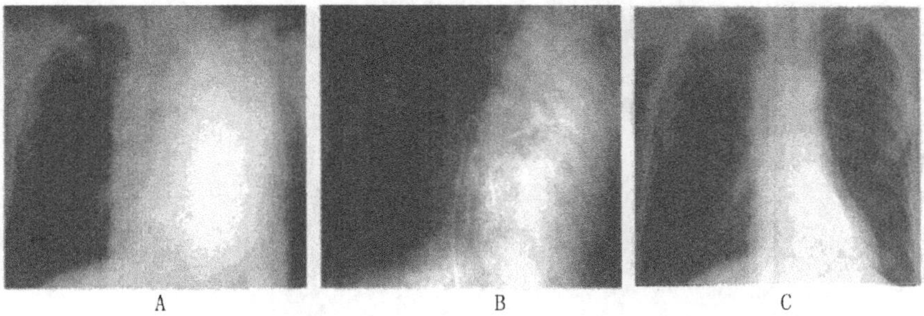

图 10-9　肺癌灌注化疗

A.肺癌伴左肺不张；B.支气管动脉灌注治疗；C.复查肺组织复张

1.优点

与静脉内溶栓治疗相比有效率高、用药量小、溶通时间短、并发症少，且可随时造影复查了解血管再通和器官再灌注的程度，在确定溶栓治疗无效时可借溶栓通道采用其他治疗方法，如血栓抽吸术、血管内支架技术和激光血管成形术等。

2.常用溶栓剂

常用溶栓剂包括链激酶、尿激酶、组织型纤维蛋白溶酶原激活剂、蛇毒制剂等。

3.适应证与禁忌证

适用于血栓形成或血栓脱落所致的急性血管闭塞者（图 10-10、图 10-11），有出血倾向者、消化性溃疡活动性出血期、近期脑出血者、严重高血压、凝血功能障碍者、左心血栓形成者以及月经期的女性患者、近 10 天有较大外科手术史者为溶栓治疗禁忌证。

4.操作方法

依据血栓形成的部位进行动脉血管造影，明确血栓闭塞部位后，经造影导管送入超滑导丝，贯通血栓闭塞部位，然后交换灌注导管埋入血栓中进行灌注。若导丝难以通过血栓闭塞部位，则留置灌注导管嵌入血栓闭塞部位近端，进行灌注，但疗效相对较差。在血栓部分溶解后，需把导管进一步深入到残留的血栓中，连续进行灌注尿激酶。采用小剂量（1 000 U/min）慢速滴入法或大剂量（4 000 U/min）快速滴入法，一般主张尿激酶用量不超过 100 万 U，以凝血酶原时间为正常 1.5 倍，部分凝血激活酶时间为正常 2 倍，纤维蛋白原大于 100～150 mg 为宜。

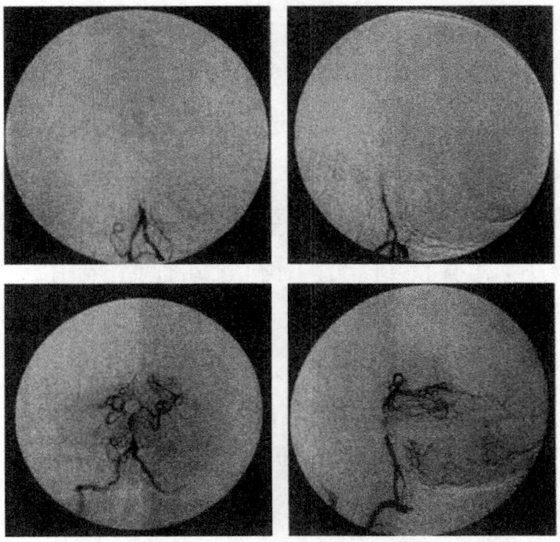

图 10-10　脑血栓溶栓前后

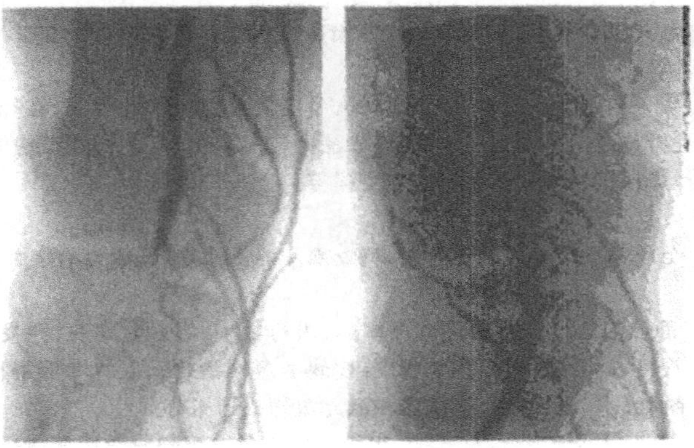

A　　　　　　　　　　B

图 10-11　股动脉急性血栓形成

注：A.患者下肢剧烈疼痛、皮温低、无搏动，造影腘动脉闭塞；B.经动脉留置导管溶栓 72 小时后疼痛减轻，皮肤温度正常，造影腘动脉已通

5.溶栓中止指标

(1)血栓基本或全部溶解，管腔恢复通畅。

(2)出现严重并发症如内出血、失血性休克、药物变态反应等。

(3)连续溶栓治疗 24～48 小时，仍未见血栓溶解。

(4)溶栓治疗过程中造成其他重要脏器如脑血管、肾动脉急性栓塞等。

6.治疗效果

血管开通率在 70%～90%，症状好转率可达 100%。但治疗时间窗是溶栓治疗成功的关键。溶栓时机越早越好。脑动脉溶栓超过病后 6 小时，冠状动脉超过 9 小时，周围血管溶栓超过 3 个月，成功率明显降低。

(三)治疗出血

经导管灌注术是临床上最有效的诊断出血和控制出血的方法之一。理论上认为出血速度大于 0.5 mL/min 时即可为造影发现，一旦出血部位明确或发现有活动性出血，置导管尖端于出血动脉的近侧灌注血管收缩药，越接近出血点控制出血的效果越好。

1.原理

血管收缩剂可使局部血管强烈收缩以暂时性减少血流，并降低灌注压，同时也可使局部肠管平滑肌痉挛性收缩，从而减少出血部位血流和促进出血血管局部血栓形成。

2.常用灌注药物

加压素，也称为抗利尿激素(ADH)，是由神经垂体产生的一种水溶性加压物质，直接作用于血管平滑肌，不对 α 受体起作用，具有抗利尿作用和收缩血管作用。大剂量时对所有的血管平滑肌有直接收缩作用，特别对毛细血管和小动脉的作用更明显，因此造成皮肤、胃、肠道血流量减少，甚至冠状动脉血流减少。初始剂量为 0.2 U/min，匀速灌注。20 分钟后造影复查，出血停止者，保留导管继续灌注24 小时，然后减量至 0.1 U/min，24 小时灌注。初始剂量无效时，可将剂量增加至 0.4 U/min，维持6～8 小时，然后逐步减量。通常用药后 48 小时均应停止灌注，止血无效时则应采用其他有效方法治疗。

3.适应证

(1)胃肠道出血，包括食管贲门黏膜撕裂、炎症等原因引起的弥漫性胃黏膜出血、溃疡出血、憩室出血。

(2)术后出血、肿瘤出血、外伤引起的渗血或弥散性小动脉出血。

(3)部分血管性疾病破裂出血。

4.禁忌证

血管收缩治疗无绝对禁忌证,冠心病、肾功能不全、高血压、心律失常者慎用。较大动脉血管破裂出血时,应配合栓塞或手术治疗措施。

5.疗效

治疗上、下消化道出血的总有效率为52%～90%,复发率15%～30%。

6.并发症

常见的并发症主要有三类。

(1)穿刺插管所致的血肿、血管内膜损伤、血栓形成、栓塞等。

(2)造影剂引起的变态反应。

(3)血管升压素引起的全身和局部不良反应,最常见的反应是痉挛性腹痛,一般在半小时内缓解。严重并发症为:心肌梗死、心律失常、严重高血压、肠缺血坏死、外周血管缺血等。

(四)治疗缺血性病变

缺血性病变是指由于动脉痉挛、狭窄和闭塞(尚有侧支血供)使受累器官处于低血流状态,可造成器官的萎缩、功能障碍甚至坏死。TAI 主要适应于脑缺血、肠缺血和肢体缺血等。

1.常用药物

常用药物有罂粟碱、前列腺素、妥拉唑啉、酚妥拉明、缓激肽等。

2.操作方法

在常规股动脉插管行诊断性动脉造影后,根据病变性质经导管灌注血管扩张药。

(1)脑血管痉挛者用0.5 mg尼莫地平、6 000～12 000 U尿激酶灌注,然后用0.2%罂粟碱1 mL,以1 mL/min的速度重复多次灌注。

(2)肠缺血者,先灌注妥拉唑啉25 mg行试验性治疗,若血管口径增粗,则改用罂粟碱以60 mg/h持续灌注,灌注浓度根据病情适当调整。灌注24小时后造影复查,若疗效满意,可停止灌注,若无效再灌注12～24小时后停止。

(3)雷诺现象和急、慢性冻伤者可用利舍平做动脉内注射。

(4)寒冷引起的血管痉挛先用妥拉唑啉注射后,接着灌注罂粟碱。

(5)继发性动脉粥样硬化性闭塞的足部缺血病变常常灌注前列腺素 E_1。

(王明涛)

第六节　经皮腔内血管成形术

一、历史和发展

经皮腔内血管成形术(percutaneous transluminal angioplasty,PTA)是经皮穿刺血管,置入导丝、球囊导管、支架等器械,再通动脉粥样硬化或其他原因所致的血管狭窄或闭塞性病变的介入治疗技术。

Dotter 和 Judkins 采用 12 F 同轴导管系统，经预先穿过病变的导丝的引导，通过了动脉阻塞性和狭窄性病变，在阻塞的部位产生了一个开放的动脉内腔，从而里程碑式的宣告了经皮腔内血管成形术(PTA)的诞生。后来 Andreas Gruntzig 发明了聚氯乙烯制成的双腔球囊导管，它以小剖面的球囊导管带入较大剖面的球囊，借助球囊的均匀径向张力将狭窄的管腔扩开，随着这一技术的日趋成熟，PTA 技术在治疗血管阻塞和狭窄性疾病的应用越来越广泛。

在之后又陆续出现了几种新的血管成形技术，主要是粥样斑切除术、激光血管成形术、血管内支撑器及超声血管成形术等。一些日新月异的新血管影像技术，如血管镜、血管内超声和 CTA、MRA 等对于 PTA 的发展也起到越来越重要的指导和评价作用。现在 PTA 技术可用于全身动脉、静脉、人造或移植血管狭窄闭塞性疾病的治疗，成为此类病变治疗中不可或缺的重要治疗手段(图 10-12、图 10-13)。

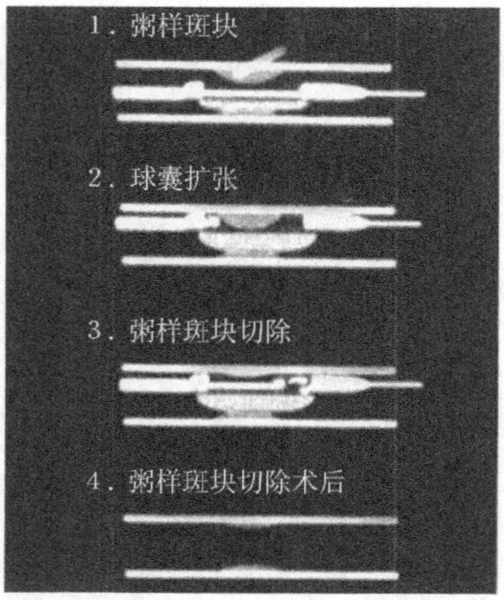

图 10-12　**定向冠状动脉粥样斑块切除术**

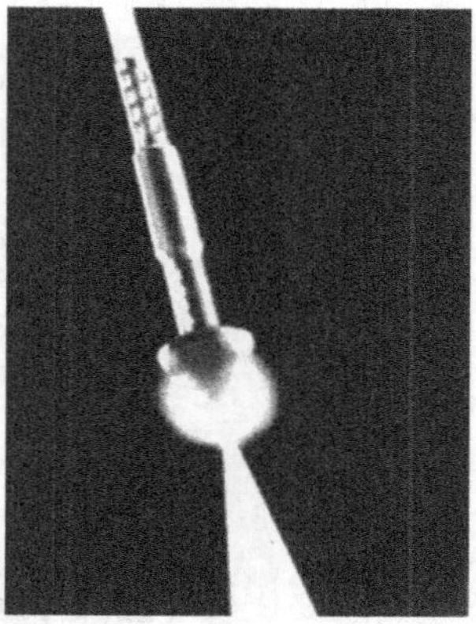

图 10-13　**激光血管成形术**

二、临床要点

PTA 的机制：充胀的球囊压力造成了狭窄区血管壁内、中膜局限性撕裂，血管壁中膜过度伸展以及动脉粥样斑断裂，从而导致血管壁张力减退和腔径的扩大。激光血管成形术、粥样斑切除术等是利用激光的汽化消融或者机械性内膜切除、吸收设备清除引起血管狭窄的斑块从而治疗血管狭窄、闭塞。PTA 的优点在于对患者创伤小，并发症少，见效快，操作较简便，一旦发生再狭窄可以重复 PTA 治疗。

三、病例选择

PTA 原来主要用于肢体血管，以后扩展至内脏动脉，如肾动脉、冠状动脉，并且由动脉发展至静脉，如扩张治疗腔静脉狭窄；治疗人造血管、移植血管的狭窄或闭塞。在疾病的急诊介入治疗中，PTA 主要应用于各种原因所致的急性心血管、脑血管、主动脉、颈部血管、肢体血管、肾血管狭窄闭塞所致的急症治疗。

（一）适应证

（1）中等大小血管或大血管局限、孤立性狭窄。

（2）多发、分散的短段狭窄和闭塞：①动脉粥样硬化及大动脉炎引起的有血流动力学意义的血管狭窄或闭塞。②血管搭桥术后吻合口狭窄及移植血管狭窄。③血管肌纤维不良所致的局限性狭窄。④肾动脉狭窄所致的继发性高血压。⑤原发性下腔静脉膜性狭窄或节段性不完全梗阻。⑥血管移植术前病变血管扩张的辅助措施；或因缺血造成截肢，术前试行挽救肢体或降低截肢的水平。

（二）禁忌证

（1）碘过敏（对碘过敏患者，日前已可用 CO_2 行 DSA 造影）。

（2）严重心律失常，心功能不全。

（3）肝、肾功能不全，或凝血机制异常，凝血功能障碍和治疗后的凝血酶原时间小于 40%。

（4）长段狭窄或闭塞、小血管病变、溃疡性狭窄或已有钙化的狭窄或闭塞病变。对肢体动脉而言，闭塞段血管长度超过 10 cm，或为钙化性狭窄，或伴外周小血管病变；对冠状动脉而言，多支病变，或血管腔内有 3 个月以内新鲜血栓，或溃疡性血管狭窄等。

（5）大动脉炎活动期。

四、器械要求和术前准备

器械要求：PTA 技术主要使用各式各样的血管球囊成形导管。包括同轴球囊导管（双腔球囊导管）、快速交换球囊导管、切割球囊导管、激光、热球囊导管等。在 PTA 治疗过程中，能否顺利的操作并达到预期的治疗效果，选择合适的球囊导管至关重要。理想的球囊导管应具有良好顺应性，较小的直径有较大的球囊；球囊膨胀后其顺应性很低，有较强的径向张力及较快的充盈与排空速度。球囊导管可有不同的长度和直径，应根据病变的长度和管腔的直径选用，一般长度应超过狭窄段 5～10 mm，直径为正常管腔的 11%左右。球囊段有 2～3 个金属标记，表示球囊有效段的两端和中点，常用的球囊膨胀时可耐受 404～1 010 kPa。多数血管成形导管为 5 F，球囊直径为 4～8 mm，双腔型，中孔可通过导丝及注入造影剂，侧孔与球囊相通，可注入造影剂将其膨胀。冠脉与外周小血管的球囊成形导管一般为 3 F，球囊直径为2～6 mm（图 10-14）。

术前准备：介入治疗前应进行全面的体格检查，应进行包括超声、CT、MRI 等详尽的影像学检查，术前的血管造影检查能够提供更为详尽的病变血管解剖，因而是十分必要的。术前的实验室检查包括凝血参数、血小板计数、凝血酶原时间、部分凝血酶原时间和血清肌酐水平。当计划施行肾动脉和髂动脉的 PTA 时，因为存在血管破裂的危险性，推荐进行血型检查。

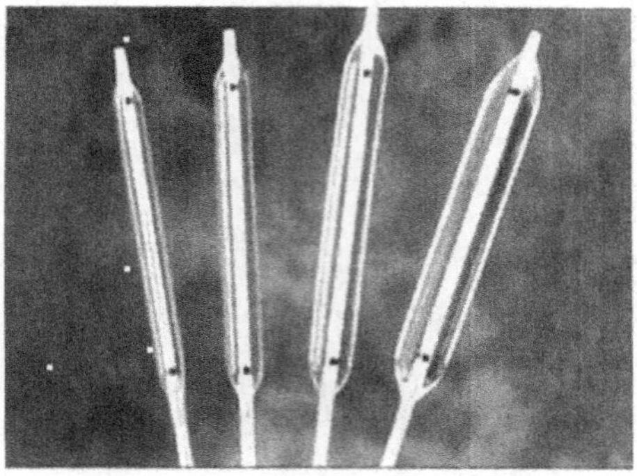

图 10-14　不同直径的球囊

为了减少并发症和预防再狭窄。从术前 3～5 天开始应用抗血小板聚集药物，如阿司匹林 100～300 mg(1 次/天)、噻氯匹定 250 mg(2 次/天)或氯吡格雷 75 mg(1 次/天)。

在 PTA 治疗之前，患者应禁食 8 小时。如果对肾动脉或下肢动脉施行 PTA 术，可在介入治疗之前口服的钙通道阻滞剂(硝苯地平 10 mg)防止动脉痉挛。

五、操作技术和注意事项

操作技术：血管造影确定病变位、程度和侧支供血情况以及狭窄上下方的血压血流动力学改变后，将造影导管换成球囊导管。将球囊置于狭窄区，球囊的中点应与狭窄的中点相吻合，用压力泵或手推稀释的造影剂充胀球囊。充胀的球囊作用于狭窄的血管，使之发生扩张。透视下显示狭窄段对球囊的压迹(蜂腰征)，如压迹在球囊的有效扩张段，可继续加压注入，使压迹消失，一般每次扩张 15～30 s，必要时可重复 2～3 次，将球囊用注射器抽憋后，退出。扩张结束后，要复查血管造影，了解血管扩张情况，同时再次测量原狭窄区上下方的血压差以确定扩张治疗的效果。

注意事项：导丝通过狭窄段为 PTA 治疗的关键。对完全性闭塞者，需先打通血管。所选球囊直径与狭窄段两端正常管径相当或稍大 1～2 mm，球囊长度应超过狭窄长度 1～2 cm。术中经导管注入3 000～5 000 U肝素行全身肝素化，同时术中给予 1 000 U/h 静脉滴注。治疗术中，在通过狭窄段时，动作轻柔，防止粗暴操作致使血管痉挛、夹层、穿孔、闭塞，导致 PTA 失败。

六、术后处理和疗效判断

术后处理：一般处理同经血管介入治疗。因术中要用肝素抗凝，术后压迫止血时间应足够(15 分钟)，无出血后方可加压包扎。术后继续全身肝素化 24～48 小时，现多使用低分子肝素，如速避凝 0.3～0.4 mL，2 次/天，皮下注射，注意检测出凝血时间，使 INR 值在正常的 1.5～2.5 倍，3 天后改服用阿司匹林、氯吡格雷、双嘧达莫等药物抗血小板药物 3～6 个月。以上处理供参考，应根据患者具体情况，个体化处理。

疗效判断：疗效的评价包括血流动力学评估及临床治疗效果评价。成功的 PTA 治疗应是血流动力学、形态影像学得到改善及临床症状得到缓解。PTA 的近期和远期疗效均较好，髂、肾动脉的 PTA 成功率在 90%以上，五年平均血管开放率在 70%以上，冠状动脉脉单支病变 PTA 成功率在 90%以上。影响疗效的因素中。除病变部位外，病变性质、病变的解剖与病理学特征、患者全身状况、设备情况以及术者经验等也是重要因素。例如，在肾动脉狭窄中，以纤维肌发育不良的疗效最好，扩张成功率在90%～95%，临床上高血压治愈和改善率达93%；其次为动脉粥样硬化症；而多发性大动脉炎的疗效较差。

七、并发症处理原则和预防

PTA的并发症较少，发生率为0.76%～3.3%，常见的有以下几种。

（一）穿刺部位血肿形成、出血

这是最常见的并发症，主要原因是术中使用肝素量较大，球囊导管的外径较粗，压迫止血不易充分。为预防该并发症发生，压迫止血必须充分，适当延长压迫时间；或留置导管鞘24小时，既可减少穿刺部位发生血肿的概率，又可以为术后急性血管闭塞的处理提供方便。出现小的血肿不需特殊处理，可自行吸收，较大的血肿影响肢体血液循环，则需外科行血肿清除及动脉穿刺口缝合。

（二）动脉痉挛

动脉痉挛在PTA操作过程中较常见，主要由于操作过程中导丝、导管对血管的刺激，尤其是在操作粗暴、选用器械不当的情况下会增加这种可能。动脉痉挛处理不当可导致血管闭塞，治疗无法完成，因此，在通过迂曲狭窄的血管段时，要求动作轻柔，避免暴力推送；出现动脉血管痉挛，可注入利多卡因2～3 mL或罂粟碱15～30 mg解除痉挛、扩张血管，如疑有血栓形成，可注入尿激酶溶栓。

（三）血管内膜损伤

因为球囊扩张本身就是一个对动脉的损伤的过程，所以，在PTA的操作过程中对血管内膜的损伤是难免的，尤其在动脉硬化的患者。严重的内膜损伤会导致内膜掀起形成夹层，严重的影响血流，甚至导致血管的穿孔。发生夹层或穿孔时，应立即将球囊扩张导管置病变处，充盈膨胀，然后置入血管内支架固定掀起的内膜或急诊外科手术修补治疗。

（四）球囊破裂

球囊破裂可造成动脉切割或急性血栓形成，甚至导致血管破裂，而需急诊手术治疗。术前需了解球囊导管的最大承受压力，术中扩张时最好使用压力表。球囊破裂如为纵向破裂，退管一般是安全的；如为横向破裂，破裂的远端球囊退出时可能折返，推出会有阻力，退出困难需用大血管鞘套取，退出时边退边旋转导管，使破裂顺一个方向有序地套入鞘内后取出。

（五）异位栓塞、远侧端血管闭塞

在PTA操作过程中，穿刺、血管扩张、导丝及导管对血管壁的损伤均可继发血栓形成，操作或经高压注射器造影可致血栓脱落。导致急性的血管闭塞。如出现急性的血管闭塞，可将导管头尽量靠近血栓形成部位灌注溶栓、抗凝药物：尿激酶100万～200万U；同时给予肝素抗凝；局部溶栓无效，远端肢体可能由此产生缺血坏死。

（六）术后再狭窄

术后再狭窄是PTA治疗后存在的主要问题，PTA术后再狭窄多发生在PTA后数月至1年之内，平均发生率约为30%。主要原因：①PTA是一种损伤血管壁成分的机械治疗方法，术后必然会引起一系列修复反应，球囊扩张的结局具有两重性，内、中膜局限性撕裂造成了血管腔的扩大，血流灌注得以恢复；同时内、中膜撕裂也成为纤维组织增生导致再狭窄。②血管壁的弹性回缩和原有病变的进展导致再狭窄。

为了减少再狭窄，可采取三种措施。

(1)改进设备:已研制成新型材料的球囊,可减少对血管的损伤。

(2)药物治疗:减少、预防和治疗PTA进程中和PTA后出现的血管痉挛、血小板黏附、血栓形成和内膜纤维细胞增生。常用药物为阿司匹林、肝素、硝苯地平(心痛定)、硝酸甘油以及正在试用的前列腺环素、血栓素合成酶抑制剂等。

(3)新技术的应用:经皮血管内支架植入术、超声血管成形术、激光血管成形术等。

八、结语

球囊血管成形术具有微创、并发症少、收效快、操作较简便、可重复性强等优点,在治疗血管阻塞和狭窄性疾病方面有着广泛的应用,但由于其术后再狭窄率较高,正逐渐被以血管内支架成形术、激光血管成形术、粥样斑切除术等为代表的新的血管成形技术所取代,现在更多的是作为血管内支架植入的前期准备和治疗得到应用。

(王明涛)

第七节　经皮穿刺活检术

一、基本原理

经皮穿刺活检术是指在医学影像设备的导向下,利用穿刺针,经皮穿刺器官或组织后取得组织学或组织学标本进行细胞学或病理学诊断的方法。经皮穿刺活检是一种简便、安全、有效的诊断手段,现已广泛应用于全身各个部位。

二、器材与药物

主要器材有活检针。根据穿刺针头的形态和抽取组织细胞的方式不同,可分为细胞抽吸针和组织切割针两大类。

(一)细胞抽吸针

细胞抽吸针包括Chiba针与Turner针,多为细针,用于获取细胞学与细菌学材料。

(二)组织切割针

有粗有细,取材较多,可供组织学检查,按其针构造又分为两类。一类是具有切割作用的针尖,包括Madayag针和Greene针等;另一类是远端具有一活检窗,如Westcott针。近年来最常用的是自动或弹射式活检枪,属于切割针范畴。该活检枪有弹射装置,在激发扳机后,切割针弹射进入病变部位获取组织材料。

另一类特殊的活检针是锯齿状的旋切针,由套管针和锯齿状切割针组成,可以进行组织环钻和旋切,为骨活检术中最常用、最有效的活检针。直径在6～12 G,常用的旋切针有Franseen针、Otto针及Rotex针。活检针如图10-15所示。

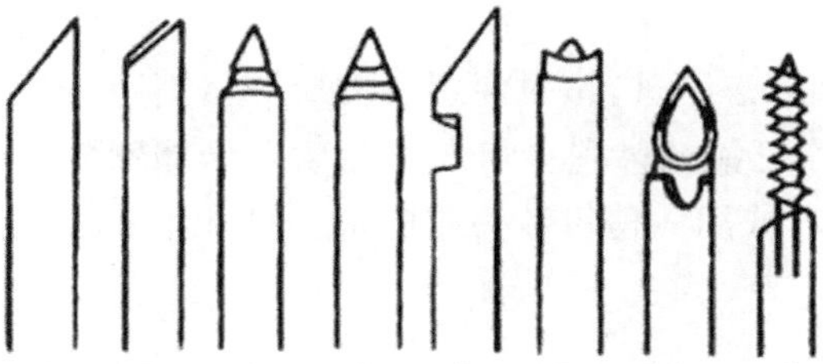

图 10-15　活检针的形状与大小

A.Chiba 抽吸针 20 G,21 G;B.Tuener 抽吸针 16～22 G;C.Madayag 抽吸针 22 G;D.Greene 抽吸针 22 G,23 G;E.Westcott 切割针 20 G,22 G;F.Franseen 旋切针 18～22 G;G.Otto 旋切针 18～21 G;H.Rotex 环钻针 22 G

三、操作技术

(一)穿刺前的准备

1.医师的准备

全面了解或复习病史,复核影像学图像和资料,特别注意有无凝血机制障碍、高血压、冠心病等。术前应与患者及家属谈话,办理术前签字手续,交代注意事项,以取得患者的配合。

2.患者的准备

对于穿刺有紧张、焦虑情绪的患者,穿刺前给以镇静剂。对拟行胸部穿刺而有咳嗽者,应给予止咳药,待咳嗽停止后再行穿刺。拟行腹部脏器穿刺而且穿刺针需经胃肠道者,穿刺前应禁食。对盆腔脏器穿刺时,嘱患者排空大小便。

3.穿刺器械和监视仪器的准备

穿刺器械应严格消毒后使用,对重复使用的穿刺针等器械在使用前应检查其可靠性。在患者进入监视仪器检查台之前,应检查机器是否处于正常运转状态。

4.急救药物的准备

急救药物包括升压药、呼吸兴奋剂、强心剂、高渗糖、地塞米松、止血药、镇痛药、氧气等。

(二)导向手段

经皮穿刺活检是在影像技术导向下进行,不同于开放式和盲目活检。常用的导向手段有电视透视、USG、CT 和 MRI。

1.电视透视

简便、经济、操作灵活和定位快。可直接观察进针方向与深度,尤其适用于胸部和四肢骨骼的穿刺活检。

2.USG

USG 简便灵活、不受体位限制、无放射性损伤,还可准确了解病灶的大小、深度和周围组织结构情况。适用于腹部病变。

3.CT

CT 具有良好的密度分辨率和层面空间分辨率。能清晰显示病变及周围组织结构的关系,定位准确,并发症少,使用范围广。倾斜穿刺有困难、操作时间长、费用高是其缺点。

4.MRI

MRI 实时透视、无 X 线损伤并能变轴面成像为其优点。但顺磁性介入材料则是其主要缺点。

(三)技术及方法

所有穿刺活检均在无菌状态下进行,对穿刺器械应严格消毒,选定穿刺点,对穿刺点及其周围皮肤进行消毒并铺巾。用1%～2%利多卡因作穿刺点局部麻醉。进针前,根据穿刺针粗细,用手术刀片在皮肤作小切口,或用一稍粗针头在皮肤上刺一针眼,以利穿刺针穿过皮肤。定位与穿刺均在影像监视下进行。

1.抽吸活检术

将抽吸活检针穿刺进入病灶中,并进一步核实针头的位置,确保其位于病灶内。退出针芯,连上10 mL或 20 mL 注射器,在负压状态下将穿刺针小幅度推进和推后数次,以利于病变组织或细胞吸入针芯内,抽吸物送活检。抽吸结束的拔针过程中,只需保持注射器与针内腔的负压,不能再继续抽拉注射器。在针尖即将退出皮肤、皮下组织的瞬间,应停止抽吸负压,这样可防止针内腔的标本吸入注射器筒内,以免造成涂片困难。如抽出的是血性液体,则可能已穿至血管,应将针拔出重新穿刺。穿刺针退出后,轻轻推注注射器,将针内腔的标本物质推注在载玻片上,然后推片、固定。若取材较多,可涂几张玻片。最后将其送病理检验室进行细胞学检查。在穿刺针退出的即刻,使用无菌纱布覆盖穿刺点并局部压迫数分钟,以防止穿刺点出血(图 10-16)。

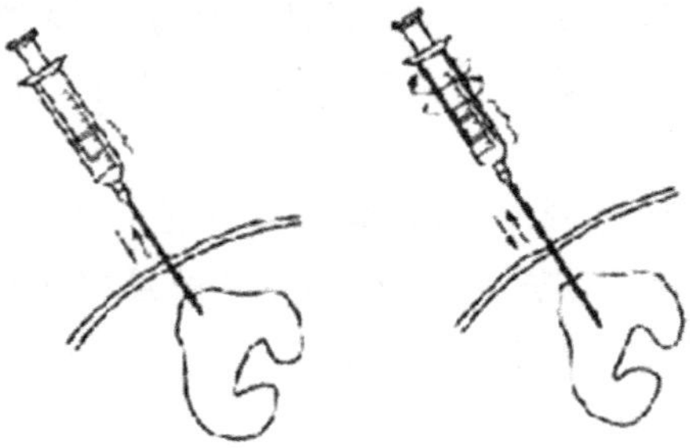

图 10-16 抽取活检术

A.负压下推进穿刺针;B.负压下退针并旋转

2.切割活检术

切割术的目的是获取组织标本,以能对病变进行组织学检查,其诊断敏感性与特异性均明显高于细胞学诊断。由于肿瘤较大时其中心常发生坏死,肿瘤边缘部分为生长活跃区,故取材时应选择在肿瘤边缘部分(图 10-17)。

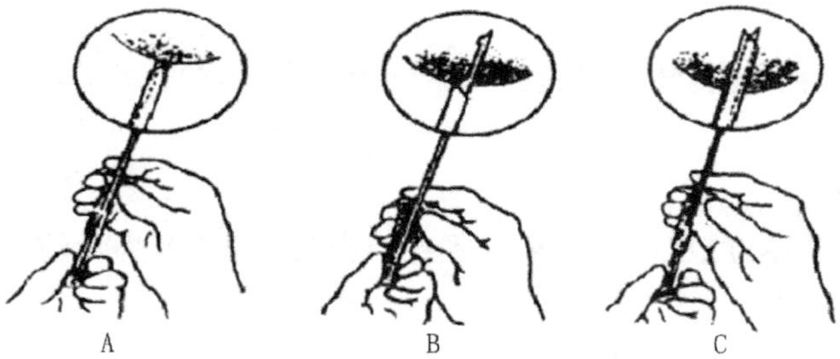

图 10-17 切割活检术

A.穿刺针达病灶缘;B.推进切割针针芯;C.推进切割针针套,取得组织

将切割穿刺针整体经皮穿向病灶,针头进入病灶边缘即可,向前推进切割针芯,然后保持针芯不动,再向前推进切割针针套。套管前进中,即将针芯沟槽的组织切下,封存于套管与针芯槽

口内，然后将切割针整体退出。

自动活检枪切割组织的原理与此类似。进入病灶边缘时按动枪栓，将针套快速弹射出并切取组织，最后退出（图 10-18）。切割针退出后将针芯推出，取出组织条，将其放入 10%福尔马林或无水乙醇中，送病理检查。

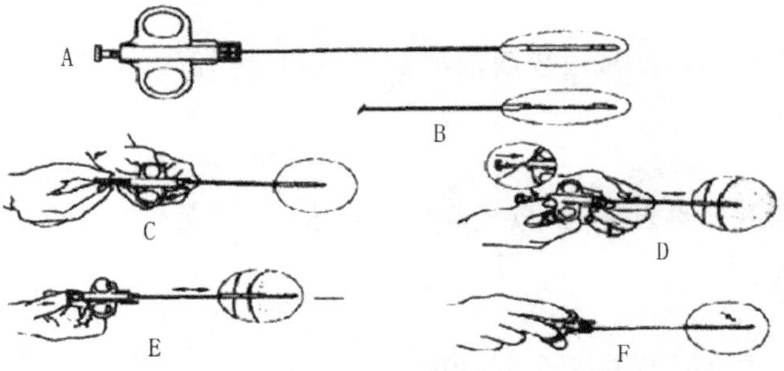

图 10-18　自动活检枪及使用示意图

A.正面；B.侧面；C.后拉枪栓，听到“咔嗒”声，说明针弹簧已被锁住，针处于准备状态；D.后拉活栓，使内针芯后退入切割外套管内并使针整体进入靶区；E.固定针整体不动，用拇指推进活塞，内针芯进入病变区，此时标本槽口外露，正位于病变内，此时扣动扳机，切割外套被弹射入病变区，组织被切割与槽口内；F.整体拔出活检针

3.旋切（环钻）活检术

旋切活检术主要用于骨骼病变的活检，基本方法与切割术类似。由于骨骼组织较坚硬，所使用的活检针不同。将旋切针的套针准确穿刺抵达病变区骨面，穿过骨皮质，拔出针芯，从套针内置入旋切或环钻针病变，在同一方向加压拧旋几次，切取标本。最后将获取的标本固定，并送病理检查。

四、注意事项

(1)穿刺活检时应在无菌状态下进行，对穿刺器械应严格消毒。

(2)麻醉药物到达深度与定位深度基本一致。

(3)肿瘤较大时，取材应选择在肿瘤边缘部分的生长活跃区或采取多方向取材。

(4)在保证标本数量的前提下，应尽量减少穿刺次数。

(5)抽吸活检术时，负压抽吸过程中应小幅度推进与退出数次，以利病变组织或细胞抽吸入针芯内；针尖退出皮肤时应及时停止抽吸，以免将抽吸病灶抽入注射器筒。

(6)穿刺活检术中一定要避开血管，尤其是切割活检术时。

(7)对施行胸腹部脏器穿刺活检的患者，穿刺活检结束后，应观察患者 1～2 小时，患者无不适或无并发症发生后方可离开检查室。

五、并发症及处理

各种类型的穿刺活检方法所表现出的并发症类似，发生率与穿刺针的直径和类型有着密切的关系。包括疼痛、出血、感染、气胸和诱发转移等。

(一)疼痛

疼痛较轻时无须处理，1～2 天内可自行消失。剧烈疼痛时应考虑损伤血管或神经，除给予镇痛药外，还应给予止血与消炎等处理。

(二)出血

少量伤口出血时,采取按压止血,多可自行停止。出现血压快速下降或持续性、进行性下降时,应考虑大血管破裂,除了给予对症处理外,应立即寻找原因,必要时立即行外科手术修补或介入止血治疗。

(三)感染

穿刺活检后感染多与穿刺器械或皮肤消毒不严有关,应加强无菌观念,一旦出现感染症状,应及时给予抗感染治疗。

(四)气胸

气胸多在肺部穿刺后即刻发生,少量气胸可自行吸收,中大量气胸应及时采取抽气或负压引流的方法治疗。

(五)诱发转移

恶性肿瘤穿刺活检时可能出现肿瘤通过针道转移、种植,为了防止诱发转移,应尽量减少穿刺次数。

六、应用范围

经皮穿刺抽吸活检在肿瘤的鉴别诊断中已被公认为是并发症少,敏感性和特异性高的方法之一。占位性病变是经皮穿刺活检的主要适应证,用于鉴别肿瘤与非肿瘤、肿瘤良恶性、原发性与转移性,以及明确肿瘤的组织学类型,以便确定治疗方案。肺、肝、肾等实体器官的慢性浸润性病变也值得活检进行分型。

(一)肺活检术

肺部经皮活检是肺部非血管介入技术中的重要内容。一些影像学难以明确性质的病变,通过活检取得细胞学、组织学资料,可做出定性诊断和鉴别诊断,对于治疗方案的选择、制订以及治疗后随访、预测预后等均有重要作用。

(二)肝活检术

影像学导向下经皮穿刺肝肿块活检术已被广泛采用。以往,几乎所有活检都用细针(21～22 G),虽然安全,但只能得到细胞学的诊断,即只能诊断是否为恶性肿瘤,却不了解特殊的组织类型。近年来人们已趋向于使用能取得组织块的切割针(16～20 G)。同时,由于活检样本的病理技术也有了改进,准确率可达 90%,安全程度依旧。

(三)骨活检术

骨骼病变的穿刺,基本方法与腹部脏器类似。骨骼病变具有多样性,如囊性病变、炎性病变、溶骨性肿瘤、成骨性肿瘤、代谢性病变、骨性病变浸润软组织等,随着病变性质的不同,病变处骨骼的硬度差异较大,穿刺时应根据病变骨骼的密度与部位选择不同类型的活检针。

(王明涛)

第八节　经皮穿刺引流术

一、基本原理

经皮穿刺引流术即在影像设备的引导下,利用穿刺针和引流导管等器材,对人体管道、体腔或器官组织内的病理性积液、血肿、脓肿或胆汁、胰液、尿液等体液淤积进行穿刺抽吸、引流，达到减压和治疗的目的。经皮穿刺引流术常用于全身各部位的脓肿、囊肿、浆膜腔积液、胆管或泌尿道梗阻、颅内血肿的穿刺引流。对抽出液进行细胞学、细菌学和生化检测，做出鉴别诊断和指导用药的同时，还可以经引流导管进行局部抗感染、引流等治疗，达到减压、消炎与囊肿灭能的目的。

二、器材与药物

(一)穿刺针

最常用的是带针芯的穿刺针，由套针和针芯组成。有的套针外加一猪尾巴引流管，可用以引流、造影或当作鞘，称为套管针(图 10-19)。

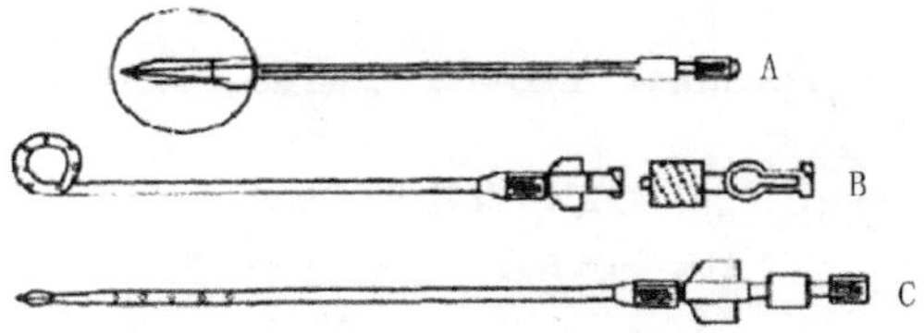

图 10-19 引流穿刺针

A.穿刺针达病灶边缘；B.推进切割针针芯；C.推进切割针针套，取得组织

常用规格为 17～23 G。根据穿刺部位和病变程度的不同，选择不同型号的穿刺针。20～23 G的穿刺针主要用于穿刺管腔，如胆管管或肾盂等，进入管腔后引入 0.018 in 细导丝，然后逐渐扩大穿刺道，最后放入引流管。对于病灶较大，定位容易浅表的病灶，如脓胸、巨大肾囊肿、尿潴留的巨大膀胱等则可用粗针一次性穿入到位，然后直接引入导管或通过0.035～0.038 in导丝引入引流管。

(二)导丝

血管性介入导丝均可应用于非血管性操作。所用导丝主要采用血管造影用的普通导丝和超滑导丝两种，导丝头端均为软头，其形态有 J 型和直型，直径 0.018～0.045 in，可根据实际需要选用。另非血管介入专用有 Lunderquist 导丝，为一段不锈钢丝，一端有软的钢丝圈。常用于胆系、肾盂或脓肿。

(三)扩张器

扩张器前端较细，后端渐粗。可对穿刺部位软组织通道进行预扩张，使引流管容易进入引流区域。临床选用的扩张器多为 7～14 F，其质地较硬韧，也可用相应直径的导管鞘芯代替，用法与血管性扩张器相同，通过导丝为支撑作轴心扩张。当扩张器不能顺利通过穿刺道时，也可用球囊导管扩张通道，达到预扩张的目的。

(四)引流导管

引流导管种类很多，使用时应根据插入的部位与引流液黏稠度不同来选用。稀薄的引流液(如囊液、尿液等)可用较细的引流管，稠厚的脓液或血肿凝块宜用较粗的引流管。常用的7～14 F引流管，其引流区的一段应有多个侧孔。为防止游走滑脱，常将头端制成猪尾巴卷曲、蘑菇状膨大或单弯状。有的脓腔因其脓液稠厚、腔大，为了便于冲洗引流，引流管内有两个腔，一个腔注入冲洗液，一个腔引流脓液(图 10-20、图 10-21)。

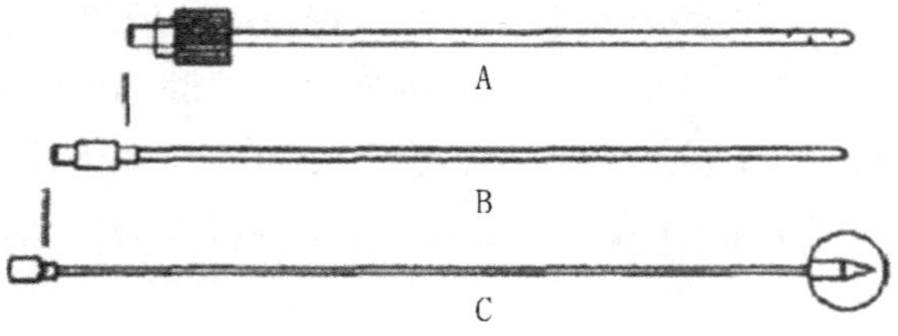

图 10-20　直引流管

A.引流管；B.针套；C.针芯

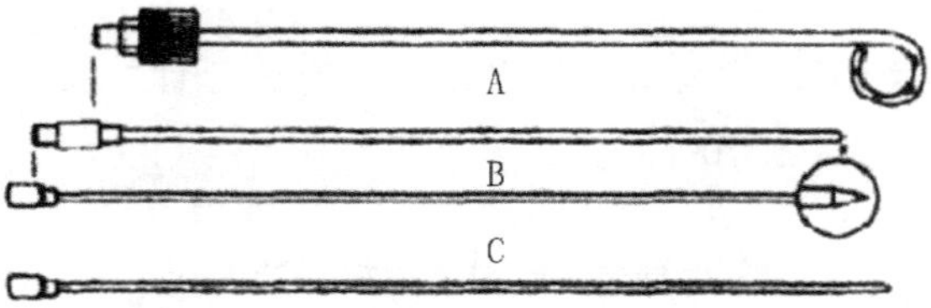

图 10-21　猪尾巴引流管

A.引流管；B.针套；C.针芯；D.支撑器

(五)固定器械

为了固定引流管，常用丝线将导管与皮肤缝合固定，在短期内非常有效，但会因缝线切割皮肤或针眼感染而失去固定作用。用涂上安息香酸酊的胶布粘贴引流管于皮肤，只要保持皮肤干燥也能长期有效，而由于分泌液或引流液渗漏等原因使之黏性降低则也会失去固定作用。目前临床上多使用一种固定盘(图 10-22)器材，能够较好地长期固定引流管。使用时盘下可能有分泌物潴留，不易清洗，须定期更换。

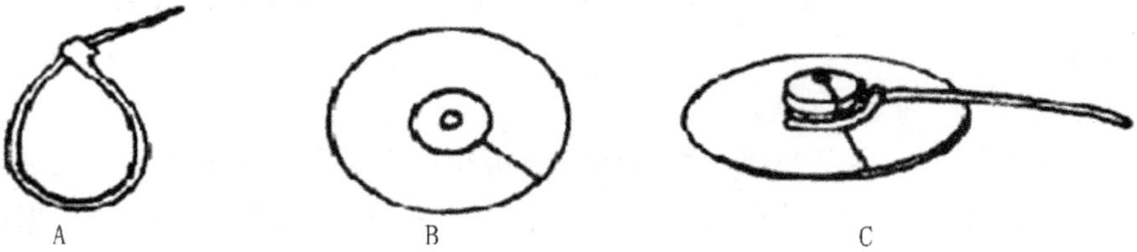

图 10-22　固定盘

A.扣带；B.固定盘下面观；C.固定盘用扣带扣紧

(六)药物

除造影对比剂外，术前用药与外科手术相同，如苯巴比妥与阿托品；术中应用麻醉药，如利多卡因；皮肤消毒液与器械消毒液用碘伏与戊二醛；囊腔内用无水乙醇或二氧化碳固化囊壁；脓腔内用溶解纤维组织与杀菌、抗菌药物，如纤维蛋白酶与各种抗生素，此外，还应备有各种急救药物。

三、操作技术

(一)Seldinger 法

Seldinger 穿刺法主要运用于血管性介入，后来人们逐步将此法运用于非血管性技术，穿刺管腔和囊腔成功后，抽吸造影并引入导丝，退针并插入引流管(图 10-23)。

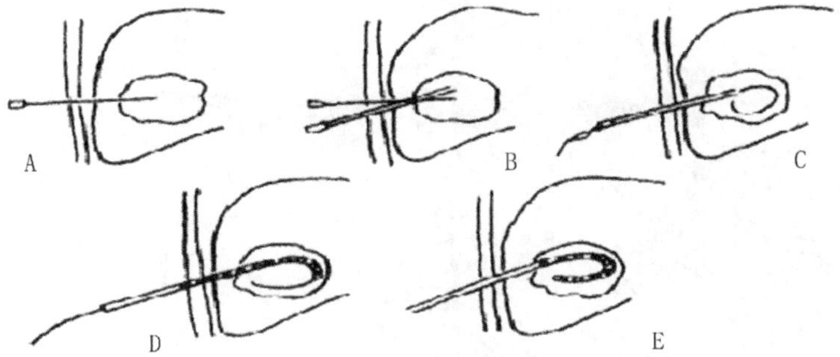

图 10-23　Seldinger 法引流管置管术

A.细针穿刺探查；B.18 G 针穿刺到位；C.插入导丝；D.扩张后置入引流管；E.退出导丝引流

1.术前准备

(1)设备及器材准备。导向设备有超声、电视透视、CT、MR 或 DSA 等，根据具体情况选择穿刺针具与引流管。

(2)患者准备。术前检测三大常规，出凝血时间，肝、肾、心功能，过敏试验，术前谈话并签字，术前禁食2～4 小时，必要时用镇静药。医师分析资料确定引流途径。

(3)穿刺针及引流通道设计：①选择穿刺途径，尽量避开占位性病变、生理管和邻近脏器。②做好实时影像学导向，定好进针方向和深度。③标记穿刺点，局部消毒铺巾和局麻。④选择21～23 G 细穿刺针探查，屏气下穿刺，成功后保持平静呼吸，退出针芯。⑤造影明确引流区大小、形状、部位，以及与邻近器官的关系，有无窦道。⑥再用 18 G 针按上述部位与方向穿刺插管。⑦为防止引流液向体内扩散，选择引流管道应保持一定的组织厚度及兼顾引流途径最短。

2.技术及方法

(1)确定最佳引流途径后，行穿刺点局麻。

(2)做皮肤小切口，注意切口的大小和方向。

(3)穿刺时应注意保持浅呼吸和屏气，进针到达预定部位后，拔出针芯，经套针抽吸，做细胞学培养和生化检测。

(4)套针进入引流区后，引入导丝，退出套针，在导丝引导下引入扩张管，最后置入引流管，退出导丝。

(5)经引流管冲洗囊腔，吸尽囊液。

(6)造影证实引流管侧管的侧孔段全部在引流区，在体表固定引流管，接上引流袋。

(二)套管法

使用套管针在影像学导向下一次性完成穿刺和引流操作，称为套管法。

1.方法一

做皮肤穿刺点局麻后再做一小切口，透视或超声引导下直接向引流区中央穿刺，预计到位后，退出针芯，见腔内容物流出，经套管腔直接引入引流管，在影像导向下略做导管侧孔段的位置调整，退出套管，经引流管注射稀释对比剂作引流区造影留片，抽吸、冲洗后固定引流管，连接引流袋(图 10-24)。

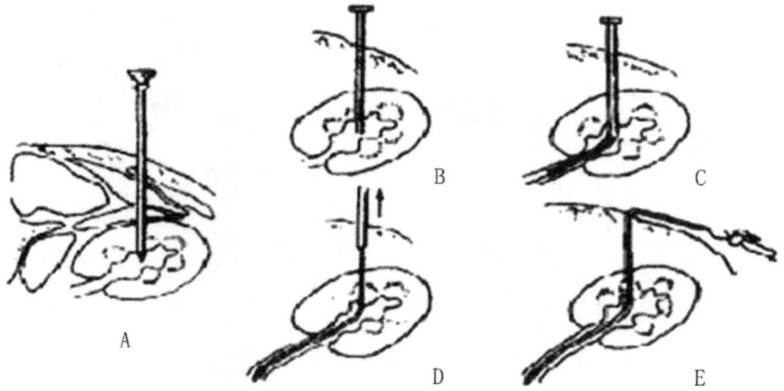

图 10-24　套管法(一)

A.套管针穿刺;B.到位后退针芯;C.导丝与引流管经套针插入;D.退套针;E.固定引流管

2.方法二

将引流管套在穿刺针外,直接穿向脓腔,入腔后退出针芯,证实到位,术者一手持针,一手将引流管推入,至引流管侧孔全部进入脓腔,即退出针管(图 10-25)。

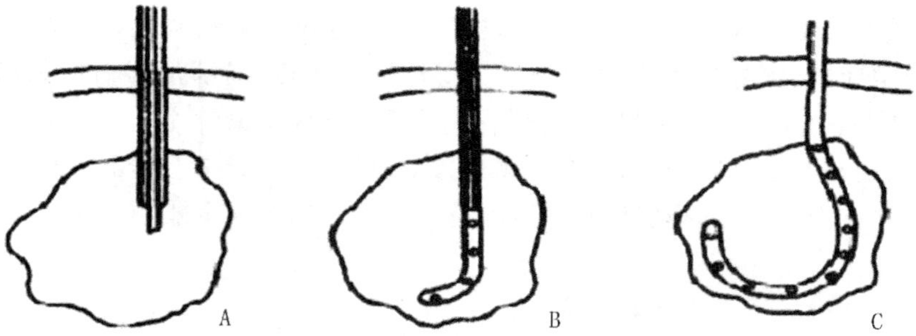

图 10-25　套管法(二)

A.穿刺到位;B.引流管顺套针送入;C.留下引流管

(三)穿刺通过扩张法

1.导丝为轴心扩张法

按 Seldinger 法经皮用细针 21 G 或 18 G 穿刺,引入细导丝(0.018 in 及 0.038 in),退针,换用从细到粗的多根扩张管分别作引流道扩张,完成预扩张后,引入引流管引流。

2.导管为轴心扩张法

由于导丝较细,以它为轴心扩张的粗径有限,在要求引流道较粗时,则以导管(8 F)为轴心,套在导管上进行扩张,或用不同粗径的管逐根扩张。

四、注意事项

(1)术前仔细阅读患者影像资料,设计最佳引流途径。

(2)囊肿硬化治疗时,专人固定穿刺针,避免针尖移位。

(3)经导管引流时,引流管侧孔段应尽量置于引流区的最低处,定期冲洗引流管,以防堵塞。

(4)脓肿引流时,不能加压冲洗,以免感染扩散。

(5)引流期间,应避免牵拉引流管,以防脱出或移位。

(6)引流管阻塞时应及时寻找原因,采取相应对策。

(7)穿刺针道较粗时,要求在术前要精确设计引流途径,不宜反复穿刺。

五、并发症及处理

(一)出血及血肿

可发生于穿刺部位、穿刺途径及靶器官。多由反复穿刺,穿刺不当,血管及器官损伤等因素造成。出血不多者不必作何处理,出血较多者应对症治疗直至手术止血。

(二)感染

无菌操作不严可导致感染,引流脓肿、感染性囊肿及尿路、胆管梗阻时操作不当容易导致感染扩散。通常术后都须进行抗感染治疗,防止感染的发生。

(三)气胸

与穿刺方式、导管管径、患者年龄、术者经验有关。少量气胸无须处理,可自行吸收。量多时可用大注射器抽尽胸腔积气,严重者须插管排气。

(四)其他

如发热、局部疼痛、瘘管形成、脓肿复发及引流堵塞、脱出等。

六、应用范围

(1)正常人体管道阻塞,引起阻塞段以上液体过量积聚,而引起的病理反应,如胆管、泌尿道梗阻(图 10-26)。

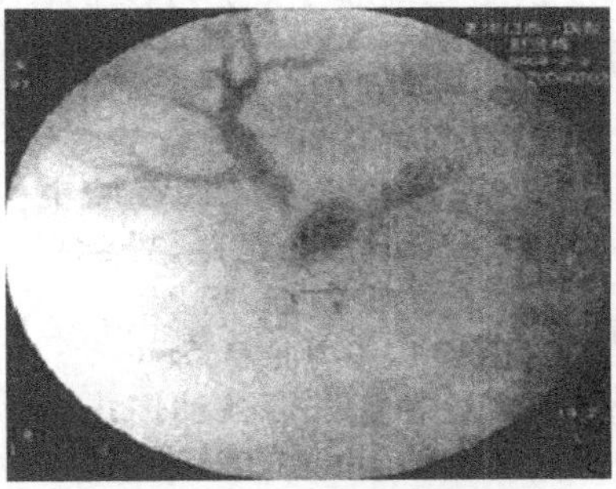

图 10-26　经皮肝穿胆管引流(PTCD)

(2)体腔内由于炎症、外伤等原因引起腔内脏器受压,或毒性物质不能排出而大量吸收有害于机体时,如气胸、脓胸、心包积液、积脓、腹部或盆腔的脓肿。

(3)实质脏器内的积液、积脓,如肝、脾、胰、肾等处的脓肿或巨大囊肿。

(王明涛)

第九节　脑胶质瘤粒子植入治疗术

一、概述

脑胶质瘤是颅内肿瘤中的原发性肿瘤。年发病率为 7.8/10 万人～12.5/10 万人,种类繁多,

WHO和北京神经外科研究所的分类，均是以肿瘤的组织起源为标准进行划分，如果仅仅从治疗的角度，可分为良性肿瘤、交界性(变形性)肿瘤、恶性肿瘤。良性肿瘤对人体的危害主要是占位压迫，交界性(变形性)肿瘤和恶性肿瘤除了占位压迫之外，还呈进行性生长，并可发生局部或远处转移，甚至对患者造成致命性伤害，传统治疗方法一般为降低颅内压、手术切除、放射治疗、化学治疗、基因药物治疗。

脑胶质瘤尤其是交界性(变形性)肿瘤、高分级胶质瘤，是临床治疗的难点，虽然不断涌现出新的治疗技术和手段，但是，只有部分患者的局控率和生存期得到改善。内放射治疗术属放射治疗的一部分，特点鲜明，丰富了颅内肿瘤的治疗方法，为其治疗探讨了新途径。

^{125}I粒子植入治疗颅内肿瘤国外已有大量报告。20 世纪 80 年代早期，立体定向头架的研制成功、计算机治疗计划系统的出现，使放射性粒子组织间精确放疗成为可能。从那时起，大量的前瞻性研究和回顾性分析都证明放射性粒子近距离放疗可不同程度地提高脑胶质瘤的局部控制率和延长患者的生存期。1987 年 Gutin 首次报道了恶性胶质瘤复发后粒子治疗结果，3～4 级恶性胶质瘤(GM)患者中位生存期为 52 周，1～2 级胶质瘤(AA)患者为 153 周。Gaspar等对 37 例脑胶质母细胞瘤和 22 例退行性星形细胞瘤术后或放疗后复发患者进行了粒子植入治疗研究，胶质母细胞瘤 1 年和2 年生存率分别为 44%和 13%，退行性星形细胞瘤 1 年、2 年和 3 年生存率分别为 76%、55%和 32%。Halligan 等对 22 例高分级的复发 AA 进行^{125}I粒子植入治疗，粒子活度为 0.752 mCi，平均植入粒子 54 个，结果全组中位生存期 65 周，1 年实际生存率为 57%，18 例 GM 患者中位生存期 64 周，1 年实际生存率为 59%。而同期复发的 GM 再手术加化疗的中位生存期 30 周，1 年生存率为 18%，有 1 例出现与粒子照射相关的并发症，激素治疗后缓解。Shrieve 等回顾性分析了^{125}I粒子组织间近距离治疗与立体定向放射外科治疗复发 GM 的结果，中位生存期分别为 11.5 个月和 10.2 个月，两组生存期相似。Larson 等报道 21 例复发 GM 行立体定向放射加外科治疗后，中位实际生存期为 10.2 个月，12 和 24 个月的生存率分别为 45%和 19%；5 例粒子治疗的中位生存期为 11.5 个月，12 和 24 个月的生存率分别为 44%和 17%，两组生存率相似，并认为较大的肿瘤更适于粒子治疗，而较小的肿瘤适于立体定向放射外科。

国内有关类似治疗的报道较少，郝传国等 2005 年报告 14 例脑胶质瘤在开颅手术或立体定向仪引导下直接植入 8～24 颗粒子，病灶周边剂量 50～80 Gy，平均随访 10 个月，CT 或 MRI 显示 11 例粒子聚集，病灶明显缩小或消失。有学者对 22 例颅内肿瘤行 CT 引导下经皮穿刺组织间植入^{125}I放射性密封籽源治疗，包括脑胶质瘤 5 例，脑胶质瘤术后复发 6 例，单发脑转移瘤9 例，脑膜瘤 2 例，结果肿瘤在 1 个月内有效率(RR)即完全缓解(CR：肿瘤完全消失)和部分缓解(PR：肿瘤两个最大垂直径的乘积缩小 50%以上)为 50%，缩小的肿瘤内部强化程度明显降低，说明发生了不同程度的坏死，血供降低。2 个月有效率(RR)为66.67%(14/21)，3 个月有效率(RR)为 75%(15/20)，6 个月有效率(RR)为 77.78%(14/18)。在肿瘤致周围水肿的恢复方面，亦有一定疗效，并认为原因为肿瘤缩小后，压迫缓解，6 个月周围水肿减轻率为 77.78%。也有学者对54 例脑胶质瘤患者进行该治疗，其中包括原发性脑胶质瘤 16 例，脑胶质瘤术后复发 21 例，脑胶质瘤外放疗后复发17 例。近期疗效方面：1 个月 RR 50%，2 个月 RR 59%，3 个月 RR 70%，6 个月 RR 77%；远期疗效方面：1 年 RR 61%，2 年 RR 50%。生存率方面：全组中位生存期为 18 个月，其中 1～2 级脑胶质瘤中位生存期为 28 个月，3～4 级中位生存期为 16 个月。全组 1 年生存率 75%，其中 1～2 级生存率为 88%，3～4 级生存率为 37%。2 年生存率 25%，其中 1～2 级生存率为 51%，3～4 级生存率为 18%。

组织间植入^{125}I放射粒子治疗脑胶质瘤的优势是:脑胶质瘤的病程通常为持续进展,常规治疗难以控制,局部控制率和生存率均较差,手术切除和外照射放疗是治疗脑胶质瘤的主要手段,但前者创伤大,更主要的是肿瘤组织在脑内呈浸润性生长,不易完全切除,术后复发早;后者由于脑胶质瘤对放射敏感性差,要想完全杀灭肿瘤至少需要 90 Gy 的照射剂量,可是正常脑组织无法耐受如此高的照射剂量,因此使照射的疗效随着剂量而降低。而植入^{125}I放射粒子治疗具有以下优势:治疗区定位精确,与肿瘤形状非常“适形”;粒子种植范围之外,照射剂量迅速下降,有很好的肿瘤和危及器官的实际受量比,使靶区剂量很高,且不增加正常脑组织的损伤;剂量率低和长照射时间。要达到需要的处方剂量,就必须有足够长的照射时间,延长照射时间和低剂量率都会使正常组织损伤明显减少,但是对肿瘤细胞的杀伤没有任何影响。

二、适应证

(1)原发性交界性(变形性)肿瘤(1～2 级)。

(2)原发性恶性肿瘤(3～4 级)。

(3)胶质母细胞瘤。

三、禁忌证

(1)出血倾向。

(2)全身衰竭。

(3)KPS 小于 60 分。

(4)肿瘤超过 2 个。

(5)肿瘤最大直径大于 6 cm。

(6)有室管膜下或脑膜转移。

(7)肿瘤累及间脑和基底神经节结构。

四、术前准备

(1)器械准备:除常规穿刺包外,还应备好专用穿刺针(可以在普通粒子植入针的基础上自己加工,磨平尖端,为了在穿刺过程中尽量不损伤血管和神经)、骨钻和根据术前计划相匹配型号的钻头。

(2)患者准备:提前 6 小时禁饮食,穿刺部位备皮。

(3)适量应用镇静药物。

(4)TPS 计划系统的应用:首先制定处方剂量。根据影像学资料,进行三维重建,再结合 CT、MRI 和三维重建资料,确定肿瘤的大小、形态、位置、与大血管关系,为选定穿刺点、设计进针路线、方向做充分准备,同时模拟布源,划出等剂量曲线。

1)粒子活度大小的选择:病灶中心选择较大活度的粒子(0.7 mCi、0.8 mCi),病灶边缘及重要器官附近选择较小活度的粒子(0.5 mCi、0.6 mCi),以最大限度地提高疗效。

2)肿瘤匹配周边剂量(MPD):1～2 级胶质瘤粒子治疗 MPD 为80～100 Gy,3～4 级胶质瘤粒子治疗 MPD 为 100～130 Gy。计划靶体积(PTV)为临床靶体积(CTV)外放 1.0 cm,同时勾画肿瘤周围危及器官,根据剂量体积直方图(DVH)得出肿瘤和危及器官的实际受量。

五、操作过程

(一)CT 引导定位方法

根据病灶不同位置和术前计划,选取适当体位,如俯卧、左侧卧、右侧卧、仰卧,斜卧等。扫描前用自制栅格贴于进针大体位置,定位后做标记,常规消毒,铺无菌巾,局麻,钻孔。

(二)植入过程

选取适当体位,根据病灶的位置,兼顾最近距离、最佳层面、无重要器官(如脑内大血管、静脉窦、脑重要功能区、脑室系统等),在 CT 引导下将 18G 穿刺针进至靶点,如有囊液应先抽出,一方面减轻占位效应,另一方面,有利于粒子的固定。然后用植入枪依次释放籽源,尽量按照巴黎原则(放射源呈直线排列,相互平行且距离相等),以 0.5～1.0 cm 间隔将^{125}I粒子植入到瘤体内,即刻 CT 扫描观察,再退针至肿瘤边缘,调整角度后再次进针,同法逐颗释放粒子。必要时多点平行进针。

(三)即刻扫描观察

观察的重点是有无并发症如出血,粒子的位置,调整窗宽窗位,进一步观察,必要时补充布源,满意后结束手术重新扫描病灶,以备术后验证和复查。

(四)术后处理

常规缝合穿刺点,以免脑脊液漏出,术后绝对卧床 24 小时,常规给以抗炎、脱水、激素、止血治疗3～5 天。

六、颅内囊性胶质瘤的内放射治疗

颅内囊性胶质瘤是脑肿瘤的一种,发生在脑实质的额叶、颞叶、顶叶和枕叶内较多,CT 上一般表现为颅内的囊性肿瘤,其内部密度较均匀,囊壁上有不规则形的、大小不等的软组织密度的附壁结节,肿瘤周围的脑水肿一般不太明显。增强扫描后囊壁上的附壁结节有不同程度的强化,囊内容物不强化。囊性胶质瘤一般都采取外科手术切除的方法治疗,但由于肿瘤不易彻底切除,手术后也容易复发,另外该肿瘤对放疗、化疗都不敏感,疗效也不好。因此用微创方法治疗囊性胶质瘤就是一种很好的选择。

囊性胶质瘤微创内放射治疗的方法是:在 CT 导向下,通过锥颅钻孔,或直接经手术后颅骨骨缺损处的软组织,用细针穿刺肿瘤并抽出囊内容物,再注入放射性元素^{32}P 胶体注射液即可。

(一)作用机制

放射性元素^{32}P 胶体注射液主要释放 β 射线,其半衰期为 14 天,穿透距离为 4 mm 左右,因此当^{32}P 胶体注射液注入已抽出囊液的囊性胶质瘤内以后,所释放的 β 射线仅作用于囊壁,起到抑制肿瘤细胞的生长,并使肿瘤细胞坏死,使囊壁不能再分泌囊液的治疗作用。由于^{32}P 胶体注射液的穿透距离较短,所以对肿瘤周围的正常脑组织一般不产生明显的不良反应。

(二)放射性元素^{32}P 胶体注射液的用量

一般根据肿瘤的体积大小来计算^{32}P 胶体注射液的用量。原则上对于一个肿瘤一次的最大量,其放射性活度不超过 4 mci 为宜。

(三)操作方法

向囊性胶质瘤内注射^{32}P 胶体注射液的方法,一般与放射性粒子治疗脑肿瘤的操作过程相同,不同之处是,由于抽取囊性胶质瘤的囊液与注入放射性^{32}P 胶体液时所需要的穿刺针更细,颅骨上的进针孔径更小，所以部分学者采用局麻下，用美国 COOK 公司生产的骨水泥穿刺针直接经皮锥颅钻孔，刺穿颅骨后，该骨穿针固定不动，将 18 号穿刺针直接经骨穿针内腔扎入囊性胶质瘤内，抽出囊液，再将计算好的^{32}P胶体注射液注入肿瘤内，即可拔出穿刺针和骨穿针。压迫穿刺针眼几分钟，如无出血，消毒包扎后即可结束手术。

(四)适应证

凡是影像确诊的囊性胶质瘤，不能或不愿开刀手术；已经做过放疗或化疗，但效果不好的病例；对外科手术后又复发的病例均可进行治疗。

(五)禁忌证

禁忌证包括有严重出血倾向者；心、肺、肝、肾衰竭者；有明显精神障碍，不配合微创手术者。

(六)并发症

由于本法属微创治疗，并发症很少，一般与放射性粒子治疗脑肿瘤所产生的并发症相似，但发生率更小。

(七)治疗效果

放射性元素^{32}P胶体注射液治疗囊性胶质瘤的效果是很明显的，首先由于囊性胶质瘤内的囊液被抽出来了，降颅压的效果十分显著，临床上的头痛呕吐症状当时就能得到明显改善。由于^{32}P胶体注射液的量使用不够，个别患者在术后 3 个月时囊液又出现了，再进行第二次治疗后，也获得了满意的效果。当然本方法应与全身支持疗法及其他疗法联合应用，效果会更好。

七、并发症的预防和处理

(一)并发症

术中术后的主要并发症有以下几种：针道出血，粒子脱落(有时为肿瘤缩小所致)，局部脑坏死。

(二)并发症的预防

穿刺时，要尽量提高穿刺成功率，减少穿刺次数。角度调整，第一角度释放完毕后，只要退针至病灶边缘，即可轻轻变换角度重新穿进病灶，必要时选取多点平行进针，以尽量满足巴黎原则布源的需要。

钻孔注意事项：由于定位的要求，钻头的方向要与扫描平面平行，而该进针点往往与颅骨的弧凸面不垂直，二者之间呈一定角度，钻孔时不好固定钻头，易造成相应处筋膜撕裂，此时可先垂直钻孔，待颅骨上形成小孔，钻头不易滑动，重新调整钻头方向钻透颅骨即可。钻头型号的选择：原则上应尽量选择直径较小的钻头，以减少并发症，但考虑到要调整植入针角度的需要，对于体积较大的肿瘤或者较表浅的位置，应选择直径较粗的钻头。术毕，进行腱膜缝合，防止脑脊液外漏。

(三)并发症的处理

针道出血是最主要的并发症，减少穿刺次数，选取合理进针点，避免突然用力，是操作中的基本要点。出现针道出血后应停止手术，并立即给予内科保守治疗，密切随诊观察，直到吸收，一般 4～14 天完全吸收。后根据情况择期再次手术或放弃此种治疗。粒子脱落，为肿瘤缩小所致，尽管当初将粒子放置于病灶内，且距病灶边缘 1.0 cm 以上，但由于病灶大小发生变化，仍造成粒子脱落，但是，随着时间的延长，粒子的活度逐渐下降，并未出现癫痫、脑功能异常等情况。局部脑坏死，主要发生于病灶局部，应避免正常脑组织内植入粒子，或者粒子活度过大，以免发生正常脑组织的坏死。

另外，期待粒子链的早日上市，有望能解决粒子分布不合理的部分问题。

八、治疗评价

国内^{125}I粒子植入治疗脑胶质瘤有关的报道很少，近年才兴起粒子治疗脑胶质瘤的临床研究。但是从方法上，国内外通常在脑立体定向仪和开颅手术中进行脑瘤的粒子植入，在CT导引下完成，受设备影响少，创伤小，易于推广。

此种疗法，对脑胶质瘤有明显效果，但属局部治疗，其更远期效果有待随访。总体上看，与手术治疗、介入化疗、外放疗相比，具有鲜明的特点。此项治疗，开辟了颅内肿瘤新的治疗途径。

（王明涛）

第十节　颅内动脉瘤的介入治疗

一、颅内动脉瘤与蛛网膜下腔出血

（一）蛛网膜下腔出血的发生率及危险因素

蛛网膜下腔出血（subarachnoid hemorrhage，SAH）是临床上出血性脑卒中的主要类型之一，主要可分为创伤性SAH和自发性SAH两类。而后者则较为多见，并且临床处理较为棘手。

自发性SAH的主要致病原因是颅内动脉瘤破裂，占75%～80%。研究表明，西方国家动脉瘤性SAH（aneurysmal SAH，aSAH）的年发生率为6～8/10万。尤其40～60岁为高发年龄段。文献报道10%～15%的患者在接受治疗之前即已死亡，其总体病死率约为45%。对于70岁以上的老年患者，病死率更高。

动脉瘤破裂出血后致患者死亡的主要原因包括，神经源性肺水肿和神经源性心脏病等一系列出血后的全身并发症，占死亡患者的25%，此外，8%的死亡原因为动脉瘤破裂后的进行性神经功能恶化。在动脉瘤破裂出血后幸存患者中，再出血是其致死致残的主要原因，而在出血后两周内，动脉瘤再出血率高达15%～20%。在临床上，不论是开颅手术还是介入治疗动脉瘤，目的就是为了规避其再次出血的风险。

SAH的危险因素包括：①原发性高血压，尤其是病史较长、控制欠佳以及血压波动较大者。②怀孕与分娩。③口服避孕药物。④吸烟。⑤某些药物的滥用，比如可卡因。⑥长期酗酒。

（二）SAH的临床表现

SAH的典型临床表现为突发性剧烈头痛，同时可伴有恶心、呕吐、畏光，还可出现因假性脑膜炎引起的颈项疼痛。很多患者存在短暂的意识障碍，清醒后可出现局灶性脑神经功能障碍，如动眼神经麻痹等。另外，蛛网膜下腔的血液可引起神经根刺激症状，如后背疼痛等。

有97%的SAH患者表现头痛，常被形容为“突然出现”的“雷击样头痛”或“爆裂样头痛”。部分患者在严重头痛之前可出现动脉瘤破裂前的“警兆症状”。常见的表现为头痛与头晕，但这些并无明显临床意义，而其中较具特异性的“警兆症状”为后交通动脉瘤患者的动眼神经麻痹，但其发生率往往较低。

头痛症状在SAH患者中如此突出，其主要原因是蛛网膜下腔的神经分布较为丰富，动脉瘤破裂后蛛网膜下腔的血液可刺激神经引起剧烈头痛，而这一症状要在血液吸收后方可缓解，一般为出血后1～2周。

在神经系统查体中，因血液刺激，颈项强直常在出血后6～24小时内出现，并常伴有克氏征及布氏征阳性。

45%～52%的SAH患者可出现意识障碍，多数可在1小时内恢复。病情较重者表现为持续性意识障碍，直至死亡。发生意识障碍的主要原因包括，动脉瘤破裂出血导致颅内压突然升高，致使脑血流减少，脑灌注不足，引起意识障碍。此外，意识障碍常见的原因还包括：动脉瘤破裂后形成的脑内血肿对脑组织的损伤作用、脑积水、弥漫性脑缺血、癫痫以及心排血量减少引起的脑血流降低等。

神经功能障碍在SAH后亦较常见，如后交通动脉瘤破裂可引起动眼神经麻痹；大脑中动脉瘤破裂可引起偏瘫和失语；前交通动脉瘤破裂可造成记忆力缺失和柯沙科夫综合征；基底动脉瘤破裂可引起双侧展神经瘫痪以及脑干症状；眼动脉瘤破裂可发生视力减退等。

另外，在临床中SAH常出现发热症状，严重者还可出现神经源性肺水肿、心律失常及电解质紊乱等，需引起足够注意。

(三)SAH的诊断

1.头颅CT平扫

头颅CT平扫主要用于发现临床上怀疑SAH者。因腰椎穿刺可能引起动脉瘤再破裂，并且颅高压患者有引发脑疝可能，故而头颅CT平扫成为诊断SAH的首选检查。如需进一步明确动脉瘤诊断，需行CTA、MRA或DSA检查。SAH在CT上的主要表现为脑池或脑沟，甚至脑室内的高密度影，部分可沿大脑镰和小脑幕扩展。

不同位置动脉瘤的破裂所引起的SAH可有不同的特征性表现，可借此初步判断动脉瘤的大概位置。前交通动脉瘤破裂血液常积聚于终板池以及前纵裂内，重者常可见额叶内血肿；大脑中动脉瘤破裂出血常位于外侧裂池；颈内动脉瘤破裂后出血常位于同侧脑底池、外侧裂池；后交通动脉瘤破裂后指向侧方者血液多累及外侧裂池，指向后方者则位于大脑脚间池和环池；基底动脉分叉部动脉瘤破裂出血多累及大脑脚间池、环池、第三脑室甚或破入脑干中；小脑后下动脉瘤破裂后血液多位于小脑延髓池或进入第四脑室内。

除了可以明确SAH的诊断，头颅CT平扫还可了解：脑室大小，可观察有无脑积水发生，是否需要进一步处理；颅内血肿情况，可观察脑内血肿情况以及硬膜下血肿发生，评估其量以及占位效应，判断是否需要及时手术处理；脑梗死情况，在梗死发生后24小时之内并不敏感；脑池以及脑室中积血的情况。研究发现脑池以及脑室中的积血与脑血管痉挛的发生有明显相关性，可用于评估预后。

SAH在CT表现上仍需与以下情况相鉴别：脓液、造影剂经静脉或经鞘内注射后及某些低颅压患者。

2.腰椎穿刺

椎穿刺是诊断SAH最敏感的方法，因其高度敏感，故其假阳性较常见。因其可突然降低颅内压，从而引起动脉瘤再出血或者脑疝，故此项检查受到一定限制，在操作中需注意：留取脑脊液量宜少，穿刺针宜细。SAH急性期行腰椎穿刺时颅内压多升高，穿刺脑脊液多为混有非凝血的混浊血性脑脊液，红细胞数$>100\times10^9/L$。在一次穿刺中，第一管与最后一管脑脊液中红细胞数应无明显差别。脑脊液生化检查可见蛋白增高，此为血细胞碎裂引致，脑脊液中糖可正常或者降低。

3.CTA

目前在很多临床中心CTA是SAH明确诊断的首选。研究表明CTA可发现97%的动脉瘤，无论对破裂的还是未破裂的动脉瘤，CTA都是一种安全有效的检查手段。CTA三维成像系统可以详尽地观察到动脉瘤周围的情况，并能区分动脉瘤周围血管和发自动脉瘤的血管等。CTA还能很清楚地显示动脉瘤周围的骨组织，对设计手术方案大有裨益。目前，亦有CTA评估脑血管痉挛的应用的报道。

4.MRA

研究发现，MRA观察颅内动脉瘤的敏感性为87%，特异性为92%。对于直径小于3 mm的动脉瘤MRA敏感性较低。MRA对动脉瘤的显影取决于动脉瘤的大小、形状、血流方向以及瘤内血栓和钙化。在国外，因MRA的无创性，很多时候被用于颅内动脉瘤高危患者的筛查。

5.数字减影血管造影

数字减影血管造影(digital subtraction angiography，DSA)以前一直是动脉瘤诊断的金标准，但是随着其他检查手段，尤其是CTA技术的发展，其地位正受到挑战。尽管如此，目前DSA仍广泛应用于动脉瘤的明确诊断，用于评估动脉瘤的载瘤动脉，以及用于闭塞试验了解相应侧支循环以评估动脉瘤孤立术的可行性。

DSA诊断颅内动脉瘤的总体原则及要求包括：为防止患者病情突然变化，应先检查动脉瘤可能性最大的血管；需完成4根完整血管的造影(双侧颈内动脉及双侧椎动脉，即使已经发现动脉瘤后)，以明确动脉瘤数量。同时评估对侧循环代偿情况；如发现动脉瘤或者可疑动脉瘤，需多个角度观察以明确其瘤颈以及动脉瘤指向等信息；如未发现动脉瘤，在诊断造影阴性之前需做到以下几点：①仔细观察双侧小脑后下动脉(posterior inferior cerebellar artery，PICA)起始部，研究发现1%～2%的颅内动脉瘤位于PICA起始部，一侧椎动脉造影常可显示双侧PICA，但有时仍需要进行双侧椎动脉造影。②前交通动脉的检查，前交通动脉瘤往往容易遗漏，需双侧反复、多角度观察。③如在SAH患者中发现有“漏斗(infundibulum)”存在，不可轻易诊断为造影阴性，而需进一步检查。

(四)SAH的并发症

1.再出血

未经治疗的破裂动脉瘤，其再出血率高峰位于出血后第1天(4%)，此后13天每天出血率为1.5%，因此在前14天内有15%～20%的再出血率。据统计，破裂动脉瘤6个月内的再出血率为50%。Hunt-Hess分级较高的动脉瘤患者，其再出血的风险也相应增高。对于行脑室外引流术以及腰穿检查的动脉瘤患者，其再出血风险明显增高。

研究表明，严格卧床以及高血流动力学治疗并不能预防动脉瘤再出血，因此预防再出血主要依靠早期栓塞或者夹闭动脉瘤。

2.脑积水

据文献报道，发生SAH后首次头颅CT提示脑积水者占9%～67%不等，急性脑积水发生的主要原因为蛛网膜下腔的血液影响了脑脊液的流动(如中脑导水管，第四脑室出口以及蛛网膜下腔等处)及蛛网膜颗粒对脑脊液的吸收障碍。

研究表明，急性脑积水的发生与以下因素有关。

(1)年龄:年龄越大,急性脑积水发生率越高。

(2)首次入院时CT表现如有脑室内积血、弥散性SAH、厚层的蛛网膜下腔积血者,急性脑积水的发生率均会增加。

(3)高血压:入院时、入院前以及术后高血压都能增加急性脑积水的发生。

(4)动脉瘤位置:后循环动脉瘤有较高的急性脑积水发生率,而大脑中动脉瘤发生急性脑积水则相对较少。

(5)其他诸如低钠血症、抗纤溶治疗,以及GCS评分较低都与急性脑积水发生有关。

急性脑积水患者意识障碍加重,出现意识不清,甚至昏迷等,需及时行脑室外引流术,可改善约80%患者的症状。但同时脑室外引流术可增加动脉瘤再出血的风险,因此需非常慎重,防止颅内压急剧降低。

3.脑血管痉挛

脑血管痉挛通常发生于SAH后第3～4天,高峰位于第6～8天,其具体发生机制目前仍不明确,目前多倾向于蛛网膜下腔血液中所含的致痉挛物质或血液的代谢物导致血管痉挛。严重的脑血管痉挛可致迟发性缺血性神经功能障碍(delayed ischemic neurological deficit,DIND)发生,是SAH后致残、致死的主要原因。临床研究发现,影像学发现脑血管痉挛者占SAH患者的30%～70%,而合并有DIND的患者占SAH者的20%～30%。

在临床上,预防和治疗脑血管痉挛的方法主要有以下几种。

(1)平滑肌松弛剂:主要是钙离子通道拮抗剂,目前应用较多的是尼莫地平和法舒地尔。

(2)早期手术清除积血:研究表明早期手术的患者,如术后24小时CT检查发现蛛网膜下腔积血明显减少,则脑血管痉挛发生的风险也随之下降,这也是提倡SAH后早期手术的主要依据之一。此外,脑脊液引流也是清除致痉挛物质的有效方法。

(3)3H治疗:即高血压,高血容量和血液稀释疗法;目前也有人提出3H治疗。

(4)保护缺血的神经组织:主要依赖钙离子拮抗剂以及自由基清除剂。

(5)血管内治疗:如血管成形术、插管灌注罂粟碱或应用法舒地尔等。

(五)SAH的治疗

1.处理动脉瘤

根据患者情况可选择手术或血管内治疗,有效预防再出血的发生,如开颅手术,可清除残留在脑池或蛛网膜下腔的积血,减少脑血管痉挛的发生。

2.防止并发症

针对再出血、脑积水以及脑血管痉挛的治疗如前所述。

3.抗癫痫治疗

临床研究发现3%的SAH患者可发生癫痫,故常规应用抗癫痫药物。

4.其他对症处理

适当镇静、止痛并软化大便;应用胃黏膜保护剂;控制血压,收缩压应控制在16.0～20.0 kPa(120～150 mmHg)。

二、颅内动脉瘤的介入治疗

(一)动脉瘤的治疗选择

颅内动脉瘤的发生率各家报道不一,尸检发现动脉瘤的发生率在0.2%～7.9%,其中破裂与未破裂动脉瘤比率为 5∶3～5∶6。在所有动脉瘤中，儿童动脉瘤占 2%。

动脉瘤的发生机理目前尚不清楚，争议颇多，病理显示颅内动脉与颅外动脉相比，内膜和外膜的弹力组织相对较少，中层的肌细胞亦少，外膜菲薄，内弹力层较明显。颅内大血管位于蛛网膜下腔，与颅外动脉相比明显缺少结缔组织支撑，这些因素可能是造成颅内动脉瘤发生的基本条件。根据发生原因，颅内动脉瘤可归为以下几类：先天缺陷性动脉瘤，因为动脉管壁肌层的先天缺陷引起，最为常见；动脉硬化或高血压性动脉瘤，梭形动脉瘤多见；剥离性动脉瘤，如壁间动脉瘤，动脉黏液瘤，夹层动脉瘤等；感染性动脉瘤，主要是真菌感染，也称“霉菌性动脉瘤”；创伤性动脉瘤，因外伤引起。

动脉瘤多发生于动脉分叉处或血流动力学改变的部位。常见的发生部位有颈内动脉系统(占85%～95%)，其中前交通动脉瘤占 30%，后交通动脉瘤占 25%，大脑中动脉瘤占 25%。椎基底动脉系统(占 5%～15%)，其中基底动脉瘤占 10%，以基底动脉尖动脉瘤最常见，另外还包括小脑上动脉瘤，小脑前下动脉瘤和基底动脉椎动脉接合处动脉瘤；椎动脉瘤占 5%，主要是小脑后下动脉瘤。有 20%～30%的颅内动脉瘤为多发性动脉瘤。

动脉瘤治疗的手段主要有手术和介入两种，如何平衡这两种治疗技术也一直是研究与讨论的热点。国际颅内动脉瘤临床研究协作组进行的两项多中心随机临床试验发现，动脉瘤患者介入治疗的病死率比手术治疗更低，但是存在相对较高的再出血率。总之，对于治疗而言，应该充分考虑患者的个体情况，结合栓塞及手术夹闭的优、劣势，选择最适合患者的治疗方法。

一般来说，以下患者更适合手术夹闭治疗：①年轻患者，手术风险相对较低，预计生存期较长，夹闭后再出血率较介入手术偏低。②大脑中动脉 M1 分叉部动脉瘤。③巨大动脉瘤(最大径>20 mm)，介入治疗后复发率较高。④有占位效应者，不论是巨大动脉瘤内血栓，还是 SAH 后血肿引起的占位效应，开颅行动脉瘤夹闭术，同时解除占位效应，比栓塞更有优势。⑤微小动脉瘤：最大径<1.5 mm 者，这类动脉瘤栓塞时破裂的风险较大。⑥宽颈动脉瘤：但随着支架技术的发展，越来越多的宽颈动脉瘤可栓塞治疗。⑦栓塞术后残留的动脉瘤。

与此相对应的，以下情况更适合介入治疗：①老年患者，尤其是 75 岁以上者，选择介入治疗明显降低患者的病死率。②临床分级较高者：对于 Hunt-Hess 分级 3～4 级，甚至达 5 级者。③手术难以显露到达部位的动脉瘤：如后循环动脉瘤。④动脉瘤的形状为瘤颈宽度≥2 或动脉瘤颈<5 mm 者。⑤后循环动脉瘤。⑥特殊的抗凝药物治疗中的患者。⑦夹闭失败或因医师技术估计开颅手术不能顺利夹闭者。

(二)动脉瘤血管内治疗的术前准备

自 1995 年美国 FDA 批准电解可脱卸弹簧圈(Guglielmi detachable coils，GDC)之后，颅内动脉瘤的血管内治疗发展迅速，特别是介入材料和血管内治疗技术的发展以及数字显影设备的进步，促进了血管内治疗不断向前发展。针对动脉瘤患者开展血管内治疗前应做好充分的准备。

1.知情同意

签署手术志愿书，告知患者及其家属手术风险，以取得患者及家属的充分理解和配合。

2.一般检查

血、尿、便常规以及肝、肾功能检查，行凝血时间检查对选择血管内治疗患者尤其重要，同时需查胸部 X 片及心电图检查排除心肺疾病。

3.影像学检查

CT 检查明确蛛网膜下腔出血诊断，同时可进一步观察瘤壁有无钙化，瘤内是否有血栓等；

如怀疑有血栓的患者,需行 MRI 以及 MRA 进一步了解。必要时实施脑血管造影明确动脉瘤诊断。

(三)麻醉与监护

首先,所有的血管内治疗均需在患者全麻下进行,一般采用静脉插管麻醉,同时给予持续的心电监护。对于破裂的动脉瘤患者,血压监测尤其重要,在操作过程中需要适当降低血压。另外,在术中如动脉瘤不慎破裂,更需即刻降低血压,从而为处理动脉瘤提供充裕的条件和时间。

(四)动脉瘤血管内治疗的操作方法与技术

1.弹簧圈栓塞动脉瘤

(1)弹簧圈栓塞系统:弹簧圈栓塞系统主要由软的铂金合金以及其附着的不锈钢递送金属丝构成。根据松软度、型号、螺旋直径以及长度进行分类,目前有多种弹簧圈可供选择,其中有波士顿科学公司的 GDC 和 Matrix,强生公司的 Orbit,Microvention 公司的 Microplex 和 Hydrocoil 以及 EV3 公司的 EDC 和 Axium 等。新一代的弹簧圈材料具有二维模式、三维模式、涂层材料以及复杂的螺旋模式,以便更加精确地消除动脉瘤瘤腔。弹簧圈系统的解脱方式也分成电解脱、水解脱及机械解脱。

(2)单纯弹簧圈栓塞技术:单纯弹簧圈栓塞技术中主要包括微导管塑形技术、三维成篮技术及分部填塞技术。微导管塑形技术即是根据动脉瘤与载瘤动脉的解剖关系将微导管头端进行塑形,使之更容易超选,便于进入动脉瘤。且在弹簧圈填塞时微导管能更稳定。三维成篮技术是指第一枚弹簧圈填塞时通过调整形成三维形状,并尽可能封堵动脉瘤口,弹簧圈尽可能紧贴动脉瘤壁,这样有利于后续的弹簧圈填塞。分部填塞技术主要针对细长形或不规则形动脉瘤,填塞时分部分进行填塞,最终达到致密栓塞的目的(图 10-27)。

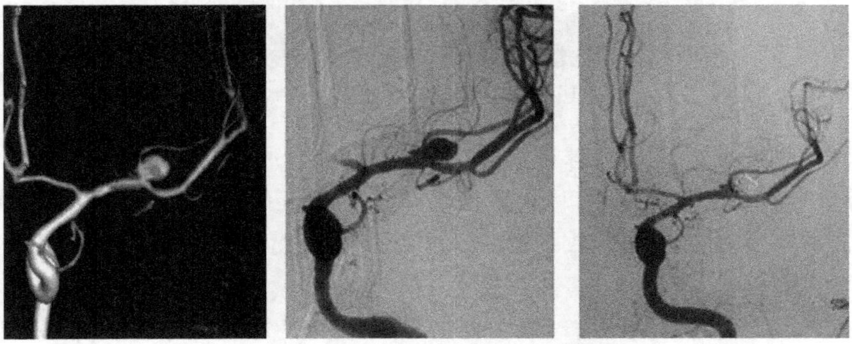

图 10-27 大脑中动脉瘤单纯弹簧圈栓塞技术

在操作中,首先选好工作角度,工作角度能够清晰显示动脉瘤和载瘤动脉,当微导管在微导丝导引下置入动脉瘤腔内,在路图下置入弹簧圈,填入弹簧圈时可将动脉血压降低 15%~20%。第一个弹簧圈的直径应大于瘤颈,等于或者稍大于瘤体最小径,尽可能长一些,使其在瘤腔内能紧贴瘤壁盘成篮状。在栓塞中可使用多个大小相近或者不同的弹簧圈填塞致密,填塞满意后进行解脱。当动脉瘤被最大限度闭塞或手术医师考虑如继续填塞会导致动脉瘤破裂、载瘤动脉面临闭塞等风险时,应当结束手术。

(3)支架辅助弹簧圈栓塞技术:支架辅助弹簧圈栓塞技术的运用使原来不能栓塞的复杂动脉瘤及宽颈动脉瘤成为可能。目前应用于颅内的支架均为自膨胀支架,主要有 Neuroform(美国波士顿科学公司)、Solitaire(EV3 公司)、Enterprise(强生公司)等。以往操作上通常先将支架推送至动脉瘤口释放，然后再将微导管从支架网孔内超选进入动脉瘤，最后依次填塞弹簧圈，直至动脉瘤致密填塞。支架的应用可防止弹簧圈脱入载瘤动脉内，亦可以改变动脉瘤内的血流动力学，从而促进动脉瘤腔内血栓的形成。但是支架置入后使得血栓及栓子出现的可能性增大，故围术期需应用抗凝及抗血小板治疗。目前支架辅助弹簧圈栓塞术常采用支架后释放技术，先将微导管超选进入动脉瘤，再将支架完全释放或部分释放，使微导管处于支架外，最后从微导管填塞弹簧圈(图 10-28)。该技术适用于宽颈动脉瘤和梭形动脉瘤。

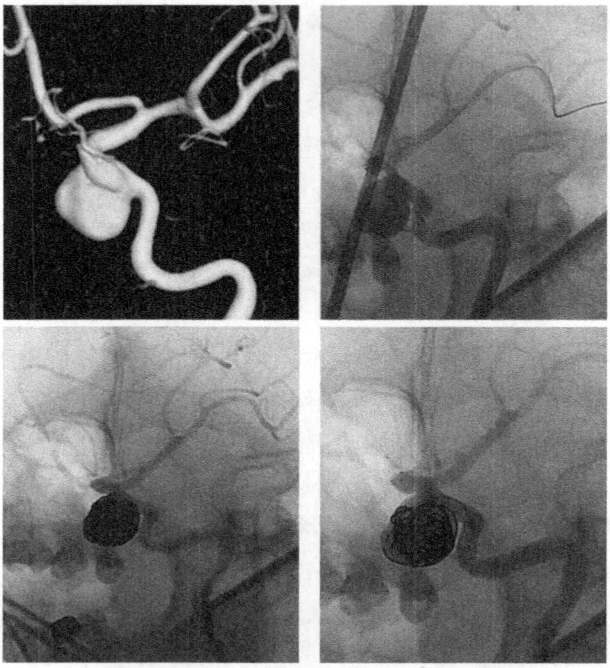

图 10-28　**支架辅助弹簧圈栓塞术**

(4)球囊辅助弹簧圈栓塞技术：球囊辅助弹簧圈栓塞技术通常又称重塑形技术。术中将顺应性球囊在微导丝导引下送至动脉瘤口，同时将微导管超选进入动脉瘤，充盈球囊封堵动脉瘤口后，于微导管内填塞弹簧圈，在每一枚弹簧圈解脱之前，将球囊抽瘪，造影观察弹簧圈在动脉瘤内是否稳定，如弹簧圈无移位等异常，将其解脱后，再继续在球囊充盈下填塞弹簧圈，直至动脉瘤致密填塞(图 10-29)。目前通常使用的球囊主要是 EV3 公司的顺应性球囊 Hyperglide 和高顺应性球囊 Hyperform。

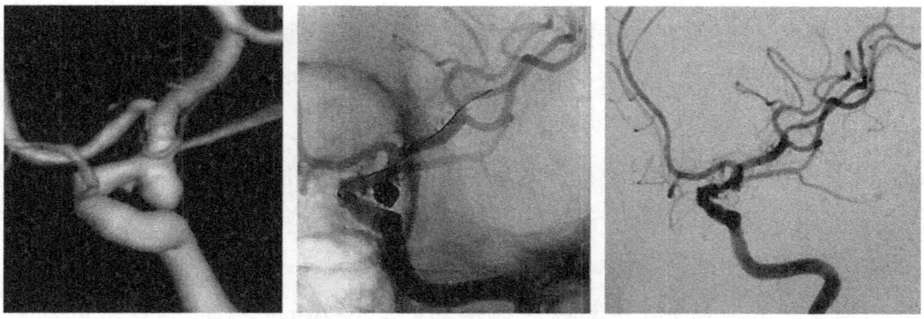

图 10-29　**球囊辅助弹簧圈栓塞术**

该技术适用于宽颈动脉瘤，对瘤颈特别宽或梭形动脉瘤应选用支架辅助技术。文献报道，应用该技术的动脉瘤填塞率为 77%～83%，但术中动脉瘤的破裂出血率高达 5%，是普通栓塞技术的两倍。

（5）双导管填塞技术：双导管填塞技术主要运用于球囊和支架辅助均难以完成的宽颈动脉瘤的填塞。手术中将两根微导管先后置入到动脉瘤内，从两根微导管内依次填塞弹簧圈，并始终保持其中一根微导管内的弹簧圈不解脱，直至动脉瘤完全闭塞，再将弹簧圈全部解脱。双导管技术在防止弹簧圈突入载瘤动脉的可靠性方面不如球囊辅助和支架辅助技术（图 10-30）。

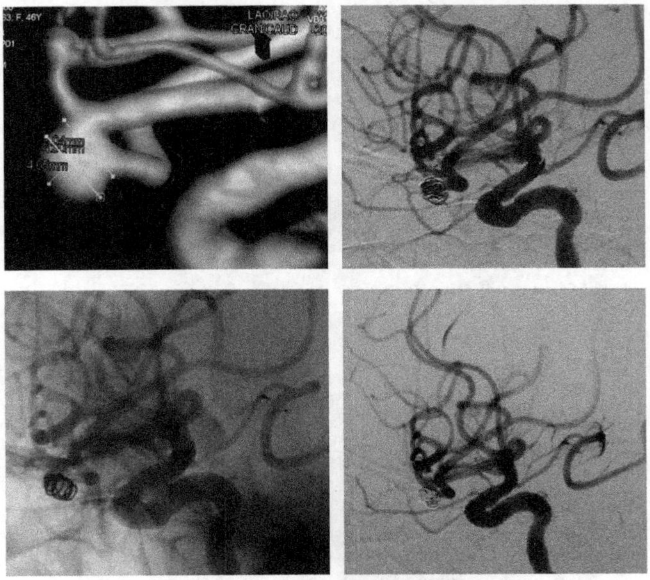

图 10-30　双导管填塞技术

2.液体栓塞剂栓塞动脉瘤

ONXY 胶作为 EV3 公司生产的新型液体栓塞材料，因其不会粘管，可用于一些大型动脉瘤的栓塞，通常是将微导管超选进入动脉瘤，用球囊封堵瘤口后从微导管内注入 ONYX 胶，以达到保证载瘤动脉通畅而动脉瘤闭塞的目的。由于欠缺大规模病例和长期随访资料来评估这一治疗技术，所以还未广泛应用于临床。目前常用栓塞剂的规格是 ONYXHD 500。

3.血流转向装置治疗动脉瘤

以往的实验研究显示血管内支架覆盖动脉瘤口后，可以减慢动脉瘤内的血流，促进动脉瘤内的血栓形成。但常用于临床的支架因网丝过细、网孔过大对血流的影响很小，很难达到治疗的目的。临床上会使用重叠支架或特制的密网孔支架作为血流转向装置治疗动脉瘤。目前这种治疗多用于复杂性未破裂动脉瘤或夹层动脉瘤。

4.载瘤动脉闭塞治疗颅内动脉瘤

载瘤动脉闭塞治疗颅内动脉瘤主要分为主干型动脉瘤的载瘤动脉闭塞和末梢型动脉瘤的载瘤动脉闭塞。

如闭塞主干型动脉瘤的载瘤动脉应在术前行血管造影，评估侧支循环的代偿能力，必要时行球囊闭塞试验加以验证。在行闭塞试验时，需有良好心电监护，在正常血压下用球囊临时闭塞载瘤动脉数分钟至半小时，如无神经系统障碍，降低血压至正常值的 2/3 后再行观察。如果术前评估显示侧支循环良好，可选择球囊或弹簧圈闭塞动脉瘤和载瘤动脉。使用球囊闭塞时应选择合适的球囊型号，放置于动脉瘤近端，也可放置于动脉瘤颈处。有时可使用两个球囊以便获得更好的保护，从而防止因血流的冲击而发生球囊移位。使用弹簧圈闭塞时通常将动脉瘤及载瘤动脉一并闭塞。

如闭塞末梢型动脉瘤的载瘤动脉时，应判断该血管的供血区域是否重要及侧支循环代偿情况。当其供血区域有侧支循环代偿或不位于重要的功能区，才考虑闭塞载瘤动脉。闭塞末梢型动脉瘤的载瘤动脉，通常使用弹簧圈或液态栓塞剂将动脉瘤和载瘤动脉一起闭塞。

5.带膜支架治疗颅内动脉瘤

带膜支架可治疗颅内动脉瘤，但由于颅内血管扭曲且分支较多，带膜支架的使用非常局限，且长期疗效难以确定。因此，目前尚未广泛使用。其释放过程，与冠脉球囊膨胀型支架的释放过程相似(图 10-31)。

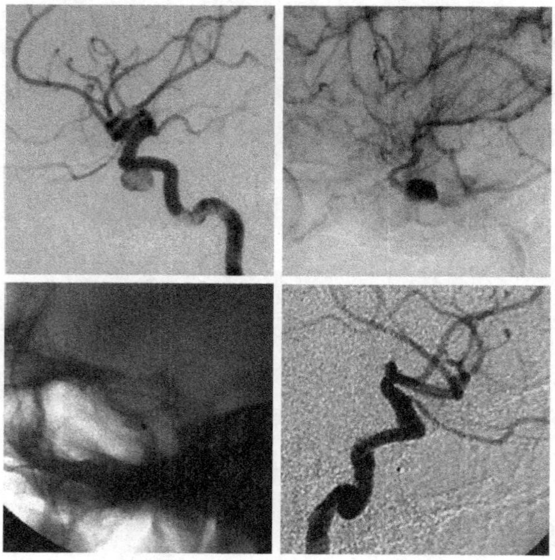

图 10-31　带膜支架治疗颅内动脉瘤

(五)术后处理

所有患者术后均需在麻醉监护室观察，待苏醒后转至神经外科重症监护病房监护过夜。术后 24 小时内需严格心电监护，并每小时评估神经系统功能。根据术中的情况确定术后是否抗凝及抗血小板聚集治疗。必要时行头颅 CT 检查，了解有无出血、梗死及脑积水等颅内并发症，并给予积极的处理。

(六)常见并发症及处理

颅内动脉瘤血管内治疗的术后并发症原因是多方面的，常与手术者的技术和经验、动脉瘤的位置、大小、形状以及破裂与否有关。主要的并发症有以下几种。

1.血栓形成

文献报道动脉瘤血管内治疗后血栓形成的发生率为 2.5%～28%，MRI 弥散成像能发现无症状的梗死或症状性梗死引起的一过性脑缺血改变高达60%～80%。

血栓形成最主要的原因是术中导管及弹簧圈处理不当，未使用足够抗凝处理等。此并发症在需要辅助技术的宽颈动脉瘤处理中发生率更高。其中第一个和最后一个弹簧圈的放置是否妥当是血栓形成关键因素，第一个弹簧圈放置时应尽可能地轻柔并且迅速，减少尝试次数，从而减弱对动脉瘤内已形成的血栓或弹簧圈内血栓的刺激；最后一个弹簧圈放置时，应避免勉强放入已填致密的瘤颈部，以免破坏载瘤动脉管壁，造成后续血栓的形成。

预防措施主要包括术中、术后严密监测患者肝素化程度及全程抗凝。如发现弹簧圈部分拖入载瘤动脉内或使用支架辅助弹簧圈栓塞，可延长肝素抗凝时间至术后 72 小时，并应用抗血小板聚集药物至少 6 周；如果术中发现瘤腔内有不稳定血栓，可用支架辅助将血栓限制于瘤腔内；如动脉内血栓已形成，需用尿激酶等溶栓药物行动脉内溶栓治疗。

2.动脉瘤术中破裂

文献报道动脉瘤血管内治疗术中破裂的发生率为 2%～8%。主要发生于微导管超选进入动脉瘤内及填塞弹簧圈的阶段。

该并发症的发生主要与术者的经验密切相关。同样的，放置第一个及最后一个弹簧圈与动脉瘤破裂的关系最为密切。第一个弹簧圈的选择需将对动脉瘤壁的张力减至最小为宜，因此亲水的柔软的弹簧圈是首选，且选择小于动脉瘤最大径 1～2 mm 的为宜；最后一个弹簧圈放置时不宜过于勉强。

一旦发生动脉瘤破裂，切忌撤出微导管、导引导管或者弹簧圈等，应中和肝素，严密监护，控制血压。如果在放置微导管时出现动脉瘤破裂，则需快速置入弹簧圈以减少经破口流出的血流；如发生于放置弹簧圈过程中，需继续置入弹簧圈直至出血动脉瘤闭塞，出血停止。术中可予甘露醇脱水，术后立即行头颅 CT 检查，了解出血量。

3.血管痉挛

血管痉挛常见于血管内导管、导丝的刺激。

4.弹簧圈解旋、移位

弹簧圈解旋、移位一旦发生，应尽可能将弹簧圈取出，无法取出时，可给予升压、抗凝等治疗，位置明确的可开颅取出。

（王明涛）

第十一节　肝脏肿瘤多极射频消融治疗术

一、概述

原发性肝癌（HCC）和转移性肝癌（MLC）是人类最常见的恶性肿瘤之一，这两种肿瘤预后很差，如不治疗 5 年死亡率基本上在 100%。手术切除肿瘤被认为是唯一可能取得治愈效果的手段，但是很多因素限制了外科切除的广泛应用：如肿瘤的部位、大小、数量、血管和肝外转移及身体衰竭等因素，只有少数患者能够手术切除，在可能进行切除的患者中，80%～90%的患者成功地切除了无周边浸润的肿瘤。手术切除包括许多禁忌证：肿瘤数目过多、肿瘤位于不可切除的位置、肝储备不足不能耐受手术及其他疾病使手术风险增大。据估计只有 5%～15%的 HCC 或转移性肝癌患者可接受手术。在手术切除的患者中，其长期预后仅有轻微改善：5 年存活率仅为 20%～40%。大多数患者死于肝癌复发。有报道术后 1～3 年复发率分别为 42%、61%、81%。虽然在一些病例中，肿瘤复发可再次切除，但在大多数情况下，手术切除术只能进行一次。目前的化疗及放疗均不能达到彻底杀灭肿瘤细胞的目的。因此，寻求有效的可随时治疗复发肿瘤的微创技术就非常必要。为此。近年来国内外学者先后开展了许多微创性的局部治疗方法，如经皮肝脏乙醇注射、热盐水注射以及冷冻疗法、微波和高强度聚焦超声（HIFU）及射频消融（RFA）

等，并在不同程度上达到了一定的疗效。其中射频消融技术由于仪器的改进，已成为较有效的肿瘤局部治疗手段之一。

关于热能治疗肿瘤的最早报道是早期埃及人和希腊人用热烙术治疗体表肿物的记载。射频消融治疗肝脏肿瘤，于 1995 年由意大利的 Rossi 率先应用，射频消融是近年国内外逐渐成熟起来的一种微创性肿瘤原位治疗新技术，可达到对肝癌一次性原位整体灭活，我国从 20 世纪 90 年代开始射频消融治疗肝癌。从原理上讲，在众多的治疗方法中，射频消融治疗是为数不多的使肿瘤细胞彻底灭活的手段之一。

多极射频热消融术是一种微创性肿瘤原位治疗技术，其基本过程是借助于 B 超或 CT 等影像技术的引导，将一根特殊的电极针直接插入肿瘤内部，然后推开内套针，展开 6～13 根电极针，打开电源，通过射频针发射的高频正弦电流，经电极导入周围组织内，组织内的离子随电流正负极的转换而高频震荡，极性生物大分子亦频繁改变极化方向。当电子发生器产生射频电流大于 460 kHz 时，通过裸露的电极针使其周围组织内的极性分子振动、摩擦，继而转化为热能，局部可发生 90 ℃高温，其热能随时间逐渐向外周传导，从而使局部组织细胞蛋白质发生不可逆的干燥、凝固和永久性坏死，使肿瘤失活性。

一般来说，根据不同组织类型和不同的具体情况，热能导致细胞损害需要的时间为 3～50 小时不等，当温度升高大于 42 ℃时，导致细胞损害所需要的时间呈指数下降。例如，当温度达到 46 ℃时需要 8 分钟杀死肿瘤细胞，而当温度达到 51 ℃时只需要 2 分钟就可以杀死肿瘤细胞。当温度超过 60 ℃时，细胞内蛋白质变性，双脂质膜融化，细胞死亡不可避免。对于肿瘤来说，新生的肿瘤血管存在一定的生理调节缺陷，对低温的耐受性强于正常细胞，而对高温的耐受性较正常组织差。大部分人体实质肿瘤需要在环境温度升高到 50～52 ℃时，只需很短的时间(4～6 分钟)就会产生致死性损伤。在 60～100 ℃之间，将立即导致蛋白质凝固，胞内结构受到不可逆的破坏(表 10-1)。加上肿瘤的血管网发育不良，血流速度缓慢，其散热功能低，热能易在肿瘤组织内积聚。经验上讲，肝脏 RFA 时组织与电极处的靶温度通常在 80～100 ℃。标准的射频治疗技术可使局部组织温度超过 100 ℃，使肿瘤组织及周围的肝实质发生凝固性坏死，同时肿瘤周围的血管组织凝固形成一个反应带，使之不能持续向肿瘤供血和防止肿瘤转移。组织的微管道完全破坏，直径小于 3 mm 的肝动脉、门静脉及肝静脉发生栓塞。而大血管因血流较快，可迅速带走射频产生的热量，不会导致血管温度升高而损伤血管。

表 10-1　温度与细胞热损伤的对应关系

温度(℃)	细胞损伤
＜40	没有明显的细胞损伤
40～49	可逆的细胞损伤
49～70	不可逆的细胞损伤(变性)
70～100	凝固(胶原转化为糖原)
100～200	干燥(细胞内外的水分被蒸发了)
＞200	炭化

射频消融发展的历史很久，因此技术也经过了不断的完善和成熟。射频消融针从最初的单极发展到了多极，单极的有效消融范围小，对于大肿瘤效果差，因此才有现在的集束多极针。研究证明，如果用直径 4 cm 球形损毁灶治疗一个直径 7 cm 的肿瘤，需要 22 个点才能完整地覆盖

(实际操作困难)。用直径5 cm球形损毁灶,也需要 12 个点。因此,多极射频应运而生,可使球形损毁灶接近 5 cm。考虑到穿刺的误差,小于 3 cm 的肿瘤通常 1 或 2 次消融即可毁损,3~5 cm 的肿瘤需要至少 2 次重叠消融,才可完全消融肿瘤。

多极射频消融治疗是近几年国内外逐渐开展且发展较快的新技术,主要用于内脏实质性肿瘤的治疗,尤其对肝癌、肺癌有显著疗效,对肾癌、胰腺癌、乳腺癌等实质性肿瘤亦在研究探索中。

目前临床中采用的射频消融仪器大概有 3 种。它们均采用相同的工作原理,仅电极的设计,监测的指标和 RF 消融仪器的功率有差别。

如美国瑞达公司的 RITA 射频消融系统(RITA Medical System,Mountain View,CA)其主机的能量设置为 50~150W,RF 发生器的频率为 460kHz。电极针产品系采用一根 15 G 的套针(Starbust 电极针),配有多个电极导线;当套针刺入肿瘤内后,推进内套针,其顶端有 4~7 根球形空间分布均匀的细针呈伞状展开,可覆盖或包绕肿瘤。细针的顶端配有热敏电偶并与 RF 电极系统相连。通电后,电极针不仅能将 RF 热能通过电极均匀播散到肿瘤组织内,同时可显示各个电极周围组织内的温度,从而,具备监控温度与凝固参数的功能。最新型的电极针(Starbust XL)可一次性产生达 5 cm 直径的凝固灶,而计算机系统可实时描绘射频发射能量、组织阻抗以及病灶内温度的曲线。

另一种常被应用的 RF 系统是 Radionics 公司生产的 500kHz 单极 RF 发生器(Radionics,Boston,MA)。其电极产品是使用带有冷循环系统的中空冷却射频针(Cooled-tip 电极);由一根或一簇直形的电极针和 200W RF 主机构成。在治疗过程中冷却的纯净水通过专用的动力泵在中空针内循环,这样可防止由于温度过高使电极周围组织炭化而增加阻抗。因为阻抗过高将降低 RF 能量的释放、热传导以及凝固坏死作用。

第三种产品是 RTC 公司生产的 RF2000 型 RF 消融仪(Radio Therapeuticus Corporation,Mountain View,CA),装置与 RITA 系统相似,主机为 100W 的射频交流电机,治疗针为可伸缩性 15 G 套管针。展开内套针,顶端为 10 支可弯曲的爪状细电极针。研究报道多爪型电极可产生较为均匀的热损伤区域。

二、适应证

目前,射频消融技术最适用于不宜或无法手术切除的肝脏肿瘤,包括原发性肝细胞癌或转移性肝癌。临床上大部分的肝癌无法实行手术切除性治疗,其原因为肝癌多伴有肝硬化病变且病灶往往多发。判断肝肿瘤可切除与否取决于多种因素。例如,手术切除的危险性,包括有限肝脏贮备以及肝内复合性病变等,这些因素都将增加术中和术后的死亡率。另外,手术技术上的可行性,如病灶位置、大小和数目也是判断肿瘤可否切除的重要因素。尽管在技术上对于肿瘤的范围和大小没有绝对限制,但是,对于肿瘤较小而数目不太多,或者较大实性肿瘤仍局限于肝脏内的患者是最适宜的射频治疗对象。

理想的热消融对象是单发病灶小于 5 cm 或 3~4 个多发病灶小于 3 cm 的结节;尽管较大的病灶亦能采取热消融方法治疗,但要达到病灶完全消融的目的,必须多次重复消融,操作难度较大,因而较大的肿瘤病灶消融不彻底的机会较多。

三、禁忌证

(1)严重衰竭。

(2)活动性感染。

(3)血液系统病变。

(4)不可纠正的凝血机制障碍和妊娠等情况。

(5)肿瘤紧贴胆管、胆囊者应谨慎,防止发生胆瘘。

(6)装有体内外心脏起搏器者,应避免采用射频治疗。

四、术前准备

(一)一般准备

术前 4～6 小时禁食,查血凝常规,血小板计数,部分患者行增强 CT 检查观察肿瘤与门静脉、肝静脉、肝动脉的关系,准备好抢救药品及设备。术前保留静脉通道,如 0.9%生理盐水 500 mL,哌替啶5 mg,用于治疗过程中的镇痛作用。

(二)器械药品准备

穿刺包一个,2%普鲁卡因或者利多卡因数支(局麻用)。相应型号的多极射频电极针(图 10-32),注射器,冲洗用生理盐水 500 mL。并测试释放电极是否通顺(图 10-33)。

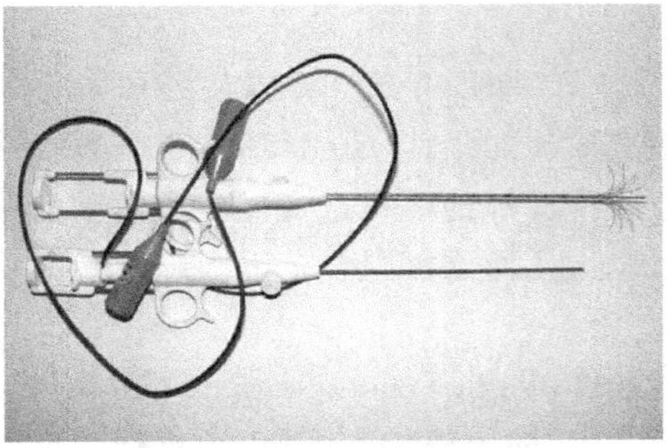

图 10-32 多极射频电极针

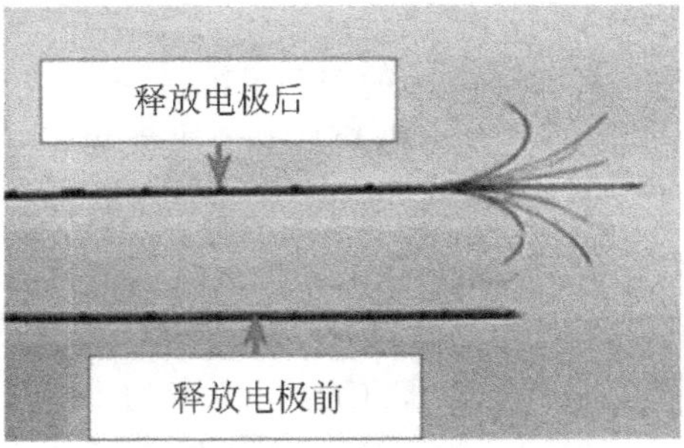

图 10-33 多极射频电极针释放电极前后

(三)治疗仪准备

测试射频治疗仪工作状态是否正常。粘贴负极板,连接相应导线,输入患者基本资料。

(四)嘱患者的注意事项和治疗过程

嘱患者保持镇静,保持呼吸的均匀,告知患者治疗中可出现可忍受的疼痛、出汗等情况。

五、操作过程

(1)根据病变部位,取仰卧、俯卧、侧卧位;分析 CT 及 MRI 资料以确定肿瘤的大小、部位等;CT 扫描,以病灶最大截面兼顾解剖合理层面作为进针的最佳层面,在 CT 显示屏上选择能避开重要解剖结构、损伤最小的最短途径作为进针路线,然后用直线游标标记穿刺点,模仿进针通道,设计进针方向和角度,测量最佳进针深度和允许最大进针深度,用甲紫标记穿刺点(图 10-34)。

在 CT 显示屏上选择能避开重要解剖结构、损伤最小的最短途径作为进针路线,然后用直线游标标记穿刺点,模仿进针通道,设计进针方向和角度,测量最佳进针深度和允许最大进针深度

(2)常规定点处皮肤消毒,局麻,注意充分麻醉腹膜。

(3)按模拟进针角度,分 2～3 步进针,直达靶点。穿过腹膜处嘱患者屏气,再次 CT 扫描,证实穿刺是否满意(图 10-35)。

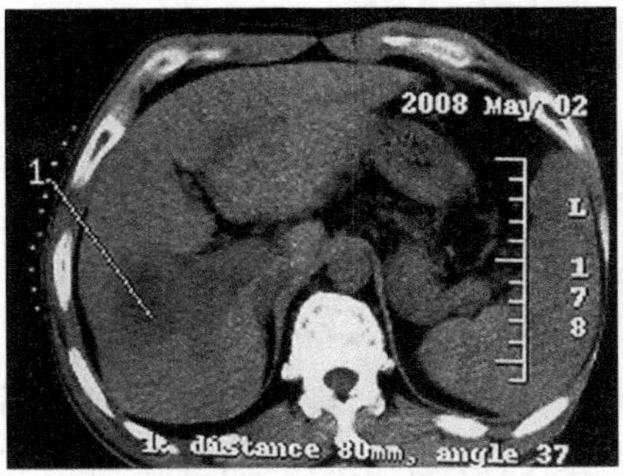

图 10-34 分析 CT 资料

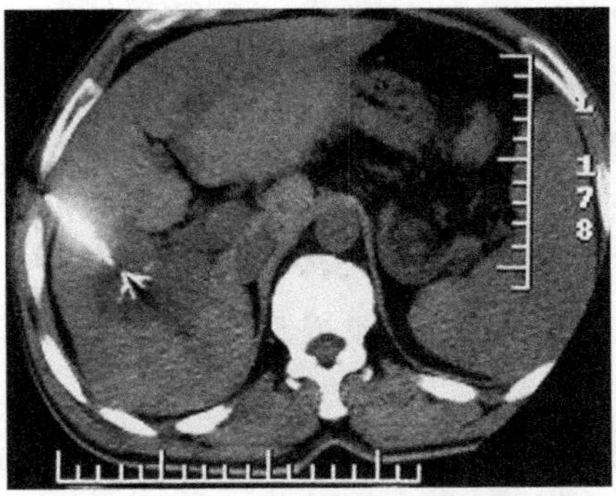

图 10-35 再次 CT 扫描，证实穿刺是否满意

(4)穿刺到位后，推开内套针，展开电极针。由于在推开内套针、展开电极针的过程中，阻力较大，可能使射频针回缩，此时应该注意，要保持足够的推力，确保电极针在肿瘤内准确释放。再次 CT 扫描，证实电极展开是否满意。打开电源，开始治疗。治疗过程中，随着功率的释放，温度逐渐升高，患者可能会局部疼痛，此时可加快输液(内含哌替啶或者吗啡等镇痛剂)。

(5)射频消融后，可通过射频穿刺针，瘤内注射化疗药物，常用的是 5-Fu 10～20 mL、丝裂霉素 6～8 mg、顺铂 80～100 mg、超液化碘油 10 mL 的混合液(图 10-36)。

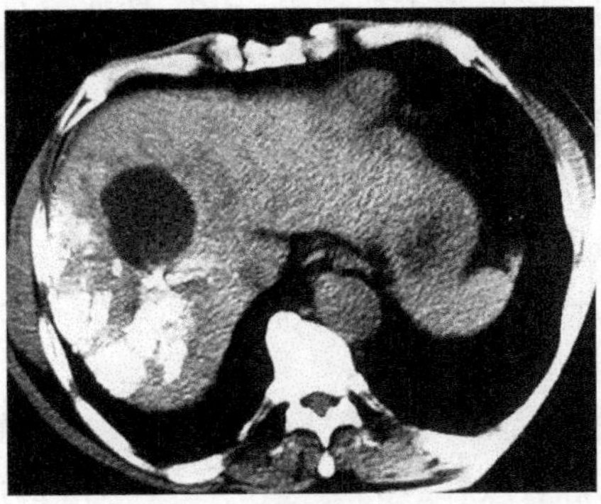

图 10-36 射频消融后，可通过射频穿刺针，瘤内注射化疗药物

(6)术后处理：待测试温度小于 60 ℃，方可拔针。术后每天测体温，给予抗生素治疗。

应该注意以下几点：①射频热消融的目的是毁损所有的肿瘤组织及其周边 1 cm 袖状正常组织。毁损袖状正常肝组织是为了获得一个无肿瘤区域。②对于较大的肿瘤，可行多次穿刺，于肿瘤内部不同位置弹开而达到彻底破坏肿瘤的目的。一般的做法是，射频针首先置于穿刺点对面肝与肿瘤交界弹开，毁损的范围不应只局限于肿瘤组织，收回射频针依次向后间隔 2.0～2.5 cm

后退针鞘，再次弹开毁损。与手术切除相似，热能毁损的范围不应只局限于肿瘤组织，还应包括周围 1 cm 的正常肝脏组织。

较大肿瘤复发率较高，是目前射频治疗中的难题。有人提出建立数学模型以指导治疗方案设计，以3 针重叠、3 层重叠、桃形定位等多种布针方法的治疗方案获得较好疗效。

六、并发症及处理

治疗后肝功能指标一过性升高，坏死组织的吸收导致低热，对此种低热，可用少量激素（每天 5～10 mg地塞米松）对抗即可。在术中术后均未发现其他严重并发症。

射频消融手术后，通常需要进行心电监护 12～24 小时。术后一般静脉应用抗生素 3 天。

手术后随访时间可根据具体情况决定，一般为 1～2 个月 1 次。肝癌经射频消融正确治疗后即可进行血管造影显示肿瘤血运完全阻断，强化 CT 检查是治疗后患者的主要随访手段，以观察肿瘤有无复发。如果发现病灶复发，大多数患者都可以再次接受这种治疗。

七、治疗评价

小肝癌射频消融治疗后，CT 或核磁扫描发现肿瘤完全坏死率可达 100%。射频消融治疗后 1 年、2 年、3 年及 5 年的生存率分别是 97%、89%、71%、48%。患者对射频消融耐受良好，操作风险与肝活检类似，至今未发现严重并发症的报道。此外，射频消融用于治疗其他实质性脏器肿瘤，如肺癌、乳腺癌、肾癌、甲状腺癌、转移性骨癌及子宫肌瘤等，是一项安全有效的肿瘤治疗手段。这种新技术突出的优点是，对不能手术或术后复发的肿瘤患者提供了很有效的治疗手段。

射频治疗是近年来肝癌治疗的重要进展之一，是肝癌微创治疗的代表性治疗方式，是肝癌治疗的未来发展趋势之一。射频治疗肝癌的特点是疗效确实，可以避免手术，创伤小，对肝脏的损害轻，可反复应用，住院时间短，甚至可以在门诊进行。特别适用于小肝癌、肝功能不良、手术风险大或无法手术、肝癌切除后复发或再发、肝转移癌等情况。

但是，射频治疗也有不少局限性。首先，对于直径大于 8 cm 的肿瘤，一次治疗难以达到完全消融，多次消融又会成倍地增加患者的痛苦和费用；其次，即便是对于直径较小的肝癌，如不注意对癌灶周边组织的有效消融，局部复发应在常理之中；另外，对于靠近胆囊、胃肠等器官的肿瘤，单行经皮肤肝穿刺射频消融术有穿破这些空腔脏器的危险；还有，对于多发肝癌，射频治疗常感“力不从心”；最后，对于动脉血供较为丰富的肝癌，射频针的穿刺容易引起出血和癌细胞的种植，而且，射频的疗效也受到一定程度的影响。总之，射频治疗的最大缺点是：在局部治疗的彻底性方面，与肝切除或肝移植相比，不具有优势；在脏器损伤、出血、肿瘤种植等方面，与介入栓塞比较，不具有优势。

充分发挥优势，尽量避免劣势，是应用射频技术治疗肝癌的重要方面。应制订较详细的临床管理路径，以保证治疗的科学性和有效性。对于直径大于 7 cm 的肿瘤，应充分结合介入栓塞的长处，先行介入栓塞，待肿瘤体积有所缩小，然后再行射频治疗。即便是肿瘤较小，如果动脉血供丰富，也应先行介入栓塞治疗，以有效降低肿瘤的动脉血供，这样，可明显地缩短射频治疗时间，提高疗效，减少癌细胞种植的机会。对于与胆囊、胃肠等脏器关系较为密切的肿瘤，则应结合腔镜的优势，先在腹腔镜下行胆囊游离或切除，再行肝癌射频消融术，以避免胆囊损伤等并发症的发生，并保证疗效。

射频消融治疗肝癌需要介入栓塞、腔镜、手术、超声、CT 等多项技术的综合应用。

肝脏射频消融前景广阔。已报道的总成功率各不相同，之间的差异无疑受多种因素影响，包括患者选择、操作者经验及所使用的设备。有学者在射频消融治疗肝肿瘤方面积累了一些经验：在影响肿瘤完全消融的因素上，瘤负荷大小可能会超过技术因素，因此增加患者长期生存率的能力受到了限制。未来射频消融的成功主要决定于射频电极针及发生器的设计以及对射频消融使肿瘤坏死的合适途径的理解。当然，与原始单极未绝缘射频电极针相比，新型的电极针及更强大的射频发生器会使组织坏死体积增加。进一步的改良正在进行中。技术上不断的改进有可能产生更大的及更确切的消融效果。

加强对射频电烧灼术的组织反应的理解也非常重要。例如，使用经皮途径对 HCC 的完全消融率是 90%。转移性肝癌的成功率要低得多。与 HCC 相比，治疗肝转移癌的成功率明显低的原因是多方面的，其中最重要的是肿瘤的治疗不恰当或对射频治疗不同的组织反应。理论上讲，HCC 肿瘤坏死应该更均匀更完全，因为消融区边缘被肿瘤包膜限制。幸运的是，肿瘤浸润超过肿瘤包膜不多见。因此由于遗漏而造成肿瘤局部复发的概率并不大。但转移肿瘤的外缘则完全不同，肿瘤对周边肝实质的浸润很常见。因此对转移性肝癌进行消融时应采取范围更大的方式，以使肿瘤局部复发降至最低。

为避免肿瘤局部复发，需形成外科边缘，这限制了该项技术仅能对较小肿瘤进行成功治疗。但技术上的进展使得射频消融可以产生更大体积的组织坏死。较大体积的组织凝固可以确保较小肿瘤的成功消融，也可治疗那些以往认为不能做射频消融的较大肿瘤。此外，所有肿瘤的成功消融都可以在未来进一步得到改善。

未来的方向应该是改变肿瘤对射频治疗的反应。例如，可以通过阻断肿瘤血供来增加射频肿瘤消融。因为血流使射频热消融过程降温，因此阻断血流可加强消融。可以有几种方式达到这个目的。如在术中暂时阻断门静脉及肝动脉的 Pringle 法，采用此方法后可降低整个肝脏及肿瘤的血供。Patterson 等的体内实验结果显示，单纯射频消融的体积是 6.5 cm^3，而射频消融时采用 Pringle 方法则可使消融体积增至 35.0 cm^3。HCC 时肿瘤的主要血供是肝动脉，因此射频消融前栓塞肝动脉，将会产生更大的组织坏死体积。截至目前，大部分的研究是将肝动脉内化疗栓塞与经皮乙醇注射相结合。但 Buscarini 等及 Rossi 等联合使用将化疗栓塞或肝动脉闭塞与经皮途径射频消融用于治疗 HCC。Kainuma 等联合应用肝动脉内化疗灌注与射频热消融来治疗肠癌肝转移。因此联合使用射频消融与灌注化疗/化疗栓塞或暂时阻断动脉血供，可明显改善较小肿瘤的完全坏死率，也将有益于较大肿瘤的治疗。

近十年来，发展出几项微创治疗技术用于治疗那些不能手术的患者。化疗栓塞是其中应用最久且最为广泛的微创治疗技术。但其疗效差且并发症率及死亡率较高。冷冻技术已广泛开始使用，为手术切除提供了另一个补充。冷冻的主要问题是冷冻极较大，过去认为冷冻不能用于经皮治疗，开腹术式是标准路径，现在看来正好相反，开腹术式的标准路径正在被经皮治疗所代替，冷冻术已经越来越多地被应用于肝脏肿瘤。经皮乙醇注射已广泛使用，尤其是在欧洲及亚洲。经皮乙醇注射治疗原发性肝癌疗效尚满意，但继发肝癌较差。总的来说经皮乙醇注射有局限性，原因是即使治疗最小的肿瘤也需多次反复注射，此外，乙醇在肝脏肿瘤内不能精确均匀分布，即“液体的非等向性扩散”，因此有肿瘤坏死不全的危险，患者中毒及明显疼痛。已证明乙醇消融对转移性肝癌无效。在射频、微波、激光、超声聚焦（HIFU）、冷冻、乙醇消融等几种目前应用较多的局部姑息治疗方法中，射频消融技术以其操作安全、简便，患者依从性高，疗效肯定，复发率低等优点，正逐渐为更多的医师和患者所接受，成为最积极的姑息治疗手段之一。

影像技术的改进使得检测出较小原发与继发肿瘤成为可能。因此肿瘤较小时进行治疗的机会大为增加。与外科手术相比，经皮治疗射频消融肝肿瘤可在清醒镇静的情况下进行，无须全麻。无须开腹。恢复时间短，危险性小，因此在必要时可治疗复发或其他部位的肿瘤。

使用这项技术可毁损大部分经治的肿瘤。其最大局限性在于不能在每个治疗肿瘤周边获得合适的安全边缘。即使一小部分肿瘤未得到治疗，必定会复发。消融治疗是否成功取决于设备及发生器的技术特点。如果肿瘤较大，需一次以上的消融，肿瘤治疗效果上的差异会非常大。

随着现代科学技术的高速发展，综合治疗可应用的技术从全身的放、化疗，逐步发展到局部、区域性的物理或化学疗法，如：放射介入、射频消融、微波、激光、超声聚焦（HIFU）等，上述综合疗法的意义主要有：对可切除性肝癌能预防术后复发，改善预后；对无法根治切除的肝癌做姑息治疗，术后进一步抗癌以延长患者带瘤生存时间；对不能手术患者的综合治疗可使患者的肿瘤缩小后获得二期切除机会或提高生活质量。

射频消融对治疗原发性和继发性肝癌，较上述其他局部治疗有潜在的优势。RFA 的最明显优势在于可事先预测凝固灶毁损形态，可精确地毁损实质性器官内的肿瘤，而肿瘤周边正常肝组织受到的损伤较小。RFA 治疗后的随访研究显示，超声或 CT 扫描发现肿瘤完全坏死，说明 RFA 具有与手术根治相同的效果。患者对 RFA 耐受良好，部分患者仅有轻度肝功能指标升高及低热等，操作的风险与肝脏活检类似，至今未见严重并发症的报道。因此，RFA 是一项安全有效的医治肝癌手段。

此外，射频消融应用于包括对胰腺、肺、肾、肾上腺、骨骼及子宫等器官良恶性肿瘤的治疗正在探索中。

（王明涛）

第十二节　胆道恶性肿瘤的介入治疗

一、概述

胆道恶性肿瘤主要包括胆囊癌和胆管癌。胆囊癌可发生于胆囊的任何部位，胆管癌指左右肝管、胆总管及胆管末端的原发性恶性肿瘤。一般将胆管末端癌归入壶腹周围癌中一并讨论，而由肝内胆小管发生的胆管细胞癌则归入原发性肝癌，本节主要指肝外胆管癌。

目前胆道系统恶性肿瘤尚无确切发病率的统计数字，但从近年来各国病例报告看全世界范围内发病率逐年上升。美国胆囊癌发病率约为 2.5 人/10 万，胆管癌发病率约为 2 人/10 万人。我国华南和东南沿海地区发病率较高，上海市统计 1998－2002 年胆管癌和胆囊癌男性发病率为 3.2 人/10 万人，女性发病率为 5.6 人/10 万人，呈明显上升趋势。胆道恶性肿瘤具有种族及地理分布差异，不同国家和地区及不同种族之间发病率有着明显差异。美国印第安人发病率约为 6.5 人/10 万人；日本约为 5.5 人/10 万人；泰国肝吸虫病高发区胆管癌发病率可达 54 人/10 万人。

二、病因

胆囊癌和胆管癌病因尚未明了，可能与以下因素有关。

(一)胆道结石

胆囊癌、胆管癌与胆道结石患者在临床上有着密切的关系，流行病学研究提示，胆道系统结石是胆囊癌和胆管癌的高危因素。病理学研究显示结石处的胆囊或胆管壁有癌变的存在和异型增生等，在结石和长期慢性炎症刺激的基础上可以发生上皮增生、化生，进一步发展成癌。

(二)胆囊腺瘤

胆囊腺瘤无论单发还是多发都具有明显的癌变潜能，一般认为多发性、无蒂、直径大于 1 cm 和伴有结石的腺瘤癌变概率较大。胆囊腺肌病也被认为具有癌变倾向。

(三)慢性溃疡性结肠炎

慢性溃疡性结肠炎患者胆道系统肿瘤的发生率为一般人群的 10 倍，其发病机制尚不清楚，可能与胆汁酸代谢的异常有关。

(四)先天性胆总管囊肿

先天性胆总管囊肿具有癌变的倾向。本病大多合并有胰胆管汇合异常，胰液反流入胆管，造成胆管上皮损害，胆管出现慢性炎症、增生及肠上皮化生，导致癌变。囊肿内结石形成、细菌感染也是导致癌变发生的主要原因。有报告显示，2.8%～28%的患者可发生癌变，成年患者癌变率远高于婴幼儿。

(五)原发性硬化性胆管炎

原发性硬化性胆管炎组织学特点是胆管壁大量纤维组织增生，与硬化性胆管癌较难区别，一般认为原发性硬化性胆管炎是胆管癌的癌前病变。

(六)寄生虫

华支睾吸虫等胆道寄生虫病在中国、日本等亚洲地区较常见，其可长期寄生在肝内外胆管，临床病理上可见虫体梗阻胆管导致的胆汁淤积和胆管及周围组织慢性炎症。胆管长期受到机械刺激和寄生虫降解产物的化学刺激导致胆管上皮细胞发育不良及基因改变，最终癌变。

三、病理

(一)分类

1.胆囊癌

胆囊癌可发生于胆囊的任何部位，但以胆囊底部和胆囊颈部最多见。

(1)浸润型癌：最多见，生长弥散，胆囊壁增厚变硬，较早累及周围脏器。

(2)结节型癌：肿块多突出于胆囊腔内，外周浸润少，随着肿块的生长可有出血、坏死的倾向。

(3)胶质型癌：肿瘤组织内含有大量的黏液蛋白呈胶冻样改变。

(4)混合型癌：较少见。

胆囊组织学病理以腺癌最多见，占胆囊癌的 70%～90%，此外尚有鳞癌、类癌等。

2.胆管癌

胆管癌大体病理分类可分为以下 4 类。

(1)乳头状癌：常为管内多发病灶，向表面生长，形成大小不等的乳头状结构，排列整齐，主要沿胆管黏膜浸润，预后良好。

(2)硬化型癌：表现为灰白色的环状硬结，常沿胆管黏膜下层浸润，使胆管壁增厚，大量纤维组织增生，并向管外浸润形成纤维性硬块，好发于肝门部胆管，是肝门胆管癌中最常见的类型。

(3)结节型癌：肿块形成一个突向胆管远方的结节，结节基底部和胆管壁相连续，其胆管内表面常不规则，瘤体一般较小，基底宽，此型肿瘤常沿胆管黏膜浸润。

(4)弥漫浸润型癌：肿瘤组织沿胆管壁广泛浸润肝内、外胆管，管壁增厚、管腔狭窄，管周结缔组织炎性反应明显。

胆管癌组织学病理目前尚无统一的分类，按照癌细胞类型分化程度和生长方式可分为：乳头状腺癌、高分化腺癌、低分化腺癌、未分化癌、印戒细胞癌和鳞状细胞癌。最常见的组织学类型为乳头状腺癌和高分化腺癌，占90%以上，少数为低分化腺癌，更少见的有鳞癌、类癌和肉瘤等。

(二)浸润与转移

胆囊癌和胆管癌的转移包括淋巴转移、浸润转移、血行转移和神经转移。胆囊癌最主要的转移方式是直接浸润和淋巴转移，胆囊癌局部浸润以肝脏受累最为常见，约占全部转移的60%以上；淋巴转移为胆管癌最常见的转移途径，并且早期即可发生；胆管癌细胞沿胆管壁向上下及周围直接浸润是胆管癌转移的主要特征。

四、临床分型

肝外胆管癌根据部位的不同可分为高位胆管癌(肝门部胆管癌)、中段胆管癌和下端胆管癌。肝门部胆管癌又称为 Klatskin 肿瘤，一般指胆囊管开口水平以上至左右肝管的肝外部分，占肝外胆管癌的1/2～3/4，肝门部胆管癌的 Bismuth-Corlette 分型为四型。中段胆管癌是发生于胆总管十二指肠上段和十二指肠后段的胆管癌。下段胆管癌是指发生于胆总管胰腺段、十二指肠壁内段的胆管癌(图 10-37、图 10-38)。

五、临床表现

(一)早期

早期可无明显表现，或仅有上腹部不适、疼痛、食欲缺乏等非特异性症状，随着病变进展，可出现下列症状及体征。

1.黄疸

90%以上的胆管癌患者可出现黄疸，大多数是无痛性渐进性黄疸，皮肤瘙痒，大便呈现陶土色；胆囊癌患者中有黄疸者约占40%。

2.腹痛

腹痛主要表现为右上腹或背部隐痛，规律性差。30%～50%的病例有长期右上腹痛等慢性胆囊炎或胆道结石症状。

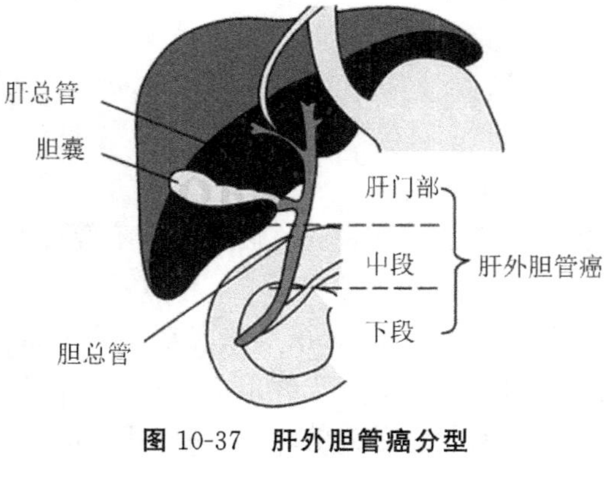

图 10-37　肝外胆管癌分型

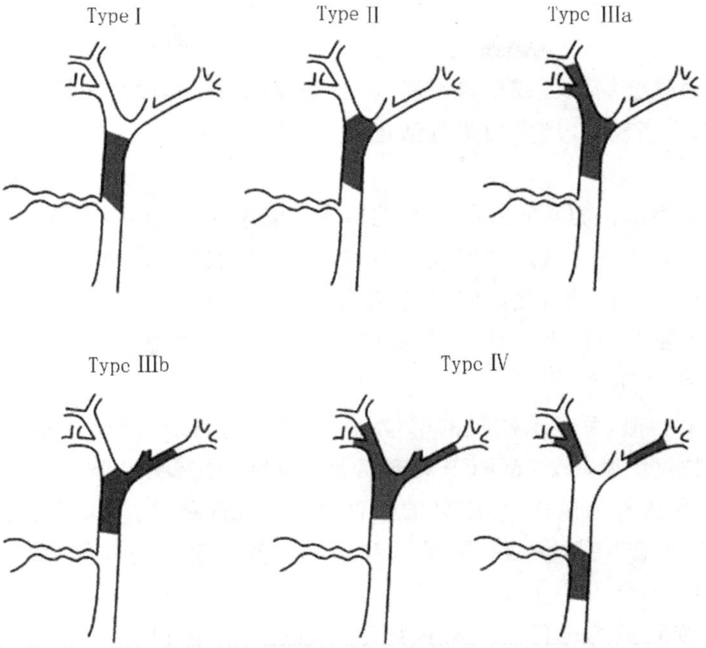

图 10-38 肝门部胆管癌 Bismuth-Corlette **分型**

Ⅰ型累及胆总管，未侵及汇合部；Ⅱ型累及左右肝管汇合部，未侵犯左右肝管；Ⅲ型肿瘤位于汇合部胆管并已侵犯右肝管（Ⅲa）或左肝管（Ⅲb）；Ⅳ型侵犯左右肝管或多段胆管

3.肝脏及胆囊肿大

胆道梗阻时间长，肝脏损害至功能失代偿期可出现腹水及门静脉高压表现，胆管癌发生于一侧肝管，可表现为患侧肝脏缩小和健侧肝脏增生肿大，胆囊管以下部位的胆道梗阻可出现胆囊增大。

4.胆管炎

合并胆道感染时可出现右上腹疼痛、寒战高热及黄疸。

（二）晚期

晚期可出现消瘦、贫血、腹水等征象，胃十二指肠受侵可出现相应的消化系统症状。

六、辅助检查

（一）超声成像

超声成像多为首选检查手段，具有无创、简便和价廉的优点。可初步判断肝内外胆管扩张情况、胆道有无梗阻、梗阻部位及胆管梗阻病变的性质。彩色多普勒检查可明确肿瘤临近的门静脉和肝动脉受肿瘤压迫、包裹或血栓形成的情况。但超声易受肥胖、气体和检查者经验等的影响，有时对微小病变不能定性。超声内镜通过内镜将超声探头直接送入十二指肠检查胆道，不受肥胖和胃肠气体等因素干扰，超声探头频率高，成像清晰，对病灶观察更细微，能弥补常规超声的不足，但为侵入性检查。

（二）CT 成像

CT 成像是诊断胆道系统肿瘤最成熟最常用的影像学检查方法，能显示胆管近端扩张的程度、梗阻部位，可显示胆囊和胆管壁形态、厚度以及肿瘤大小、形态、边界和外侵程度，可了解腹腔转移的情况。

1.胆囊癌

胆囊癌表现为胆囊壁局限性或整体增厚，不规则，厚薄不一，增强扫描有明显的强化；胆囊腔内有软组织肿块，基底多较宽，增强扫描有强化。

2.胆管癌

(1)直接征象：受累部位胆管管腔呈偏心性狭窄或管腔突然中断；局限性胆管壁不均匀性增厚，内缘凹凸不平，增强扫描后病灶均匀或不均匀强化，肝门区胆管癌强化低于正常肝管强化程度；胆管内可见结节状软组织影，突向腔内，密度均匀并可见局限性管壁增厚。

(2)间接征象：主要有胆道系统结石、胆囊扩张、胰管扩张、肝脏受侵等表现。

(三)磁共振成像(MRI)

MRI 表现与 CT 相似，可显示梗阻的部位、程度和腔内肿块、囊壁增厚的情况，主要表现为肝内外胆管扩张或软组织肿块影；MRCP 表现为肝内胆管树及梗阻部位以上的胆管扩张，梗阻处胆管狭窄、截断和腔内充盈缺损，梗阻处的胆总管可呈现截断状、乳头状或鼠尾状，胰头受侵胰管扩张时可出现"双管征"。肿块 T_1 呈现等信号，T_2 多呈现略高信号，增强后呈轻度或中等强化。

(四)经皮肝穿刺胆道造影(PTC)和内镜逆行胰胆管造影(ERCP)

PTC 与 ERCP 联合可完整的显示整个胆道树，有助于明确肿瘤部位、病灶的上下界及病变性质。单独应用 ERCP 可显示胆总管中下段的情况，尤其适用于伴有凝血机制障碍者。

七、介入治疗

(一)经皮经肝胆道造影术

1.适应证

经皮经肝胆道造影术(PTC)最初多应用于阻塞性黄疸的病因诊断和黄疸类型的鉴别，特别是肝内结石的诊断。近年来，随着医学影像的发展，超声、CT、MRI 以及 ERCP 等新的检查技术和手段的临床应用，单纯 PTC 在临床上的应用范围受到了限制。其主要适应证如下。

(1)ERCP 造影不能充分到达或满意显示的肝内胆管结石者；行 ERCP 检查未成功者。

(2)幽门狭窄，Billroth Ⅱ式胃切除术后胆管空肠的吻合等难以实施 ERCP 者。

(3)各种原因所致胆道梗阻，如胆管癌、胆囊癌、壶腹癌、壶腹周围癌、胰腺癌、肝癌、肝转移瘤、肝门或胰腺周围淋巴结转移瘤、十二指肠癌等恶性肿瘤，各种医源性胆道狭窄如肝移植术后梗阻性黄疸、胆肠吻合口肿瘤复发或吻合口狭窄等。

(4)化脓性胆管炎需要行经皮肝胆汁引流者。

2.禁忌证

(1)有明显的出血倾向者。

(2)呼吸困难，不能很好屏气配合检查者。

(3)碘过敏和麻醉药物过敏者。

(4)腹水潴留而肝脏与腹壁分离者。

(5)穿刺路径有占位性病变者。

3.术前准备

(1)物品准备：局部消毒与麻醉器具及术中所用物品和药品，如无菌纱布、局麻药、造影剂、注射器等；造影一般用 22 G 千叶穿刺针。

(2)患者准备：术前两日测定凝血酶原时间；术前早晨禁食水，清洁肠道；检查前 20 分钟肌内注射硫酸阿托品和安定；静脉滴注胆道排泄性抗生素；造影时检测血压、呼吸、脉搏等生命指标。

4.操作技术

实际操作大多在 X 线透视的引导下进行，近年来，在超声引导下进行穿刺也开始逐渐增多，但造影仍要在 X 线下进行，超声引导有助于选择穿刺胆管提高穿刺成功率，并可减少 X 线辐射，特别是对于右肝叶切除、肝叶萎缩或胆管变异者成功率更高。本文介绍 X 线透视下进行 PTC 操作技术。

(1)患者取仰卧位，在确定其右侧腋中线后，透视下取右侧腋中线肋膈角下 2 个肋间隙作为穿刺点，穿刺左肝管时需结合 CT 表现在剑突下右肋缘旁定位穿刺点。以穿刺点为中心对局部皮肤进行消毒，用利多卡因 10 mL，对已确定的穿刺点进行局部麻醉，在向肝表面进针行深部麻醉时，患者闭住气后方可进行。

(2)在穿刺右肝胆管时，穿刺针可向 T_{11} 和 T_{12} 椎间盘方向进针，进针深度以距椎体右缘 2 cm。穿刺左肝胆管时可取垂直偏右方向进针，刺入肝脏后让患者轻轻呼吸，这样可以避免或减少肝被膜的裂伤。确认穿刺针是否刺入胆管时有两种方法：一是用注射器抽吸，看是否有胆汁流出来确定；二是在透视下一边推造影剂一边缓慢退针的方法。当穿刺针已接近肝被膜，而胆管仍没有显影时，勿将针尖完全退出肝被膜，再次让患者闭住呼吸行下一次穿刺，这样可以减少肝被膜的损伤。造影剂成树枝样分布并向远侧胆管扩散，停止注射后不消失是刺中胆管的表现。造影剂在肝实质内表现为团状影，造影剂呈树枝状分布，但停止注射后造影剂消失是在血管内的表现。

(3)当确认穿刺针成功进入胆管后，嘱患者轻轻呼吸并固定好穿刺针，以防针尖自胆管内脱出，根据针尖进入胆管的深度，决定是否引入导丝置换造影导管，在透视下缓慢注入造影剂，直到胆管充分显影后，分别于前后位、右前斜位、左前斜位等多体位摄取胆管造影片，造影过程中，如患者感到上腹部有压迫感或疼痛时，应停止注入造影剂(图 10-39)。

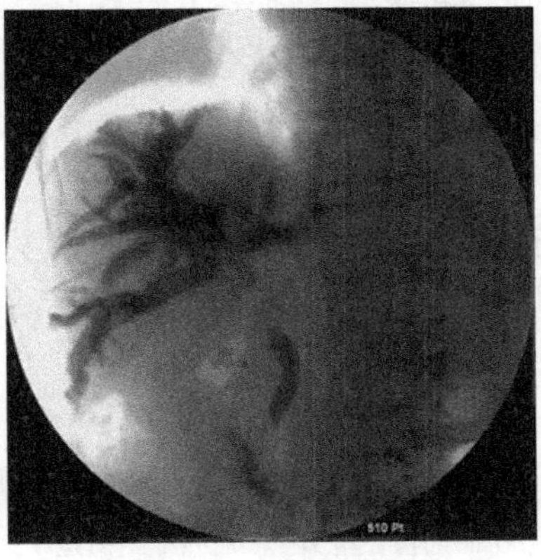

图 10-39　胆管造影

显示肝内胆管扩张，左右肝管扩张至胆总管上段时胆管突然截断

5.术后处理

(1)抽出混有造影剂的胆汁,可注入适量的含庆大霉素的生理盐水。

(2)拔出穿刺针后,局部压迫止血,覆盖消毒敷料。

(3)术后平卧6～8小时,观察血压、脉搏和腹部及全身情况。

(4)术后应酌情给予广谱抗生素。

6.并发症

应用细针(Chiba针)进行PTC并发症较粗针明显减少,总体并发症发生率约在4%,病死率约为0.13%,常见的并发症主要有出血、胆漏、败血症、气胸等。

(二)经皮经肝胆汁引流术

1.适应证

(1)手术不能切除的恶性梗阻性黄疸,包括肝癌、胆管癌、胰腺癌、壶腹癌、转移癌等。

(2)各种因素致使外科手术危险性加大,如年老体弱、心肺功能差等。

(3)外科手术前作暂时性引流以改善全身情况,为手术做准备。

2.禁忌证

无绝对禁忌证,相对禁忌证如下。

(1)严重出血倾向患者,治疗后仍不能纠正。

(2)大量腹水、全身多处转移。

(3)终末期患者。

(4)弥漫性胆管狭窄。

3.术前准备

(1)影像学、实验室检查资料的准备。

(2)碘过敏试验。

(3)器械的准备Chiba针,带聚乙烯套管的穿刺针,鞘管、导丝、造影导管、引流管。

(4)药物的准备,利多卡因、造影剂、止吐药物及阿托品等抢救药品。

(5)术前4小时禁食水。

(6)签署知情同意书(包括接受碘造影剂知情同意书)。

4.操作技术

(1)患者仰卧位,经皮经肝行胆管造影,了解胆管扩张情况。

(2)如穿刺角度较理想,可引入微导丝,撤出穿刺针,沿导丝引入鞘管。如穿刺角度不理想可撤出穿刺针,选择理想角度后重新利用Chiba针或5 F套管针穿刺已经显影的肝内胆管,成功后引入鞘管。

(3)经鞘管送入KMP导管至梗阻近端,试探性将0.035″弯头超滑导丝越过病变。

(4)若不能通过梗阻,则置放8F外引流管,2～7天后再试,胆道系统减压后或许可通过梗阻。

(5)一旦通过梗阻,将导丝送入十二指肠和空肠。

(6)沿导丝跟进5FKMP导管,将超滑导丝更换为0.035″145 cm长Amplatz超硬导丝。

(7)扩张穿刺道,置放8 F或10 F胆汁内外引流管(IE-BD)。

(8)IE-BD导管远端要超过Vater壶腹,在十二指肠内形成袢环。

(9)注入造影剂确认近端侧孔位置,确保侧孔都在胆道内,确保梗阻两端都有侧孔。

(10)用 3-0 单丝尼龙线或专用胶粘固定器将引流管固定在皮肤上行胆管造影，进一步明确胆管扩张情况、梗阻部位。

(11)高位梗阻性黄疸患者左右肝管不相通时，仅留置一根引流管不足以达到减轻黄疸的目的，必要时可插入 2 根或 3 根引流管(图 10-40)。

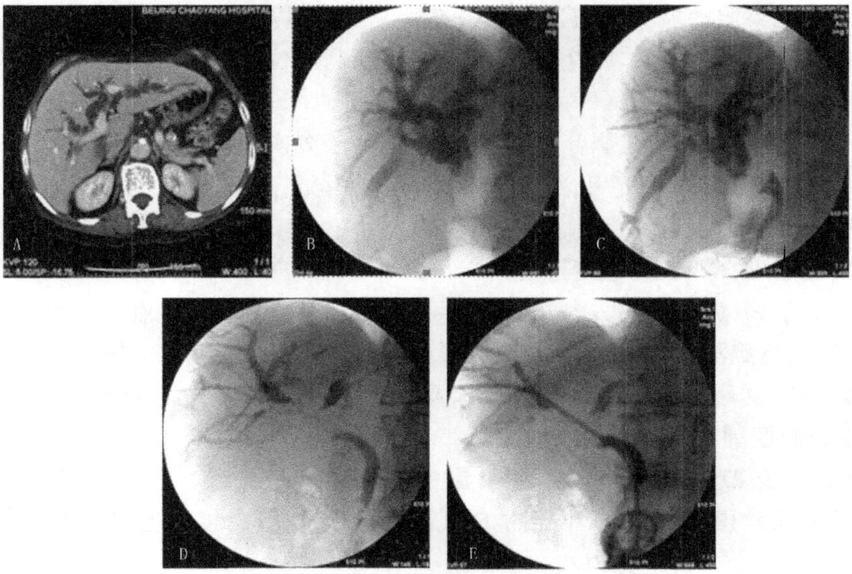

图 10-40　经皮胆汁引流术

A.CT 显示肝内胆管扩张明显；B.PTC 显示肝内外胆管及左右肝管扩张至肝门区突然截断；C.经皮穿刺留置外引流管，引流管前端位于肝总管内；D.PTC 显示肝内胆管扩张，以右侧明显，左右肝管不通；E.经皮穿刺留置内外引流管。

5.术后注意事项

(1)患者静卧 8～12 小时，观察患者血压和脉搏情况；充分补液、止血、补充电解质、对症治疗；常规抗感染治疗 3～5 天。

(2)如果引流管引出的胆汁中混有少量血液，可暂时进行观察，通常 1～2 天后就可自行消失，出血的原因多是由于插管操作或是由于穿刺针多次穿刺所致；出血量较汹涌时需除外肝动脉出血可能。

(3)内外引流术后 6 小时化验血淀粉酶，正常范围者可进食；升高者需禁食，进行补液、减少胰腺外分泌、对症等治疗，复查淀粉酶正常后方可正常进食。

(4)针对胆汁流出所引起的腹痛、寒战等症状，一方面可采用半卧体位以使腹膜炎局限，另一方面应给予镇静剂，静脉滴注肾上腺皮质激素和广谱抗生素。

(5)引流管通畅时无须每天冲洗引流管，如果引流液黏稠，含有脓性成分，每天用 50～100 mL等渗氯化钠注射液与 16 万 U 庆大霉素冲洗引流管 2 次；引流袋每 2～3 天更换新引流袋；出院前教患者家属学会护理引流管，防止生硬牵拉引流管；每 4～6 个月需更换引流管。

6.并发症及防治

并发症发生率报道不一，一般认为发生率为 4%～10%。

(1)出血：可能发生腹腔内和胆管内出血。腹腔内出血可以使肋间动脉损伤出血，也可由肝实质破裂引起，沿肋骨上缘穿刺可避免穿刺到肋间动脉，进出针时嘱咐患者屏气及重新穿刺时针尖在肝包膜内调整方向穿刺可减少肝实质出血的概率。胆管内出血是较常见的并发症，胆管和血管多相伴而行，多是穿刺血管产生，如为静脉出血，多可自行止血，如为肝动脉出血，出血多较汹涌，常需肝动脉栓塞或外科治疗。

(2)菌血症、败血症等感染症状：术前术后应用广谱抗生素，严重胆道感染患者，尽量减少穿刺次数，尽可能将感染胆汁抽尽，胆道造影时避免胆道压力过高可减少胆道感染的发生。

(3)胸腔并发症：气胸、血胸、胆汁胸，主要是由于穿刺部位选择不当或者将穿刺针过度偏向头侧所致。

(4)胆漏：胆汁漏到腹腔形成胆汁性腹膜炎，多是由于多次穿刺，胆汁沿穿刺道漏出引起，在留置引流管减压后多可消失，导管引流不畅时胆汁可沿引流管流到腹腔，更换引流管后可消失。

(5)造影剂过敏：急性、迟发性变态反应。

(6)引流管堵塞、脱落或皮肤穿刺点感染。

(7)十二指肠溃疡、出血、穿孔：内外引流时可引起十二指肠溃疡、出血，严重者可引起穿孔。

(8)胰腺炎：当行胆汁内外引流时，引流管影响胰管时可发生胰腺炎，内外引流4～6小时后复查血淀粉酶，如明显升高者给予补液、禁食水及抑制胰腺分泌治疗可预防胰腺炎的发生。

(三)经皮经肝胆道支架置入术

经皮经肝胆道支架置入术是在胆道引流术的基础上经皮经肝在胆道内置入金属支架(EMS)，从而进行胆汁内引流，保证了正常的胆肠肝循环，使引流接近生理状态，提高了患者的生活质量。

1.适应证

基本同经皮经肝胆汁引流术的适应证，胆总管狭窄闭塞者为最佳适应证，对于肝门区胆管梗阻者，如需3枚支架以上者才可引流充分者不建议进行支架置入术。

2.禁忌证

同经皮经肝胆汁引流术禁忌证。

3.操作技术

(1)首先经皮经肝行胆道造影术，确认胆管狭窄的范围，随后送入套管和导丝，方法同经皮经肝胆汁引流术；一般留置引流管行胆道外引流或内外引流1～2周后再行支架置入术。

(2)局部消毒后经引流管注入造影剂再次明确梗阻部位、程度和范围。

(3)经引流管插入导丝并将留置的引流管退出，沿导丝引入导管鞘及导管，在导丝的引导下尝试将导管越过狭窄部进入十二指肠内，导管跟进后交换为超硬导丝。

(4)沿超硬导丝送入球囊导管行胆道扩张术后，撤出球囊导管，可根据球囊导管扩张的情况选择长度和直径适宜的支架，沿导丝引入支架系统并将其越过胆管狭窄段，待位置确定后，在透视监视下缓慢释放支架。

(5)支架释放成功后，通过导管注入造影剂，以确认胆管的开通情况。如支架展开良好，造影剂很顺畅地进入十二指肠，则可留置外引流管，留置48小时以上造影复查胆道通畅后即可拔管；若支架展开不很充分，可再次送入球囊导管对狭窄段的支架进行扩张，如选用了径向张力较强的EMs时，尽管当时尚未完全展开，但因其具有自身的扩张力，置入2～3天后均可自行充分展开(图10-41)。

4.并发症

胆道支架置入成功率可达90%～96%，主要并发症有胆道出血、胆道感染和菌血症；支架移位发生率报道不一，约在3%以下；再狭窄率目前尚无确切数字，再狭窄后可再置入一个支架。

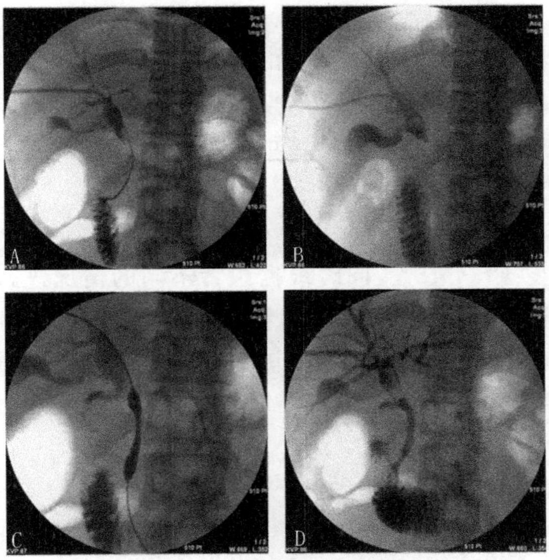

图 10-41　**经皮胆道支架置入术**

A.PTC 显示胆管扩张至胆总管突然截断；B.留置外引流管引流胆汁；C.血总胆红素降至接近正常水平后，行球囊导管扩张胆总管狭窄段至脐凹消失；D.置入支架后造影显示支架通畅

(四)动脉灌注化疗

胆囊癌主要采取以手术为主的综合治疗，5 年生存率为 2%～5%，80%以上的患者一年内死亡；胆管癌患者手术切除率不足 20%，术后平均生存期约为 13 个月。对于不能手术或术后复发者可采用包括经皮动脉灌注化疗在内的综合治疗来延长患者生存期。

1.适应证

(1)进展期胆道系统恶性肿瘤手术前或无法手术切除者。

(2)患者不愿接受外科手术治疗者。

(3)术后复发者。

2.禁忌证

(1)严重肝肾功能障碍者。

(2)大量腹水者。

(3)多发器官转移者。

(4)肿瘤恶病质者。

3.术前准备

(1)影像学、实验室检查资料的准备。

(2)碘过敏试验。

(3)器械的准备穿刺针，动脉鞘管、导丝、造影导管。

(4)药物的准备利多卡因、肝素、造影剂、止吐药物；常用化疗药物为顺铂、5-Fu、阿霉素及丝裂霉素，也可选用草酸铂、表柔比星、吉西他滨等，通常选用三联用药。

(5)术前 4 小时禁食水。

(6)签署知情同意书(包括接受碘造影剂知情同意书)。

4.操作技术

多采用经皮股动脉穿刺插管,根据胆道系统的血供情况,将导管选择性插入肝固有动脉、胃十二指肠动脉行血管造影;典型者肿瘤区在动脉期表现为扭曲且不规则的肿瘤血管,被侵犯的血管僵直而不规则狭窄或闭塞,毛细血管期肿瘤区可见不规则染色。经导管灌注化疗药物,血供丰富者可用吸收性明胶海绵栓塞肿瘤血管。

5.术后处理及并发症

术后常规应用广谱抗生素 3~5 天,同时根据患者不同的情况进行保肝、止吐等对症治疗。除血管介入治疗常见并发症外,术后常见的并发症主要是胃肠道并发症,表现为胃肠道黏膜糜烂,溃疡和胆囊炎,肝功能衰竭者较少见,为预防该类并发症,术后应常规应用胃黏膜保护剂,如出现胆囊炎症状应给予抗菌、解痉及利胆治疗。

(王明涛)

第十三节　滋养细胞肿瘤的介入治疗

一、概述

滋养细胞肿瘤包括侵蚀性葡萄胎、绒毛膜癌和胎盘部位滋养细胞肿瘤,后者罕见。好发于生育期女性。绝大多数发生在妊娠数周或数月内,潜伏期短。对化疗十分敏感,且可根治,可保留子宫及生育能力。

二、病因与发病机制

本病病因不明。

三、病理生理

(1)来源于胚胎,部分成分来自异体。

(2)原发灶或转移灶:任何一处有绒毛结构即应诊断为侵蚀性葡萄胎。

(3)绒毛膜癌原发灶及转移灶均无绒毛结构。

(4)肿瘤分泌绒毛膜促性腺激素(HCG),能应用生物学、免疫学免疫组织化学、分子生物学等方法测定,作为诊断、鉴别、疗效判断、随访及预后判断的标志物。

四、转移途径

血行转移为主。最常见的是肺转移,其次为生殖道、脑、肝、肾等。

五、辅助检查

(一)影像学诊断

(1)超声成像子宫肌层受侵,宫壁显示局灶性或弥漫性强光点与暗区相间的蜂窝样表现。

(2)胸部平片用于诊断肺转移。

(3)CT 扫描用于诊断肺转移,脑转移。

(4)磁共振成像用于诊断脑转移及肝脾等部位转移。

(二)实验室检查

(1)一般实验室检查:血常规、尿常规、便常规、肝功能、肾功能、肝炎标志物、血糖等。

(2)HCG 测定。

六、介入治疗

(一)适应证

(1)侵袭性葡萄胎或绒癌Ⅱ～Ⅳ期,具有 1～2 个高危因素的病例。

(2)耐药病例。

(3)复发病例。

(4)远处转移。

(二)禁忌证

(1)妇科急慢性炎症未得到有效控制者。

(2)存在严重心、肝、肾等重要脏器疾病。

(3)凝血机制明显异常。

(4)造影剂轻度过敏为相对禁忌证。

(三)术前准备

(1)影像学、实验室检查资料的准备。

(2)心电图。

(3)碘过敏试验(一个月内未行过 CT 增强扫描者)。

(4)会阴部备皮。

(5)器械的准备。

(6)禁食 4 小时。

(7)药物的准备:化疗药物、止痛、止吐药物。

(8)签署知情同意书(包括接受碘造影剂知情同意书。)

(9)常规应用抗生素 3 天;术前常规给予安定、地塞米松。

(10)重复治疗前复查以上项目。

(四)操作技术

(1)子宫及盆腔内病灶插管操作参见子宫颈癌介入治疗。

(2)远处转移插管操作参见各部位转移瘤的介入治疗。

(3)推荐留置动脉导管,采用持续动脉灌注配合静脉滴注化疗,根据造影结果将导管留置在肿瘤供血的主要血管(图 10-42)。

(4)化疗药物:氟尿嘧啶(5-FU)、放线菌素 D(ACTD)、甲氨蝶呤(MTX)、环磷酰胺(CTX)、硝卡芥(AT1258)、长春新碱(VCR)、依托泊苷(VP16)、顺铂(DDP)等。

(5)灌注化疗方案推荐 EMA-CO 方案:EMA 第 1 天 KSM 500 μg 动脉灌注,VP16 100 mg/m^2 动脉灌注,MTX 100 mg/m^2 动脉灌注,MTX 200 mg/m^2 静脉滴注(12 小时);第 2 天 KSM 500 μg动脉灌注,VP16 100 mg/m^2 动脉灌注,灌注后拔管,CF 15 mg 肌内注射或口服,自 MTX 后24 小时开始,12 小时/次,共 4 次;CO 第 8 天 VCR 2 mg 静脉注射,CTX 600 mg/m^2 静脉滴

注，疗程间隔 1 周。

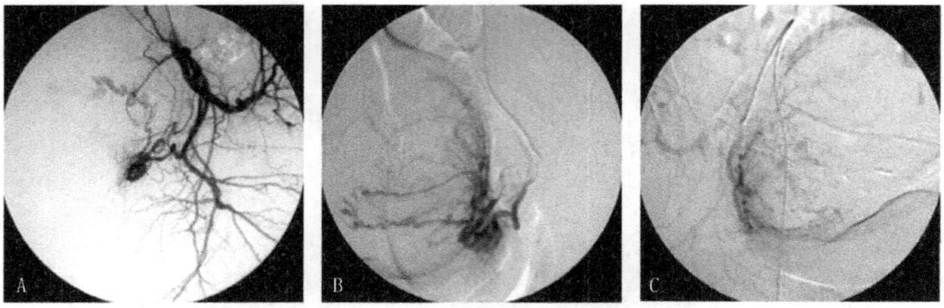

图 10-42　绒毛膜癌动脉灌注化疗

A.左侧髂内动脉造影，可见迂曲增粗的子宫动脉；B.选择左侧子宫动脉造影化疗；C.选择右侧子宫动脉造影化疗，可见富血管中央少血供区

(五)术后处理

(1)常规一级护理一天，二级护理两天。

(2)常规抗感染治疗 3～5 天。

(3)止痛治疗。

(4)3 天后复查肝功能、肾功能、血常规。

(六)并发症

(1)与血管内操作相关的并发症：血肿、动脉夹层形成、动脉痉挛、闭塞。

(2)与化疗药物相关的并发症：主要是造血功能障碍，其次是消化道反应和肝功能损害。脱发常见，停药后可自然恢复。

(3)造影剂过敏：急性、迟发性。

(七)临床治愈标准

(1)临床症状消失。

(2)体征完全消失。

(3)血 HCG 测定每周一次，至少连续 3 次持续正常水平。

(4)达到以上标准后再巩固化疗 2～3 疗程，之后进行治愈随访，观察 5 年没有复发者称根治。

(八)随访

第一年每月一次，第 2～3 年 3 个月一次，第 4～5 年每年一次，此后每 2 年一次。复发病例再治愈者需要终身随访。

(九)预后

(1)侵蚀性葡萄胎一般均能治愈，个别病例可死于脑转移，病理Ⅲ型常发展为绒癌。

(2)绒癌早期患者治愈率高达 95%以上，并可获得根治效果；晚期和耐药病例治愈率在 30%～40%，病死率 20%，其中多数死于脑转移。

(王明涛)

参考文献

[1] 刘媛媛.肿瘤诊断治疗学[M].北京:中国纺织出版社,2021.
[2] 易子寒.肿瘤科常用诊断技术与治疗方案[M].天津:天津科学技术出版社,2020.
[3] 高文斌,曹伟灵,陈盛阳.肿瘤并发症诊断与治疗[M].北京:科学出版社,2020.
[4] 付凯.肿瘤诊疗技术的研究与应用[M].北京:中国纺织出版社,2020.
[5] 刘封.现代肿瘤内科临床诊断与治疗实践[M].长春:吉林科学技术出版社,2020.
[6] 王博.常见肿瘤诊断与治疗要点[M].北京:中国纺织出版社,2021.
[7] 木亚林.肿瘤学基础与临床诊疗[M].开封:河南大学出版社,2020.
[8] 李友强.实用肿瘤诊断技术与治疗进展[M].上海:上海交通大学出版社,2020.
[9] 李长仔.临床肿瘤诊疗新进展[M].开封:河南大学出版社,2020.
[10] 刘方.肿瘤综合诊断与治疗要点[M].北京:科学技术文献出版社,2021.
[11] 杨忠光.肿瘤综合治疗学[M].西安:陕西科学技术出版社,2021.
[12] 魏永长.现代肿瘤综合诊断与治疗精要[M].北京:科学技术文献出版社,2020.
[13] 张龙,于洪娜.临床常见肿瘤诊断思维与治疗技巧[M].北京:中国纺织出版社,2021.
[14] 刘林林,崔久嵬,程颖.肿瘤生物治疗学[M].北京:人民卫生出版社,2021.
[15] 罗迪贤,颜宏利,等.肿瘤临床检验诊断学[M].北京:科学技术文献出版社,2021.
[16] 刘凤强.临床肿瘤疾病诊治与放化疗[M].哈尔滨:黑龙江科学技术出版社,2021.
[17] 范东旭.实用肿瘤临床诊断与治疗[M].长沙:湖南科学技术出版社,2020.
[18] 夏小军.常见肿瘤诊疗方案中西医结合[M].兰州:甘肃科学技术出版社,2021.
[19] 王晖.现代肿瘤放射治疗临床实践指导[M].长沙:湖南科学技术出版社,2021.
[20] 王嘉伟.肿瘤诊断与治疗[M].长春:吉林科学技术出版社,2020.
[21] 唐曦,许立功.肿瘤化疗[M].上海:上海科学技术文献出版社,2020.
[22] 任保辉.肿瘤综合防治[M].北京:科学技术文献出版社,2020.
[23] 张金兰.实用临床肿瘤护理[M].沈阳:沈阳出版社,2020.
[24] 李英红.临床肿瘤诊断与治疗[M].北京:中国纺织出版社,2020.
[25] 付凯.肿瘤诊疗技术的研究与应用[M].北京:中国纺织出版社,2020.
[26] 齐元富,李秀荣.现代中医肿瘤防治学[M].济南:山东科学技术出版社,2020.
[27] 徐振晔,林丽珠,祝利民,等.常见恶性肿瘤[M].上海:上海交通大学出版社,2020.

[28] 衣学新.临床常见肿瘤诊断与治疗精要[M].哈尔滨:黑龙江科学技术出版社,2020.
[29] 焦桂梅.常见肿瘤的诊断与治疗[M].长春:吉林科学技术出版社,2019.
[30] 贾英杰.肿瘤临床技能手册[M].北京:中国协和医科大学出版社,2019.
[31] 李华飞.恶性肿瘤诊断与治疗前沿[M].天津:天津科学技术出版社,2020.
[32] 周岱翰.中医肿瘤学[M].广州:广东高等教育出版社,2019.
[33] 刘倩.现代肿瘤护理规范[M].长春:吉林科学技术出版社,2019.
[34] 袁传涛.常见肿瘤诊断与治疗实践[M].北京:科学技术文献出版社,2019.
[35] 孟德峰.临床肿瘤诊断与治疗技术[M].天津:天津科学技术出版社,2020.
[36] 杜红飞,庞雪利,阳燕,等.Tbx3在膀胱癌中的表达及其对肿瘤干细胞样细胞的影响[J].四川医学,2021,42(4):342-345.
[37] 余帅.PET/CT联合支气管镜、CEA、NSE检测支气管癌的价值[J].深圳中西医结合杂志,2020,30(3):9-11.
[38] 朱诚程,汪向明,倪观太,等.前哨淋巴结绘图联合病理超分期在子宫内膜癌中的临床研究[J].现代妇产科进展,2021,30(4):281-284.
[39] 冯涛,杨霄鹏,李富强,等.细胞增殖上调因子促进神经胶质瘤细胞增殖的潜在机制[J].中国老年学杂志,2020,40(23):5058-5062.
[40] 陆宇云,黄梅,石新蕾,等.2011至2020年乳腺癌干细胞Web of Science数据库的文献计量学与可视化分析[J].中国组织工程研究,2021,25(25):4001-4008.